KOHLHAMMER STUDIENBÜCHER

Krankenpflege

Physik, Strahlenkunde und Chemie

Eine Einführung in diese Naturwissenschaften

Studienbuch für Angehörige der Heilberufe und Krankenpflegeschulen

von

Dr. rer. nat. O. K. Linde Dr. rer. nat. H. J. Knigge

7., bearbeitete Auflage

Verlag W. Kohlhammer
Stuttgart Berlin Köln Mainz

CIP-Kurztitelaufnahme der deutschen Bibliothek

Linde, Otfried K.:
Physik, Strahlenkunde und Chemie :
e. Einf. in diese Naturwiss. :
Studienbuch für Angehörige d. Heilberufe u. Krankenpflegeschulen /
von O. K. Linde ; H. J. Knigge.
– 7., bearb. Aufl. –
Stuttgart ; Berlin ; Köln ; Mainz : Kohlhammer, 1986.
(Kohlhammer-Studienbücher : Krankenpflege)
ISBN 3-17-008986-2

NE: Knigge, Hans J.:

7., bearbeitete Auflage 1986

Stuttgart Berlin Köln Mainz
Verlagsort: Stuttgart
Gesamtherstellung:
W. Kohlhammer GmbH
Grafischer Großbetrieb Stuttgart
Printed in Germany

Vorwort zur ersten Auflage

Die naturwissenschaftlichen Grunddisziplinen Physik und Chemie stehen heute überall am Anfang jeglicher medizinischen Ausbildung. Sie sind sowohl durch die ihnen eigene Denkmethodik als auch durch den vermittelten Stoff geeignet, medizinische und biochemische Probleme in ihrer Kausalität verständlich zu machen.

In diesem Buch haben wir versucht, die Beziehungen der Physik, Strahlenkunde und Chemie zu den Nachbardisziplinen, vor allem aber zur praktischen Medizin hervorzuheben, womit wir hoffen, dem zeitgemäßen Verschmelzungsprozeß aller Naturwissenschaften, der letztlich in der Biologie gipfelt, in dem hier gegebenen Rahmen Rechnung zu tragen. Dabei mußte auf die exemplarische Darstellung einzelner fundamentaler Fakten naturgemäß größerer Wert gelegt werden als auf die Vermittlung größeren Wissens. Diese nach dem Grundsatz »pars pro toto« konzipierte Darstellung ist u. E. die einzige Möglichkeit, einen Einblick in die unübersehbare Stoffülle zu geben, von dem gleichzeitig das Interesse für diesen oder jenen Teilbereich geweckt und für ein weiteres Studium die Grundlagen vermittelt werden sollen. Daher wurde in allen drei Teilen versucht die atomare – molekulare Betrachtungsweise herauszustellen, aus der sich physikalisch der Problemkreis Materie – Energie und chemisch die Frage nach dem Stoff und seiner Verwandlung ergibt.

Die jedem Kapitel nachgeordneten Merksätze und Fragen zur Selbstkontrolle stellen für die Studierenden das Lernminimum dar, das je nach Bedarf erweitert werden kann. Sich ein Leben lang fortzubilden und dabei ständig die fachlichen Grundlagen zu beherrschen, wird durch den immer stärker werdenden Technisierungsprozeß unserer Umwelt zu einer zwingenden Notwendigkeit. In diesem Sinne ist dieses Buch auch als Repetitorium gedacht.

Vorwort zur siebten Auflage

Sehr erfreut diese siebte Auflage einem geneigten Leserkreis vorlegen zu können, sind die Autoren gleichzeitig dankbar, wiederum Empfehlungen von Rezensenten berücksichtigen zu können, die derzeit aktiv als Ausbilder im Unterricht tätig sind. Damit ist zu hoffen, daß die pädagogische Aktualität dieses kleinen Werkes weiterhin erhalten bleibt. Neu gestaltet wurden die Kapitel physiologische Chemie, Hinweise zur Computer- und Informationstheorie, Chemie und Umwelt sowie Stoffwechsel.

Die Formelzeichen wurden der heute verbindlichen Schreibweise angepaßt, weiterhin wurden die Merksätze ergänzt. Um ferner die Lust am kontinuierlichen Lesen nicht zu mindern und um einen noch besseren Überblick zu erreichen, wurden viele Abbildungen verkleinert und Texte, die vielleicht ein wenig schwieriger sind, zum richtigen Verständnis aber notwendig erschienen, in Petit-Druck gesetzt. Wir hoffen damit dem für diesen Leserkreis nach wie vor gegebenen Dilemma Rechnung zu tragen, indem wir einerseits die Darstellungen möglichst einfach hielten und andererseits dennoch ausreichend genügende Kenntnisse zu vermitteln suchten.

Für weitere konstruktive und praxisorientierte Vorschläge bleiben die Autoren aufgeschlossen, immer in dem Bestreben, ihren Beitrag leisten zu wollen, der Naturwissenschaft den ihr gebührenden Platz im Rahmen der Medizin zu bereiten.

Entgegen dem zeitweise recht radikal gehandhabten Versuch, die Schreibweise aller Fachausdrücke einzudeutschen, räumt der derzeitige Trend der herkömmlichen Orthographie eine höhere Priorität ein, nicht zuletzt wegen der Angleichung an das internationale Schrifttum. Wir stimmen dieser Entwicklung zu und haben deshalb von einer Korrektur der bisherigen Schreibweise von Fachbegriffen abgesehen.

Klingenmünster/Baden-Baden, im Frühjahr 1985

O. K. Linde
H. J. Knigge

Inhalt

Über die Naturwissenschaften Physik und Chemie
Teil A – Physik

1.0 Gegenstand der Physik einschließlich Maßeinheiten 13
1.1 Gegenstand der Physik 13
1.2 Allgemeines zu Maß-Systemen und Maß-Einheiten 14
1.2.1 Die Längenmessung 18
1.2.2 Die Massenmessung 19
1.2.3 Die Zeitmessung 22
1.2.4 Die Trivialmaße 23
1.2.5 Meßfehler 24

2.0 Allgemeines über den Aufbau der Materie und Aggregatzustände 27
2.1 Aufbau der Materie 28
2.2 Aggregatzustände 29

3.0 Mechanik der festen Körper 31
3.1 Über Mechanik 31
3.2 Bewegungen (Kinetik) 32
3.3 Kräfte (Dynamik) 33
3.4 Arbeit, Energie, Leistung und Maschinen 38
3.4.1 Maschinentypen 42
3.5 Statik 44

4.0 Mechanik der flüssigen Körper (Fluidmechanik) 46
4.1 Hydrostatik, Druck in Flüssigkeiten 46
4.2 Hydrodynamik, bewegte Flüssigkeiten 51
4.3 Oberflächenerscheinungen 53
4.4 Diffusion und Osmose 55
4.5 Dialyse 57
4.6 Wasserphänomene 57

5.0 Mechanik der gasförmigen Körper 59
5.1 Gase 59
5.2 Gasgesetze 62
5.3 Gase in Flüssigkeiten 63

6.0 Wärmelehre ... 65
6.1 Wesen der Wärme ... 66
6.2 Wärmemessung ... 66
6.3 Wärmewirkung auf Materie ... 67
6.4 Wärmemenge ... 69
6.5 Die Hauptsätze der Wärmelehre ... 71
6.6 Ausbreitung ... 71
6.7 Wärmeregulation und -therapie ... 72

7.0 Optik ... 75
7.1 Wesen des Lichtes ... 75
7.2 Ausbreitung des Lichts ... 77
7.3 Reflexion ... 77
7.4 Brechung des Lichtstrahls = Refraktion ... 79
7.5 Optische Geräte ... 80
7.6 Lichtstärke und Beleuchtung ... 83
7.7 Das Auge ... 84
7.8 Farbenlehre, Farbsehen ... 86
7.9 Biologische Wirkung des Lichtes ... 87

8.0 Akustik ... 89
8.1 Wesen des Schalls ... 89
8.2 Resonanz ... 92
8.3 Doppler-Effekt ... 93
8.4 Stimme und Hörorgan ... 93
8.5 Ultraschall ... 96
8.6 Musik ... 97

9.0 Elektrizitätslehre ... 98
9.1 Wesen des elektrischen Stromes ... 99
9.2 Grunderscheinungen der Elektrizität ... 100
9.2.1 Die elektrische Ladung ... 100
9.2.2 Der elektrische Strom ... 101
9.2.3 Die Leistung und Arbeit des elektrischen Stroms ... 103
9.3 Wirkungen der Elektrizität ... 104
9.3.1 Wärmewirkung, Lichtwirkung ... 104
9.3.2 Magnetische Wirkung ... 104
9.3.3 Chemische Wirkung ... 105
9.3.4 Mechanisch-akustische Wirkung ... 105
9.3.5 Auswirkung auf den Organismus ... 105
9.4 Erzeugung der Elektrizität ... 106
9.5 Elektrizität in der Medizin ... 107
9.5.1 Elektrizität in der Diagnostik ... 108
9.5.2 Elektrizität in der Therapie ... 108
9.6 Vorsichtsmaßregeln ... 110
9.7 Elektronische Datenverarbeitung ... 110

Teil B – Strahlenkunde

10.0 Physik der Strahlen ... 115
10.1 Allgemeines über Strahlenkunde ... 115
10.2 Das elektromagnetische Spektrum ... 117
10.2.1 Vom Mikrowellen- bis zum UV-Bereich ... 119
10.2.2 Der UV-Bereich ... 120
10.2.3 Röntgenstrahlen ... 121
10.2.4 Computertomographie ... 124
10.2.5 Radioaktivität und Kernstrahlen ... 125
10.2.6 Einheiten in der Strahlenkunde ... 129
10.2.7 Strahlenmessung ... 130
10.2.8 Strahlentherapie und Radiodiagnostik ... 131
10.2.9 Laser-Strahlen ... 133

11.0 Biologische Wirkung von Strahlen und Strahlenschutz ... 135
11.1 Art und Umfang der Strahlenwirkung ... 135
11.2 Strahlenschutz ... 138
11.3 Gesetze und Verordnungen ... 141

Teil C – Chemie

12.0 Gegenstand der Chemie ... 144

13.0 Allgemeine Chemie ... 145
13.1 Das Atommodell in chemischer Hinsicht ... 145
13.2 Das Periodensystem ... 149
13.3 Symbole, Formeln, Stöchiometrie ... 153
13.4 Die chemische Bindung ... 159
13.5 Lösungen und Reaktionen ... 165
13.5.1 Lösungen ... 165
13.5.2 Reaktionen ... 167
13.5.2.1 Massenwirkungsgesetz (MWG) ... 167
13.5.2.2 Energetik chemischer Reaktionen ... 168
13.5.2.3 Kinetik chemischer Reaktionen ... 168
13.5.2.4 Katalyse ... 169
13.6 Säuren, Basen, Salze ... 170
13.7 Oxidation und Reduktion ... 173

14.0 Anorganische Chemie ... 175
14.1 Das Wasser und seine Elemente ... 176
14.2 Die wichtigsten Elemente und ihre Verbindungen ... 183

15.0 Organische Chemie ... 205
15.1 Grundlagen der organischen Chemie ... 206
15.1.1 Bindungsarten ... 206

15.1.2 Isomerie ... 206
15.1.3 Reaktionsmechanismen ... 207
15.1.4 Aromatischer Zustand ... 208
15.2 Stoffklassen, Nomenklatur, Funktionen ... 209
15.2.1 Systematik der Stoffklassen ... 209
15.2.2 Grundzüge der Nomenklatur ... 210
15.2.3 Funktionelle Gruppen ... 214
15.3 Einfache organische Verbindungen ... 216
15.3.1 Einfache acyclische Verbindungen ... 216
15.3.2 Einfache cyclische Verbindungen ... 224

16.0 Physiologische Chemie ... 230
16.1 Kohlenhydrate ... 230
16.2 Die Fettstoffe ... 235
16.3 Aminosäuren und Eiweißstoffe ... 238
16.4 Nucleinsäuren ... 241
16.5 Hormone ... 243
16.6 Enzyme ... 247
16.7 Stoffwechsel ... 250

17.0 Arzneimittelchemie ... 253
17.1 Alkaloide ... 253
17.2 Glykoside ... 258
17.3 Aetherische Öle ... 259
17.4 Gerbstoffe ... 260
17.5 Synthetische Makromoleküle ... 261
17.6 Desinfektions- und Waschmittel ... 262
17.7 Psychopharmaka ... 266
17.8 Sulfonamide ... 267
17.9 Antibiotika ... 268
17.10 Vitamine ... 268
17.11 Farbstoffe ... 277
17.12 Arzneimittelinteraktionen ... 278

18.0 Chemie und Umwelt ... 282

Über die Naturwissenschaften Physik und Chemie

Große Teilbereiche des Fortschritts in der Medizin sind von den stürmischen Entwicklungen in den Naturwissenschaften Chemie und Physik nicht zu trennen. Man weiß, daß in der Geschichte der Menschheit zusammengenommen nicht so viele Naturwissenschaftler tätig waren, wie zum derzeitigen Augenblick tätig sind; anders ausgedrückt, das gesamte menschliche Wissen auf dem naturwissenschaftlichen Sektor hat in den letzten fünf Jahren soviel zugenommen, wie in den vergangenen fünf Jahrzehnten und dieses wieder wie in den vorausgegangenen fünfzig Jahrzehnten.

Mit der modernen Entwicklung der Physik und Chemie, insbesondere der Atomphysik, die mit Namen wie *Einstein*, *Planck*, *Hahn*, *Curie* verbunden ist, hat die klassische Zweiteilung der Schwesterwissenschaften Physik und Chemie aufgehört als verbindlich zu gelten. Nunmehr lassen sich chemische Reaktionen auf physikalische Abläufe zurückführen – ebenso wie physikalische Vorgänge mitunter mit chemischen verbunden sind.

Voraussetzung für jede Art Naturforschung ist die Annahme einer realen Außenwelt, die frei von aller Erkenntnis und allem Bewußtsein für sich existiert. Trotz des anzutreffenden Metaphysischen und trotz zahlreicher irrationaler Komponenten hat es die Naturforschung nur mit dem rational erfaßbaren Teil des Universums zu tun, d. h.: **Naturwissenschaft ist Rationalisierung** des von der Vernunft erfaßbaren Teiles der Natur. Jede naturwissenschaftliche Begriffsbildung ist nur möglich, wenn an jedem Naturvorgang Regelmäßiges, Geordnetes oder Gesetzliches als vorhanden angenommen werden kann.

Dieser Umstand, daß das Universum nicht als ungeordnetes Chaos sein kann, sondern als wohlgeordneter Kosmos »funktioniert«, ist die Voraussetzung, daß wir die Erscheinungswelt begreifen können.

Den beiden Wissenschaften Physik und Chemie gemeinsam ist die **Methodik**: Mit Hilfe eines naturwissenschaftlichen **Experiments** unter genau festgelegten Bedingungen soll der Wahrheitsgehalt einer These oder Hypothese (Vermutung, Annahme) überprüft werden. Dabei dient dem Forscher die Technik des sogenannten **abstrakten Denkens**, d. h. das Herausheben eines Merkmals unter Vernachlässigung weiterer konstanter Faktoren, in beiden Disziplinen häufig als Richtschnur seines Handelns.

Ferner ist aus Gründen der Zweckmäßigkeit in den Naturwissenschaften allgemein eine **Symbolsprache** eingeführt worden, die zur Verkürzung der Aussage einerseits und zum besseren internationalen Verständnis andererseits dient. Sie ist aus der Mathematik entlehnt. Die wichtigsten, auch in diesem Buch verwendeten Zeichen werden daher in Tabellen dargestellt werden.

Teil A – Physik

1.0 Gegenstand der Physik einschließlich Maßeinheiten

1.1 Gegenstand der Physik

Das Wort Physik stammt aus dem Griechischen »physis« = Natur. Den Begriff »physica« hat Cicero als Fremdwort in die lateinische Sprache übernommen für das, was man heute ganz allgemein Naturkunde nennt. Im Mittelalter wurde physica als Naturkunde, aber auch gleichbedeutend mit medicina verwendet.

Die noch lange Zeit gebräuchliche Bezeichnung für einen Amtsarzt als »Kreisphysikus« zeigt die sprachlich enge Verknüpfung auf, ebenso die englische Bezeichnung physician für Arzt.

Die **Modelle** der Physik entspringen dem Bedürfnis des Menschen, unanschauliche und kaum vorstellbare Erscheinungen anschaulich zu erklären. Sie sind nie ganz Wirklichkeit, da sie stets unvollkommen sind, sondern »innere Scheinbilder oder Symbole« (H. Hertz), wobei jedoch die denknotwendigen Folgen der Modelle mit den naturnotwendigen Folgen der Objektive übereinstimmen sollen.

Mit **Naturgesetz** meint man in der Physik einen funktionalen Zusammenhang physikalischer Größen, meist in einer mathematischen Gleichung zusammengefaßt. Naturgesetze sind der Erfahrung entnommen oder Folge theoretischer Erkenntnis, die jedoch durch das Experiment überprüft werden muß.

Gegenstand der Physik ist die wissenschaftliche Beschäftigung mit den materiellen **Kräften** und deren Auswirkungen, soweit sie nicht stoffliche Veränderungen betreffen, die in der Chemie abgehandelt werden. Damit gründen sich die Aussagen der Physik auf Beobachtungen von Naturvorgängen und die theoretische Durchdringung des Beobachteten.

PHYSIK					
Mechanik	*Kalorik*	*Optik*	*Akustik*	*Elektrizitätslehre*	*Atomphysik*
Lehre von den Kräften und Bewegungen	Lehre von der Wärme	Lehre vom Licht	Lehre vom Schall	Lehre von den elektrostatischen, elektrodynamischen und magnetischen Eigenschaften	Lehre vom Atombau und Strahlenkunde

Traditionsgemäß werden bei der Abhandlung der Physik einzelne Teilgebiete unterschieden und zusammengefaßt, die aus den Bereichen der Sinneswahrnehmung, wie z. B. der Optik, Akustik oder Wärmelehre, stammen oder aus allgemeinen Bereichen abgeleitet werden, wie z. B. aus der Mechanik, der Elektrizitätslehre oder Strahlenkunde.
Obwohl das moderne Bild der Physik geprägt wird durch die Beschreibung der Vorgänge bewegter Materie, ihrer fundamentalen Wechselwirkungen sowie durch Felder und Wellen, ist doch ein Einstieg durch Beobachtungen an einfachen physikalischen Vorgängen ähnlich dem Verfahren welches zur Informationsgewinnung an medizinischen oder biologischen Objekten angewandt wird, sinnvoll.
Deshalb folgen wir hier den oben aufgeführten historisch entstandenen Teilgebieten. Ohne physikalische Kenntnisse ist die moderne Medizin undenkbar.
Als Beispiel seien genannt: Druck und Strömungsgeschwindigkeit im Blutkreislauf, Vorgänge im Bewegungsapparat, der Strahlengang des Lichtes im Auge, die diagnostischen Hilfsmittel wie Thermometer, Augenspiegel, Mikroskop, Polarimeter, Röntgenstrahlen, Licht- und Elektrotherapie usw. Voraussetzung der Anwendung physikalischer Verfahren ist die Festlegung einer spezifischen Terminologie mit Maß-Systemen und -Einheiten.

1.2 Allgemeines zu Maß-Systemen und Maß-Einheiten

Vorbemerkungen und Erfahrungen

a) Auf Geburtsscheinen von Neugeborenen wird stets die Länge und die Masse, trivial als Gewicht bezeichnet, angegeben (Längen- und Massenmaß).
b) Auf Ampullen findet man stets die Angabe der Volumenmenge ihres Inhalts (Hohlmaß).
c) Mit einer Pulsuhr wird die Anzahl der Herzschläge pro Minute ermittelt (Zeitmaß).
d) Desinfektionsflüssigkeiten aller Art sollen gemäß den Verdünnungsvorschriften auf den Originalpackungen angewendet werden. Die Angaben darüber erfolgen in Prozenten (Angewandtes Messen).

In den einzelnen Teilbereichen führen nun nicht zufällige, qualitative Beobachtungen zu den physikalischen Gesetzen, sondern genaues und planmäßiges Untersuchen bzw. bewußtes Experimentieren. Ein Experiment ist meistens von einer Messung begleitet, d. h. von der Ermittlung quantitativer Zusammenhänge. Dadurch wird die **Zahl** zum Handwerkszeug des begrifflichen Denkens in der Physik. Der Begriff der Zahl entspringt der Tätigkeit des Zählens. Dinge zählen heißt, sie als gleichartig aufzufassen und festzustellen, wie oft, also in welcher Anzahl sie vorhanden sind. Jedes einzelne der gezählten Dinge nennt man eine **Einheit**. Im Bereich der Medizin sind häufig neben den »arabischen« Zahlen die »römischen« Zahlen gebräuchlich, die ebenfalls auf dem Dezimalsystem basieren.
Messen heißt angeben, wie oft die zur Messung benutzte Maßeinheit mit dem zu messenden Objekt übereinstimmt.

Messen heißt also vergleichen

Jede durch Messung in eine physikalische Formel eingehende Größe ist durch eine Maßzahl und eine Maßeinheit gekennzeichnet.

Dabei erhält die Größe ein **Formelzeichen** oder Symbol, was man konventionsgemäß kursiv druckt und die Einheit ein **Einheitszeichen**, was gerade gedruckt wird.
Beispiel für Längenmessung:

Größe = (Länge) = *l* = Zahl × Einheit
l = 5 × 1 m

Grundsätzlich unterscheidet man noch zwischen analoger und digitaler Messung.
Analog heißt eine Messung, wenn die Anzeige stufenlos, stetig erfolgt (z. B. konventionelle Uhr mit Ziffernblatt).
Digital nennt man eine Messung, wenn die Anzeige in kleinen Schritten oder stufenförmig erfolgt (z. B. moderne Uhr mit direkter Ziffernangabe).
Die **Maßeinheiten** gehen auf gewisse **Grundgrößen** zurück. Diese bilden mit den von ihnen abgeleiteten Größen ein **Maßsystem**. Man benutzt 7 Grundgrößen, aus denen sich sämtliche weiteren physikalisch-technischen Größen ableiten lassen.
Sie sind zusammengefaßt im: **»Système International d'Unités«** und werden auch **SI-Einheiten** genannt (1960).
Für jede Basisgröße gibt es nur eine Basiseinheit, deren genaue Definition man im Einheitengesetz findet. Neuerdings wurde zusätzlich das Mol (Symbol »mol«) als Grundeinheit in das Internationale System der Einheiten (SI) aufgenommen. Es ist definiert als diejenige Substanzmenge eines Systems, die ebenso viele Teilchen (»elementary entities«) enthält, wie Atome in 0,012 kg Kohlenstoff-12 enthalten sind. Die »Teilchen« können Atome, Moleküle, Ionen, Elektronen oder andere Teilchen bzw. definierte Gruppen solcher Teilchen sein. Damit geht die Entwicklung von den konventionellen Prototypen zu den Naturkonstanten.
Früher waren praktisch 2 Einheitsmaßsysteme im Gebrauch:
a) das physikalische Maßsystem
b) das technische Maßsystem

Diese Aufstellung wird hier nochmals angeführt, um einen Vergleich zu älteren Lehrbüchern zu haben, obgleich sie in der Praxis jetzt nicht mehr verwendet werden.
Es hatte sich von dem physikalischen System durch das *Meter als Größe* der Länge und durch *das Kilopond als Ausdruck* der Kraft an Stelle der Masse unterschieden (über Kraft siehe Kapitel Mechanik der festen Körper).
Das internationale Einheitensystem wurde empfohlen von der Generalkonferenz für Maße und Gewichte im Jahre 1960 und 1969 durch das Gesetz über das Meß- und Eichwesen in der BRD als nunmehr **verbindliches System** übernommen.

Tabelle der Maßeinheiten (Basisgrößen) des SI-Systems
Grundeinheiten

Größe	Formelzeichen	Einheit	Einheitszeichen
Länge	*l*	das Meter	m
Masse	*m*	das Kilogramm	kg
Zeit	*t*	die Sekunde	s
Stromstärke	*I*	das Ampere	A
Lichtstärke	*I*	die Candela	cd
Temperatur	*T*	das Kelvin	K
Stoffmenge	*n*	das Mol	mol

a) Das alte physikalische Maßsystem war aufgebaut aus den Größen:

Größe	Kurzzeichen	Einheit	Symbol
Länge	l	Zentimeter	cm
Masse	m	Gramm	g
Zeit	t	Sekunde	s

Man nannte es auch das CGS-System.

b) Das alte technische Maßsystem war aufgebaut aus den Größen:

Größe	Kurzzeichen	Einheit	Symbol
Länge	l	Meter	m
Kraft	F	Kilopond	kp
Zeit	t	Sekunde	s

Die Auswahl solcher Grundgrößen nach Einheiten ist an sich weitgehend willkürlich. Man hat jedoch solche Größen ausgesucht, die die physikalischen Erscheinungen möglichst einfach zu beschreiben gestatten. So werden mit Hilfe der Basisgrößen örtliche und zeitliche Beschreibungen eines Vorganges festgelegt, wie auch ein Ausdruck für evtl. beteiligte Stoff- und Elektrizitätsmengen dadurch normiert wurde.

Aus diesen Basisgrößen lassen sich nun in bestimmter Weise **abgeleitete Einheiten** bilden. Geschieht dies ohne Verwendung von Zahlenfaktoren, so nennt man die abgeleiteten Einheiten **kohärent**, andernfalls inkohärent. So ist z. B. die Leistungseinheit »ein Watt« eine kohärent abgeleitete Einheit, denn $1\ W = 1\ kg \times m^2 \times s^{-3}$. Hingegen ist die bisher noch gebräuchliche Leistungseinheit »eine Pferdestärke« inkohärent, denn $1\ PS = 735{,}5\ kg \times m^2 \times s^{-3}$, weil hier der Zahlenfaktor 735,5benutzt wird.

Die Erläuterung der abgeleiteten Größen erfolgt in den jeweiligen Artikeln, zu denen sie gehören. Man unterscheide:

Tabelle der abgeleiteten kohärenten SI-Einheiten

Name	Formelzeichen	Einheit
Geschwindigkeit	v	$m \times s^{-1} = m/s$
Beschleunigung	a	$m \times s^{-2} = m/s^2$
Dichte	ρ	$kg \times m^{-3} = kg/m^3$
Kraft	F	$kgm \times s^{-2}$ = N = [Newton]
Druck	p	$N \times m^{-2}$ = Pa [Pascal]
Arbeit	W	N × m = J = WS [Wattsekunde]
Leistung	P	$N \times m \times s^{-1}$ = W [Watt]
Elektr. Spannung	U	$N \times m \times A^{-1} \times s^{-1}$ = V [Volt]
Elektr. Stromstärke	I	
Elektr. Ladung	Q	C [Coulomb] = A × s [Ampèresekunde]
Elektr. Widerstand	R	Ω [Ohm] = $V \times A^{-1}$
Volumen	V	$1\ dm^3 = 1\ l$ [l = Liter]

Formelzeichen der Arbeit = *W*
Einheitenzeichen der Leistung = W

Für die Rechenpraxis in der Physik werden hier eine Reihe von *mathematischen Zeichen* übernommen, wie sie aus folgender Tabelle ersichtlich sind:

Tabelle mathematischer Symbole

Zeichen	Erläuterung	Beispiel
=	ist gleich	3 = 2 + 1
≠	nicht gleich, ungleich	2 ≠ 3
≙	entspricht	90 g Speck ≙ 3558,78 Joule
<	kleiner als	3 < 5
>	größer als	5 > 3
~	in etwa gleich	9,99 ~ 10,0
+	Additionszeichen	3 + 3 = 6
−	Subtraktionszeichen	6 − 3 = 3
×	Malzeichen	2 × 3 = 6
%	Prozent (Teil von Hundert)	3% = 3 von Hundert
‰	Promill (Teil von Tausend)	3‰ = 3 von Tausend
ppm	parts per million	1:1 000 000
/	Bezugszeichen	m/s = Meter pro Sekunde

Zur Gliederung und Untergliederung in den Naturwissenschaften und besonders in der Physik werden gern griechische Buchstaben hinzugezogen. Zur Orientierung von Schreibweise und Aussprache diene nachfolgende Tabelle.

Tabelle der griechischen Buchstaben

Α α = Alpha	Ι ι = Jota	Ρ ρ = Rho
Β β = Beta	Κ κ = Kappa	Σ σ = Sigma
Γ γ = Gamma	Λ λ = Lambda	Τ τ = Tau
Δ δ = Delta	Μ μ = My	Υ υ = Ypsilon
Ε ε = Epsilon	Ν ν = Ny	Φ φ = Phi
Ζ ζ = Zeta	Ξ ξ = Xi	Χ χ = Chi
Η η = Eta	Ο ο = Omikron	Ψ ψ = Psi
Θ ϑ = Theta	Π π = Pi	Ω ω = Omega

Zur Vereinfachung der Schreibweise und Rechenoperation benutzt man auch sogenannte **Zehnerpotenzen** aus der Potenzrechnung. Steht beispielsweise die 2 als Hochzahl zur 10, also 10^2, so bedeutet dies, daß die 10 mit sich selbst zu multiplizieren ist.

Beispiel:
$10 \times 10 = 100 = 10^2$ oder
$10 \times 10 \times 10 = 1000 = 10^3$

Grundsätzlich gelten allgemein zur Fixierung der Größenordnung folgende Abkürzungen gemäß Vorsatzsilbentabelle, um bei Angabe von Maßzahlen keine unbequemen und unübersichtlichen Zahlen zu verwenden.

Vorsatzsilbentabelle

Zur Bezeichnung der Bruchteile und Vielfachen (Zehnerpotenzen) dienen folgende Vorsatzsilben:

T = Tera	$= 10^{12}$	=	1 000 000 000 000	billionenfach
G = Giga	$= 10^{9}$	=	1 000 000 000	milliardenfach
M = Mega	$= 10^{6}$	=	1 000 000	millionenfach
k = Kilo	$= 10^{3}$	=	1 000	tausendfach
h = Hekto	$= 10^{2}$	=	100	hundertfach
da = Deka	$= 10^{1}$	=	10	zehnfach
d = Dezi	$= 10^{-1}$	=	0,1	Zehntel
c = Zenti	$= 10^{-2}$	=	0,01	Hunderstel
m = Milli	$= 10^{-3}$	=	0,001	Tausendstel
mc (= µ) = Mikro	$= 10^{-6}$	=	0,000 001	Millionstel
n = Nano	$= 10^{-9}$	=	0,000 000 001	Milliardstel
p = Pico	$= 10^{-12}$	=	0,000 000 000 001	Billionstel

Bei der Nennung von Zehnerpotenzen sollten möglichst nur solche Untereinheiten benützt werden, die sich jeweils um $10^{\pm 3}$ von den anderen unterscheiden, um durch die leicht einprägsamen Vorsatzsilben eine schnellere Orientierung zu vermitteln.

Die mechanischen Grundgrößen Länge, Masse, Zeit

1.2.1 Die Längenmessung

Für den Begriff der **Länge** wurde, von der Natur abgeleitet, zunächst der zehnmillionste Teil eines Erdquadranten als Basis für das Meter definiert. Die 17. Generalkonferenz für Maß und Gewicht hat die Längeneinheit Meter neu definiert. Demnach ist ein Meter »die Länge der Strecke, die das Licht im Vakuum während des Intervalls von 1/299 792 458 Sekunden durchläuft«. Diese Definition macht letztlich die Geschwindigkeit des Lichts, das in der Sekunde 299 792 458 Meter zurücklegt, und die Einheit der Zeit (Sekunde) zu den maßgeblichen Größen, aus denen sich die Einheit der Länge ableiten läßt.
Das Festlegen von Meßeinheiten in derartig subtile Dimension dient allerdings ausschließlich wissenschaftlichen Arbeiten.
Als Prototyp für die Praxis gilt ein in *Paris aufbewahrter Urmeterstab aus Platin-Iridium.* Ein Meter ist darauf der Abstand zweier Strichmarken. Die Unterteilung des Meters erfolgt nach dem Dezimalsystem, gemäß folgender Übersicht:

Tabelle der Längenmaße

1 Kilometer	$= 10^{3}$ m	= 1 km
1 Meter	$= 10^{0}$ m	= 1 m
1 Dezimeter	$= 10^{-1}$ m	= 1 dm
1 Zentimeter	$= 10^{-2}$ m	= 1 cm
1 Millimeter	$= 10^{-3}$ m	= 1 mm
1 Mikrometer	$= 10^{-6}$ m	= 1 mcm (µm)
1 Nanometer	$= 10^{-9}$ m	= 1 nm
1 Angström	$= 10^{-10}$ m	= 1 Å
1 Picometer	$= 10^{-12}$ m	= 1 pm

Von der Längeneinheit 1 m leitet sich die Flächeneinheit 1 Quadratmeter (qm oder m^2) und die Raumeinheit 1 Kubikmeter (cbm oder m^3) ab. Beides sind

Beispiele für abgeleitete SI-Einheit. Der besondere Name für das Volumenmaß ein Kubikdezimeter (Einheitszeichen dm^3) ist das *Liter* (Einheitszeichen l).

Entsprechend gelten:
1 Quadratzentimeter = 1 cm^2 = 10^{-4} m^2
1 Quadratmillimeter = 1 mm^2 = 10^{-6} m^2

Längenextreme	**Größenordnung (m)**
Durchmesser eines Eisenatoms	2,3 Angström ≙ 10^{-10}
Sichtbarkeitsgrenze eines Mikroskops	0,00002 mm ≙ 10^{-8}
Rote Blutkörperchen	7,5 µm ≙ 10^{-6}
Menschlicher Embryo 7. Woche	2 cm ≙ 10^{-2}
Eiffelturm Paris	300 m ≙ 10^{2}
Erddurchmesser	12 700 000 m ≙ 10^{7}
Erdentfernung zum Mond	380 000 km ≙ 10^{8}
Erdentfernung zur Sonne	149,5 Mill. km ≙ 10^{11}
Lichtjahr	astronomische Längeneinheit ≙ $9{,}4 \times 10^{15}$

1.2.2. Die Massenmessung

Unter **Masse** eines Körpers versteht man die kompakte Stoffmenge, die in ihm enthalten ist. Als Einheitsmaß ist man davon ausgegangen, daß 1 dm^3 reines Wasser bei seiner größten Dichte bei einer Temperatur von 4° C und bei normalem Luftdruck von 760 mm Qs die Masse 1 kg haben soll. Es wurde jedoch später festgestellt, daß 1 dm^3 Wasser unter obigen Bedingungen etwas leichter ist. Daher definiert man heute: Die Einheit der Masse ist das Kilogramm (kg). Sie darf nicht mit der Gewichtskraft verwechselt werden! Es ist die Stoffmenge des Urkilogramms eines in Paris aufbewahrten Platin-Iridium-Zylinders. Die Unterteilung erfolg nach dem Dezimalsystem, ausgehend vom Gramm:

Tabelle der Massenmaße			
1 Megagramm	= 10^{6} Gramm	= 1 Tonne	= 1 t
1 Kilogramm	= 10^{3} Gramm	= 1 Kilogramm	= 1 kg
1 Dezigramm	= 10^{-1} Gramm	= 0,1 Gramm	= 0,1 g
1 Zentigramm	= 10^{-2} Gramm	= 0,01 Gramm	= 0,01 g
1 Milligramm	= 10^{-3} Gramm	= 0,001 Gramm	= 1 mg
1 Mikrogramm	= 10^{-6} Gramm	= 0,000 001 Gramm	= 1 µg
1 Mikrogramm wird auch genannt 1 Gamma			= 1 γ

Die Größen von Massen werden herkömmlicherweise mit Balkenwaagen ermittelt. Durch eine Wägung wird die unbekannte Masse eines Körpers mit der bekannten Masse des Gewichtstücks durch Gleichgewichtsbestimmung festgestellt.

Überwiegend werden in der Praxis die klassischen Waagentypen benutzt: Auf Tafel-, Balken- und Dezimalwaagen nimmt man einen Massenvergleich (= Wiegen) mit Hilfe geeichter Gewichte vor.

Neben den *klassischen Balkenwaagen* sind heute mehr und mehr elektrische Substitutionswaagen im Gebrauch.

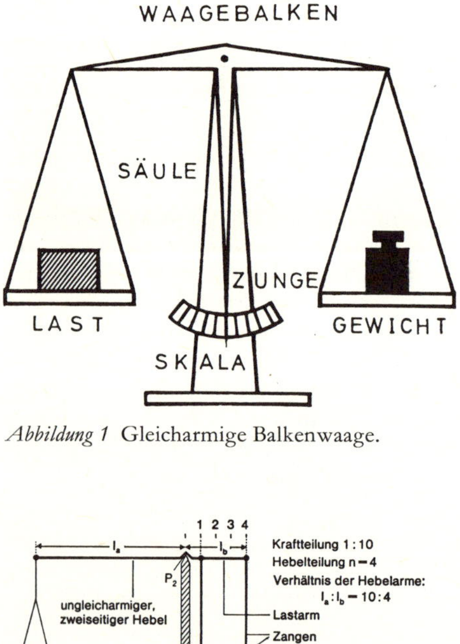

Abbildung 1 Gleicharmige Balkenwaage.

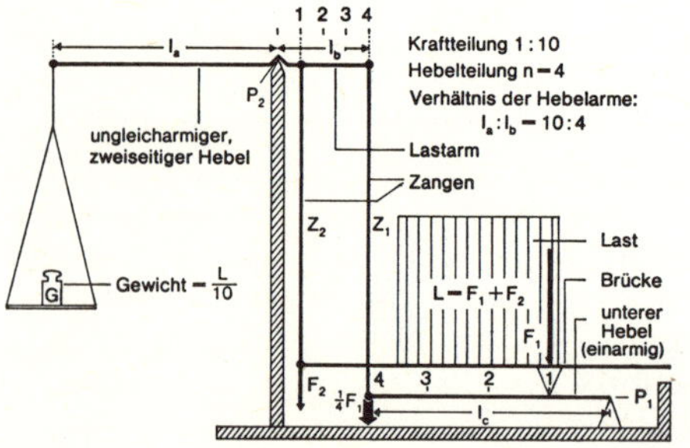

Abbildung 2 Dezimalwaage.

Diese Waagen tragen eine konstante Vorlast. Um die Masse des Wägegutes zu bestimmen, wird die Vorlast bis zum Gleichgewicht verringert. Dadurch werden die Schneiden der Waage nicht mehr unregelmäßig abgenützt, wie das bei den alten Waagen vorkommen konnte.

Der größte Teil der Belastung durch das Wägegut (1) auf der Waagschale (2) wird bei Drehen des Schaltgewichtsknopfes (3) durch Abheben einer entsprechenden Menge bekannter Ringgewichte (4) des Gewichtsatzes (5) substituiert, wobei die Summe der abgehobenen Gewichte digital auf dem Ablesefeld (6) angezeigt wird. Der unsubstituierte Restbetrag wird durch die Neigung des auf Saphiren gelagerten Waagebalkens (7) angezeigt. Die beim Ausgleich erfolgenden Pendelschwingungen des Balkens und damit der Strichplatte (9) wird durch Wirbelstromdämpfung (8) gebremst. Die Ziffern der Strichplatte werden mit einer Glühlampe (10) und Spiegeln (11) ebenfalls auf das Ablesefeld (6) übertragen.

Über Jahrhunderte hinweg hatten sich die rein mechanischen Waagen nach dem Hebelgesetz mit Schneide und Pfanne bewährt, wie vorstehend in den Modellen der Balkenwaage, der Dezimalwaage und Substitutionswaage dargestellt. Für die heutigen Ansprüche in Produktion und Forschung sind sie jedoch vielfach zu langsam, zu arbeitsaufwendig und durch ihre Analoganzeige zu kompliziert. In letzter Zeit wurde jedoch ein beachtlicher Fortschritt durch die Einführung eines neuen physikalischen Wägeprinzips erreicht, der *elektromechanischen Wägung*. Ihr Wesen besteht darin, daß die Auflagekraft der Wägemasse auf ein elastisches Material wirkt, wodurch dieses eine geringfügige elastische Verformung erfährt. Diese, der Last proportionale Wegänderung,

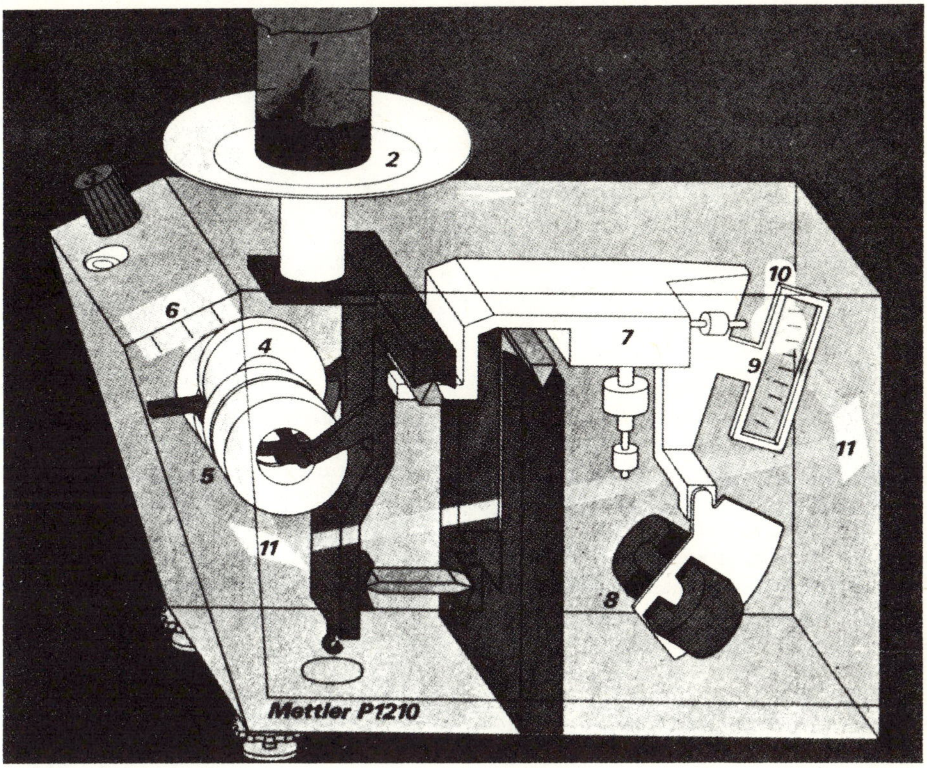

Abbildung 3 Schema einer oberschaligen Substitutionswaage.

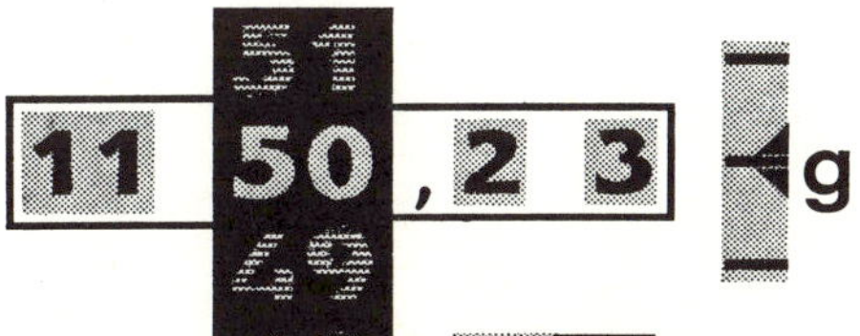

Abbildung 4 Gewichtsanzeige an einer Präzisionswaage. Dunkle Ziffern: Mechanische Zähler des Gewichtsschaltwerkes und des Mikrometers. Helle Ziffern, Skalenstriche und Grobanzeigeband; Mattscheibenprojektion.

wird in ein elektrisches Signal umgewandelt, daß eine digitale Meßanzeige innerhalb weniger Millisekunden erlaubt. Dies geschieht durch sog. mechanisch-elektrische Meßgrößenumformer, die man auch als Wägezellen bezeichnet. Die durch sie ermöglichte Geschwindigkeitserhöhung bei der Meßwertbildung lassen das elektromechanische Wägeprinzip gegenüber der mechanischen Waage mit ihrem Massenvergleich immer mehr in den Vordergrund treten.

Größenordnungen von Massen	
Eiffelturm	9000 t = 9×10^9 g
Lokomotive	200 t = 2×10^8 g
Mensch	75 kg = $7{,}5 \times 10^4$ g
Kinderzäpfchen	1 g = 1×10^0 g
Einzelhöchstgabe für Morph. hydrochl.	0,03 g = 3×10^{-2} g
Therapeutisch verwendetes Vit. B_{12}	0,001 g = 1×10^{-3} g = 1000 γ

1.2.3 Die Zeitmessung

Der Begriff **Zeit** hat die Aufeinanderfolge und die Dauer objektiver Prozesse zum Inhalt, wie wir sie stets nicht umkehrbar und unwiederbringlich als Phänomen erleben. Unsere persönliche Zeitempfindung ist indessen zu subjektiv, um als Grundlage eines Zeitmaßes dienen zu können. Hierzu kann nur ein objektiver Vorgang gelten, wie er sich z. B. aus der Dauer zwischen zwei aufeinanderfolgenden Höchstständen der Sonne oder einer vollen Erdumdrehung ergibt. Dieser Tatbestand erfüllt die beiden für eine exakte Zeitmessung erforderlichen Voraussetzungen, nämlich:

a) daß er mit unveränderlich gleichmäßiger Geschwindigkeit erfolgt und
b) sich periodisch wiederholt.
Somit liegt die Erdumdrehung als ein natürlich abgeleitetes Maß unserer gesamten Zeiteinteilung zugrunde.

Da indessen der heutige Stand der Wissenschaft größtmögliche Genauigkeit verlangt, hat man im Gesetz über die Einheit im Meßwesen vom 2. 7. 1969 die Sekunde wie folgt formuliert: Die Basiseinheit 1 Sekunde ist das 9 192 631 770fache der Periodendauer der vom Übergang zwischen den beiden Hyperfeinstrukturniveaus des Grundzustandes von Atomen des Nuklids ^{133}Cs entsprechenden Strahlung. Diese neueste Formulierung wird hier nur aus Gründen ihrer verbindlichen gesetzlichen Fixierung genannt, wobei für die Praxis des Alltags derartige Meßgenauigkeiten belanglos sind.

Die Dauer einer vollen Erdumdrehung heißt ein Tag. Ein Jahr ist die Dauer des Umlaufs der Erde um die Sonne, genaugenommen sind dies 365,2422 Tage ~ 365 ¼ Tage. Die Einführung der Schaltjahre gleicht den ¼ Tag wieder aus.

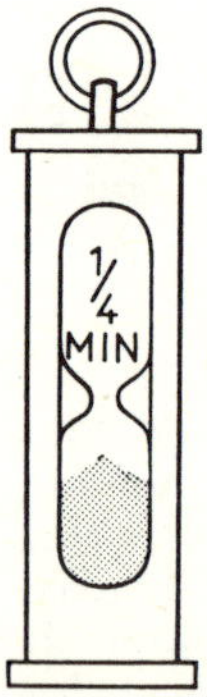

Abbildung 5 Pulsuhr.

In der Klinik verwendet man Pulsuhren. Sie arbeiten nach dem Prinzip der Sanduhren. Der Durchfluß durch die Verengung dauert in der Regel 20 Sekunden.

Tabelle der Zeitmaße

10^{-6} s	= 1 Mikrosekunde			
10^{-3} s	= 1 Millisekunde			
1 s	= 1 Sekunde			
1 min	= 1 Minute	= 60 Sekunden		
1 h	= 1 Stunde	= 60 Minuten	= 3600 Sekunden	
1 d	= 1 Tag	= 24 Stunden	= 1440 Minuten	
1 a	= 1 Jahr	= 365 Tage		

Zeitextreme

Alter der Menschheit ~ 3 Mill. Jahre (Australopithecinen = erstmaliger Gebrauch von Geräten	$= 3 \times 10^6$ a
Halbwertzeit von Radium 1600 Jahre	$= 1{,}6 \times 10^3$ a
Mittlere Lebensdauer von Schildkröten 150 Jahre	$= 1{,}5 \times 10^2$ a
Mittlere Lebenserwartung vom Menschen lt. Versicherungsstatistik 75 Jahre	$= 7{,}5 \times 10^1$ a
Aufnahme eines Filmbildes 0,06 Sekunden	$= 6 \times 10^{-2}$ s
Blitz 0,0001 Sekunden	$= 1 \times 10^{-4}$ s

Alle weiteren Meßgrößen der gesamten Physik werden von den Grundgrößen des internationalen Maßsystems abgeleitet. Die für die einzelnen Bereiche wie Mechanik, Wärmelehre, Optik, Akustik, Elektrizitätslehre und Strahlenkunde geltenden Größen werden daher in dem jeweiligen Kapitel aufgeführt.

1.2.4 Die Trivialmaße

Im täglichen Umgang mit den verschiedensten Maßen haben sich volkstümliche, sogenannte Trivialmaße oder Gebrauchsmaße eingebürgert, die zum Vergleich mit den wissenschaftlichen Maßen hier erläutert werden sollen.

Der Gebrauch derartiger Trivialmaße sollte jedoch bei der Anwendung von

Tabelle der Trivialmaße

Stück- oder Zahlenmaße:

1 Paar	= 2 Stück	
1 Dtzd.	= 12 Stück	
1 Gros	= 12 Dtzd.	= 144 Stück
1 Schock	= 60 Stück	

Längenmaße:

1 Zoll	~ 2,61 cm	
1 Fuß	= 12 Zoll	~ 31,32 cm
1 Elle	= 25,5 Zoll	= 66,56 cm
1 Meile	= 24 000 Fuß	= 7516,8 m
1 Seemeile	= 1852 m	

Flächenmaße:

1 ha (Hektar)	= 10 000 m^2	= 10^4 m^2
1 a (Ar)	= 100 m^2	= 10^2 m^2

Hohlmaße:	
1 Hektoliter	= 100 Liter
1 Teelöffel oder Kaffeelöffel	~ 5 ml
1 Kinderlöffel oder Dessertlöffel	~ 10 ml
1 Eßlöffel	~ 15 ml
1 kleines Likörglas	~ 20 ml
1 Reagenzglas	~ 20–25 ml
1 Wasserglas oder 1 gewöhnliche Tasse	~ 150–200 ml
1 Nierenschale	~ 200–500 ml
1 Waschschüssel	~ 2–3 Liter
1 Fußbad	~ 5–10 Liter
1 Wassereimer	~ 7–10 Liter
1 Sitzbad	~ 20–30 Liter
1 Vollbad	~ 200–300 Liter

Bei Wasser und wäßrigen Lösungen sind	20 Tropfen = 1 g
bei Sirupen sind	17–19 Tropfen = 1 g
bei ätherischen Ölen	40–50 Tropfen = 1 g
bei Tinkturen und Spiritus sind	50–60 Tropfen = 1 g
bei Äther sind	88 Tropfen = 1 g

1 Messerspitze	= 0,5–1,0 g

Arzneimitteln wegen der oft starken pharmakologischen Potenz zugunsten der naturwissenschaftlichen Maße vermieden werden.

1.2.5 Meßfehler

Die bei physikalischen Meßungen erhaltenen Meßwerte enthalten Unsicherheiten. Prinzipiell ist der eigentlich ganz genaue Wert einer Meßgröße unbekannt, er läßt sich nur in mehr oder weniger exakten Grenzen angeben. Derartige Fehler werden hervorgerufen durch Unvollkommenheiten der Meßinstrumente, der Meßmethoden, der Meßgegenstände, durch den Beobachter selbst, die Umwelt und schließlich auch durch den Einfluß der Zeit in der sich eine Messung abspielt.

Derartige Ungenauigkeiten nennt man *systematische Fehler*. Kann man sie erkennen oder abschätzen, so werden sie durch Anbringen von Korrekturen an den Meßwerten berücksichtigt.

Im Gegensatz dazu sind *zufällige Fehler* bei den Einzelmessungen nicht erfaßbar. Sie können sowohl in Meßgeräten als auch durch ungenaue Handhabung der Ablesung entstehen. Sie schwanken unterschiedlich, auch Betrag und Vorzeichen plus oder minus sind der Grund für die Streuung der Meßwerte bei der Wiederholung einer Messung.

So sagt man z. B., eine Länge sei 2,57 Meter ± 1 cm, was bedeutet, daß der tatsächliche Wert 1 cm darüber oder darunter liegen könnte.

Ist ferner beispielsweise ein Maßstab in Zentimeter unterteilt, so kann man die Länge nicht in Millimeter genau ablesen.

Weiterhin kann man im Bereich der lebenden Natur selten alle Einflüsse festhalten, die auf die zu messende Größe Einfluß haben.
Viele Größen hängen auch vom Alter ab, wie z. B. die Sehschärfe des Auges, der Blutdruck, die Hörschwelle.
Hat man mehrere Messungen ausgeführt, deren Resultate etwas voneinander abweichen, so lassen sich *Mittelwerte* berechnen.
(siehe auch Rechenbuch für Heilberufe in der Reihe Kohlhammer Studienbücher)
Abschließend sei noch auf die Möglichkeit der ungenauen Größenangabe durch das versehentliche Vergessen der Richtungsangabe einer Größe hingewiesen, denn die physikalischen Größen können in zwei Klassen eingeteilt werden:

Skalare Größen sind ungerichtet und durch die Angabe des Produkts von Zahlenwert und Einheit vollständig bestimmt.
Beispiele: 2,5 Meter, 3,5 Sekunden, plus 10° C usw.. Länge, Maße, Zeit, Temperatur, Dichte, Energie, Leistung sind skalare Größen.
Andere Größen können jedoch nur durch die Angabe einer Zahl und einer Richtung vollständig beschrieben werden. So kann man die Bewegung eines Objektes nicht vollständig kennzeichnen, ohne die Richtung seiner Bewegung anzugeben.
Eine Größe, die sowohl eine Zahl als auch eine Richtung hat, wird **Vektor-Größe** genannt.
Eine derartige Größe wird durch ein Pfeil-Symbol über den Buchstaben, die die betreffenden Größen darstellen, gekennzeichnet.
Vektoren sind z. B. die Geschwindigkeit eines Windes, die Bewegung eines Schiffes, beides ohne eine Richtung nicht vollständig beschrieben, oder die Kraft eines Muskels oder die Beschleunigung einer Rakete usw. Für die Vektorenrechnung gelten besondere Regeln.
Impuls ist eine andere Bezeichnung für Bewegungsgröße, deren zeitliche Änderung gleich der beschleunigenden Kraft ist (Newton). Der Impuls stellt sich formal als Produkt aus Geschwindigkeit und Masse dar, er ist ein Vektor.
Im abgeschlossenen System gilt die Erhaltung des Impulses: *Impulserhaltungssatz*.

Abschließend sei hier nochmals auf die Bedeutung der Größen und Einheiten verwiesen, die sich wie ein roter Faden durch alle Bereiche ziehen und zur Darstellung physikalischer Gesetzmäßigkeiten eignen. Das SI-System benutzt 7 Basisgrößen, für welche es jeweils eine Basiseinheit gibt. Im Umgang mit dem SI-System werden folgende Begriffe unterschieden:

Meßgröße = Meßbare Eigenschaft eines definierten Systems, wie z. B. die Temperatur einer bestimmten Menge Wassers.

Einheit = Ausgewählte und festgelegte Bezugsgröße, wie z. B. im SI-System das Meter, das Kilogramm usw.

Meßwert = Wert einer Meßgröße. Er besteht aus dem Produkt aus einem Zahlenwert und einer Einheit, z. B. 3 Meter.

Dimension = Beschreibung der Größe in ihren Basisgrößen ohne Einheit, wie z. B. Dimensionen der Geschwindigkeit als Länge in der Zeit.

Die **Dimension** hat 3 Bedeutungen: 1. Die geometrischen Ausmaße eines Körpers, 2. die Angabe der Zahl der Koordinaten (→ Bezugssystem) zur Festlegung eines Punktes im Raum, 3. die Klasse, der eine physikalische Größe angehört, die durch Multiplikation mit einer Zahl hervorgeht. Sie bezeichnet hier ein qualitatives Merkmal (70 cm, 3 kg).

Kohärente Einheiten = werden aus Basiseinheiten ohne zusätzliche Zahlenfaktoren abgeleitet, wie z. B. Joule = N × m.

Nichtkohärente Einheiten = werden aus Basiseinheiten und aus zusätzlichen Zahlenfaktoren zusammengesetzt, wie z. B. die Massenkonzentration: 3,5 g pro Liter.

Abgeleitete Einheiten = werden aus den Basiseinheiten abgeleitet, wie z. B. der Druck = Pa = $m^{-1} \times kg \times s^{-2}$.

In den nachfolgenden Tabellen werden die Basiseinheiten und einige wichtige abgeleitete Einheiten für einen geschlossenen Überblick zusammengefaßt.

Tabelle der Grundeinheiten des SI-Systems

Basisgröße		Basiseinheit	
Name	Formelzeichen	Name	Einheitszeichen
Länge	*l*	Meter	m
Masse	*m*	Kilogramm	kg
Zeit	*t*	Sekunde	s
Stromstärke	*I*	Ampère	A
Temperatur	*T*	Kelvin	K
Lichtstärke	*I*	Candela	cd
Stoffmenge	*n*	Mol	mol

Beispiele für abgeleitete Einheiten mit besonderen Namen

Meßgröße		abgeleitete Einheit		Definiert
Name	Formelzeichen	Name	Einheitszeichen	durch Basiseinheit
Frequenz	*f*	Hertz	Hz	s^{-1}
Kraft	*F*	Newton	N	$m \times kg \times s^{-1}$
Druck	*p*	Pascal	Pa	$m^{-1} \times kg \times s^{-2}$
Energie oder Arbeit	*W*	Joule	J	$m^2 \times kg \times s^{-2}$
Leistung	*P*	Watt	W	$m^2 \times kg \times s^{-3}$
Elektrizitätsmenge	*e*	Coulomb	C	$1\,A \times s$
Radioaktivität	*A*	Becquerel	Bq	$1\,Bq = 1 \times s^{-1}$
		alt Curie	Ci	$1\,Ci = 3{,}7 \times 10^{10} \times s^{-1}$
Ionendosis	*J*	alt Röntgen	R	$1\,R = 2{,}58 \times 10^{-4}\,C \times kg^{-1}$
Energiedosis	*D*	Gray	Gy	$1\,Gy = 1\,J \times kg^{-1}$
		alt Rad	rd	$1\,rd = 10^{-2} \times J \times kg^{-1}$
Äquivalenzdosis	*H*	alt Rem	rem	$1\,rem = 10^{-2} \times J \times kg^{-1}$

Merksätze zu Maßeinheiten und Maßsystemen

a) Messen heißt vergleichen.
b) Jede physikalische Einheit besteht aus Maßzahl und Maßeinheit.
c) Die Einheit der Länge ist das Meter.
d) Die Einheit der Masse ist das Kilogramm.
e) Die Einheit der Zeit ist die Sekunde.
f) Meßzylinder und Maßkolben sind auf Einguß geeicht.
g) Pipetten und Büretten sind auf Ausfluß geeicht.

Übungen

a) Berechnen Sie den Rauminhalt eines Krankenzimmers, das folgende Maße aufweist:
Länge 5 m, Breite 4,50 m, Höhe 2,40 m!
b) Geben Sie die Längen und Breiten von Mull-, Ideal- und Gipsbinden an!
c) In welche Größenordnung gehören:
Viren
Bakterien
Wanzen
Zugvögel
große Bäume
Entfernung Konstanz–Flensburg
Durchmesser der Erde
Entfernung Sonne–Erde
d) Nennen Sie Größen, die zur Messung der Länge, des Rauminhaltes und der Zeit dienen!
e) Wieso eignet sich eine Pulsuhr zur Zeitmessung?
f) Wie kann man ohne Uhr Sekunden einigermaßen genau abschätzen?
g) Es wird behauptet, daß sich die gesamte derzeitige Menschheit (ca. 4 Mrd. Menschen) in eine Kiste von 1 km^3 packen ließe.
Prüfen Sie nach, ob dies theoretisch möglich wäre, wenn man als Raumbedarf für einen Menschen 0,25 m^3 annimmt!
h) Wie hoch ist der Pulsschlag eines Menschen pro Minute, wenn bei der Zählung in 15 Sekunden 18 Pulsschläge ermittelt werden?
i) Begründen Sie, weshalb in der heutigen Zeit die Kenntnis von Maßsystemen aller Art Konflikte und Schäden in der Wechselbeziehung der Menschen mit der technisierten Umwelt vermeiden hilft!
k) Schreiben Sie Ihr Geburtsjahr in römischen Ziffern!

2.0 Allgemeines über den Aufbau der Materie und Aggregatzustände

Vorbemerkungen und Erfahrungen

a) Eine allgemeine Erfahrung lehrt, daß Materie teilbar ist, z. B. das Zerteilen einer Torte, das Zerkauen der einzelnen Tortenstückchen und schließlich das Zerlegen der Tortenbestandteile in ihre chemischen Grundbestandteile durch das Verdauungssystem des Organismus.

b) Im Winter beobachtet man das Wasser in drei verschiedenen Zuständen: Als Eis in Form von Schnee oder Eisschollen, als Flüssigkeit in Wasserleitungen und als Wolken oder Nebel am Himmel (Aggregatzustände).
c) Auf den Stationen der Krankenhäuser benutzt man Wasserdampfsterilisatoren (Zustand höherer Energie).

2.1 Aufbau der Materie

Die Materie und ihre vielfältigen Erscheinungsformen waren seit jeher das Objekt menschlicher Neugier. Zu allen Zeiten fragte man daher nach dem stofflichen Inhalt der belebten und unbelebten Natur. Besonders die griechische Naturphilosophie hatte der Naturforschung das Ziel vorgegeben, die Vielfalt der Erscheinungen auf wenige Prinzipien zurückzuführen. Der Begriff der Materie wurde so quasi zum Gegenbegriff des Geistes, in dem er auf die Hauptbestimmungen der: Stofflichkeit, der Ausgedehntheit, der Teilbarkeit und der Quantität abhob. Aus der Geschichte weiß man, daß *Demokrites* von Abdera und sein Lehrer *Leukipp* von Milet (etwa um 500 v. Chr.) offenbar die ersten waren, von denen genauere Vorstellungen von der Materie bekannt wurden. Die kleinsten Teilchen nannten sie damals »Atome«, von gr. atomos = unteilbar. Diese vor über 2000 Jahren bereits definierte Vorstellung von dem Aufbau der Materie ist übrigens beiläufig ein schönes Beispiel für »abstraktes Denken in der Physik«, da man damals von indirekten Beobachtungen auf Zustände schloß, die erst in unserer Zeit durch direktes Beobachten beweisbar wurden.

Heute ist darüberhinaus bekannt, daß auch die Atome noch längst nicht die kleinsten Träger der Materie darstellen, sondern diese von dynamischen Zentren gebildet werden, die nur einen verschwindend geringen Raum innerhalb des Atoms einnehmen. Der räumliche Hauptanteil der makrophysikalisch repräsentierten Materie ist also leer im Sinne einer naiven Anschauung, jedoch erfüllt von intensiven Kraftwirkungen. Diese bilden die Felder, die die eigentlichen Materieträger umgeben. Strukturell sprechen alle bisherigen Erfahrungen für einen vierstufigen Aufbau der Materie. Dabei bilden die Elementarteilchen die fundamentalsten Bausteine. Zu ihnen zählen die in den Kapiteln Elektrizitätslehre, Strahlenkunde und Chemie näher beschriebenen Photonen, Elektronen, Protonen und Neutronen. Die nächst höhere Stufe stellen dann die Atome dar, die ein System von organisierten Elementarteilchen bilden. Als dritte Stufe wäre dann die Gruppenbildung von mehreren Atomen zu Molekülen zu nennen, und in der vierten Stufe schließlich kann die Materie in den verschiedenen Aggregatzuständen auftreten, wie sie im folgenden Kapitel geschildert werden. Die Krönung allen organisierten Aufbaus von Materie stellen biologische Systeme dar, deren Hauptmerkmale wiederum die Fähigkeit zur Selbstorganisation, d. h. Reduplikation ist (siehe Physiologische Chemie, DNS). Zur Verdeutlichung der Größenordnung dieser Aufbaustufen der Materie dient nachstehende Tabelle:

Größenordnung der Bausteine der Materie

Atomkerne	ca. 10^{-12} cm = 1 pm (Picometer)
Atome	ca. 10^{-8} cm = 0,1 nm (Nanometer)
Moleküle in den Zellen von Pflanzen	ca. 10^{-6} cm = 1 mcm (Mikrometer)
Kartoffelstärkekörner	ca. 10^{-4} cm = 0,1 mm (Millimeter)
einzelne Kartoffelzellen	ca. 10^{-2} cm = 0,01 cm (Zentimeter)
Kartoffel	ca. 10 cm = 1 dm (Dezimeter)
Mensch	ca. 170 cm = 1,7 m (Meter)

Die klassische Physik unterschied streng zwischen Materie und Feldern, wobei unter einem Feld die Gesamtheit gleichzeitig bestehender Tatsachen oder Umstände, die als gegenseitig voneinander abhängig zu begreifen sind, anzunehmen war. Unter den Feldern unterschied man das Gravitationsfeld, das elektromagnetische Feld, das Kernfeld und das schwache Feld, die untereinander entsprechende Wechselwirkungen aufwiesen. Alle Kräfte in der Physik, die man bis jetzt kennt, können zu diesen vier grundlegenden Wechselwirkungen zugeordnet werden. Neuere Befunde in der Elementarteilchenphysik scheinen darauf hinzudeuten, daß eine einheitliche Theorie der Naturkräfte möglich wird und damit eine Art »Weltformel« zur Deutung aller grundlegenden physikalischen Fakten kein Traum mehr bleibt.

Merksätze zum Aufbau der Materie

a) Die Elementarteilchen sind die fundamentalen Bausteine der Materie.
b) Die Materie kann man in vier Stufen gliedern: Elementarteilchen, Atome, Moleküle, Aggregatzustände der Stoffe.
c) Stoff nennt man die Erscheinungsart der Materie, die gekennzeichnet ist durch ihre unabhängig von Größe und Gestalt gleichbleibenden charakteristischen Eigenschaften.
d) Zur Umwandlung eines Stoffes in verschiedene Aggregatzustände muß Energie zugeführt oder entzogen werden.

2.2 Aggregatzustände

Die Materie tritt in drei bzw. vier verschiedenen Aggregatzuständen in Erscheinung:

a) fest (Moleküle sind in festen Gitterbausteinen angeordnet)
b) flüssig (Moleküle sind quasikristallin und gegeneinander beweglich)
c) gasförmig (Moleküle in maximaler Beweglichkeit, nehmen jeden Raum ein)
d) plasmatisch (Moleküle haben sehr große kinetische Energie und befinden sich in ionisiertem Zustand, (siehe auch Teil Chemie)

Verantwortlich hierfür sind die intermolekularen Kräfte, d. h. die Kräfteverhältnisse, die sich zwischen den einzelnen Molekülen herausbilden. Sie können abstoßender oder anziehender Natur sein, und ihre anziehende Wirkung insgesamt nennt man *Kohäsion*. Je nachdem wie groß die jeweilige Kohäsion ist, weist der Körper oder die Materie einen der drei erstgenannten Aggregatzustände auf. Je größer die Kohäsion zwischen den einzelnen Molekülen ist, um so fester ist der Stoff. Durch Erhitzung oder Abkühlung kann man Veränderungen der Aggregatzustände herbeiführen. In jüngster Zeit haben Forschungen zu der Entdeckung eines vierten Aggregatzustandes geführt, der bei einer hohen Temperatur eintritt und *plasmatischer Zustand* genannt wird. Hierbei ionisiert der ohnehin schon gasförmige Stoff in einem hohen Maße und nimmt besondere Eigenschaften an.

Am Beispiel des Wassers seien die ersten drei Aggregatzustände erläutert.

Bei Temperaturen unter 0°C ist Wasser fest, d. h. Eis und und erfüllt damit die Definition von *Festkörpern*, nämlich eine bestimmte Form und ein bestimmtes Volumen zu haben. Diese Form kann gegenüber äußeren Einwirkungen verschieden beständig sein. Ausdruck dieser Beständigkeit sind physikalische Größen wie Härte, Elastizität, Druckfestigkeit. Die Form kann aber auch verändert werden durch Erwärmung, wodurch sich die Bewegung der einzelnen Moleküle erhöht, das Volumen des Körpers zunimmt und gleichermaßen die Kohäsionskräfte kleiner werden.

Erreicht die Erwärmung von Eis z. B. eine gewisse Größe, nämlich 0°C, dann geht das Eis in einen anderen Aggregatzustand über, in eine *Flüssigkeit*, ohne seine chemische Zusammensetzung zu ändern.

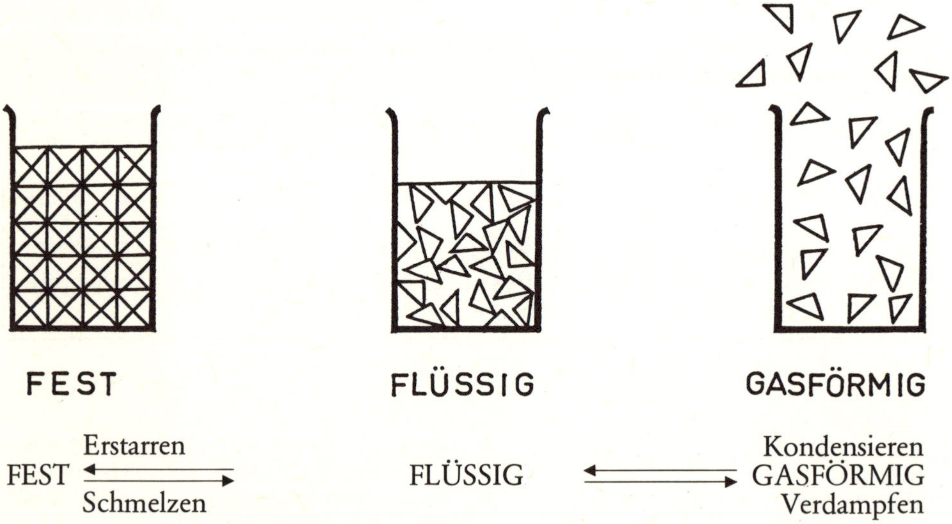

Abbildung 6 Aggregatzustände (fest, flüssig, gasförmig). Die Lage der Wassermoleküle zueinander entspricht im linken Gefäß dem Zustand Eis, wie er sich bis 0°C einstellt. Die Lage der Wassermoleküle im mittleren Gefäß gibt den Zustand des flüssigen Wassers wieder (Temperaturbereich 0-100°C). Die Lage der Wassermoleküle im rechten Gefäß zeigt den Zustand des dampfförmigen Wassers bei Temperaturen über 100°C. Man beachte, daß das Volumen im linken Eisgefäß etwas größer ist als im mittleren Wassergefäß.

An diesem Beispiel wird der Unterschied zwischen Chemie und Physik recht deutlich gemacht.
Flüssige Stoffe haben im Gegensatz zu festen keine eigene Gestalt, sondern nehmen die der sie umgebenden festen Behältnisse an (Beispiel: Strohhalm, Bierkrug, Flußbett).
Flüssigkeiten neigen alle zur Tropfenbildung, da der Tropfen die Form der kleinsten Oberfläche mit größtem Volumen darstellt, solange er noch kugelförmig ist (siehe Kapitel über Mechanik der flüssigen Körper).
Neben den Kohäsionskräften sind in einer Flüssigkeit auch noch die Kräfte der Schwerkraft und der Trägheit wirksam (siehe Kapitel über Mechanik der festen Körper).
Für die schematische Darstellung der Aggregatzustände ist dies jedoch von nachgeordneter Bedeutung.
Erhitzt man nun diese Flüssigkeit weiter, d. h., führt man ihr Energie in Form von Wärme zu, kommt man schließlich an einen Punkt, an dem die Flüssigkeit zu sieden anfängt.
Der Dampfdruck wird gleich groß wie der auf ihr lastende Luftdruck ($\sim$ 1 atm $\hat{=}$ $1{,}0 \cdot 10^5$ Pa, und einzelne Moleküle heben sich von der Oberfläche ab, verlassen den Verband der Moleküle in der Flüssigkeit und gehen als *Gas* oder Dampf in den Lufraum, wo sie sich mit den Gasen der Luft vermischen. Damit ist der Körper in den dritten Aggregatzustand übergeführt – in den gasförmigen. Gasmoleküle haben praktisch keine Kohäsion mehr, sondern füllen jeden gebotenen Raum völlig gleichmäßig aus (siehe Kapitel über Mechanik der Gase).
Verläuft dieser Vorgang rückläufig, d. h. geht ein Körper von der dampfförmigen Phase in die flüssige über, gibt er an seine Umgebung die Energie wieder ab, die ihm zugeführt worden war, als er in den gasfömigen Zustand überging.
Verbrühungen mit Wasserdampf sind so gefürchtet, weil die Verdampfungsenergie des Wasserdampfes zusätzlich frei wird und als Hitze auf die Haut wirkt. Auf dem Vorgang des Wechsels von Aggregatzuständen beruht auch die Destillation. Dieses in der Technik vielfach gebräuchliche Verfahren, bei dem eine Flüssigkeit verdampft und durch Kühlung wieder verflüssigt wird, dient u. a. zur Reinigung von Flüssigkeiten (Herstellungsprinzip von destilliertem Wasser).

Übungen

a) Erklären Sie den Vorgang einer Destillation.
b) Weswegen benutzt man gespannten Wasserdampf zur Sterilisation von Geräten, Arzneimitteln und Verbandstoffen?

3.0 Mechanik der festen Körper

3.1 Über Mechanik

Die Mechanik bildet im allgemeinen den Anfang physikalischer Lehrbücher, weil sie eine Art Grundlage der Physik darstellt, die in irgendeiner Form in allen weiteren Teilgebieten der Physik Anwendung findet.
Sie ist die **Lehre von den Kräften** und den durch sie hervorgerufenen Bewe-

gungen, die in dem Gesamtbereich der Materie sowohl im atomaren Mikrokosmos wie auch im planetarischen Makrokosmos gilt. Die materiellen Körper oder Teilchen sind dadurch gekennzeichnet, daß sie bei Bewegungen alle ihre physikalischen und chemischen Eigenschaften mit sich nehmen. Deshalb seien die Zustandsformen oder Aggregatzustände der Materie hier vorangestellt.
Die Mechanik der festen Körper beschäftigt sich mit der Darstellung von Bewegungen, mit den Kräften als Grund der Bewegung und mit der Arbeit, der Energie und der Leistung.

Vorbemerkungen und Erfahrungen

a) Im Personenauto sollten Fahrer und Patient angeschnallt werden, weil sie bei unvorhergesehenen Bremsungen Gefahr laufen, nach vorn zu prellen (Trägheit).
b) Ein großer Zimmerschrank soll in eine andere Ecke gestellt werden. Durch Unterlegen von halbierten Kartoffeln mit der Schnittfläche zum Boden läßt er sich leichter verschieben (Gleitreibung).
c) Auf einer schiefen Ebene (Küchenauffahrt o. ä.) erfährt ein Transportwagen eine beschleunigte Bewegung (ungleichförmige Bewegung).
d) Der Zahnarzt benutzt eine elektrisch angetriebene Bohrmaschine zur mechanischen Bearbeitung der Zähne (Kraftumformung).

3.2 Bewegungen (Kinematik)

Wenn der griechische Philosoph *Heraklit* (~ 500 v. Chr.) feststellte, »alles fließt«, so hat er damit die fundamentale Erkenntnis vorweggenommen, daß Bewegung die allgemeinste Daseinsform der Materie darstellt. Sie gehört zu den ersten Erfahrungen des Menschen überhaupt und drückt damit jede Veränderung in der Welt aus, sei sie physikalischer, chemischer, biologischer oder auch gesellschaftlicher Natur.
Als mechanische Bewegung verstehen wir die Ortsveränderung materieller Körper unter dem Einfluß von Kräften. Merkmale der Bewegung, wie wir sie ständig im Alltag beobachten können, sind:

a) die Geschwindigkeit, (sie verknüpft die Bewegung mit der Zeit)
b) die Beschleunigung, (Geschwindigkeitsänderung zur benötigten Zeit) und bei beiden Merkmalen ihre Größe (Betrag) und ihre Richtung (Vektor)

Die Bewegung eines Körpers heißt daher *gleichförmig*, wenn er jeweils in gleicher Zeit den gleichen Weg zurücklegt oder *ungleichförmig*, wenn er entweder beschleunigt oder verzögert wird. Man findet diese Werte, indem man die Zeit mißt, in der ein Körper einen bestimmten Weg zurückgelegt hat. Die fortschreitende Bewegung wird **Translation** und die Drehbewegung **Rotation** genannt.

Beispiel für eine gleichförmige Bewegung ist eine Autofahrt mit konstanter Geschwindigkeit.

Beispiel für eine gleichförmig beschleunigte Bewegung ist der freie Fall unter Vernachlässigung der Luftreibung. Die Erdbeschleunigung hat einen Wert von 9,81 ms^{-2}.

Beispiel für eine ungleichförmige Beschleunigung ist die Fahrt eines Zuges von Station A nach Station B.

Geschwindigkeit bedeutet Ortsveränderung pro Zeitintervall. Die Geschwindigkeit ist ein Vektor, dessen Einheit in m/s angegeben wird.

Darüber hinaus gebraucht man in der Praxis das Verhältnis km/h als Geschwindigkeitsmaß, das vor allem für Verkehrsmittel gilt.
Die meisten Bewegungen sind ungleichförmiger Art, d. h., die sich bewegenden Körper unterliegen beschleunigenden oder verzögernden Kräften, z. B. Anfahren oder Abbremsen von Fahrzeugen aller Art.

Geschwindigkeitsextreme
Wachstum eines Haares 0,0000003 cm/s
Blut in Hauptschlagader 50 cm/s
Radfahrer 4,5 m/s
Schnellzug 30 m/s
Motorflugzeug 210 m/s
Schall in Luft 331,6 m/s
Mond um Erde 1000 m/s
Astronautische Geschwindigkeit 10–20 km/s
Lichtgeschwindigkeit 300 000 km/s im Vakuum

Ein Sonderfall von Bewegungen sind Kreisbewegungen, bei denen eine Kraft, die stets auf den Mittelpunkt hin gerichtet ist, die entsprechende Anziehung bewirkt. Wir nennen sie die Zentral- oder *Zentripetalkraft*. Ihr entgegen wirkt nach dem o. g. Prinzip von actio = reactio die sogenannte Flieh- oder *Zentrifugalkraft*. Erst das Gleichgewicht von beiden bewirkt die Kreisbahn eines Körpers. Wäscheschleudern und Zentrifugen zur Sedimentierung von Harn beruhen auf der Tatsache, daß durch sehr rasche Umdrehung die Fliehkräfte derart gesteigert werden, daß im ersten Fall das Wasser durch die Löcher der Trommel nach außen getrieben wird und im anderen Fall sich die schweren Bestandteile des Harns am unteren Ende des Zentrifugengläschens absetzen.

3.3 Kräfte (Dynamik)

Mit dem Begriff der Kraft verbindet man die Vorstellung, daß hinter jeder Bewegung, Lageänderung oder Verformung eines Körpers etwas stehen muß, was ihm ursprünglich nicht zu eigen war. Es muß offenbar aus der Umgebung auf ihn eingewirkt haben, wobei unter Umgebung die gesamte Materie, sei sie fest, flüssig oder gasförmig, zu verstehen ist.

Die Kraft wird definiert als
Kraft = Masse × Beschleunigung
oder formelmäßig
früher $\mathbf{K} = \mathbf{m} \times \mathbf{b}$, heute $\mathbf{F} = \mathbf{m} \times \mathbf{a}$

Das bedeutet, daß Kräfte nur an ihren Wirkungen erkennbar sind. Dabei bezeichnet man die natürliche Neigung der Körper, die Kraft zu ihrer Bewegung beizubehalten, als ihr *Beharrungsvermögen* oder ihre **Trägheit.**
Die Erkenntnis dieses Naturgesetzes, *Trägheitsgesetz* genannt, verdanken wir *Galilei* (1564–1642). Fußend auf *Galilei* hat der englische Physiker *Newton* (1643–1727) die Erscheinung wie folgt formuliert:

> Jeder Körper beharrt in seinem Zustand der Ruhe oder der gleichförmigen, gradlinigen Bewegung, solange keine Kraft auf ihn einwirkt.

Diese Aussage wird auch als erstes Bewegungsgesetz, Trägheitsgesetz oder *1. Newtonsches Axiom* bezeichnet. Unter einem Axiom versteht man einen Grundsatz, der nicht bewiesen werden kann. Die vorher genannte Feststellung, nach der eine Bewegungsänderung verursachende Kraft F, bei konstanter Masse m, der Beschleunigung a direkt proportional ist, wird 2. Bewegungsgesetz, Aktionsprinzip oder *2. Newtonsches Axiom* genannt.

Bei **Autounfällen** werden die Auswirkungen der Bewegungsgesetze und der Trägheit besonders offenbar. Fährt ein Auto auf ein Hindernis zu, bringt kräftiges Bremsen durch die Reibungskräfte den Wagen zum Stehen. Aber die Bremsen wirken nicht auf die Personen im Fahrzeug. Diese setzen ihre Vorwärtsbewegung fort und fliegen gegen das Armaturenbrett. Sicherheitsgurte haben den Zweck, das System Auto-Insasse elastisch zu koppeln, um damit die auf die Insassen wirkenden Verzögerungen gleich oder kleiner als die auf das Auto wirkenden Verzögerungen zu machen. Ähnlich ist es bei Auffahrunfällen. Wenn ein Wagen von hinten getroffen wird, stößt der Sitz, der fest mit dem Auto verbunden ist, den Körper des Insassen nach vorn. Aber sein Kopf, der nicht starr mit dem Körper bzw. dem Wagensitz verbunden ist, ist bestrebt zu bleiben wo er war. Der Fahrer kann daher leicht eine Verletzung der Wirbelsäule zwischen Kopf und Rumpf erleiden.
Die **Kraft** gehört als physikalische Erscheinung zu den Grundbegriffen der gesamten Physik. Sie ist die Ursache für die Beschleunigung oder Deformation eines Körpers. Als vektorielle Größe wird die K. bestimmt durch Betrag, Richtung und Angriffspunkt. Die verschiedenen Spezifikationen des Begriffs (z. B. Schwerkraft, Reibungskraft) rühren von der jeweiligen Ursache oder Eigenschaft in den verschiedensten Gebieten der Physik her.
Neben der Trägheit eines Körpers oder einer Masse erkennen wir ständig eine weitere Eigenschaft der Körper, ihre *Schwere.* Diese irdische Schwerkraft, die alle Körper gewissermaßen dem Erdmittelpunkt zutreibt, ist ein Teil der allgemeinen Massenanziehung, oder *Gravitation* genannt, die im Gesamtbereich des Kosmos Gültigkeit hat.
Genaue Untersuchungen haben dabei ergeben, daß alle Körper auf der Erde am gleichen Ort durch die Schwerkraft eine gleich beschleunigte Anziehung erfahren (Erdanziehungskonstante). In Meereshöhe für 45° Breite ist diese Gravitationskraft $= g = 9{,}80665\,m \times s^{-2}$. Die Masse eines Körpers wird also mit der Kraft dieser Erdanziehung dem Erdmittelpunkt zustreben, bzw. auf ihre Unterlage drücken. Diesen Umstand bezeichnet man als **Gewichtskraft** des Körpers ($G = m \times g$). Nicht zu verwechseln mit Gewicht!! Siehe Seite 20.

Die Gewichtskraft ist eine Kraft, die im alten technischen Maßsystem angegeben wird in *Kilopond* – kp, in neuen SI-Einheiten als 1 Newton = m × kg × s^{-2}.

Im allgemeinen Sprachgebrauch hat es sich jedoch eingebürgert mit Gewicht die Masse eines Körpers zu bezeichnen. Wird der Ausdruck Gewicht zur Angabe von Mengen im Sinne eines Wägeergebnisses benutzt, so ist er in Masseneinheiten anzugeben (siehe Kap. 1.2.2).

Kräfte können mit Hilfe von *Federwaagen* bestimmt werden. Die Kraftgröße entspricht dann der Längenausdehnung, die an einer geraden oder uhrförmigen Skala abgelesen werden kann.

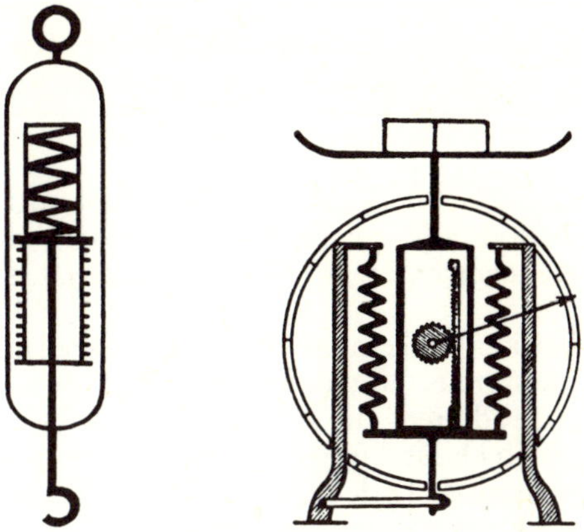

Abbildungen 8/9 Federwaage, Babywaage.

Letzterer Typ ist als Küchen- und Babywaage in Gebrauch. Derartige Waagen folgen dem Hookeschen Kraftgesetz: Die Längenänderung einer Feder ist der auf sie wirkenden Kraft proportional (Unterschied zu den Waagen mit Massenvergleich s. S. 20).

Wirkt die Kraft in verschiedenen Richtungen, so muß man ihre Größe gegeneinander aufzeichnen und erhält den effektiven Rest, auch Resultante der Kraftwirkung genannt. Derartige Verhältnisse herrschen z. B. beim Einschleppen von Überseetankern durch mehrere Schlepper oder beim Tragen eines Verwundeten ohne Unterlage durch mehrere Personen vor.

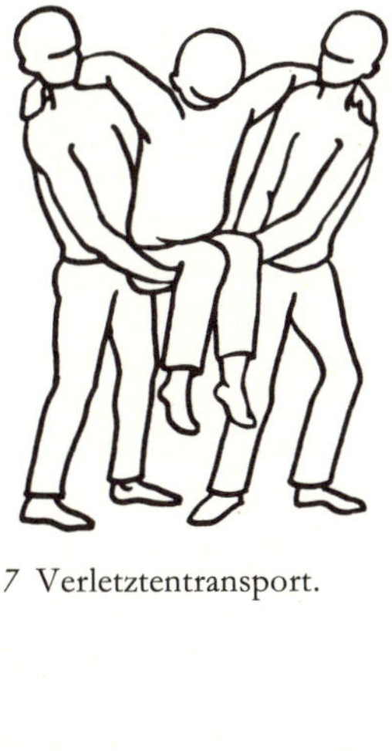

Abbildung 7 Verletztentransport.

In der Zeichnung erhält man die Gesamtkraft, indem man den Pfeil der zweiten Kraft an die Spitze des Pfeiles der ersten Kraft ansetzt. Dieses zeichnerische Verfahren kann man allgemein verwenden, um die Gesamtkraft zweier Kräfte zu bestimmen, auch wenn sie nicht die gleiche Richtung besitzen.
Dabei stellen die Teilkräfte die Seiten eines Parallelogramms dar, dessen Diagonale der Gesamtkraft entspricht.

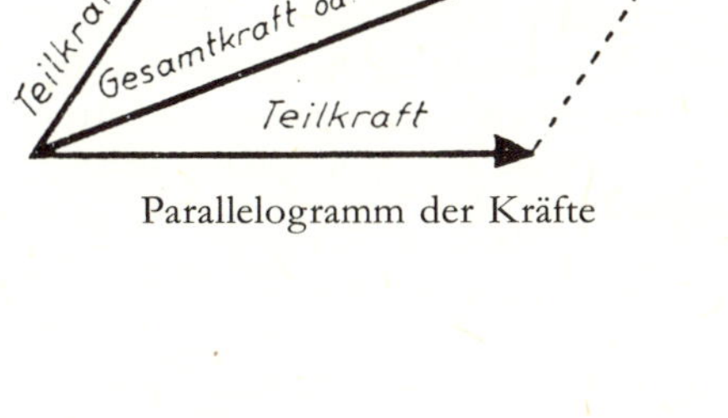

Parallelogramm der Kräfte

Die physikalische Einheit der Kraft ist das *Newton* = N. 1 Newton ist die Kraft, die einer Masse von 1 kg eine Beschleunigung von 1 $m \times s^{-2}$ erteilt.

Das alte Maß für die Gewichtskraft: »Kilopond« entspricht der modernen Kennzeichnung 10 N (= Newton).

Wirken auf einen Körper gleichzeitig mehrere Kräfte in derselben Richtung, so addieren sie sich. Zur physikalischen Darstellung einer Kraft benötigt man also: 1. den Betrag, 2. die Richtung und 3. den Angriffspunkt.

Greift eine Kraft nicht an einem bestimmten Punkt an, sondern verteilt sie sich auf eine Fläche, so daß sehr viele kleine, gleich große und gleichmäßig verteilte Einzelkräfte gemeinsam zur Auswirkung kommen, so spricht man von einem **Druck**. Er ist im Gegensatz zu der Kraft, die ein Vektor ist, also eine Richtung aufweist, eine skalare Größe. Er ist definiert als

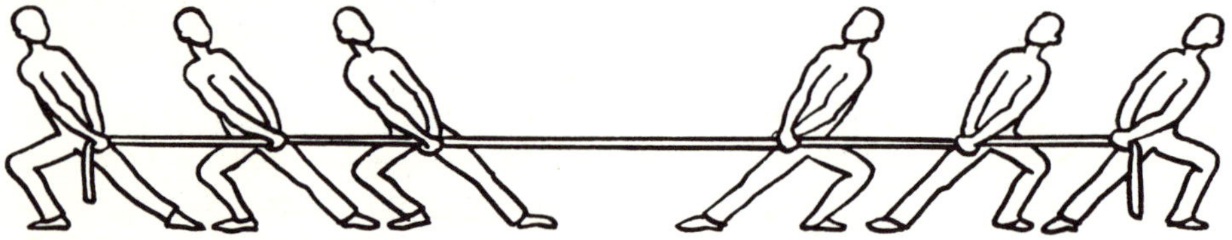

Abbildung 10 Tauziehen.

$$\textbf{Druck} = \frac{\textbf{Kraft}}{\textbf{Fläche}} \text{ oder } \mathbf{p} = \frac{\mathbf{F}\ \text{(Force = engl. Kraft)}}{\mathbf{A}\ \text{(Area = engl. Fläche)}} = \mathrm{N} \times \mathrm{m}^{-2} = \mathrm{Pa}$$

Damit ist die abgeleitete SI-Einheit des Drucks 1 Pascal = 1 Pa. (Die Einheit Pa = Pascal wird nach dem Physiker benannt, der bereits 1648 feststellte, daß der Luftdruck mit der Höhe abnimmt.) Der besondere Name für den zehnten Teil des Mega-Pascal ist das Bar. 1 Bar = bar = 100 000 Pa. Oder 1 Pa = 10^{-5} bar.
Diese Formel gilt für Druckverhältnisse in allen drei Aggregatzuständen der Materie; die alte physikalische Einheit für den Druck ist die Atmosphäre = atm, während die technische Einheit für den Druck die technische Atmosphäre = at war und nicht mehr gebräuchlich ist.

Der Auflagedruck eines Menschen hängt ab von seinem Gewicht und der Größe der Kontaktdruckfläche. Wenn ein Kind auf dünnem Eise einbricht, kann es ein Erwachsener retten, indem er sich selbst auf das Eis legt oder noch besser, indem er eine großflächige Unterlage benutzt.
Der Auflagedruck spielt eine große Rolle bei der Lagerung von Patienten, wobei der Auflagedruck um so kleiner wird, je flacher der Patient gelagert ist und je mehr es ihm durch Wasserkissen ermöglicht wird, gleichmäßig das gesamte Körpergewicht zu verteilen.

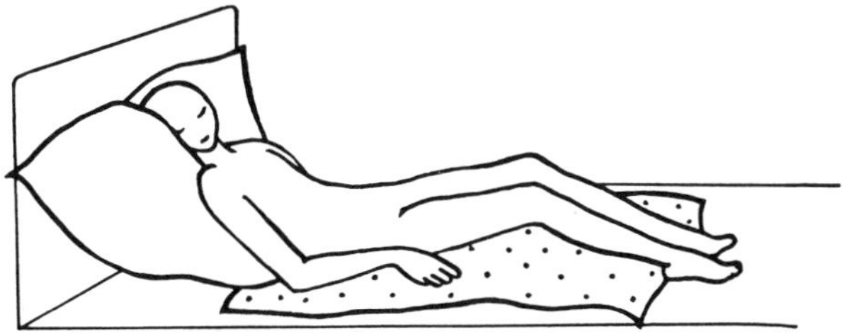

Abbildung 11 Lagerung auf einem Wasserkissen.

Das dritte Bewegungsgesetz, das Reaktionsprinzip in der Mechanik oder das dritte Newtonsche Axiom.

Eine weitere, wichtige Erkenntnis der Mechanik wird in der Formulierung **actio = reactio** zum Ausdruck gebracht. Sie bedeutet, daß einer jeden Kraftwirkung eine andere Kraftwirkung entgegengerichtet ist. Unzählige Beispiele aus dem täglichen Leben bestätigen diese Aussage. Wenn wir in der Praxis des Umbettens einen Patienten hochheben wollen, so muß dies wenigstens mit der Kraft geschehen, die der Schwerkraft der Erde entspricht, durch die der Patient nach unten gezogen wird. Wenn wir die **Reibungskräfte** betrachten, die ebenfalls Gegenkräfte sind, so stellen wir fest, daß die Oberfläche eines Körpers der Bewegung eines anderen, ihn unmittelbar berührenden Körpers, erhebliche Bremskräfte entgegensetzt. Von dieser Tatsache macht die Technik vielfältigen Gebrauch, indem sie z. B. die Bremsfläche der Autoräder vergrößert und damit die Bremswirkung erhöht. Umgekehrt, wenn die Reibung unerwünschte Nebenwirkung zeigt, wie zu hohen Energieverlust bei Maschinen oder, wieder aus dem Bereich der Krankenpflege, einen großen Schmerz durch die zu große Reibung beim Einführen eines Katheters, benutzt man Gleit- und Schmiermittel zur Herabsetzung dieser Gegenkräfte der Reibung.

Wenn sich mehrere Kräfte, die auf einen Körper einwirken, gegenseitig aufheben, so befindet sich der Körper im **Gleichgewicht**. Alle Waagen sind so konstruiert, daß sie bei Gleichheit der Kräfte diesen Gleichgewichtszustand anzeigen.

In welcher Gleichgewichtslage sich ein Körper im übrigen befindet (stabil, labil oder indifferent), hängt vom Verhalten seines Schwerpunktes bei einer Bewegung des Körpers ab.

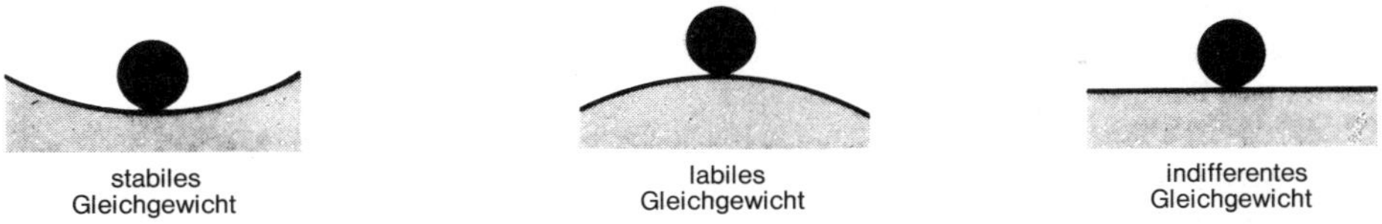

Abbildung 12 Gleichgewichtsarten.

1. Befindet sich der Schwerpunkt unterhalb des Unterstützungspunktes, spricht man von einem **stabilen** Gleichgewicht, z. B. Kugel in Schale, hängender Turner am Reck, Lampe an Zimmerdecke usw.
2. Befindet sich der Schwerpunkt oberhalb des Unterstützungspunktes handelt es sich um ein **labiles** Gleichgewicht, z. B. stehender Mensch, Radfahrer, Turner im Handstand.
3. Fällt der Schwerpunkt unter dem Unterstützungspunkt zusammen, so nennt man das Gleichgewicht **indifferent,** z. B. Kugel auf ebener Unterlage, ausgewuchtetes Autorad auf Achse.

3.4 Arbeit, Energie, Leistung und Maschinen

Vorrichtungen, mit denen eine primär zur Verfügung gestellte Energie in eine Kraft verwandelt wird, nennt man **Maschinen.**

Man unterscheidet zwischen *Kraftmaschinen* und *Arbeitsmaschinen.* In beiden Fällen sind wir imstande, Angriffspunkt, Richtung und Größe einer Kraft umzuformen. Zum Typus der Kraftmaschinen, bei denen mit Hilfe von Energiequellen verschiedenartige Arbeit verrichtet wird, gehören Dampfmaschinen, Dieselmotoren, Elektromotoren. Bei den Arbeitsmaschinen hingegen wird die Kraft übertragen, die dann irgendwelche Arbeit leisten kann. Zu diesem Typus gehören z. B. Fahrräder, Kaffeemaschinen, Hebewerkzeuge, Nähmaschinen.

Eine Schwester, die Mulltupfer schneidet, wirkt als Kraftmaschine, da die in ihrem Körper ablaufenden chemischen Stoffwechselvorgänge die Energie zur Verfügung stellen, die ihr jene Kraft verleiht, mit der Arbeitsmaschine »Schere« den Mull zu zerteilen. Bei den sogenannten mechanischen Maschinen tritt Energie an einer Stelle (Muskel) ein, leistet an einer anderen Stelle (Schere) Arbeit, so daß am Ausgang (Scherenfläche) eine Kraft ausgeübt wird, die eine weitere Arbeit (Zerteilen des Mulls) bewirkt.

Oder allgemeiner gesagt, wenn man einem Körper bzw. einem System von Körpern eine Arbeit zuführt, z. B. eine Masse gegen die Schwerkraft hebt, eine elektrische Ladung gegen ein elektrisches Feld verschiebt, eine Feder spannt oder eine Masse beschleunigt, so ist dadurch dieser Körper bzw. das System seinerseits in der Lage, eine Arbeit zu verrichten. Ein derartiges Arbeitsvermögen, das einem Körper oder einem System von Körpern innewohnt, nennt man **Energie,** also Arbeitsvermögen.

Das heißt, enthält ein System Energie, kann es Arbeit leisten und dabei einen Teil seiner Energie abgeben. Die Erscheinungsformen der Energie sind die mechanische E. (potentielle, kinetische), Wärme-E., elektromagnetische E., chemische E., atomare E. und Massen-E. (gemäß der Einstein-Gleichung). Der *Energiesatz* (Satz von der Erhaltung der Energie) ist ein wesentliches Axiom der Physik. Er sagt aus, daß Energie bei keinem physikalischen Prozeß erzeugt oder vernichtet, sondern nur von einer Energieform in eine andere umgewandelt werden kann.

Wie man erkennt, hängt der Begriff der Energie also mit dem Begriff der Arbeit zusammen.

Arbeit ist in einem abgeschlossenen System der Energie äquivalent; durch Arbeit kann man zwar eine Energieform in eine andere überführen (zum

Beispiel potentielle in kinetische), aber die Gesamtenergie bleibt erhalten. Als *mechanische* Arbeit bezeichnet man die Wirkung einer Kraft (beschleunigend oder verzögernd) längs einer Wegstrecke. Jeder *elektromagnetische* Vorgang ist mit Arbeit verbunden und kann als Auf- oder Abbau der elektromagnetischen Felder aufgefaßt werden. Die *Wärme* stellt ebenso eine Arbeitsspeicherung dar, Wärme und Arbeit sind äquivalent.

Da die Energie Arbeitsfähigkeit ist, messen wir sie in der gleichen Maßeinheit wie die Arbeit.

Die Arbeit wird physikalisch definiert als:

Arbeit = Kraft × Weg
1 J = Joule = 1 Newton × 1 Meter (= 1 Newtonmeter)

Damit ist ein Joule gleich der Arbeit, die verrichtet wird, wenn der Angriffspunkt 1 Newton in Richtung der Kraft um 1 Meter verschoben wird.

Die **Arbeitseinheit** ist also gleich der Krafteinheit multipliziert mit der Längeneinheit, oder, unter Zugrundelegung des alten technischen Maßsystems, ist die Einheit der Arbeit *Kilopondmeter* = kpm, da die Einheit der Kraft 1 Kilopond in diesem System ist. Steigt z. B. ein 75 kg schwerer Mensch die Treppe eines Stockwerkes empor, was etwa drei Metern entspricht, so hat er die Arbeit von 3 × 75 = 225 kpm geleistet.

1 kpm ist die Arbeit, die man verrichten muß, wenn man mit der Kraft 1 Kilopond einen Körper 1 Meter heben würde (entgegen der Schwerkraft der Erde). Da 1 kpm im jetzt gültigen Maßsystem = 9,81 J oder 9,81 Nm ist, so hat in vorstehendem Beispiel der treppensteigende Mensch eine Arbeit von 225 × 9,81 = ~ 2200 J geleistet.

Entsprechendes Verschieben eines Körpers um einen Meter braucht nicht unbedingt das gleiche Ergebnis an Arbeit zu bringen, da die Kraft zur Überwindung dieses einen Meters auf ebener Strecke gegen die Oberflächenreibung dieser Strecke größer oder kleiner sein kann, als die Überwindung der Schwerkraft bei »Hebung« um einen Meter ausmacht (**Hubarbeit** = Gewicht × Hubhöhe = m × g × h).

Will man die Arbeit (= Kraft × Weg) beim Ziehen oder Verschieben eines Wagens berechnen, muß man mit einem Kraftmesser (Dynamometer) die Kraft genau bestimmen. Die Multiplikation mit der zurückgelegten Wegstrecke ergibt dann den Betrag der eigentlichen Arbeit. Man erkennt aber auch aus der Definition der Arbeit, daß bei einem gleichbleibenden Betrag für die Arbeit einer großen Kraft ein kleiner Weg oder ein langer Weg einer kleinen Kraft entspricht. Dieser Umstand wird als die **goldene Regel der Mechanik** verstanden. In unzähligen Fällen wird in der Praxis davon Gebrauch gemacht; z. B. bei der Anlage von flachen Treppen (langer Weg), die Kraft beim Begehen einsparen. Sollte eine große Kraft zur Verfügung stehen, wie bei einem Aufzug, kann der Weg bei gleichem Arbeitsaufwand auf der kürzesten Strecke bewältigt werden.

Wie wir gesehen haben, ist die Energie ein Zustand, die Arbeit jedoch ein ablaufender Vorgang.

Beruht die Energie eines Körpers auf seiner Lage, wie z. B. Wasser in einem Stausee oder der gehobene Hammer oder die gespannte Mausefalle, so sprechen wir von Energie der Lage oder von *potentieller Energie*. Beruht hingegen die Energie auf einer Bewegung, wie z. B. strömendes Wasser, herabfallender Hammer, wehender Wind, fahrendes Auto, so spricht man von Energie der Bewegung oder *kinetischer Energie*. In beiden Fällen sprechen wir von *mechanischer Energie*.

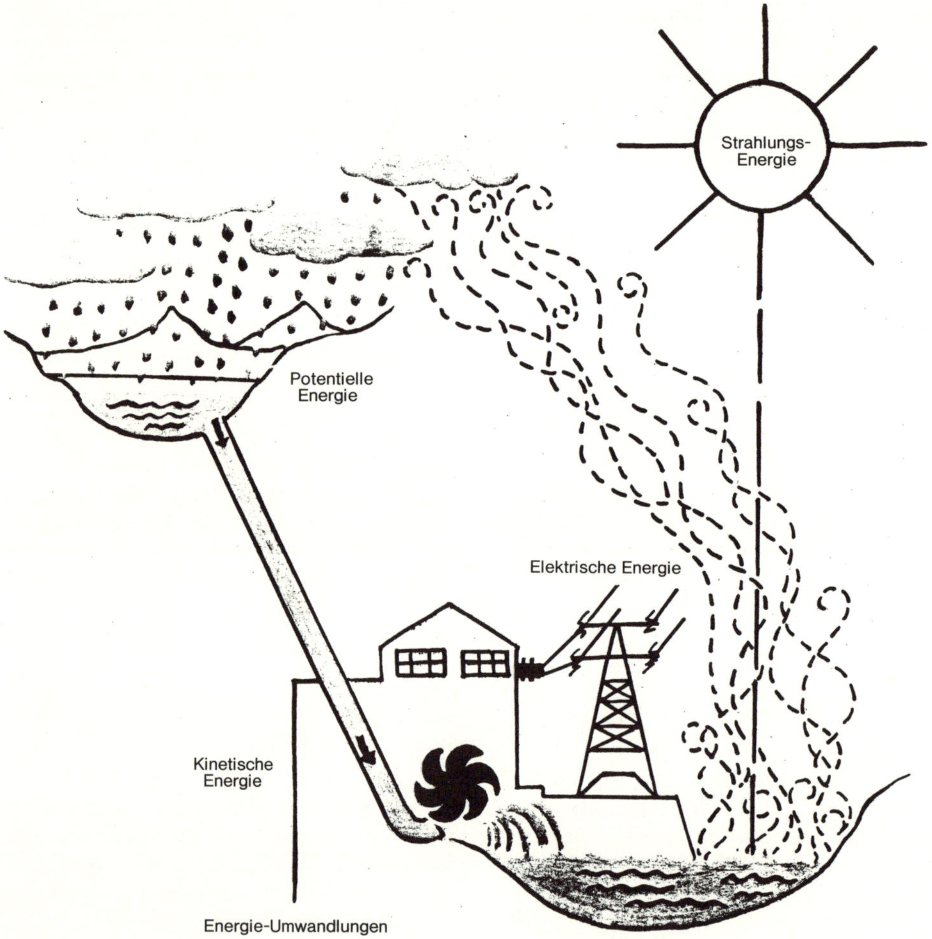

Abbildung 13 Energie-Umwandlungen. Die Sonnenenergie erwärmt das Wasser, dieses verdampft und bildet Wolken. Abregnende Wolken füllen den Stausee, der aufgrund der Höhendifferenz zum Kraftwerk potentielle Lage-Energie darstellt. Diese wird durch das Herabfallen des Wassers in kinetische Energie umgewandelt, die wiederum Turbinen in einem Kraftwerk antreiben. Die so gewonnene elektrische Energie kann z. B. dann weiter in mechanische oder Wärme-Energie verwandelt werden.

Da Brennstoffe bei ihrer Verbrennung ebenfalls Arbeit leisten können, kann man hier von chemischer Energie sprechen. Weitere Formen der Energie sind die elektrische, die magnetische, die Strahlungs-, die atomare, die Gravitations- und die Massenenergie. Alle diese Energieformen lassen sich durch ihre Fähigkeit, Arbeit zu verrichten, ineinander umformen. Dabei nimmt die Energie des Körpers, der Arbeit verrichtet, um jenen Betrag ab, den der andere Körper durch die Arbeitsleistung an Energie gewinnt.

Die Erkenntnis der Umformbarkeit und der Erhaltung der Energie in einem abgeschlossenen System verdanken wir dem Arzt *Robert Mayer* (1814–1878). Unter einem abgeschlossenen System versteht man ein System, daß weder Energie noch Materie mit seiner Umgebung austauscht, auf das also auch keine Kräfte von außen einwirken.

Energie kann also nicht aus dem Nichts geschaffen werden, sie kann aber auch nicht verlorengehen, sie kann nur ihre Daseinsform ändern (Energieprinzip – Gesetz von der Erhaltung der Energie).

Im Wirtschaftsleben kommt es aber darauf an, daß eine Arbeit in einer bestimmten Zeit erledigt wird. Zur kontrollierbaren Messung hat man dafür den Begriff der *Leistung* eingeführt. Physikalisch wird die Leistung definiert als das Verhältnis von Arbeit zu der Zeit, in der sie verrichtet wurde; sie entspricht also dem Quotienten

$$\textbf{Leistung} = \frac{\textbf{Arbeit}}{\textbf{Zeit}} = \frac{\textbf{Joule}}{\textbf{s}} = \textbf{1 Watt}$$

Historisch hat sich immer noch der Begriff *Pferdestärke* als Einheit der Leistung erhalten.

1 PS ist umgerechnet $= \frac{75 \text{ kpm}}{\text{s}}$ im alten technischen Maß-System oder ~ 735 W als abgeleitete SI-Einheit.

Leistungstabelle	
Mensch, normale Leistung	1/10 PS ≙ 73,5 W
Mensch, kurzfristige Höchstleistung	1 PS ≙ 735 W = 0,735 kW
Elektromotor	5–10 PS ≙ 3,6–7,3 kW
Personenwagen	30–200 PS ≙ 22–146 kW
Elektrische Lokomotive	5000 PS ≙ 3600 kW
Düsenflugzeug	50 000 PS ≙ 36 000 kW
Ozeanschnelldampfer	150 000 PS ≙ 110 250 kW

Bei den ersten beiden Positionen muß berücksichtigt werden, daß diese Leistungen nicht als Dauerleistungen möglich sind. Die biologische Ermüdung setzt hier natürlich Grenzen, die Maschinen in dieser Form nicht erleiden.

Zur Berechnung einer alltäglichen Leistung sei als Beispiel angeführt, daß eine Krankenschwester mit einem Gewicht = Masse (!) von 60 kg einen Medikamentenkorb mit 3 kg von der Apotheke im Erdgeschoß in eine Station im 3. Stockwerk (Höhe 12 m) trägt. Sie benötigt dazu 3 ½ Minuten = 210 Sekunden. Ihre Leistung ist dann gleich:

$$P = \frac{m \times g \times h}{t}$$

Zahlen eingesetzt ergibt:

$$\frac{(60\,kg + 3\,kg) \times 9{,}81\,m \times s^{-2} \times 12\,m}{210\,s} = 35{,}3\,\frac{kg\,m^2}{s^2 \times s}\ 35{,}3\,N\,m/s = 35{,}3\,J/s = 35{,}3\,Watt$$

(weil 1 kg $m^2 \times s^{-3} = 1$ N m s^{-1} oder J s^{-1} oder 1 Watt ist).

3.4.1 Maschinentypen

Bei den mechanischen Maschinen besteht als besonderes Merkmal die Voraussetzung, daß sie bewegliche, hin- und hergehende oder drehende Teile besitzen. Man kann sie auf drei Grundtypen zurückführen:
a) Hebel
b) Rolle und
c) schiefe Ebene

Typus Hebel

Unter einem Hebel versteht man eine um eine Achse drehbare Stange, auf welche Kräfte einwirken können.

Um mit einem zweiarmigen Hebel zu arbeiten, drücken wir eine Seite des Hebels nach unten, so daß wir der Maschine durch unsere Arbeit Energie zuführen. Das andere Ende des Hebels vollbringt Arbeit, in dem es die Kiste hebt, so daß die Maschine der Kiste Energie zuführt.
Mit Hilfe der Maschine Hebel fließt also die Energie von uns in die Kiste. *Maschinen können keine Energie schaffen, aber sie ermöglichen uns, sie wirkungsvoller einzusetzen.*
Beim *einarmigen Hebel* greifen zwei Kräfte auf der gleichen Seite an, z. B. Schubkarren, Papierschneidemaschine. Beim *zweiarmigen Hebel* greifen die Kräfte auf verschiedenen Seiten des

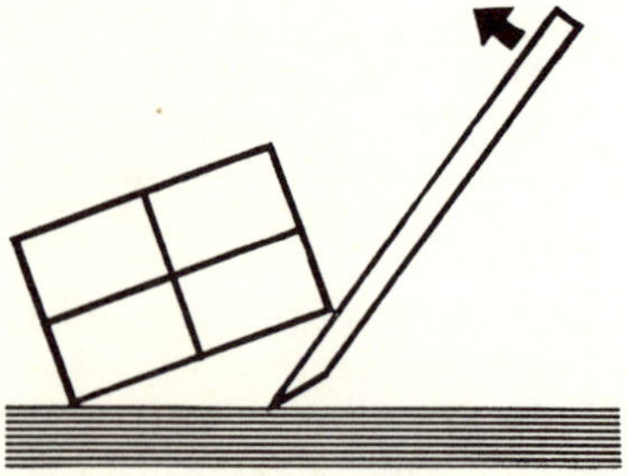

Abbildung 14 Einarmiger Hebel.

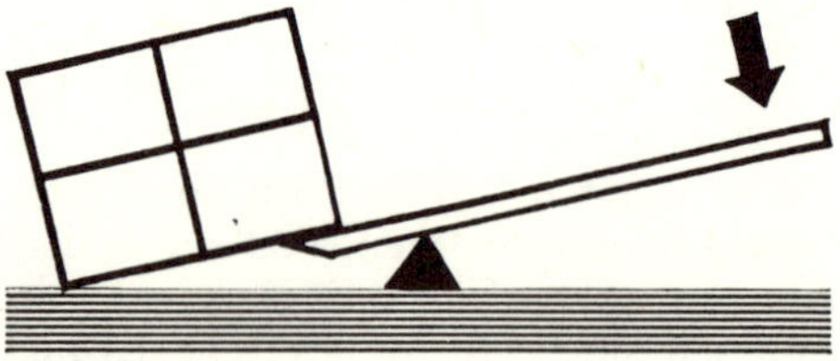

Abbildung 15 Zweiarmiger Hebel.

Drehpunktes an, z. B. Brechstange, Wippe. Dabei gilt das Hebelgesetz:

Kraft × Kraftarm = Last × Lastarm.

Viele Werkzeuge, wie Pumpenschwengel, Lenkräder, Pedale, Scheren, Zangen, nutzen diese Gegebenheiten aus. Dabei ist die Kraft um so größer, je länger der Griff ist und je näher wir den Wirkungspunkt an den Drehpunkt heranbringen. Umgekehrt wird mit kleiner Kraft ein größerer Weg zurückgelegt werden, wie bei Benutzung des Teppichklopfers, Tennisschlägers, Baseballstockes usw. Dabei fungieren die Glieder des Körpers als Hebel. Die Drehpunkte sind die Gelenke, wobei die Muskelkraft ihren Ansatzpunkt in der Höhe des Gelenkes ausübt.

Aus den Gründen des Hebelgesetzes trägt der Mensch auch unwillkürlich schwerere Lasten dicht am Körper, auf den Schultern oder auf dem Kopf. Arbeitstische oder Krankenbetten sollten daher nicht zu tief gebaut sein, wenn Kräfte gespart werden sollen.

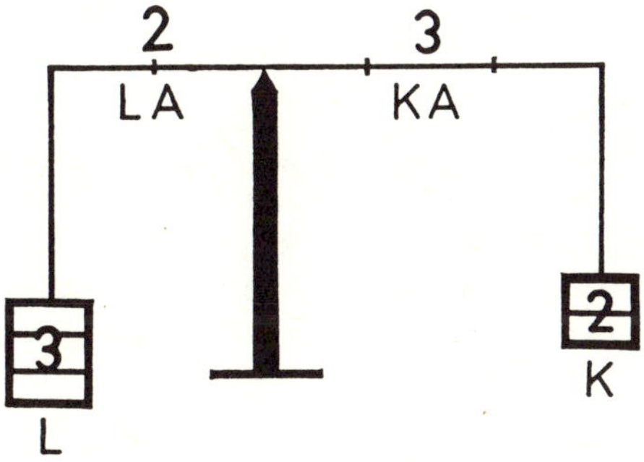

Abbildung 16 Hebelgesetz K × KA = L × LA.

Typus der Rolle

Hierher gehören die Flaschenzüge, Erdwinden, Zahnräder und die Getriebe. Gemäß der goldenen Regel der Mechanik wird hier ebenfalls das Produkt aus Kraft × Weg zugunsten der Kraft auf Kosten der Verlängerung des Weges verändert.

Typus schiefe Ebene

Der Keil und die Schraube sind die Grundkörper der schiefen Ebene. Beil, Messer, Nagel, Injektionsnadel usw. können bei geringerer Kraft leichter eindringen, je größer die Wangen des Keils im Verhältnis zum Rücken sind.

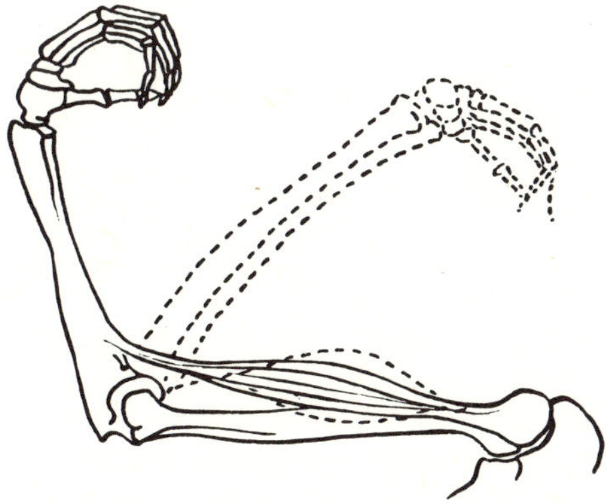

Abbildung 17 Menschliches Gelenk als Hebel.

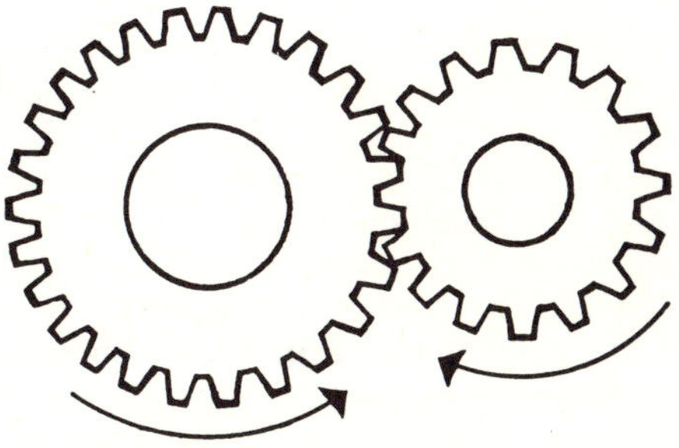

Abbildung 18 Zahnräder als Hebel.

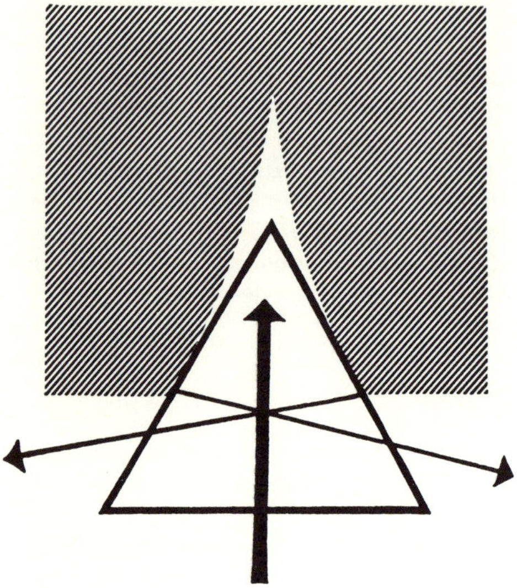

Abbildung 19 Keil.

Da eine Schraube eine wendelförmig aufgewickelte schiefe Ebene darstellt, sind die darauf beruhenden Geräte wie Propeller, Wendeltreppe, Schiffsschraube, Bohrer, Fleischwolf ebenfalls als einfache, mechanische Maschinen anzusehen, denn sie genügen alle der Regel Arbeit = Kraft × Weg und zeigen, daß die Arbeit dabei nicht größer wird.

Perpetuum mobile

Dieser Begriff deutet zunächst auf eine Vorrichtung, die ohne äußeren Antrieb immer in Bewegung bleibt. Physikalisch soll das Perpetuum mobile jedoch das Idealbild einer Maschine darstellen, die ohne fortlaufende Energiezufuhr von außen ständig Arbeit leistet und damit Energie aus dem Nichts erzeugt – oder mit anderen Worten – Arbeit umsonst liefert. Eine derartige Vorrichtung ist nach dem Energieprinzip (= Erhaltung der Energie) nicht möglich. Wie sinnvoll und kunstfertig man auch solche Vorrichtungen erfinden möchte, irgendwie muß stets Energie (= Fähigkeit zur Arbeit) zugeführt werden.

3.5 Statik

Unter der Statik versteht man die Lehre von dem Gleichgewicht der Kräfte und dem Spannungszustand von Tragwerken. Dieses Teilgebiet der Mechanik hat naturgemäß seine größte Bedeutung in der Technik und beim Hausbau. Aber auch das Skelett des Menschen kann unter statischen Gesichtspunkten betrachtet werden. Dabei spielen die Gelenke eine besondere Rolle, weil sie die Verbindung der Knochen untereinander herzustellen haben und damit den Übergang von Beweglichkeit und Belastung zu bewirken. Aus nachstehenden schematischen Zeichnungen von einigen Gelenktypen wird ersichtlich, daß der Gelenkspalt die mehr oder weniger große Beweglichkeit der Gelenke ermöglicht.

Man kennt unter anderem Kugel-Gelenke (Bewegungen nach allen Seiten, z. B. Schultergelenk), Scharnier-Gelenke (Bewegungen nur in einer Ebene, z. B. Fingergelenke), Ei-Gelenke (Ausschluß von Rotationen, z. B. Handwurzelknochen). Interessant ist in diesem Zusammenhang der Unterschied zwischen dem Schulter- und Hüftgelenk. Während das Schultergelenk vorwiegend für die Armführung beim Greifen so konstruiert ist, daß es allseitig beweglich ist, ist die Beweglichkeit des Hüftgelenks als Nußgelenk zugunsten größerer Stabi-

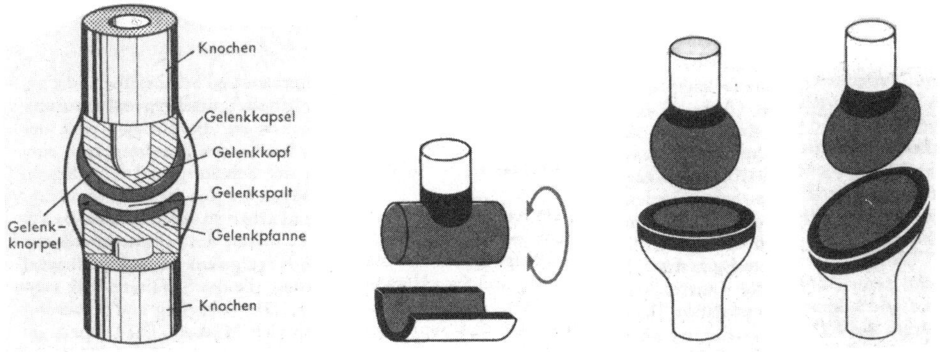

Gelenkaufbau — Scharnier-gelenk — Kugel-gelenk — Eigelenk

Abbildung 20 Gelenkschema.

lität eingeschränkt. Dies ist hier notwendig, weil die Hüftgelenke ständig unter dem Druck und der Belastung des Oberkörpers arbeiten müssen, wobei das Gewicht über die Schenkelhälse auf beide Beine verteilt wird. Da nun die Schenkelhälse unter mechanisch-statischen Gesichtspunkten eine Schwachstelle des menschlichen Skeletts darstellen, sind namentlich ältere Personen bei einem Sturz leicht von einem Schenkelhalsbruch bedroht.

Merksätze zur Mechanik der festen Körper

a) Kraft = Masse × Beschleunigung.
b) Gewichtskraft ist allgemeine Massenanziehung.
c) Jeder Kraftwirkung ist stets eine andere entgegengesetzt.
d) Geschwindigkeit ist das Verhältnis von Weg zu Zeit.
e) Arbeit = Kraft × Weg.
f) Energie ist die Fähigkeit, Arbeit zu leisten.
g) Energie kann nicht aus dem Nichts entstehen – ebensowenig wie sie verlorengehen kann.
h) Leistung ist Arbeit pro Zeit.
i) Maschinen formen Energie und Arbeit um, können jedoch im physikalischen Sinne keine Arbeit sparen.
j) Die **Mechanik** ist die Lehre von den Bewegungen und den Kräften, die die Ursache für diese Bewegungen sind oder miteinander im Gleichgewicht stehen. Entsprechend ist die Mechanik unterteilt in Kinematik, Dynamik und Statik.

Übungen

a) Das menschliche Haar wächst mit der Geschwindigkeit von ca. 0,000 000 003 Meter pro Sekunde. Wieviel wächst es pro Stunde, Tag und Monat?
b) Wie erreicht man, daß bei einem Hammer der Stiel fest zu sitzen kommt?
c) Mit der Kraft 10 kp wird eine Krankenliege 30 Meter weit geschoben. Berechnen Sie die geleistete Arbeit!
d) Welche Energieform hat die am Infusionsständer aufgehängte Infusionslösung? Erklären Sie, wodurch sie selbständig in Betrieb bleibt!
e) Wie muß ein Patient gelagert werden, damit der Auflagedruck möglichst gering ist?
f) Mit welchen Zähnen kann der Mensch eine größere Kraft ausüben, mit den Schneidezähnen oder Backenzähnen?
g) Erklären Sie die Wirkungen der Massage bei folgenden Griffen: Streichung, Reibung, Walkung, Klopfung, Knetung!
h) Nennen Sie biologische und technische Schmiermittel zur Verminderung der Reibung!
i) Welche Kräfte nützt man, wenn man ein Fieberthermometer zurückschlägt?

4.0 Mechanik der flüssigen Körper (Fluidmechanik)

Vorbemerkungen und Erfahrungen

a) Watte oder Zellstoff saugen Blut und Sekrete auf (kapillare Kräfte).
b) Ölige Lösungen lassen sich leichter durch Injektionsnadeln mit größerem Durchmesser injizieren (Viskosität).
c) Eine Wasserstrahlpumpe hat um so größere Saugwirkung je schneller das Wasser durchströmt (Hydrodynamik).
d) Frostgefährdete Wasserleitungen müssen vor Eintritt des Winters entleert werden (Wasserphänomene).
e) Eis schwimmt auf Wasser (Dichte).
f) Blut-Wasser-Mischungen werden lackfarben, weil destilliertes Wasser durch die Erythrozytenmembran diffundiert und die Zellen zum Platzen bringt (Osmose).

4.1 Hydrostatik, Druck in Flüssigkeiten

Im Inneren einer Flüssigkeit erleidet jedes Teilchen durch das Gewicht der über ihm liegenden Teilchen einen Druck, der um so größer wird, je tiefer das Teilchen liegt. Dieser Druck wird *hydrostatischer Druck* genannt. Er ist abhängig von der Höhe der Flüssigkeitssäule. Unter Bezugnahme auf die Definition im technischen Maß-System des Kiloponds haben Messungen gezeigt, daß bei Wasser der Druck jeweils nach ca. 10 m um 1 at = 98,1 KPa zunimmt. Dabei äußert sich der Druck nach allen Seiten gleichmäßig (*Schweredruck*). Bringt man eine Druckdose in ein und derselben Tiefe in verschiedene Stellungen, so zeigen sich als Folge des Drucks, der ja keine Richtung hat, die

Kräfte auf die Boden- und Seitenwände von der gleichen Größe. Versucht man andererseits ein bestimmtes Volumen einer Flüssigkeit durch große Kraft zusammenzudrücken, so zeigt sich, daß dies nur in sehr geringem Maße möglich ist. Untersucht man den Bodendruck einer Flüssigkeit in verschieden geformten Gefäßen, so beobachtet man weiterhin, daß die Gestalt des Gefäßes, ob oben weit oder eng, auf den Bodendruck keinen Einfluß hat.

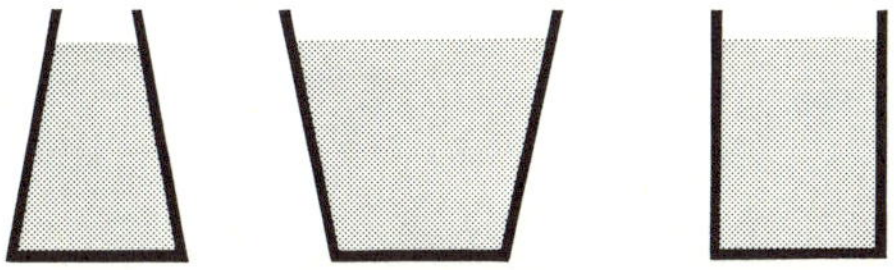

Abbildung 21 Verschieden geformte Gefäße mit gleichem Bodendruck.

Der Druck ist also unabhängig von der Menge der Flüssigkeit, die über einer Fläche steht und ausschließlich proportional der Höhe der Flüssigkeitssäule.

Wird ein Druck auf eine Flüssigkeit in einem geschlossenen System ausgeführt, so pflanzt sich dieser gleichmäßig in der Flüssigkeit fort. Dieses Prinzip liegt dem Bau von Öldruckbremsen, dem Heben von Zahnarztstühlen usw. so wie den hydraulischen Pressen zugrunde.

Die hydraulische Presse

Die in der Abbildung mit A_1 und A_2 bezeichneten Flächen sind verschieden groß. Weil im Innern einer Flüssigkeit

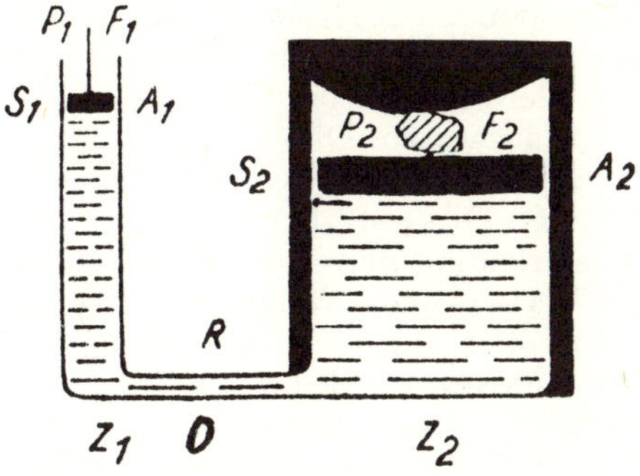

Abbildung 22 Hydraulische Presse.

und an den Gefäßwänden aber überall der gleiche Druck herrscht, $p_1 = p_2$, folgt für die Kraft $F_2 = \frac{A2}{A1} \times F_1$. Damit ermöglicht es die hydraulische Presse, mit der kleineren Kraft F_1 eine Größe Last F_2 zu heben, bzw. zu pressen.

Die hydraulische Presse ist also ein Kraftverstärker und damit ein Beispiel für den *Stempeldruck*. Bei Tieren und Menschen liegt im Blutkreislauf eine Überlagerung von Schwer- und Stempeldruck infolge der Pumpleistung des Herzens vor. Um vergleichbare Ergebnisse bei Blutdruckmessungen zu erhalten, ist es daher notwendig, den Druck in der Höhe des Herzens zu messen, denn der Druck in der Fußarterie ist durchaus verschieden von der Messung am Oberarm (siehe Seite 52). Die ständige Änderung des hydrostatischen Blutdruckanteils bei Bewegungen stellt hohe Anforderungen an das Druckregulationssystem von Lebewesen. (Venenbelastung in den Beinen.)

Kommunizierende Röhren

Hängen zwei mit der gleichen Flüssigkeit gefüllte, unregelmäßig gestaltete Räume durch eine Verbindung zusammen, so muß der Druck nach dem Vorhergesagten gleich sein. Demnach muß auch der Flüssigkeitsspiegel die gleiche Höhe aufweisen. Dies gilt auch für beliebig viele zusammenhängende Räume. Dies ist die Grundlage der Wasserleitungsnetze der Gemeinden, der Wasserstandsanzeiger in Wasserbädern, oder der Gerätegestaltung der Bronchitiskessel. Eine wichtige Anwendung findet das Prinzip der verbundenen Röhren schließlich bei den Geruchsverschlüssen der Waschbecken und Toiletten.

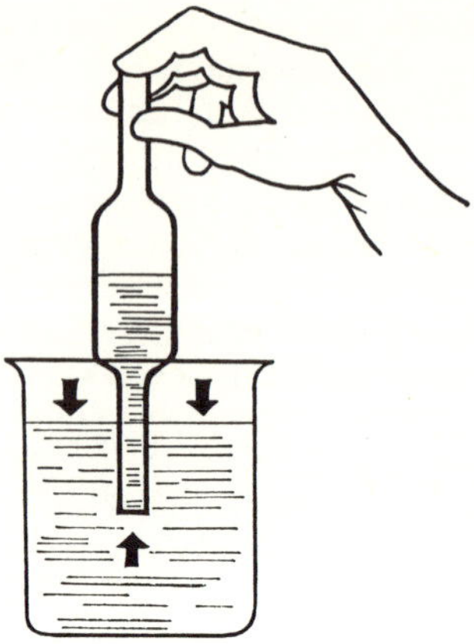

Abbildung 24 Pipette.

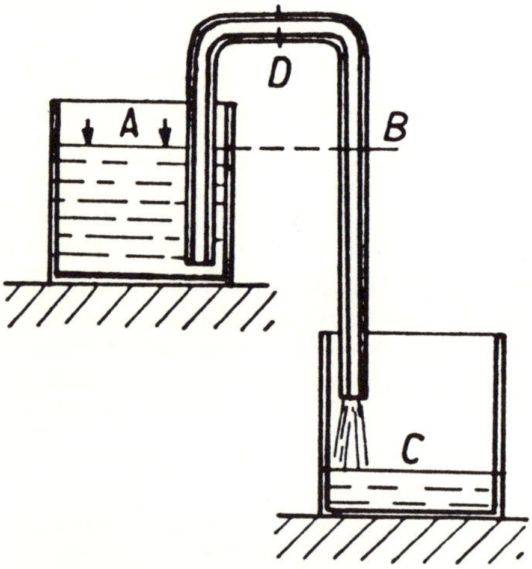

Abbildung 23 Flüssigkeitsheber.

Das Prinzip des Flüssigkeitshebers gehört ebenfalls hierher. Es erklärt sich folgendermaßen: saugt man am Ende des Schenkels eines gewinkelten Rohres, dessen anderer Schenkel in eine Flüssigkeit taucht, so fließt die Flüssigkeit so lange aus, bis das Niveau der Flüssigkeitsoberfläche die Höhe des Ausflusses am Schenkelende erreicht hat.

Von diesem sogenannten *Heberprinzip* wird in der medizinischen Praxis bei Magenspülungen Gebrauch gemacht.

Ähnlich arbeiten auch jene Heber, die am oberen Ende einer unten zugespitzten Glasröhre eine Gummiblase tragen (Pipetten). Beim Eintauchen wird diese flachgepreßt und enthält damit wenig Luft. Wird die Pressung freigegeben, so nimmt die Gummiblase Kugelgestalt an, vergrößert damit das Volumen und senkt damit den Druck der enthaltenen Luft, wodurch Flüssigkeit einströmt. Der Überdruck der Außenluft hindert die im Röhrchen enthaltene Flüssigkeit am Ausfließen, bis wir später die Gummiblase wieder zusammendrücken. In gleicher Weise funktionieren die Milchpumpen für stillende Mütter.

Auftrieb

Badet man ein Kind in der Badewanne, so beobachtet jede Mutter, daß das eben noch über der Flüssigkeitsoberfläche gehaltene Kind erheblich leichter im

Arm liegt, wenn es eintaucht. Entgegen der Schwerkraft macht eine nach oben gerichtete Kraft das Kind leichter. Diese Kraft nennt man den Auftrieb. *Archimedes* (~ 250 v. Chr.), der diese Beobachtung als erster erkannt haben soll, beschäftigte sich mit der Frage, wie groß wohl dieser Auftrieb sei. Er ermittelte: **»Der Auftrieb ist gleich dem Gewicht der verdrängten Flüssigkeit.«** Gestalt und Beschaffenheit des Körpers, der diesen Auftrieb erfährt, sind ohne Belang. Die Erklärung ergibt sich aus dem hydrostatischen Druck, den ein untergetauchter Körper allseitig erfährt. Die seitlichen Druckkräfte heben sich gegenseitig auf. Zwischen dem Druck an der Unterkante des Körpers und dem Druck an der Oberkante herrscht aber eine Differenz. Der größere Druck von unten schiebt den Körper nach oben.

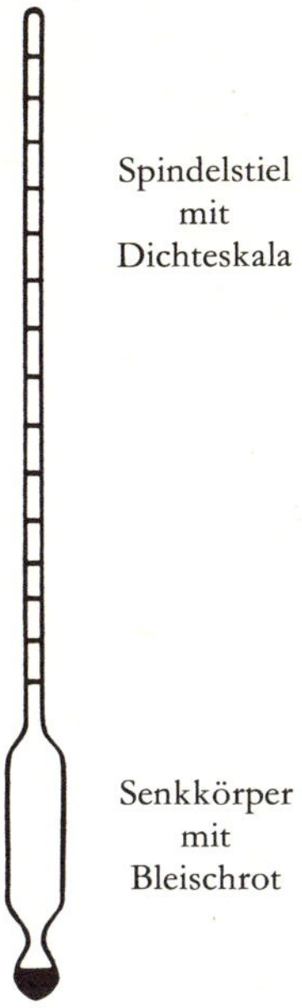

Abbildung 26 Urometer.

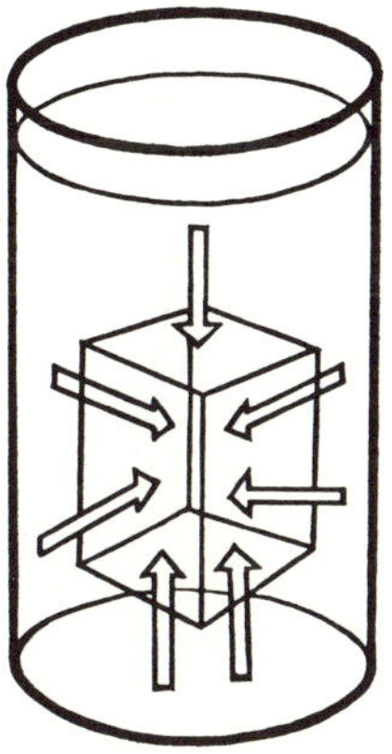

Abbildung 25 Auftriebschema.

Die Kraft, mit der dies geschieht, hängt von der **Dichte** der Flüssigkeit und dem Volumen des Körpers ab. Hängt man ein und denselben Körper in Flüssigkeiten mit verschiedener Dichte, so wird der Körper einen verschieden großen Auftrieb erfahren. Nach diesem Prinzip arbeiten z. B. Alkoholometer und Urometer, genormte Senkkörper, die die Dichte von Alkohol und Urin feststellen können, oder hydrostatische Waagen, mit denen sich die Dichten beliebiger Flüssigkeiten ermitteln lassen. Die abgeleitete SI-Einheit der Dichte ist das Kilogramm durch Kubikmeter (kg/m^3) oder auch alle anderen Quotienten, die aus einer gesetzlichen Masseneinheit und einer gesetzlichen Volumeneinheit gebildet werden.

Ist die Dichte des Urins groß, d. h. sind viele Ausscheidungsprodukte im Urin gelöst, so taucht der Urometer nicht so tief ein. Ist die Dichte der Prüflösung klein, d. h. ist der Auftrieb des Senkkörpers nicht so groß, so ist dies ein Zeichen für relativ wenig gelöste Stoffe.

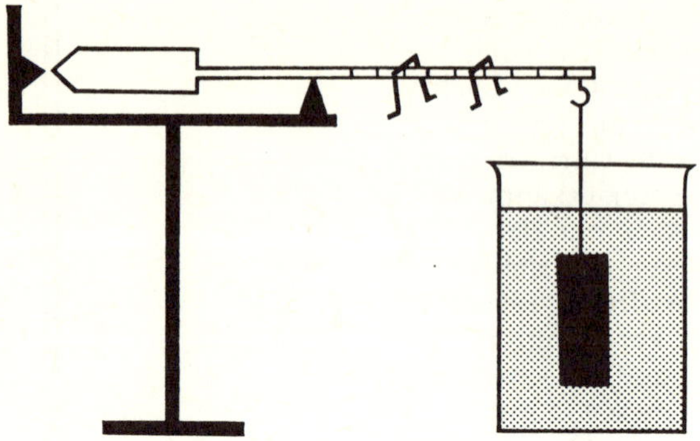

Abbildung 27 Hydrostatische Waage.

Das Meßprinzip der *hydrostatischen Waage* beruht auf dem Umstand, daß ein völlig untergetauchter Körper in Flüssigkeiten unterschiedlicher Dichte differierende Auftriebskräfte erfährt.

Es gilt die Beziehung:

$$\textbf{Dichte} = \frac{\textbf{Masse}}{\textbf{Volumen}} = \frac{\textbf{m}}{\textbf{V}}$$

Sie ist eine ortsunabhängige Konstante, weil sie sich auf die Masse bezieht, im Gegensatz zum spezifischen Gewicht, das von der Gravitation (= Schwerbeschleunigung) am jeweiligen Ort abhängig ist.
Der menschliche Organismus ist auf den normalen Luftdruck der Atmosphäre eingestellt, der auf der Höhe des Meeresspiegels und bei 0° Celsius 760 mmg Hg = $1{,}013 \times 10^5$ Pa beträgt. Jede Änderung dieser Verhältnisse des umgebenden Milieus führt zu entsprechenden Reaktionen.
Diese werden als Behandlungsprinzip bei der Anwendung von Bädern genutzt.
Den Auftrieb, den ein Körper im Wasser erfährt und durch den er relativ leichter wird, macht man sich bei **Unterwasserübungen** zunutze. Bei jeder Bewegung außerhalb des Wassers muß ständig vermehrte Muskelarbeit geleistet werden, um das Eigengewicht der Gliedmaßen zu überwinden. Um dieses beträchtliche Gewicht ist der Körper innerhalb des Wassers entlastet, was ihn auch noch zu gezielten Muskelübungen befähigt, wenn organische Schäden vorliegen.
Größer ist bei Bewegungen im Wasser jedoch der Reibungswiderstand, den es für den Patienten im Bewegungsbad zu überwinden gilt. Darin liegt der therapeutisch gewünschte Trainingseffekt für die beteiligte Muskulatur.
Unabhängig von diesen Effekten, die durch den Auftrieb einerseits und die Erhöhung des Reibungswiderstandes andererseits erzielt werden, spielt bei der Unterwasser-Bewegungstherapie die Temperatur des Wassers eine wichtige therapeutische Rolle. Die Dichte des menschlichen Körpers ist etwas größer als 1 (= > 1, etwa 1,025), es ist abhängig von dem oft stark schwankenden proportionalen Verhältnis Knochen/Fettgewebe usw. Im Wasser beträgt der Auflagedruck nur noch ein

Zehntel des normalen, in 3%igen Seewässern besteht Gewichtslosigkeit, der Körper schwimmt.
Im »schwerelosen Bett« wird auf die Wasseroberfläche eines Bades eine Plastikfolie gelegt. Der Patient liegt auf der Folie im Wasser, ohne naß zu werden. So kann man ihn längere Zeit durch den hydrostatischen Druck vom Auflagedruck des Körpers befreien. Diese Lagerung ist besonders bei Dekubitus und bei größeren Brandwunden von Vorteil.

4.2 Hydrodynamik, bewegte Flüssigkeiten

Dieses Kapitel beschäftigt sich mit den strömenden Flüssigkeiten = Fluiddynamik. Ein ideales *Fluid* sollte folgende Eigenschaften besitzen: eine einheitliche Dichte, keine innere Reibung und nicht kompressibel sein.
Obwohl es in der Praxis kaum solche idealen Flüssigkeiten gibt, können gewisse Gesetzmäßigkeiten auf die realen Fluide angewandt werden.
Strömt eine Flüssigkeit durch ein Rohr, dessen Querschnitt an verschiedenen Stellen verschieden groß ist, fließt wegen der Inkompressibilität der Flüssigkeiten durch jeden Querschnitt in derselben Zeit dasselbe Flüssigkeitsvolumen. Diese Kontinuitätsbedingung bedeutet, daß eine Flüssigkeit in einem Rohr durch einen engen Querschnitt mit einer größeren Geschwindigkeit fließt als durch ein solches mit einem weiteren Querschnitt. Dies hat zur Folge, daß der Druck in der Flüssigkeit und damit auch auf die Wände des Rohres in Gebieten größerer Strömungsgeschwindigkeiten kleiner ist als in Gebieten geringerer Strömungsgeschwindigkeiten. Diese Erscheinung wird als das *Bernoullische Paradoxon* bezeichnet.

Bunsenbrenner, Zerstäuber oder auch die *Wasserstrahlpumpe* funktionieren nach diesem Prinzip. Bei der Wasserstrahlpumpe strömt Wasser mit großer Geschwindigkeit durch eine Düse (Verengung) aus. Infolge des entstehenden Unterdrucks wird Luft mitgerissen, die durch einen seitlichen Stutzen angesaugt wird. Verbindet man den Stutzen mit einem geschlossenen Gefäß, kann man die Luft aus diesem herauspumpen, man sagt: Sie wird angesaugt.

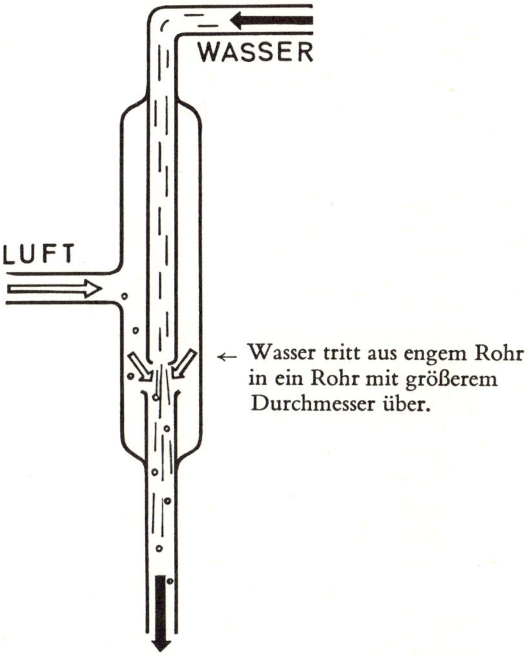

Abbildung 28 Wasserstrahlpumpe.

Schüttelt man eine Flasche mit Spiritus oder eine mit Öl, so beobachtet man eine unterschiedliche Beweglichkeit der Flüssigkeiten.
Die Ursache ist ihre innere Reibung, die als Stoffkonstante ihren Ausdruck in der *Viskosität* findet. Sie beruht im wesentlichen auf den zwischen den Mole-

külen wirkenden Kräften und nimmt bei steigender Temperatur ab. Allerdings sind auch der Durchmesser des Rohres und die sich so ergebende Reibungsfläche mitverantwortlich. (Durchfluß einer Menschenmenge durch einen Saaleingang: Mitte schnell, Rand langsam.)
Die Viskosität spielt bei öligen Depot-Injektionen im Hinblick auf die Abgabegeschwindigkeit des Wirkstoffs aus diesem Depot nach intramuskulärer Injektion eine große Rolle.
Je dickflüssiger (zäher) die Injektionslösung ist, um so langsamer verteilt sich diese im Muskelgewebe, und entsprechend langsam erfolgt die Arzneistofffreisetzung. Man kann mit der Variation dieser in sogenannten Centpoise ausgedrückten Viskosität die Freisetzungsgeschwindigkeit und damit die Wirkungsdauer von Depot-Injektionspräparaten steuern.

Messung des arteriellen Blutdrucks

Das Verhalten des Blutdrucks ist oft entscheidend wichtig für zahlreiche Herz-, Kreislauf- und Durchblutungskrankheiten und gehört deshalb zu den grundlegenden anamnestischen und diagnostischen Prüfungen und Therapiekontrollen am Patienten. Im Gegensatz zu früher wird die Messung des arteriellen Blutdrucks heute nur noch unblutig vorgenommen. Man arbeitet dabei nach der Methode von *Riva-Rocci*, indem man der von dem Blutstrom ausgeübten Druckkraft eine meßbare Kraft entgegensetzt in Form einer mit Überdruck aufgeblasenen Gummimanschette. Die Größe des Drucks ermittelt man mit Hilfe eines geeichten Manometers. Mit dem Stethoskop kann man den Punkt ermitteln, an dem der systolische Blutdruck die gleiche Höhe hat wie der Luftdruck in der Manschette. Verringert man weiterhin durch das Auslaßventil den Luftdruck, läßt sich der diastolische Blutdruck ebenfalls auskultatorisch ermitteln. Durch die ab 1. 1. 1978 gesetzlich erfolgte Umstellung in den Meßgrößen der Medizin gilt anstelle der bisherigen Blutdruckgröße in mm Hg die Formel (mm Hg) mal 0,1333 = kPa. Beispiel: 140 mm Hg bisher = 18,7 kPa.
Interessanterweise hat sich jedoch trotz Gültigkeit der gesetzlichen Bestimmungen in der diagnostischen Praxis die Angabe des Blutdruckes in Pascal bei uns nicht durchgesetzt. Dies wirft ein bezeichnendes Schlaglicht auf die Diskrepanz zwischen dem Anspruch administrativer Perfektion in der Medizin und der therapeutischen Realität.
Bei der Analyse der Dynamik realer Fluide kann man ferner zwischen einer *laminaren* und *turbulenten Strömumg* unterscheiden. Bei einer laminaren Strömung bewegen sich die einzelnen Teilchen einer Flüssigkeit wie in geschichteten Lamellen nebeneinander, d. h. die Stromlinien laufen parallel zu der Begrenzung. Dies gilt besonders bei geringen Geschwindigkeiten. Steigt die Geschwindigkeit an, oder liegen unregelmäßige Begrenzungen vor, so treten Turbulenzen und Wirbel auf.

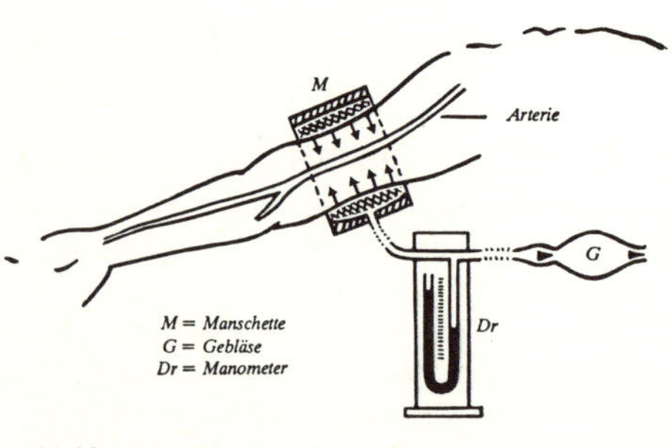

Abbildung 29 Blutdruckmessung.

Beispiele für turbulente Strömungen sind die Verhältnisse in einem Rohrknick oder der Blutstrom an den Herzklappen. Im vorstehenden Beispiel der Blutdruckmessung werden die Turbulenzgeräusche im Stethoskop gehört, bzw. auf eine Blinkanlage oder Anzeigenmechanik übertragen und verschwinden erst, wenn die Arterie voll geöffnet ist und das Blut wieder laminar strömt.

4.3 Oberflächenerscheinungen

Das mechanische Verhalten von Flüssigkeiten ergibt sich aus der Tatsache, daß zwischen den Molekülen der Flüssigkeit abstoßende und anziehende Kräfte bestehen. Die abstoßenden Kräfte werden durch die Wärmebewegung der Moleküle verursacht, die anziehenden durch die *»Van der Waalschen Kräfte«*. Daraus resultiert eine gewisse Verschiebbarkeit der Teilchen, die eine Flüssigkeit in die Lage versetzt, jede Form anzunehmen. Infolge der Schwerkraft der Erde wird sie allerdings immer den tiefsten Teil eines Raumes ausfüllen, wobei sich die Oberfläche immer senkrecht zur Wirkung der Kraft einstellt.

Unter Oberfläche kann man die Grenze zwischen zwei verschiedenen Medien verstehen wie z. B. zwischen Wasser und Luft oder Blut und Gefäßwand usw.

Oberflächenspannung (Kohäsionskräfte)

Betrachten wir die Oberfläche zwischen Wasser und Luft, so zeigt sich, daß eine gewisse Spannung vorhanden sein muß, denn die Medien sind voneinander klar geschieden. Es ist die *Oberflächenspannung.* Sie beruht auf **zwischenmolekularen Anziehungskräften,** die **Kohäsion** genannt werden. Sie heben sich im Inneren einer Flüssigkeit gegenseitig auf. An der Grenze der Oberfläche ergibt sich jedoch nur eine seitliche Anziehung der Moleküle und eine entsprechende nach unten.

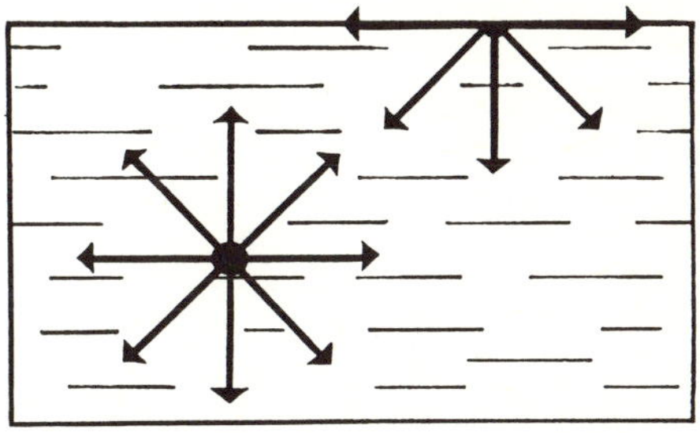

Abbildung 30 Oberflächenspannung.

Kohäsion = Zusammenhalt zwischen den Teilchen des gleichen Stoffes.
Darauf beruhen: Oberflächenspannung, Viskosität und Kompressibilität
Adhäsion = Wechselwirkung zwischen verschiedenartigen Molekülen.
Darauf beruhen: Benetzung, Haftreibung und Randschichterscheinungen

Da an stark nach außen gekrümmten Oberflächen die Spannung auf diese Weise kleiner werden muß, zeigt infolge der Oberflächenspannung ein flüssiger Körper das Bestreben, seine Oberfläche zu verkleinern. Kleine Quecksilbertropfen aus einem zerbrochenen Fieberthermometer weisen daher annähernd Kugelgestalt auf.
Unter dem Einfluß des Luftwiderstandes und der Schwerkraft nehmen jedoch die aus einer Medizinflasche ab-

tropfenden Flüssigkeitsteile, die zunächst auf Grund der Oberflächenspannung kugelig sind, die bekannte Tropfenform an, solange sie an der Abtropffläche hängen. Die abfallenden kleineren Tropfen bleiben kugelig. Größere plätten sich quer zur Fallrichtung ab.
Unter oberflächenaktiven Substanzen werden Wasch- und Netzmittel verstanden, die die Oberflächenspannung des Wassers oder anderer Flüssigkeiten herabzusetzen vermögen. Durch die Anwendung solcher Substanzen beim Waschen von Textilien z. B. wird eine bessere Benetzung und Durchdringung der Stoffasern ermöglicht, die dann sauberer werden als durch Anwendung von reinem Wasser allein. Detergenzien wirken also vor allem dadurch, daß die Oberflächenspannung des Waschwassers kleiner wird als die von flüssigen Fetten und Ölen.

Kapillarität und Adhäsionskräfte

Waren die intermolekularen Anziehungskräfte bei der Grenzfläche zwischen flüssigen und gasförmigen Stoffen die Ursache der Oberflächenspannung, so sind die *Adhäsionskräfte* als molekulare Anziehungskräfte zwischen den verschiedenen Stoffen der Grund für die Benetzung der festen Grenzfläche durch flüssige Stoffe. Sind die Kohäsionskräfte größer als die Adhäsionskräfte, so erfolgt keine Benetzung, Beispiel: Quecksilber auf einer Glasplatte.
Sind die Adhäsionskräfte größer als die Kohäsionskräfte, so zeigt sich eine Benetzung bzw. ein Auseinanderfließen der Flüssigkeit unter Umständen bis zu einer einmolekularen Schicht, Beispiel: Wasser auf einer völlig fettfreien Glasplatte oder auch Öl auf einer Wasserfläche, wobei die verschiedenen Oberflä-

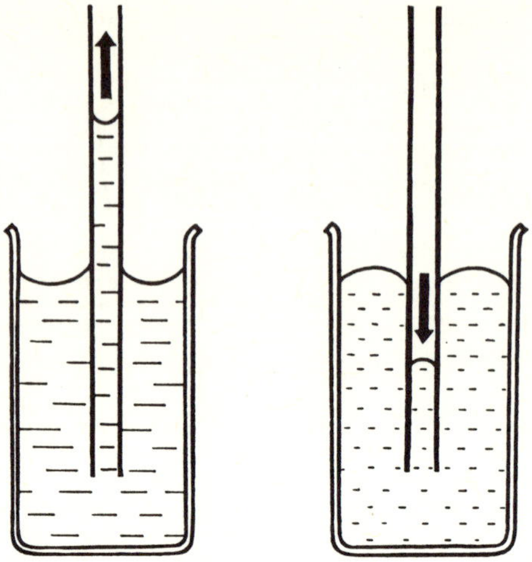

Abbildung 31 (Wasser, Quecksilber) Haarröhrchenwirkung.

chenspannungen an den Phasengrenzen eine Rolle spielen!

Die **Adhäsion ist** also **eine Kraft, mit der Teilchen verschiedener Stoffe aneinanderhaften.** So haftet der Mörtel an der Wand, wie auch das Schreiben, Malen, Tünchen und Leimen auf dieser Kraft beruhen. Bei der Haarröhrchenwirkung oder Kapillarität zeigt Wasser, sofern es eine große Adhäsion zu dem Material des Haarröhrchens besitzt (Glasröhrchen), eine sehr deutlich zu beobachtende Steigwirkung innerhalb einer feinlumigen Röhre, während z.B. Quecksilber gerade das gegenteilige Bild bietet, wie es im Thermometer beobachtet werden kann.
Auf der Kapillaranziehung beruht auch das Aufsteigen des Grundwassers in Mauern, das in Kellern die Ausbreitung des Mauerschwamms zur Folge haben kann. Ferner sind das Aufsteigen des Brennspiritus im Docht eines Brenners sowie das Aufsaugen von Blut und Sekreten durch Watte auf die Kapillarkräfte zurückzuführen. Dabei ist die

Steighöhe einer benetzten Flüssigkeit in einer Kapillare von dem Durchmesser des Rohres abhängig. Je enger ein Rohr ist, desto höher kann eine kapillaraktive Flüssigkeit darin steigen. Auf Kapillarität und Adhäsionskräften beruht auch der Wasseranstieg in der Pflanze, bei denen zusätzlich der osmotische Druck eine wesentliche Rolle spielt.

4.4 Diffussion und Osmose

Die Wärmebewegung der Moleküle bewirkt die *Diffusion.*

> **Diffusion** ist die molekulare oder atomare Mischung gasförmiger, flüssiger oder fester Stoffe ineinander, so daß eine gleichmäßige Verteilung im Raum entsteht.

Dabei ist die Temperatur ein Maß für die mittlere kinetische Energie, die jedem Teilchen bei seiner ungeordneten thermischen Bewegung zukommt. Der Botaniker *Robert Brown* beobachtete bereits 1827 die rastlose Bewegung der elementaren Bausteine der Materie.

Beispiel:

a) Überschichtet man vorsichtig eine Kaliumpermanganatlösung mit destilliertem Wasser und läßt das Gefäß ruhig stehen, so steigen die blau gefärbten Salzteilchen entgegen der Erdanziehung innerhalb weniger Tage nach oben bis zur völlig gleichmäßigen Färbung des Wassers;
   oder
b) Öffnet man eine Parfümflasche in einem Zimmer und läßt sie ruhig stehen, so riecht alsbald der ganze Raum nach dem Duftstoff. Die Moleküle haben sich gleichmäßig im Raum verteilt (Prinzip der sogenannten Luftreiniger in Toiletten).
   Hier wirken also die Wärmebewegungen der Moleküle, die verantwortlich sind, daß es im Mikrokosmos keine absolute Ruhe gibt, womit denn auch *Heraklit* erneut bestätigt ist, wenn er sagt: Alles fließt.

Osmose und Osmotherapie

Eine für alle lebenden Organismen fundamentale Bedeutung besitzt die Kraft, die durch den osmotischen Druck in Flüssigkeiten auf die Umgebung (Zellwände) ausgeübt wird. Hierbei handelt es sich um den Druck, der durch das Vorhandensein von gelösten Teilchen (Salze, Zucker, Eiweißmoleküle usw.) in den Zellen auf die Zellmembranen ausgeübt wird. Wegen ihrer Größe können die Teilchen die Zellwände nicht durchdringen, wohl aber sind die Zellwände durchlässig für Wassermoleküle. Das hat zur Folge, daß stets die Zellen mit der größten Teilchenkonzentration aus ihren benachbarten Zellen Wassermoleküle anziehen (Strudel). Auch dieser Vorgang, das sei hier betont, hat seine Ursache ebenfalls in der Wärmebewegung der Moleküle.

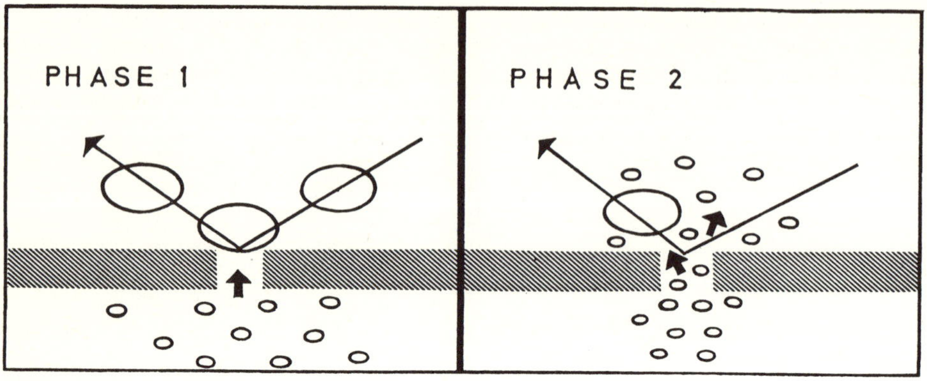

Abbildung 32 Prinzip der Semipermeabilität = Halbdurchlässigkeit.

Osmose ist Trennwanddiffusion durch semipermeable Membranen.

Nach An- und Abprall der großen Molekel werden kleine Molekel der anderen Seite strudelförmig in die Nachbarzellen gesogen. Dadurch sinkt die relative Konzentration in der Zelle, die Zelle selbst nimmt jedoch an Volumen zu. Auf diesem Prinzip beruht u. a. der Saftstrom in Pflanzen, entgegen der Erdschwere, ferner der Substanzausgleich in Geweben aller Art. Zwei Extreme mögen dieses biologisch so wichtige Prinzip verdeutlichen. Legt man das intakte Dotter eines Hühnereies in destilliertes Wasser, so quillt es auf durch das einseitige Einströmen des Wassers in das Dotter (Dotter enthält Eiweiß, Phosphate, Vitamine usw.). Dieser Vorgang geht so lange, bis das Dotter platzt. Die umgebende Flüssigkeit – Wasser – hat einen niedrigeren osmotischen Druck.
Legt man umgekehrt das Dotter in eine gesättigte Kochsalzlösung, so schrumpft es zusammen durch Wasserentzug. Die umgebende Flüssigkeit hat einen höheren osmotischen Druck.

Auf dieser Tatsache beruhen die Giftwirkungen von größeren Mengen destillierten Wassers und Kochsalz. Im ersten Fall dringt das Wasser in die Zellen ein, sie gelangen in unnormal hohe Druckverhältnisse und platzen schließlich (Hydrämie und Hämolyse). Im zweiten Fall entzieht das Kochsalz den Zellen, insbesondere den roten Blutkörperchen, das Wasser, wodurch sie biologisch inaktiviert werden (Exsikkose). In der Praxis spielen die osmotischen Verhältnisse eine große Rolle in Form der *Osmotherapie*. Will man beispielsweise ein Gewebe entquellen, d. h. Wasser entziehen, so bedient man sich hochprozentiger Zuckerlösungen, die intravenös appliziert werden und auf Grund ihres hohen osmotischen Wertes das Wasser über die Blutbahnen ableiten. Solche Lösungen nennt man *hypertonisch*. Bei Blutersatz will man den gleichen osmotischen Wert erhalten. Infusionslösungen, die dieses Prinzip erfüllen, nennt man *isotonisch* (z. B. physiologische Kochsalzlösung, 5%ige

Traubenzuckerlösung). Lösungen folgender Konzentrationen sind dem Blutplasma isotonisch:

Tabelle isotonischer Lösungen	
Kochsalzlösung	0,9%
Natriumsulfatlösung	1,8%
Magnesiumsulfatlösung	3,3%
Traubenzuckerlösung	5,0%
Pektinlösung	1,5%

Lösungen, die einen niedrigeren osmotischen Wert als die Bezugsflüssigkeit haben, nennt man *hypotonisch*. Der osmotische Druck einer Flüssigkeit ist abhängig von der Menge der in ihr gelösten Teilchen. Gewünschte osmotische Effekte erzielt man auch bei der rektalen Applikation von Ernährungsflüssigkeiten und bei Darmbädern unter Wasser. Ferner bei Auflagen von Salben oder Lösungen mit hohem osmotischem Druck auf offene Wunden.
In den meisten Fällen erfolgt der Transport von Aminosäuren, Zuckern und Peptiden durch die Zellmembranen in den Organismen durch Osmose. Es gibt jedoch noch einen weiteren, ebenfalls passiven Transport, in einer Art Huckepack-Verkehr, der als *Carrier-Transport* bezeichnet wird. Die Durchläßigkeit der Membranen im Hinblick auf den Transport durch Osmose erbringt nämlich keinesfalls den zu erwartenden Ausgleich der Konzentrationen z. B. der Natrium- und Kaliumionen in und außerhalb der intakten Zellen. Man nimmt eine Art Pumpen-Mechanismus an, der der Osmose entgegenarbeitet.
Bestimmte Medikamente bedienen sich des Carrier-Transports, um die für sie sonst undurchlässige Zellmembran zu durchdringen.

4.5 Dialyse

Ein Beispiel für die spezielle Anwendung des Diffusionsvorgangs durch poröse Membranen ist die Dialyse bei niereninsuffizienten Patienten. Hierbei fließt eine Flüssigkeit durch einen porösen Schlauch durch eine zweite Flüssigkeit. Die Flüssigkeit im Schlauch nimmt aufgrund des osmotischen Gefälles harnpflichtige Stoffe auf und »reinigt« dadurch das Blut von diesen.
Das gleiche Verfahren verwendet man auch im Labor und in der technischen Chemie zur Trennung niedermolekularer Anteile von hochmolekularen Fraktionen (z. B. bei der Herstellung von Blutersatzstoffen auf Dextranbasis).

4.6 Wasserphänomene

Über das den bisherigen Prinzipien und Gesetzmäßigkeiten von Flüssigkeiten entgegengesetzte Verhalten von Wasser:
Wie im Kapitel Wärmelehre noch geschildert werden wird, dehnen sich alle Körper bei Erwärmung aus. Die für alles Leben auf unserer Erde bedeutsamste Flüssigkeit – das Wasser – macht hiervon eine Ausnahme. Wasser hat seine größte Dichte bei + 4° C, d. h. es dehnt sich aus, wenn es über diesen Punkt erwärmt **oder** unter diesen abgekühlt wird. Von den vielen Konsequenzen, die dieses Phänomen im täglichen Leben nach sich zieht, seien hier nur zwei stellvertretend genannt.

a) Die Korrosion von Gestein,
d. h. die langsame Verwitterung ist auf die ungeheuer große Sprengkraft von Eis zurückzuführen; Was-

ser dringt in kleine Gesteinsspalten ein, gefriert unter Ausdehnung und sprengt das Gestein. Die Entstehung von Geröll, Sand und schließlich Erde ist zum guten Teil darauf zurückzuführen.

b) Die Sprengkraft von gefrierendem Wasser
ist überall da gefürchtet, wo es technische Einrichtungen zerstören kann, z. B. Wasserleitungen, Autokühler, Bierflaschen im Gefrierfach usw. Man schützt sich davor, indem man entweder das Wasser für die Dauer der Frosteinwirkung abläßt oder für Temperaturen über 0° C sorgt oder dem Wasser Gefrierschutzmittel zugibt, die den Erstarrungspunkt unter 0° C hinabdrücken. Neben der Dichte-Anomalie vom flüssigen Wasser ist hier noch die Besonderheit der Volumenzunahme beim Phasenübergang flüssig-fest so bemerkenswert.

Merksätze zur Fluidmechanik

a) In verbundenen Gefäßen steht eine Flüssigkeit überall gleich hoch.
b) Der Auftrieb eines Körpers in einer Flüssigkeit entspricht dem Gewicht der Flüssigkeitsmenge, die er verdrängt.
c) Die Viskosität einer Flüssigkeit ist von deren Temperatur abhängig.
d) Der Blutdruck wird durch Gegendruckverfahren ermittelt.
e) Oberflächenaktive Waschmittel setzen die Oberflächenspannung des Wassers herab.
f) Adhäsion = Anhaftung. Kohäsion = Zusammenhalt gleichartiger Teilchen.
g) Diffusion ist selbständige Vermischung von Flüssigkeiten und Gasen miteinander und untereinander auf Grund der Wärmebewegung der Moleküle.
h) Osmose ist der Konzentrationsausgleich zwischen Lösungen durch semipermeable Wände.
i) Die Dichte von Flüssigkeiten ermittelt man mit der hydrostatischen Waage oder mit Pyknometern.

Übungen

a) Warum gehen Schiffbrüchige am Genuß von Meerwasser elend zugrunde?
b) Wie erklärt man das Aufquellen der Haut nach längerem Verweilen in gewöhnlichem Leitungs- oder Badewasser?
c) Haben Sie dieses Erscheinen auch nach längerem Baden in der Nordsee beobachtet?
d) Wieso wird ein Eimer Wasser beim Herausziehen aus dem Brunnen dann spürbar schwerer, wenn er die Wasseroberfläche verläßt?
e) Erklären Sie die Schwimmfähigkeit von Eisbergen!
f) Erklären Sie das Prinzip einer Öldruckbremse!
g) Erklären Sie, warum auslaufendes Heizöl für die Trinkwasserversorgung eine Gefahr darstellt!

5.0 Mechanik der gasförmigen Körper

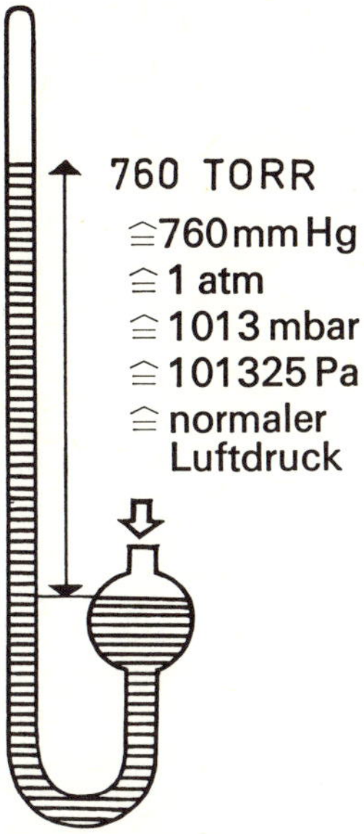

Abbildung 33 Quecksilber-Barometer.

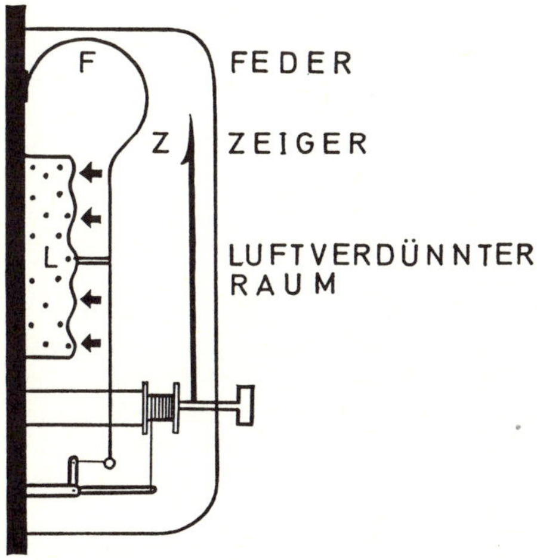

Abbildung 34 Aneroidbarometer.

Meßinstrumente für Gase im Gravitationsfeld.

Vorbemerkungen und Erfahrungen

a) Eine gefüllte Injektionsspritze läuft nicht aus, wenn man sie nach unten hält (Aerostatik).
b) Die Flüssigkeit einer Konservendose läßt sich leichter entleeren, wenn man ein zweites Loch anbringt (Aerostatik).
c) Man muß schlucken, wenn man im Flugzeug schnell auf größere Höhen oder Tiefen kommt (Barometerwirkung).
d) Segelflugzeuge erfahren über Städten Auftrieb (Aerodynamik).
e) An einem Autoklaven befinden sich neben der Heizungsquelle Einrichtungen wie: Sicherheitsventil, Manometer (Druckmessung).

5.1 Gase

Der dritte Aggregatzustand der Materie, der gasförmige, zeigt ähnliche Gesetzmäßigkeiten, wie wir sie bei der Behandlung von Flüssigkeiten besprochen haben. So übt ein Gas auf seine Umgebung wie eine Flüssigkeit Kräfte aus, weil es einen Druck besitzt, was am Beispiel des Luftdruckes erläutert werden soll. Nahm eine Flüssigkeit die Gestalt des sie umgebenden Behälters an, so finden wir bei Gasen eine ähnliche Tendenz, nämlich das Bestreben, sich nach allen Richtungen hin gleichmäßig auszudehnen. Die zwischenmolekularen Anziehungskräfte sind derart gering, daß sich eine Zusammenlagerung zu konkreten Formen bei normalen Druckverhältnissen nicht ergibt. Die *Aerostatik* beschäftigt sich mit den Gleichgewichtszuständen der Gase, während sich die *Aerodynamik* mit den strömenden Gasen beschäftigt.

Die Erde wird von einem Luftmantel umgeben, der seinerseits einen Druck ausübt, dessen Größe von der Höhe der Luftsäule abhängt. Er beträgt im Durchschnitt 1 atm in Meereshöhe. Die Messung des Luftdruckes erfolgt auf 2 Arten:

a) durch das Quecksilberbarometer,
b) durch das Aneroidbarometer.

Im ersten Fall wird in einem U-förmig gebogenen Rohr, das auf der einen Seite verschlossen und mit Quecksilber gefüllt ist, der Luftdruck dem Druck der Quecksilbersäule entgegengesetzt, das heißt mit anderen Worten, der Luftdruck übt eine Kraft aus, die dem Gewicht der Quecksilbersäule entgegenwirkt, was auf einer Skala ablesbar ist. Im zweiten Fall wird eine fast luftleere Dose, deren eine Seite mit einer hochempfindlichen Membran verschlossen ist, dem Luftdruck ausgesetzt. Verschiebungen der Membran infolge Veränderung des Luftdruckes werden auf ein Zeigersystem übertragen. Mit der Methode des Quecksilberbarometers hat man festgestellt, daß in Meereshöhe der Luftdruck einer Quecksilbersäule von 760 mm entspricht, was 760 *Torr* genannt wird (nach dem italienischen Physiker *Torricelli* 1608–1647). In der Wetterkunde ist für den Luftdruck in Torr auch die Angabe in Millibar gebräuchlich, wobei 760 Torr = 1013 Millibar sind (1 Bar = 100 kPa).

Steigt der Luftdruck über die mittlere Höhe von 1033 Millibar, so spricht man von einer Hochdrucklage oder umgekehrt von einer Tiefdrucklage. Inwieweit sich klimatische Faktoren auf den Gesundheitszustand auswirken können, ist Gegenstand der Wissenschaft, die Meteorobiologie genannt wird und zu den relativ neuen Forschungsgebieten der Medizin gehört. Durch ortsbedingte Gegebenheiten sind unabhängig von der eigentlichen Wetterlage bezüglich Tag- und Nachtrhythmus folgende Umstände grundsätzlich bemerkenswert: Tagsüber kommt es zu einer Erwärmung der Luftschichten und damit zu einer stärkeren Molekularbewegung, die ein Aufsteigen der Warmluft zur Folge hat. In der Nacht kommt es durch Abkühlung zu einer Verringerung der Molekularbewegung und damit zu einer stärkeren Erdanziehung, die ein Herabsinken der kühlen Nachtluft bewirkt (Nachtwind). Diese Erscheinungen beobachtet man besonders an den Meeresküsten und an den Berghängen. Gelangt man in höhere Regionen, so wird naturgemäß der Luftdruck geringer, »die Luft wird dünner«. Ein medizinisch häufig beklagter Wetterzustand ist der **Föhn**, der besonders in den Randgebieten der Alpen auftritt. Herrschen diesseits und jenseits der Alpen etwa die gleichen Druckverhältnisse und liegt über Deutschland ein Tief, so kommt es zu starken Niederschlägen. Steht indessen dem deutschen Tief ein Hoch jenseits der Alpen gegenüber, so schiebt dieses Hoch Luft über die Berge. Dabei gibt diese Luft evtl. Feuchtigkeit bereits am Südrand ab. Sie fällt dann anschließend trocken in das deutsche Voralpengebiet hinab. Dies kann so schnell erfolgen, daß sich kein Wärmeaustausch mit der Umgebung ergibt. Damit hat dann ein derartiges Tal, trotz des Tiefs, einen warmen und trockenen Südwind, den man Föhn nennt.

Ganz allgemein hat die Windstärke = Luftgeschwindigkeit einen wesentlichen Einfluß auf den Wärmehaushalt des Körpers. Letztlich hat die Kleidung keine andere Aufgabe als das Luftpolster um den Körper durch eine Art Isolierung zu erhalten.

Unter Luft verstehen wir die unterste Schicht der Erdatmosphäre, die Troposphäre genannt wird. Sie besteht aus Stickstoff (78%), Sauerstoff (20%),

Edelgasen (0,9%), Kohlendioxid (0,03%), Wasserdampf und Schwebeteilchen.
Ein Fingerhut voll Luft enthält rund 10^{19} Moleküle, das ist weitaus mehr als die Zahl der Menschen auf der Erde. Nach der sogenannten **kinetischen Theorie** machen wir uns von einem Gas das Bild ständig bewegter Moleküle, die unablässig aufeinander und gegen eventuelle Begrenzungen stoßen. Dieser ununterbrochene Hagel der bewegten Teilchen bewirkt auch die Stoßkräfte auf die Wände eines Behälters und macht so den Gasdruck verständlich.

> Der Gasdruck einer bestimmten Anzahl von Molekülen ist proportional der Temperatur.

Unter einem *Vakuum* versteht man im strengen Sinne einen materiefreien Raum, meistens handelt es sich aber nur um einen luftverdünnten Raum.

Narkosegeräte

Das Prinzip einer Narkose besteht in der Zufuhr von Stoffen, die zentral eine Blockade der Funktion von Nervenzellen bewirken. Dies geht einher mit dem Verlust des Bewußtseins und damit der Schmerzempfindung. Bedient man sich hierzu gasförmiger bzw. leicht verdunstender Substanzen, so geschieht es mit Hilfe von Narkoseapparaten. Bezüglich deren technischer Funktion unterscheidet man zwischen

a) geschlossenem Narkosesystem. (Expirationsluft wird nach CO_2-Absorption und quantitativem Ersatz des verbrauchten Sauerstoffs und Narkotikums rückgeatmet).
b) halbgeschlossenem Narkosesystem. (Frischgaszufuhr und Rückatmung nur eines Teils der Expirationsluft, während das überschüssige Narkosegas über ein Abgasventil entweicht).

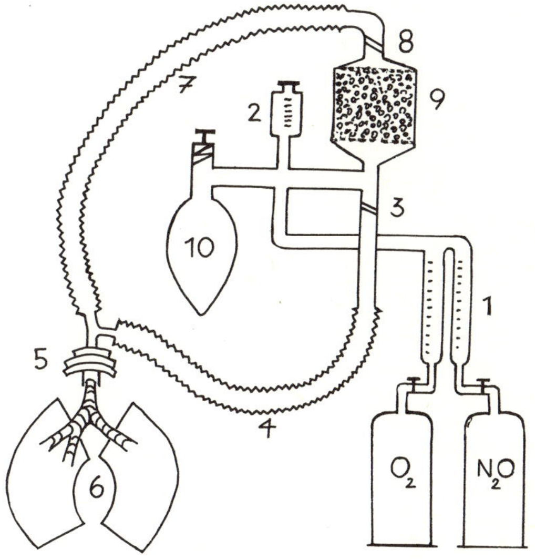

Abbildung 35
Schema Narkoseapparat. Im oben abgebildeten Schema legt der Atemstrom des Patienten im Apparat einen kreisförmigen Weg zurück, wobei die Richtung des Gasstroms durch Ventile gesteuert wird. Es bedeutet: 1 = Sauerstoff u. Stickoxidul-Mischung, 2 = Aether / Halothan-Verdampfer, 3 = Einatemventil, 4 = Einatemschlauch, 5 = Narkosemaske, 6 = Lunge, 7 = Ausatemschlauch, 8 = Ausatemventil, 9 = Absorber für Kohlendioxid, 10 = Atembeutel, der die Bewegung und Frequenz anzeigt.

c) halboffenem Narkosesystem. (Kombination von Narkosegasreservoir und Nichtrückatmungsventil).
d) offenem Narkosesystem. (Atmosphärische Luft ist das Vehikel des Inhalationsnarkotikums, älteste Anwendungsart!).

Spirometer

Zur Bestimmung von Ventilationsgrößen und der Vitalkapazität dienen sogn. Spirometer. Diese Apparate arbeiten entweder in geschlossenen Systemen mit Ventilen, Absorbern und Sauerstoffbehältern oder in offenen Systemen, wie es in der Zeichnung dargestellt ist. Hier dient eine von einem Gegengewicht getragene, in einem mit Wasser gefüllten Behälter hängende Metallglocke zur Aufnahme der ausgeatmeten Luft. Atmet man über das Rohr R in die Glocke Gl aus, so hebt sich diese je nach der exspirierten Luftmenge. Ist vorher mit Hilfe des Gegengewichts GG, der Zeiger auf die Nullmarke justiert worden, kann aus der Steighöhe der Glocke das Volumen der ausgeatmeten Luft abgelesen werden.

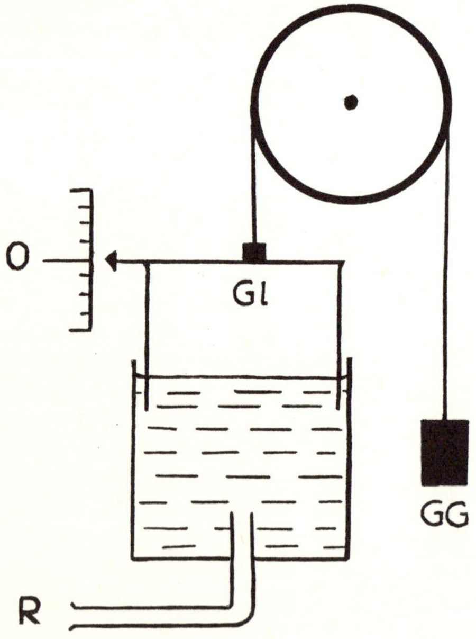

Abbildung 36 Spirometer.

5.2 Gasgesetze

Eine Reihe von sogenannten Gasgesetzen sind unverzichtbarer Bestandteil der Physik der Gase. Von ihnen soll hier nur das Wichtigste im Prinzip genannt werden. Bekanntlich lassen sich die Gase zusammendrücken, d. h. sie sind komprimierbar. Je größer der Druck auf einer bestimmten Gasmenge ist, um so kleiner ist der eingenommene Raum. Definiert wurde dieser Umstand durch die Physiker *Boyle* (1627–1691) und *Mariotte* (1620–1684) in dem Gesetz

Druck × Volumen = konstant

was jedoch nur bei gleicher Temperatur gilt. Folgt ein Gas diesem Gesetz, so wird es ein ideales Gas genannt.
Praktische Auswirkung hat diese Gesetzmäßigkeit beim Atmungsvorgang. Beim Einatmen vergrößern wir das Volumen des Brustkorbes durch Hebung der Rippenbögen und Abflachung des Zwerchfells, es entsteht ein Unterdruck, so daß Luft durch Mund, Nase und Rachen in die Lungen einströmen kann. Umgekehrt entsteht ein Überdruck beim Ausatmen durch Zusammenpressen des Brustkorbes und Heben des Zwerchfells. Die Anwendung der Gasgesetze wird durch eine Vielzahl von technischen Geräten praktiziert. So arbeitet man in Sterilisatoren mit Wasserdampf, der unter einem Überdruck steht (Autoklav). Dadurch erzielt man Temperaturen, die über

100° C hinausgehen (gespannter Wasserdampf), wobei pathogene Keime vernichtet werden, die eine Abkochung bei 100° C überleben würden. Ein anderes Gerät ist die »eiserne Lunge«, mit der maschinell ein Unterdruck im Rhythmus der Atmung erzeugt wird. Ähnlich geschieht es in der Ersten Hilfe bei der künstlichen Beatmung, indem durch passive, rhythmische Erweiterung und Verkleinerung des Brustraumes die Luft eingesaugt und ausgepreßt wird. Ein weiteres Gerät ist die Milchpumpe; sie zieht durch das erzeugte Vakuum die Milch aus der Brustdrüse. Injektionsspritzen, Füllfederhalter, Pipetten, Hafthaken, Zerstäuber und Aerosol-Geräte, Inhalatoren arbeiten nach dem gleichen Prinzip. Alle diese Geräte beruhen darauf, daß der Luftdruck nachdrückt und dadurch die Voraussetzung für das Funktionieren der Geräte herstellt.

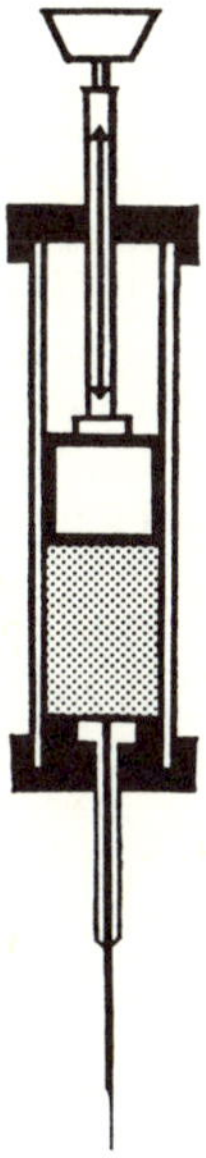

Abbildung 37 Injektionsspritze, ein Gerät, das mit Luftunterdruck arbeitet.

Druck und Energie eines Gases kommen in der Avogadroschen Regel zum Ausdruck.

> Gleiche Volumina aller Gase haben bei gleicher Temperatur und gleichem Druck die gleiche Anzahl Moleküle

Das Einkochen von Früchten und Gemüsen in den bekannten Gläsern mit Gummiringen beruht auch darauf, daß der äußere Luftdruck den Deckel mit seiner Kraft auf das Glas drückt, wenn der Druck innen geringer ist als außen. Vorher wird die Luft durch Kochen zum Teil entfernt, während beim Abkühlen der im Glase vorhandene Wasserdampf kondensiert und einen luftverdünnten Raum erzeugt.

Unter *Diffusion* (siehe Kapitel 4.4) versteht man das gleichmäßige Durchdringen eines Raumes in dem bereits ein anderes Gas vorhanden ist. Es beruht auf der Eigenbewegung der Moleküle, die bestrebt sind, jeden dargebotenen Raum gleichmäßig auszufüllen. Die Diffusion kann wie bei den Flüssigkeiten auch durch poröse Wände erfolgen.

5.3 Gase in Flüssigkeiten

Eine weitere Eigenschaft der Gase neben ihrer Komprimierbarkeit ist ihre Löslichkeit in Flüssigkeiten. Trifft ein Gas auf die Oberfläche einer Flüssigkeit, wird auch hier die Wärmebewegung als Diffusion wirksam. Auf ihr beruht der Gasaustausch in der Lunge. Ständig wird der Überschuß von Kohlendioxid abgegeben und dafür Sauerstoff im Blut gebunden. Daneben ist übrigens auch Stickstoffgas im Blut gelöst. Steht ein System unter Überdruck, so löst sich mehr Gas in der Flüssigkeit, wie umgekehrt das Gas aus der Flüssigkeit herausperlt, wenn der Druck nachläßt. Diese Erscheinung ist von Tauchern sehr gefürchtet, falls sie zu rasch an die Oberfläche gelangen sollten, denn in der Tiefe hat sich durch den herrschenden Überdruck verhältnismäßig zuviel Luft (Stickstoff) in ihrem Blut gelöst. Steigen sie jetzt plötzlich auf, perlt der Stickstoff im Blut wie aus einer geöffneten Sprudelflasche die Kohlensäure. Dadurch ist die Gefahr einer Embolie gegeben (Druckluftkrankheit = Caissons-Krankheit). Durch langsames Aufsteigen kann der Überschuß an Stickstoff durch den Diffusionsvorgang in der Lunge auf normale, unschädliche Weise abgegeben werden.

Gewissermaßen auf der Erscheinung der Gase in Flüssigkeiten beruht auch das Phänomen der schwimmenden Wasserleichen. Ein Toter geht zunächst im Wasser unter. Durch das in der Leiche entstandene Gas taucht der Körper indessen nach einigen Tagen wieder auf.

Für die Löslichkeit der Gase in Flüssigkeiten gelten 2 Regeln: zum einen nimmt die Löslichkeit von Gasen mit steigender Temperatur ab, und zum anderen ist sie proportional dem Gasdruck über der Flüssigkeit.

Will man daher Wasser luftfrei machen, muß man es einige Zeit kochen. Will man andererseits zur Gewinnung von sprudelndem Selterswasser eine größere Menge Kohlendioxid lösen, geht dies nur unter einem gewissen Druck. Lagert man derartige Flaschen zu warm, dann können sie platzen.

Druckgasbehälter

Stehen Gase unter extrem hohen Drucken, so gehen sie in den flüssigen Aggregatzustand über. Als solche begegnen sie uns in den Vorratsflaschen des Klinikbetriebes, wo z. B. Sauerstoff unter 150 bar aufbewahrt wird. Allein dieser hohe Druck ist eine potentielle Gefahrenquelle, die einen äußerst sorgfältigen Umgang mit Gasflaschen aller Art erfordert. Gefüllte Flaschen sollten daher stets vor direkter Wärmeeinwirkung (Heizung, Sonnenbestrahlung) geschützt gelagert werden. Frigen, als Treibmittel in vielerlei Sprays, ist ein zur Flüssigkeit komprimiertes Gas. Derartige Dosen mit Treibmitteln vom antibiotischen Puderspray bis zum kosmetischen Haarspray, sollten daher auch in vermeintlich leerem Zustand mit Vorsicht gehandhabt werden. Im übrigen müssen die großen Gasbomben vor mechanischer Zerstörung (Umfallen) mit Ketten gesichert sein. Vor Benutzung von Armaturen müssen diese auf den ordnungsgemäßen Zustand überprüft werden, was z. B. bei Sauerstoff erfordert, daß die Armaturen frei von Fett, Öl oder Glycerin gehalten sein müssen (Explosionsgefahr). Zur zusätzlichen Sicherheit sind die Gase als Flüssigkeiten in den Vorratsflaschen wie folgt farblich gekennzeichnet:

Sauerstoff	blau
Acetylen	gelb
Propan	grau
Stickstoff	grün
Chlor	gelb-schraffiert
Wasserstoff	rot

Zu den allerorts vorgeschriebenen Sicherheitsvorkehrungen gehört das Anbringen eines Feuerlöschers in jedem Stockwerk. Hierin stehen Kohlendioxid oder andere Gase ebenfalls unter

sehr starkem Druck, der durch Öffnen des Ventils einen plötzlichen Austritt ermöglicht. Der Druck des ausströmenden Gases ist so groß, daß man das Feuer schnell durch Verdrängung des Sauerstoffes durch Kohlendioxid löschen kann.
Auch Gase können analog zu den Flüssigkeiten verschiedene Dichten unter Normalbedingungen aufweisen. Wegen häufig vorkommender Unfälle und Vergiftungen seien hier zwei Beispiele hervorgehoben:

a) Ether und Benzin verdampfen leicht, wobei ihre Dämpfe schwerer sind als Luft und sich am Boden unbemerkt sammeln können. Ein harmloser Funke kann sie zur Explosion bringen.
b) Beim Laufenlassen von Automotoren in geschlossenen Räumen kommt es zu einer Anreicherung von Kohlenmonoxidgas. Dies ist spezifisch leichter als Luft und verteilt sich rasch im ganzen Raum.

Merksätze zur Gasmechanik

a) Druckangaben erfolgen in Pa oder kPa.
b) Warmluft steigt nach oben.
c) Druck × Volumen = konstant ($p \times V = const.$).
d) Eiserne Lungen arbeiten mit verschiedenem Über- und Unterdruck.
e) Hochkomprimierte Gase stellen eine potentielle Gefahr dar.
f) Feuchte Luft steigt nach oben, denn sie ist spezifisch leichter.

Übungen

a) Schildern Sie die Verhältnisse beim Wandern und Sport im Gebirge in bezug auf den Luftdruck und die Sauerstoffversorgung des Blutes!
b) Nennen Sie weitere Geräte, die mit Hilfe des Luftdrucks arbeiten!
c) Wie funktioniert ein Fahrradventil?
d) Weshalb fließt der Inhalt einer Konservendose besser aus, wenn man zwei Löcher in dem Deckel anbringt?
e) Mit welchem Gerät wird der Druck von Gasen gemessen!

6.0 Wärmelehre

Vorbemerkungen und Erfahrungen

a) In einer Klinik riecht man überall den Gebrauch von Desinfektionsmitteln und leicht flüchtigen Stoffen wie Benzin, Ether, Alkohol (Konvektion).
b) Wolldecken und rein wollene Stoffe schützen den Körper am besten vor starkem Wärmeverlust (Wärmeleitung).
c) Zur Wärmetherapie benutzt man Rotlichtlampen (Wärmestrahlung).

d) Ein erwachsener Mensch braucht durchschnittlich 2800–4000 kcal ≙ 11 700–16 700 J pro Tag (Wärmemenge).
e) Abreibungen oder Umschläge mit Kölnisch Wasser, Alkohol oder Franzbranntwein kühlen (Verdunstungskälte).
f) Beim schnellen Fahren auf der Autobahn steigt der Druck in den Reifen durch Erwärmung (Thermische Ausdehnung).
g) Ein fester kristalliner Körper kann durch Erhitzen verflüssigt werden (Aggregatzustand).

6.1 Wesen der Wärme

Zu den Grundgrößen der Mechanik tritt in der Wärmelehre die Grundgröße der *Temperatur*. Jeder Körper besitzt einen bestimmten Wärmezustand, der als Temperatur bezeichnet wird. Er beruht auf der **Bewegungsenergie der Moleküle** und der dadurch erzeugten Wellenlänge ihrer Strahlung (siehe elektromagnetisches Wellenspektrum) Wärmeenergie ist gleichzusetzen mit der kinetischen Energie der Moleküle.

Die Hauptwärmequelle für uns ist die Sonne. Von ihr gelangen die Wärmestrahlen durch den Weltenraum auf die Erde und versetzen die Moleküle, auf die sie treffen, in schnellere Bewegung, d. h., sie werden erwärmt.

Niederer Wärmegrad bedeutet: Die Moleküle haben im Durchschnitt eine geringere Bewegungsenergie. Höherer Wärmegrad bedeutet: Die Moleküle haben im Mittel eine größere Bewegungsenergie. Dies ist der *thermische Zustand* der Materie.

Die Wärme ist also ein Ausdruck für die Intensität der Molekularbewegung eines Körpers. Beobachten kann man dies z. B. an den festen Teilchen des Tabakrauches, wenn diese unter dem Mikroskop betrachtet werden. Diese Erscheinung des unregelmäßigen Hin- und Hertanzens hat bereits 1827 der englische Botaniker *Brown* beschrieben. Seitdem spricht man von der *»Brownschen Molekularbewegung«*.

Neben der Sonne als Hauptwämequelle existieren Energiequellen anderer Art, z. B. Umwandlung mechanischer Energie durch Reibung oder die freiwerdende Energie aus chemischen Prozessen wie Verbrennung usw. Alle Gegenstände unserer Umwelt, einschließlich der flüssigen und gasförmigen, haben einen für uns subjektiv spürbaren Wärmezustand. Wir empfinden den Wärmezustand eines Körpers mit Wärme- und Kälterezeptoren in unserer Haut. Die Relativität, d. h. die äußerst subjektiv empfundene Temperatur eines Stoffes, wird am besten durch folgendes Beispiel erläutert:

Hält man die linke Hand in heißes Wasser, die rechte in Schnee und taucht sie dann beide in einen Topf mit Wasser von 20° C, so erscheint uns das Wasser an der linken kalt, an der rechten jedoch warm. Diese Erscheinung ist nicht objektiv genug, um damit wissenschaftlich arbeiten zu können. Wir bezeichnen daher in gewissem Sinne unwissenschaftlich Gegenstände als kalt, lau, warm, heiß. Wesentlich genauer ist die Angabe, wenn wir uns der Geräte zur Wärmemessung bedienen.

6.2 Wärmemessung

Gemessen wird der Wärmezustand oder Wärmegrad, der *Temperatur* genannt wird. Die Messung erfolgt mit *Thermometern*. Dies sind Geräte, welche mit dem zu messenden Körper in unmittelbare Berührung gebracht werden, wodurch sie dann den gleichen Wärmezustand annehmen. Zurück geht diese Art von Messung auf den Danziger *Fahrenheit*, der um 1715 unter Verwendung von 3 Fixpunkten eine brauchbare Einteilung schuf. Er gab einer Kältemischung die Basis 0°, der Eispunkt des Wassers hatte 32°, die Bluttemperatur lag bei 96°. Diese Einteilung hat sich in manchen angelsächsischen Ländern bis heute gehalten.

Die 100gradige Einteilung führte dann 1742 der Schwede *Celsius* ein, indem er den Eispunkt und den Siedepunkt des Wassers als Festpunkte nahm und den dazwischenliegenden Abstand in 100 Grade einteilte.

Die Umrechnung zwischen beiden Systemen ergibt die Beziehung:

$$t°C = (n°F - 32) \times \frac{5}{9}$$

> Nach dem internationalen Maß-System wird die Temperatur in Kelvin gemessen. Die Basiseinheit 1 Kelvin ist der 273,16te Teil der thermodynamischen Temperatur des sogenannten Tripelpunktes des Wassers. Bei diesem Punkt des Wassers liegen seine drei Phasen: fest, flüssig und gasförmig im Gleichgewicht vor.

Der Tripelpunkt des Wassers hat die Celsius-Temperatur 0,01° C.

Obwohl die Basiseinheit für die Temperatur das »Kelvin« ist, bleibt die Bezeichnung: »Grad Celsius« (= °C) als besondere Bezeichnung für das Kelvin erhalten.

Markante Temperaturen	
Sonnentemperatur im Kern	20 Mill. °C
Elektrischer Lichtbogen	6000 °C
Gasherdflamme	1000 °C
Zigarrenglut	800 °C
Überhitzter Dampf	350 °C
Siedepunkt des Wassers	100 °C
Mittl. Körperwärme des Menschen	37 °C
Gefrierpunkt des Wassers	0 °C
Kältepol der Erde (Stelle der tiefsten Temperatur)	−73 °C
Flüssige Luft	−193 °C
Absoluter Nullpkt.=0° Kelvin	−273,16 °C

6.3 Wärmewirkung auf Materie

Um das Funktionieren der Thermometer zu verstehen, müssen wir uns zunächst mit der Erscheinung der Ausdehnung der Stoffe bei Wärmezufuhr beschäftigen.

Bei einem festen Körper sind die Moleküle relativ dicht beieinander und werden durch Kohäsionskräfte zusammengehalten. Je nach ihrer Temperatur sind sie jedoch nie ganz in Ruhe, sondern führen um eine Mittellage ihre Wärmebewegung aus. Mit steigendem

> Die **Temperatur** ist eine Zustandsgröße der Thermodynamik; sie ist ein Maß für den Wärmezustand eines physikalischen Systems. T. ist zu unterscheiden vom Wärmeinhalt, beschrieben durch die Wärmemenge, wird jedoch letztlich durch die Messung von Wärmemengen definiert. Man kann sie auch als Maß für die mittlere kinetische Energie der ungeordneten Wärmebewegung der Teilchen eines Systems ansehen (kinetische Theorie der Wärme).

Wärmegrad wird die Bewegungsenergie größer. Dies führt dann zu größeren Schwingungen der Moleküle, wodurch sich ein fester Körper sichtbar ausdehnen kann. Daher sind z. B. bei den Eisenbahnschienen und Betonstraßen in gewissen Abständen Dehnungsfugen eingebaut.

Augenfälliger wird diese Eigenschaft der Stoffe bei den Flüssigkeiten, wo ohnehin der Abstand der Moleküle größer ist, die Wärmeschwingungen in Form von Verschiebungen und Drehungen also bereits einen größeren Raum einnehmen können. Wasser stellt insofern eine Ausnahme dar, als es sich bis 4° C kontrahiert, bei höheren Temperaturen jedoch den Gesetzmäßigkeiten aller Flüssigkeiten gehorcht *(Wasseranomalie)*. Quecksilber und Alkohol zeigen dabei unter den Flüssigkeiten große Ausdehnungskoeffizienten, wodurch die Erkennung von vielen Zwischenwerten auf einer Skala leicht möglich wird. Man benutzt allerdings in der medizinischen Praxis gern Quecksilberthermometer, weil die Ausdehnung des Quecksilbers recht schnell vor sich geht, womit eine Temperaturmessung am menschlichen Körper spätestens nach 3 Minuten einen konstanten Wert angibt.

Bau der Thermometer

Im Prinzip sind alle herkömmlichen Thermometer gleich gebaut. Ein Vorratsbehältnis umschließt die Thermometerfüllung, die sich in eine Röhre hinein ausdehnen kann. Parallel zu dieser Röhre ist eine Skala angebracht, die je nach Meßbereich des Thermometers die Steighöhe und damit die Temperatur angibt. Neuerdings sind Einmal-Thermometer in Gebrauch, deren Mechanismus auf dem Inlösunggehen eines Farbstoffs in eine bei entsprechender Temperatur schmelzende Masse beruht.

Die Verwendung von Glas in der Herstellung beruht auf der guten Durchsichtigkeit und Wärmeleitung, seiner chemischen Indifferenz und seiner guten hygienischen Handhabung. Für die praktische Anwendung unterscheiden wir *Maximum-* und *Maximum-Minimum-Thermometer*. Bei ihnen kann man

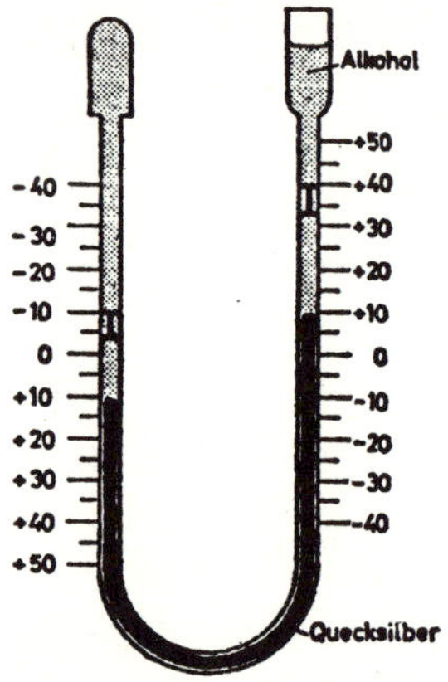

Abbildung 38 Maximum-Minimum-Thermometer.

die gemessene Temperatur auch noch nach Beendigung der Messung ablesen. Fieberthermometer sind Maximumthermometer. Sie sind gewöhnlich mit einer Skala versehen, die die Temperatur in Zehntelgraden in dem Bereich von 35° C bis 42° C abzulesen gestattet. An der Übergangsstelle vom Vorratsbehälter zur Kapillare weisen Fieberthermometer eine Verengung auf, durch die bei Temperaturerhöhung das Quecksilber in die Kapillare gepreßt wird. Ist der Meßvorgang vollendet, so zieht sich das Quecksilber zusammen, wobei der Quecksilberfaden an der Verengung reißt. Dadurch bleibt der in

der Kapillare befindliche Teil des Quecksilbers auf der Höhe stehen und gestattet eine genaue Ablesung. Will man das Thermometer erneut verwenden, so muß das Quecksilber nach erfolgter endgültiger Abkühlung durch Schleuderbewegung aus der Kapillare in das Vorratsgefäß zurückgeschlagen werden, übrigens unter Ausnutzung der in der Mechanik beschriebenen Fliehkräfte.
Große Vorsicht ist beim Zerbrechen eines Quecksilberthermometers geboten. Das Quecksilber zerspritzt dabei in kleinste Tröpfchen, die schwer einzusammeln sind. Durch den relativ hohen Dampfdruck des Quecksilbers besteht dann in diesem Raum die Gefahr einer Vergiftung! (Siehe Chemie).
Eine einfache Konstruktion haben die Badethermometer, die zur Ablesung der richtigen Temperatur ständig mit dem Wasser in Berührung bleiben sollten. Sie sind gewöhnlich mit Holz oder Kunststoffumhüllung versehen, um an der Oberfläche schwimmen zu können. Außerdem verhütet die Umhüllung Bruch während des Bades und somit eventuelle Verletzungen. Aus den gleichen Gründen sind die Rektalthermometer mit einer dicken Glashülle umgeben. Die Mundthermometer haben eine breite Zunge als Kontaktfläche.
Die normalen Körpertemperaturen betragen bei rektaler Messung 36,6° C–37,4° C; bei oraler Messung 36,3° C–37,1° C und bei axialer Messung 36,1° C–36,9° C.
Thermometer für Frühgeburten zeichnen sich dadurch aus, daß sie eine Ablesemöglichkeit für Temperaturen zwischen 20° C und 30° C zusätzlich ermöglichen.
Neuerdings kennt man auch elektronische Fieberthermometer, die es gestatten, die Temperatur in 15 Sekunden zu messen.

6.4 Wärmemenge

Beschreibt die Temperatur den thermischen Zustand eines Körpers, so besagt die Wärmemenge als Form der thermischen Energie, auf welche Weise Änderungen dieser Zustände benutzt werden können.
Die Einheit der *Wärmemenge* war die *Kalorie* = *cal*, das war diejenige Wärmemenge, der man 1 Gramm Wasser zuführen muß, um es von 14,5° C auf 15,5° C zu erwärmen. In der Technik verwandte man als Einheit die große oder Kilokalorie = kcal = 1000 cal. Nach neuester Diktion sind Energie, Arbeit und Wärmemenge Größen gleicher Dimension, die auch in der gleichen Einheit gemessen werden sollten. Mit dem internationalen Maßsystem wurde diese Vereinheitlichung verwirklicht, und viele der inkohärenten »mechanischen«, »elektrischen« und »kalorischen« Einheiten werden mit

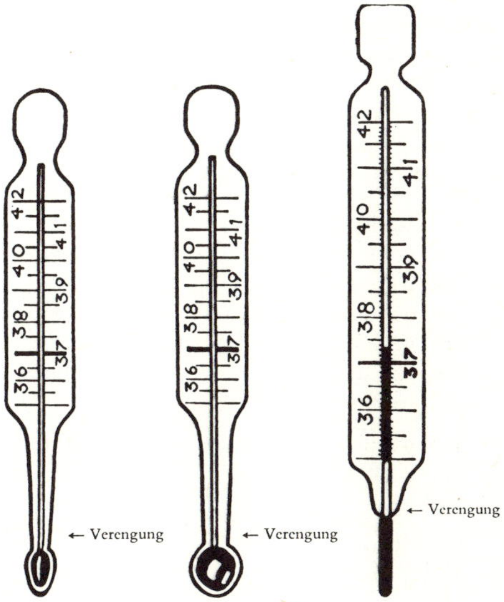

Abbildung 39 Fieberthermometer (Rectal-, *birnenförmig;* Zungen-, *flach-herzförmig;* Achselthermometer, *spitz*).

der Zeit nur noch von historischem Interesse sein. Dieser Prozeß dürfte aber nur allmählich vor sich gehen, weil derart traditionelle Einheiten wie beispielsweise die Kalorien im technischen und allgemeinen Sprachgebrauch tief verwurzelt sind. In der Wissenschaft sollten Wärmemengen nur noch in Joule ausgedrückt werden. Wenn doch noch »kalorische« Einheiten verwendet werden, sollte man sich wenigstens auf solche beschränken, für die eine genaue Umrechnung in Joule möglich ist.

Die Wärmemenge ist in einem Körper als kinetische Energie der ungeordneten Bewegung gespeichert. Beim Festkörper sind es die Schwingungen von Atomen und Molekülen um Ruhelagen im Kristallgitter; bei Flüssigkeiten und Gasen sind es die Translations- und Rotationsbewegungen derselben.

Einheit der Wärmemenge ist das Joule = J.
Dazu gilt die Beziehung: 1 J = 1 Nm = 1 Ws.
Eine Kalorie (cal) 4,1868 Joule oder Wattsekunden, bzw. es gilt 1 Ws = 0,24 cal = 1 Joule.

Wärmeenergiequellen sind die Sonne, das Erdinnere, die Reibung, chemische, elektrische und nukleare Prozesse sowie in der belebten Natur die metabolischen Vorgänge, vorwiegend die Oxidation. Die vom Organismus aufgenommenen Lebensmittel werden durch Oxidation verbrannt. Demnach kommt ihnen ein bestimmter Heizwert zu. Die Bestimmung der Heizwerte geschieht in den Verbrennungskaloriemetern. Der Energiegewinn bei einer solch schnellen Verbrennung ist gleich der Wärmemenge, die bei der langsamen Verbrennung im Organismus gewonnen wird. Bei der Verbrennung der Nahrung in einem *Kaloriemeter* mißt man also ihren Heizwert, der dem Nährwert in Energieeinheiten entspricht. Das Rechnen mit Kalorien oder durch die Umstellung im Maß-

Nahrungsmitteltabelle

Kohlenhydrate		
100 g Brot	enthalten	250 kcal ≙ ~ 1045 × 10^3 J
100 g Reis	enthalten	350 kcal ≙ ~ 1463 × 10^3 J
100 g Zucker	enthalten	400 kcal ≙ ~ 1670 × 10^3 J
100 g Honig	enthalten	300 kcal ≙ ~ 1253 × 10^3 J
100 g Kartoffeln	enthalten	80 kcal ≙ ~ 345 × 10^3 J
Fette		
100 g Butter	enthalten	750 kcal ≙ ~ 3140 × 10^3 J
100 g Speck	enthalten	850 kcal ≙ ~ 3550 × 10^3 J
100 g Öl	enthalten	880 kcal ≙ ~ 3680 × 10^3 J
Eiweiß		
100 g Ei	enthalten	150 kcal ≙ ~ 625 × 10^3 J
100 g Rindfleisch	enthalten	200 kcal ≙ ~ 835 × 10^3 J
100 g Schweinefleisch	enthalten	350 kcal ≙ ~ 1463 × 10^3 J
100 g Kalbfleisch	enthalten	230 kcal ≙ ~ 960 × 10^3 J

System mit Joule ist daher in der Ernährungslehre von Wichtigkeit. Dabei hat sich gezeigt, daß der Mensch pro Tag für seine Existenz rund 10^7 Joule benötigt, um seine Zellen im optimalen Temperaturbereich der Lebensvorgänge zu halten.

6.5 Die Hauptsätze der Wärmelehre

Der Arzt *Robert Mayer* (1814–1878) erkannte als erster, daß die Wärme eine Form der Energie ist. Wissenschaftstheoretisch wurden gemäß dieser Erkenntnis von der Wärme als Energieform fundamentale *Hauptsätze* formuliert. Sie besagen, daß **Energie im abgeschlossenen System nicht verlorengehen kann**, sondern allenfalls in eine andere Energieform umgeformt wird (Wärme in Dampfmaschinen wird in mechanische Energie umgewandelt). Weiterhin besteht der Erfahrungssatz, daß **Wärme stets vom wärmeren zum kälteren Gegenstand übergeht** und der Vorgang niemals in umgekehrter Richtung verlaufen kann (= irreversibler Prozess).

Damit kann Wärme auch nur dann in Arbeit umgewandelt werden, wenn zugleich ein Teil der Wärme von einem wärmeren auf einen kälteren Körper übergeht. Es gilt ferner die Umkehrung dieses Satzes, wonach Wärme von einem kälteren auf einen wärmeren Körper nur unter Aufwand von mechanischer Arbeit übertragen werden kann. Darauf beruht das Wesen der Kältemaschinen.

6.6 Ausbreitung

Die Ausbreitung der Wärme kann auf drei verschiedene Arten erfolgen:

a) durch *Wärmeleitung* z. B. in den Metallen

b) durch *Wärmeströmung* = *Konvektion* oder Wärmemitführung

c) durch *Wärmestrahlung* mittels elektromagnetischer Wellen.

Bei der Wärmeleitung breitet sich diese dadurch aus, daß die schnellere Molekularbewegung auf die benachbarten, kälteren Moleküle übertragen wird, wodurch die Energie dieser erhöht, die der wärmeren jedoch vermindert wird, bis sich schließlich ein Gleichgewichtszustand einstellt. Ihre praktische Anwendung findet z. B. eine gute Wärmeleitung beim Elektroherd, bei dem die Wärme der Heizplatten um so besser ausgenutzt wird, je ebener der Kochtopf auf der Platte steht. Umgekehrt wird eine Wärmeleitung vermieden, wenn bei Thermosflaschen durch einen evakuierten Zwischenraum ein direkter Austausch der Bewegungsenergie der Moleküle weitgehend verhindert wird.

Von Wärmeströmung oder Konvektion sprechen wir, wenn Wärme durch Materie transportiert wird. Das ist so zu verstehen, daß z. B. bei der Warmwasserheizung die Wärme an das Wasser gebunden ist. Sie strömt im Heizungssystem nach oben, weil warmes Wasser leichter ist als kaltes. In Gasen liegen die Verhältnisse ähnlich, weswegen ein Segelflieger über einer Stadt mit der wärmeren Luft nach oben getragen wird. Die dritte Form der Wärmeausbreitung ist die Strahlung, wie wir sie durch die Sonnenstrahlen täglich erfahren. Die Sonne ist ein großer Infrarotstrahler, von dem die Energie als elektromagnetische Wellen den Raum durchmißt. Auf der Erde werden diese Strahlen von dunklen und rauhen Körpern in größerem Umfang aufgenommen als von weißen und glatten. Daher die helle Kleidung im Sommer (siehe auch Kapitel Strahlenkunde!) und die Auskleidung von Thermosflaschen und Lichtbügeln mit spiegelndem Material.

Den Umstand, daß die Wärmestrahlung von der Temperatur des jeweiligen Körpers abhängig ist, nutzt man z. B. in der Diagnostik im *Thermogramm.*

Dies gestattet durch Detektoren ein punktweises Temperaturbild wiederzugeben, wodurch entzündliche Prozesse oder Durchblutungsstörungen lokalisiert werden können.

6.7 Wärmeregulation und -therapie

Zum Unterschied zu den Kaltblütern sind die Körper der Warmblüter auf die Einhaltung einer konstanten Körpertemperatur angewiesen. Die Betriebstemperatur, die für den menschlichen Organismus im gesunden Zustand bekanntlich zwischen 36,5° C und 37,5° C liegt, wird durch die ständig ablaufenden, chemischen Vorgänge bei der Verbrennung der zugeführten Nahrung gewährleistet. Bei Überhitzung des Körpers tritt die physikalische Wärmeregulation ein, die sich im Wechsel von peripherer Durchblutung und Schweißabsonderung äußert. Innerhalb des Körpers sorgt der Blutstrom für die optimale Verschiebung der Wärmemenge und ihre Abgabe nach außen oder Aufnahme der Wärme von außen und ihren Transport nach innen. Unabhängig von diesem rein physikalischen Geschehen wird der Wärmehaushalt des Körpers durch ein kompliziertes System von Kälte- und Wärmerezeptoren wie in einem Reglerkreis gesteuert. Die Impulse dieser Rezeptoren werden dem Temperaturzentrum am Hypothalamus zugeleitet, von wo hormonell eine Beantwortung dieser Reize erfolgt, sog. *kybernetischer Reglerkreis des Wärmehaushalts.*

Bei Absinken der äußeren Temperatur wird durch erhöhten Stoffwechsel besonders in den Muskeln und in der Leber Wärme erzeugt und damit der Temperaturverlust ausgeglichen, der durch Wärmeleitung an die Umwelt entsteht (Muskelzittern). Steigt die Körpertemperatur, so steigt in gleichem Maße die Wärmeabgabe. Sie erfolgt durch Verdunstung von Wasser auf der Körperoberfläche (Schwitzen) und durch die Atemluft. Jedem bekannt ist die Wärmeregulation, wie sie Hunde ausüben, wenn sie hecheln, da sie nicht schwitzen können. Es wird also Verdunstungswärme verbraucht, wodurch Kälte entsteht, was allerdings erschwert ist, wenn die Luft wie in einem Treibhaus oder in einem Dampfbad bereits wasserdampfgesättigt ist. Hitzeschlaggefahr! Das gleiche Prinzip finden wir bei der Anwendung von Chloräthyl zum Vereisen in der kleinen Chirurgie. *»Fieber«* ist der Begriff für das Ansteigen der normalen Körpertemperatur über 37,5° C hinaus. Die wärmeregulierenden Zentren sind dabei durch die pathologische Ausgangslage des Körpers auf ein anderes Niveau der Temperaturregelung eingestellt. Durch Temperatursteigerung um 1° C erhöht sich der gesamte Stoffwechsel des Körpers um 20%!

Seit alters ist die Anwendung von Wärme in der Therapie gebräuchlich. So sind die Bäder jeweils stolz auf ihre römischen Badruinen. Noch älter als die Verwendung von Wasser als Wärmequelle dürfte die Ausnutzung der Strahlungswärme der Sonne sein, denn *Aesculap*, der Gott der Heilkunst, war in der Göttermythologie ein Sohn des Lichtgottes *Apollo.*

Wärme kann in verschiedener Weise dem Körper zu- oder abgeführt werden, so z. B. durch Wärmflaschen, bei denen man die besonders hohe *spezifische Wärme* des Wassers ausnutzt. Die spezifische Wärmekapazität eines Körpers gibt an, welche Wärmemenge in Joule bezogen auf Gramm und Grad Temperaturerhöhung bei einer Änderung des thermischen Zustandes eines Körpers erforderlich sind. Auf dem Umstand der großen spezifischen Wärmekapazität des Wassers beruht auch der Wärmehaushalt der Natur, denn um seine Temperatur merklich zu verändern, muß Wasser eine beträchtliche Wärmemenge aufnehmen oder abgeben. Aus diesem Grund kühlt sich das Meerwasser im Herbst sehr langsam ab, was einen großen Einfluß auf das Klima der Küstenlandschaft und ihrer Bäder hat.

Weitere Wärmequellen in der Therapie sind die Lichtbögen, Glühlichtkästen, Lichtbügel, Lichtbäder, Solluxlampen und Steingutwärmflaschen, ferner elektrische Heizkissen. Diese Wärmequellen spenden trockene Wärme, wogegen Wickel, Kompressen, Packungen, Güsse, Duschen und Saunen usw. die Anwendung feuchter Wärme bedeuten. Dabei ist die Technik der Anwendung von Bedeutung. Als Beispiel diene Zeichnung Nr. 40, aus der her-

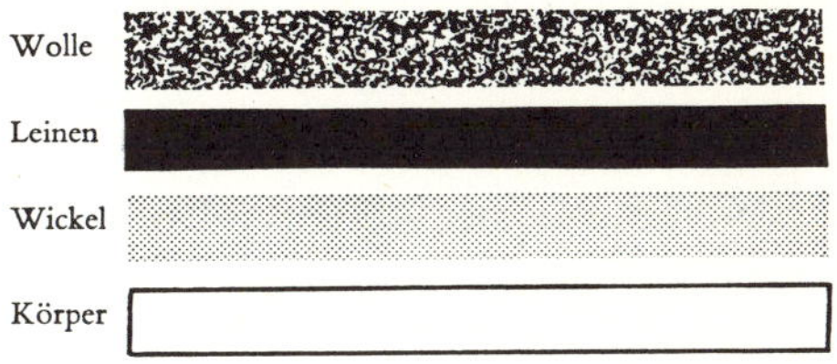

Abbildung 40 Lage der Wärmetücher (Außentuch = Wolle, Flanell; Mitteltuch = Leinen, Nessel; Feuchter Wickel; Körper).

Wärmeregulationstabelle

Umweltbedingung	Reaktion des Organismus	Bilanz des Organismus
normale Temperatur im Zimmer	mittlere Strahlung mittlere Wärmeleitung mittlere Verdunstung	ausgeglichen
kaltes Wetter im Freien	große Wärmeabstrahlung mittlere Wärmeleitung geringe Verdunstung	negativ
normales Wetter bei kühlem Wind im Freien	geringe Strahlung große Wärmeleitung mittlere Verdunstung	negativ
trockene, warme Umgebung im Freien oder im Zimmer	geringe Strahlung geringe Wärmeleitung große Verdunstung	ausgeglichen
sehr trockene Hitze im Freien oder in der Sauna	große Strahlungsaufnahme kaum Wärmeleitung große Verdunstung	positiv
feuchte Hitze in den Tropen oder in einem Dampfbad	mittlere Strahlungsaufnahme kaum Wärmeleitung praktisch keine Verdunstung	stark positiv

vorgeht, wie man optimal die Wärme speichern kann.
Zusammenfassend für die Wärmeempfindung des Menschen sei in vorstehender Tabelle verkürzt die resultierende Wärmebilanz für den menschlichen Organismus dargestellt, wenn er unterschiedlichen Wärmeumweltbedingungen ausgesetzt ist. Die persönliche Wärmebilanz ergibt sich dabei aus der chemischen Wärmebildung durch Nahrungsabbau = metabolische Wärme und der physikalischen Wärmeregulation durch Verdunstung, Wärmeleitung, Konvektion und Strahlung.
Bei hoher relativer Luftfeuchtigkeit ist die Schweißverdunstung mit Abkühlung nicht mehr möglich. Die Toleranz gegenüber feuchter Wärme ist daher viel geringer. Ein Dampfbad sollte daher ca. 50°C nicht übersteigen, während eine Sauna 90°–110°C haben kann.

Merksätze zur Wärmelehre

a) Wärme ist der Ausdruck für die Intensität der Molekularbewegung, d. h. die kinetische Energie der Moleküle.
b) Wärmezustandsmessung erfolgt mit Thermometern, und die Temperatur wird in °C angegeben.
c) Die Einheit der Wärmemenge ist das Joule.
d) Energie kann in einem abgeschlossenen System nicht verlorengehen.
e) Wärme geht stets vom wärmeren zum kälteren Medium über.
f) Die Wärmeregulation des Menschen erfolgt zentral durch das Wärmezentrum am Hypothalamus.
g) Bei Verdunstung entsteht Verdunstungskälte, weil Verdunstungswärme verbraucht wird.
h) Unter einem thermometrischen Fixpunkt versteht man den Schmelz- oder Siedepunkt eines reinen Stoffes.
i) Die **Thermodynamik** (Lehre von »Wärme und Kraft«) beschäftigt sich mit Zuständen und Zustandsänderungen fester, flüssiger und gasförmiger Körper unter dem Einfluß gleichzeitiger mechanischer und thermischer Einwirkungen. Thermische und kalorische Zustandsgrößen, durch Zustandsgleichungen in Beziehung zueinander gebracht, beschreiben diese Prozesse.

Übungen

a) Weshalb hat man Kunststoffgriffe an metallenen Kochgeräten?
b) Ist feuchte oder trockene Wärme die Ursache menschlicher Wärmestauungen?
c) Warum verbrennt man sich leicht den Mund beim Löffeln sehr fetter, heißer Fleischbrühe?
d) Wie ist eine Thermosflasche konstruiert?
e) Festsitzende Glasstopfen in Flaschenhälsen lockert man durch Erwärmen des Halses. Erklären Sie diesen Vorgang!

7.0 Optik

Vorbemerkungen und Erfahrungen

a) In der Dunkelheit kann man nichts sehen, erst Licht ist die Ursache dafür, daß man Gegenstände erkennen kann (Wesen des Lichts).
b) Schattenspiele mit der Hand sind sehr eindrucksvoll bei punktförmigen Lichtquellen (Ausbreitung = geometrische Optik).
c) Heiße Luftschichten über Betonstraßen spiegeln dem Autofahrer Wolken des Himmels als vermeintliche Pfützen auf der Straße (Lichtbrechung).
d) Viele ältere Menschen halten beim Lesen das Blatt weit von ihren Augen weg (Augenfehler).
e) Der Zahnarzt benutzt einen Hohlspiegel zur Untersuchung der Zähne (Vergrößerung durch Hohlspiegel).
f) Der Regenbogen zeigt die Spektralfarben (Polychromatie = Wellenoptik).

7.1 Wesen des Lichtes

Traditionsgemäß wird in der *Optik* als Teilgebiet der Physik jenes Verhalten des Lichtes behandelt, was durch das Auge wahrgenommen werden kann, bzw. durch geeignete Hilfsmittel die Abbildungsphänomene zum Gegenstand der Untersuchung hat.
Obwohl prinzipiell dazugehörig, wird indessen in der *Strahlenkunde* mehr die Fortbewegungsform der Energie durch den Raum besprochen und wegen der zunehmenden Bedeutung für das Umfeld des Menschen und als Übergang zur chemischen Materie-Stoff-Beobachtung in einem besonderen Teil herausgestellt (ab S. 115).
Dazu gehören auch die fotochemisch wichtigen ultravioletten und infraroten Strahlen, die beide mit dem Auge nicht mehr wahrnehmbar sind.
Sichtbares Licht besteht aus elektromagnetischen Wellen mit Wellenlängen zwischen 400 und 760 nm (Nanometer), die im menschlichen Auge Lichtempfindungen hervorrufen. Die Ausbreitungsgeschwindigkeit beträgt im Vakuum ca. 300000 km/sec. oder $c = 3{,}0 \times 10^8$ m/s.
In jedem Stoff, also auch in der Luft, ist sie kleiner. Für den Weg zwischen Sonne und Erde benötigt das Licht damit etwa 8 ½ Minuten.
Man unterscheidet als Lichtquellen *selbstleuchtende (primäre Lichtquellen)* und *nicht selbstleuchtende Gegenstände (sekundäre Lichtquellen)*, was bis auf wenige Ausnahmen von der Temperatur des betreffenden Körpers abhängt. Grob gerechnet leuchten alle Gegenstände, die über 500° C heiß sind, weshalb man sie auch als Temperaturstrahler bezeichnet. Neonröhren und Glühwürmchen leuchten ebenfalls, jedoch bei niedrigerer Temperatur. Man nennt sie *Kaltstrahler*.
Das »Sehen« wird erst durch das Zusammenwirken von Licht und Auge möglich. Das Auge empfängt einen Lichteindruck, der von der Lichtquelle erzeugt wird. Es empfindet verschiedene Helligkeitsgrade, hell und dunkel, sowie Farben. Der Farbeindruck hängt wiederum von der Wellenlänge des ausgesandten Lichts ab.

Licht ist demnach eine Energieform, die sich in Form von Strahlungen äußert.

Jedoch ist eine einzige Vorstellung bzw. ein Denkmodell für die ganze Wirklichkeit nicht ausreichend. Je nach Ausgangslage der Betrachtungen ist die Erscheinung »Licht« entweder nur als *elektromagnetische Wellenbewegung* zu verstehen (besonders bei der Ausbreitung des Lichts) oder als ein Strom von *kleinsten Energieteilchen*, sogenannten Photonen, wie bei der biologisch-energetischen Wirkung des Lichts. Zur Erklärung dessen, was Licht darstellt, sind also die *Wellentheorie* und die *Korpuskulartheorie* gleichwertig. Während letztere besonders zur Theorie des Entstehens von Licht herangezogen wird, bietet sich beim Umgang in der täglichen Praxis mit optischen Instrumenten usw. eine gute, anschauliche Erklärung an, wenn man die Wellentheorie als Deutung zugrunde legt.

Ausgehend von der Wellentheorie muß man zwei verschiedene Arten von Wellen unterscheiden. Sollen Impulse und Energie weitergegeben werden – und dies ist die Grundlage von Schwingungen –, so kann es in Form der *Transversalwellen* oder in der Art der sogenannten *Longitudinalwellen* geschehen, wobei jeweils eine Schwingungsebene aufgespannt wird. Bei den Transversal-Wellen schwingen die einzelnen, kleinen Massenteilchen senkrecht zur Fortpflanzungsrichtung hin und her. Man nennt sie daher Quer- oder Transversalwellen (transversus = quer). (Anschaulich als Wasserwellen.)

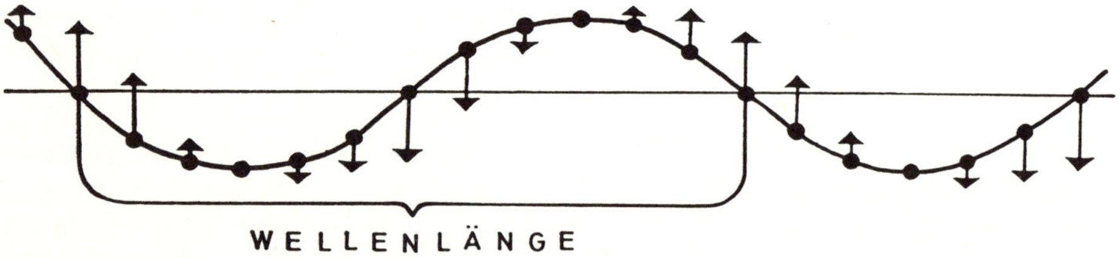

Abbildung 41 Darstellung einer Querwelle = Wellenbewegung in der Optik = transversal.

Licht breitet sich in transversalen Wellen aus.

Im Gegensatz dazu zeigt sich bei den Longitudinalwellen ein Schwingungszustand von Verdichtungen und Verdünnungen in Richtung der Fortpflanzung. Diese Art der Wellenbewegung ist für die Fortpflanzung des Schalls verantwortlich. (siehe Kapitel Akustik)

Schwingungen sind ganz allgemein Vorgänge, bei denen jeder Zustand des schwingenden Systems nach einer festen Zeitspanne wieder erreicht wird = Periodizität.

Jedes schwingungsfähige System nennt man einen *Oszillator*. Zur Beschreibung der durch Schwingungen hervorgerufenen Wellen verwendet man folgende Begriffe:

Wellenlänge nennt man den Abstand zwischen dem zweimaligen Durchlaufen der Ruhelage.

Amplitude = Schwingungsweite ist der höchste Ausschlag einer Welle.

Schwingungsdauer ist die Zeit, in der sich eine vollständige Auf- und Abschwingung vollzieht. (= Periodendauer)

Frequenz heißt die Anzahl der Schwingungen pro Zeiteinheit. Sie wird in der Einheit »Hertz« gemessen = Hz.

Ausbreitungsgeschwindigkeit wird errechnet aus der Frequenz mal Wellenlänge.
Jedes schwingende makroskopische System verliert ständig Energie.
Ohne Energiezufuhr wird die Amplitude im Laufe der Zeit immer kleiner. Man spricht dann von *gedämpften Schwingungen.*
Die Tatsache, daß äußerlich so ganz verschiedene Erscheinungen wie Licht- und Wärmestrahlen gleiches gesetzmäßiges Verhalten zeigen, deutet auf eine enge physikalische Verwandtschaft hin.

7.2 Ausbreitung des Lichts

Zwei Eigenschaften des Lichts waren von jeher als physikalische Phänomene Gegenstand naturwissenschaftlicher Forschungen:

a) seine Ausbreitungsgeschwindigkeit
b) die Gradlinigkeit der Lichtstrahlen bei der Ausbreitung (geometrische Optik).

Der Däne *Olaf Römer* fand bereits 1676, daß sich das Licht mit einer meßbaren Geschwindigkeit ausbreitet, nämlich mit rund 300 000 km/s im Vakuum. Diese Konstante dient in der Astronomie, um die unvorstellbar großen Entfernungen anzugeben, die in den einzelnen und zwischen den verschiedenen Milchstraßensystemen herrschen. So braucht das Licht vom Polarstern bis zu unserer Erde ca. 41 Jahre, und unsere Milchstraße hat als Spiralnebel eine Länge von ca. 100 000 Lichtjahren. Ein Lichtjahr ist die Strecke, die das Licht in einem Jahr durchläuft. Das sind 60 (Sek.) × 60 (Min.) × 24 (Std.) × 365 (Tage) × 300 000 km ~ 9,5 Billionen km = $9{,}5 \times 10^{12}$ km.

Beobachtet man im Morgendunst im Walde die aufkommende Sonne, so kann man feststellen, daß die Lichtstrahlen ausgesprochen gradlinig durch das Blätterdach fallen. Noch besser erkennt man dies an der **Schattenbildung**, die eintritt, wenn von einer punktförmigen Lichtquelle aus die Lichtstrahlen auf einen lichtundurchlässigen Körper gerichtet sind. Auf einem Schirm hinter jenem Körper wird dieser Schatten abgebildet. Bei der Mondfinsternis steht die Erde zwischen Sonne und Mond und wirft auf diesen ihren Schatten. Die Gradlinigkeit der Ausbreitung von Lichtstrahlen spielt eine Rolle beim Ablesen von Meßstäben oder Skalen, z. B. bei Fieberthermometern. Sieht man schräg auf eine derartige Einteilung, wird man einen anderen Ablesewert erhalten als bei senkrechter Beobachtung. Man nennt diesen Ablesefehler auch *Parallaxe.*
Zwischen den verschiedenen Medien kann das Licht an den Grenzflächen erfahren:

a) Reflexion = ein Teil wird zurückgeworfen;
b) Refraktion = Übergang unter Richtungsänderung;
c) Absorption = teilweise Umsetzung in eine andere Energieform.

7.3 Reflexion

Licht, das auf irgendwelche Flächen von Körpern trifft (Metall, Wasser, Glas, Holz usw.) wird von diesen Flächen mehr oder weniger stark zurückgeworfen = *reflektiert.* Diese nach allen Seiten hin erfolgende Zurückwerfung des Lichts ist die Ursache dafür, daß wir nicht-selbstleuchtende Körper überhaupt erkennen können. Flächen, die gar kein Licht reflektieren, gibt es nicht. Eine, wenn auch mitunter ganz schwache Reflexion, ist stets vorhanden.

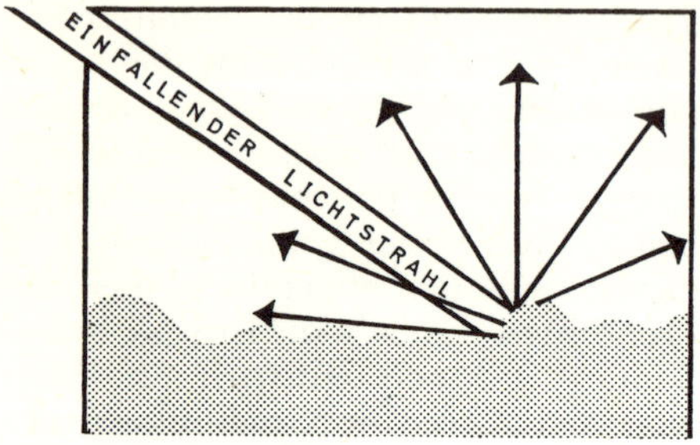

Abbildung 42 Diffuse Reflexion.

An überaus glatten Flächen (polierte Metalle, Spiegel, absolut ruhiges Wasser) äußert sich die Zurückwerfung der Lichtstrahlen im Sinne des Spiegelgesetzes. Die Strahlen verhalten sich wie aufspringende Tennisbälle oder anstoßende Billardkugeln.

Der Einfallwinkel ist gleich dem Reflexionswinkel.

Große Spiegel können daher in Zimmern eine größere Geräumigkeit vor-

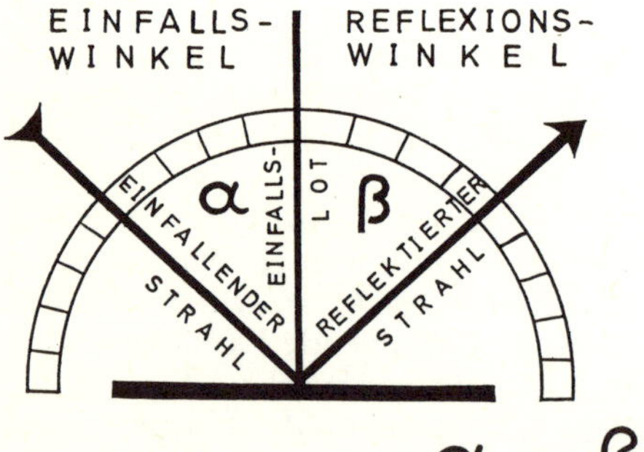

Abbildung 43 Spiegelgesetz.

täuschen (Spiegelgalerie im Schloß zu Versailles), denn das Spiegelbild scheint sich genausoweit hinter der Spiegelebene zu befinden, wie der Betrachter sich vor dem Spiegel befindet. Krümmt man einen Spiegel, so bekommt man einen sogenannten sphärischen Spiegel. Die Innenseite wird dann Hohlspiegel oder Konkavspiegel genannt. Da hier für jeden einzelnen Punkt des Spiegels ebenfalls das Reflexionsgesetz gilt, werden sich die zurückgeworfenen Strahlen in einem Punkt treffen. Er heißt *Brennpunkt.* Mit der Bündelung und Konzentration der Strahlen in diesem Punkt kann man mit Hilfe des Sonnenlichts z. B. Papier entzünden (daher der Name Brennpunkt).

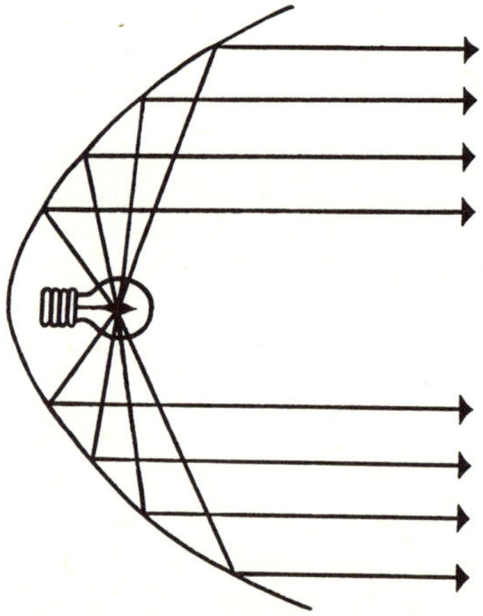

Abbildung 44 Hohlspiegel im Scheinwerfer.

Umgekehrt kann man erreichen, daß eine Lichtquelle im Brennpunkt eines Hohlspiegels angebracht, nunmehr ihre Strahlen parallel aussendet. Es ist das Prinzip des Scheinwerfers, welches auch bei den Operationslampen oder dem Spiegel des Hals-, Nasen- und Ohrenarztes angewandt wird.

Im Gegensatz zu *Hohl-* oder *Konkavspiegeln* kann man auch Spiegelungen an nach außen gekrümmten Flächen vornehmen. Diesen als *Wölbspiegel* (Konvexspiegel) bekannten Einrichtungen begegnen wir als Verkehrsspiegel, in denen man die Gegenstände zwar kleiner sieht als in ebenen Spiegeln, wobei sich jedoch das Gesichtsfeld vergrößert.

Unter einer **Totalreflexion** versteht man eine vollständige Reflexion von Lichtstrahlen, die an der Grenzfläche zweier Medien erfolgt, wenn das Licht aus demjenigen mit dem größeren Brechungsindex (= optisch dichter) in dasjenige mit dem kleineren Brechungsindex (= optisch dünner) übergeht und der Einfallswinkel größer als der Grenzwinkel ist.

7.4 Brechung des Lichtstrahls = Refraktion

Unter der Brechung des Lichtes versteht man seine Ablenkung aus der Ausbreitungsrichtung beim Übergang von einem Stoff (Medium) in einen anderen. Dringt z. B. ein Lichtstrahl aus der Luft schräg in Wasser ein, so ändert er seine Richtung und wird zum Lot hin gebrochen.

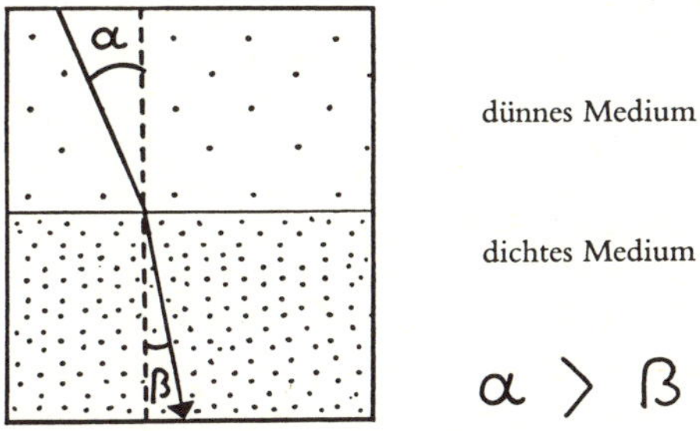

Abbildung 45 Brechung des Lichtes.

Ein in Limonade getauchter Strohhalm erscheint dem Beobachter als geknickt und das Ende etwas angehoben. Im Wasser stehende Menschen haben aus dem gleichen Grund für den Außenstehenden quasi verkürzte Beine. Das Licht wird also beim Übergang vom optisch dünneren Medium zum optisch dichteren Medium zum letzteren hin gebrochen. Die Brechung des Lichtes beim Durchgang durch Glas wird in großem Umfang bei der praktischen Anwendung von *Linsen*, bzw. Linsensystemen, ausgenutzt (Name ist abgeleitet von der Form der Hülsenfrüchte »Linsen«). Linsen sind Glaskörper, die entweder auf einer Seite oder auf beiden Seiten kugelförmig geschliffen sind. Man unterscheidet zwei Arten von Linsen:

a) Sammellinsen
b) Zerstreuungslinsen.

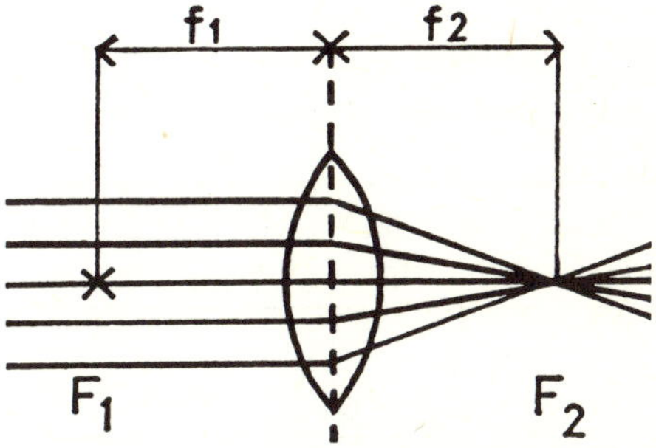

Abbildung 46 Wirkung einer Sammellinse (Brennweite f > 0).

Treffen parallele Lichtstrahlen auf eine Sammellinse, so vereinigen sie sich in einem Brennpunkt, der *hinter* der Linse liegt. Treffen sie hingegen auf eine Zerstreuungslinse, so verlassen sie diese auseinanderstrebend und in entgegengesetzter Richtung von einem Brennpunkt, der *vor* der Linse liegt.

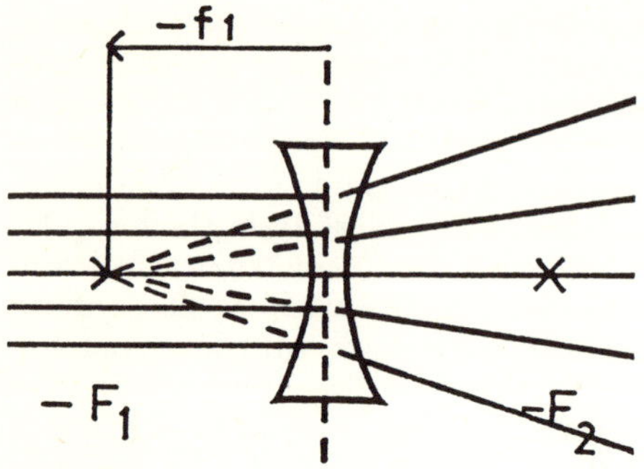

Abbildung 47 Wirkung einer Zerstreuungslinse (Brennweite f < 0).

Der Abstand des Brennpunktes von der Linsenmitte heißt *Brennweite* = f und ist für jede Linse eine charakteristische Größe. Eine Linse bricht um so stärker, je kleiner ihre Brennweite f ist, je näher also der Brennpunkt an der Linse liegt.

Der Kehrwert der Brennweite einer Linse oder einer Linsenkombination wird *Brechkraft* = B genannt. $B = \frac{1}{f}$, sie wird in Dioptrien ausgedrückt.

Die Einheit der Brechkraft ist die **Dioptrie** = dpt.

Das nicht akkomodierte menschliche Auge hat eine Brennweite von 17 mm.

Seine Brechkraft ist also

$$\frac{1}{0{,}017\,\text{m}} = 59\ \text{dpt. Weil } 1\ \text{dpt} = \frac{1}{f}.$$

Ein Brillenglas hätte zum Beispiel mit einer Brechkraft von −2 dpt eine Brennweite von $-\frac{1}{2}$ m = −50 cm. Da diese Bezeichnung ein negatives Vorzeichen hat, handelt es sich um eine Zerstreuungslinse.

Mit einem positiven Vorzeichen würde es sich um eine Sammellinse handeln. Linsen zeigen naturgegeben gewisse Abweichungen = Aberrationen.

Sie lassen sich durch Kombinationen, auch durch Zusammenstellung mit verschiedenen Glassorten, kompensieren.

7.5 Optische Geräte

Will man Gegenstände deutlicher erkennen, so muß man den Sehwinkel vergrößern, denn ein Gegenstand erscheint uns um so größer, je größer der Winkel ist, unter dem wir ihn sehen. Dies erreicht man, indem man den Gegenstand näher an das Auge heranrückt oder indem man eine Sammellinse vor das Auge bringt. Die *Lupe* stellt so als Sammellinse das einfachste optische Gerät dar. Der zu betrachtende Gegenstand wird möglichst nah an den Brennpunkt gerückt. Bei *Mikroskopen* (Kleinseher) und Fernrohren benutzt man mehrfach zusammengesetzte Linsensysteme, die es ermöglichen, noch kleinste Teilchen, wie Zellen, Zellkerne, rote Blutkörperchen, Bakterien usw., zu erkennen oder auf große Entfernung hin noch Einzelheiten wahrnehmen zu können. Die Sichtbarkeitsgrenze ist gegeben durch die Wellenlänge des Lichts. Aus diesem Grunde hat man zur Erkennung noch feinerer Strukturen sogenannte *Elektronenmikroskope* gebaut. Allerdings ist man dann auf photographische Aufnahmen oder andere technische Hilfsmittel angewiesen, da das Auge dieses Licht unmittelbar nicht mehr wahrnimmt.

Hierbei sind den einzelnen Elektronen Wellen zuzuordnen, die auf Grund ih-

rer Kürze ein weitaus besseres Auflösungsvermögen besitzen, als es bei den herkömmlichen optischen Geräten der Fall war.
Auf der Technik der Vergrößerung des Sehwinkels beruhen auch Instrumente wie das *Cystoskop* usw., die dazu dienen, sich in schwer zugänglichen Körperhöhlen eine Übersicht des Zustandes der Schleimhäute zu verschaffen. Hier sorgt ein System von sinnvoll angeordneten Sammellinsen für einen möglichst geringen Verlust des Lichts, das von einer Kleinstlampe an der Spitze des Gerätes erzeugt wird.
Geht ein Lichtstrahl von einem dichten in ein dünnes Medium über, dann kann es geschehen, wenn er sehr flach auf die Grenzfläche trifft, daß der gebrochene Strahl senkrecht zum Lot, also »streifend« in der Grenzfläche weiterläuft. Wird der Einfallswinkel dann noch kleiner, ist dem Licht der Übertritt in das dünnere Medium vollends möglich: Es wird am Auftreffpunkt vollständig in das dichte Medium zurückreflektiert.
Genau diesen Sachverhalt macht man sich in der *Faseroptik* zunutze. Man verwendet eine dünne Faser aus Glas hoher Brechkraft (= hoher optischer Dichte) als eigentlich leitenden Kern, der von einer Schicht aus niedrigbrechendem (= optisch weniger dichtem) Glas ummantelt ist. Schickt man an einem Ende über eine Linsenoptik Lichtstrahlen in die Faser, so werden sie an der Grenzschicht zwischen Kern und Mantel total reflektiert: Sie verlaufen also weiter im Kern und werden immer wieder am Mantel reflektiert, bis sie schließlich im Zickzack-Kurs ans andere Ende der Faser gelangen. Dort treten sie aus und können über eine Optik ins Auge oder auch in eine Kamera gelenkt werden.

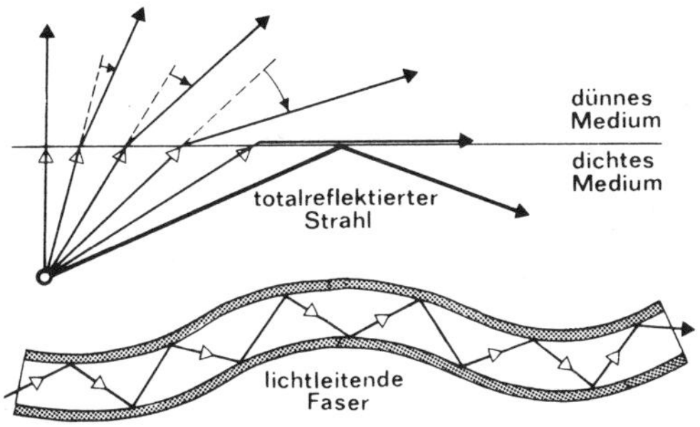

Abbildung 48 Lichtfasern.

In *Endoskopen* sind bis zu 100 000 solcher Fasern zu einem Leitbündel vereint. Diese Anordnung kann man ausnutzen, um Licht in Glasstäben oder Glasfasern über weite Strecken fortzuleiten (Lichtleiter in Körperhöhlen).
Die *Photographie*, die einerseits nach optischen Gesetzen arbeitet und sich an-

dererseits chemischer Umsetzungen lichtempfindlicher Stoffe (Platten und Filme) bedient, ist aus dem Alltag unseres Daseins nicht mehr wegzudenken. Ein Photoapparat besteht aus einem lichtundurchlässigen Gehäuse, dem Aufnahmeobjektiv, der Blende und der lichtempfindlichen, photochemischen Schicht. Das reflektierende Licht eines belichteten Körpers wird beim Photographieren durch das Linsensystem erfaßt. Bei Betätigung des Auslösers wird die Blende je nach Zeiteinstellung geöffnet und das so erfaßte Bild auf der photochemischen Schicht festgehalten.

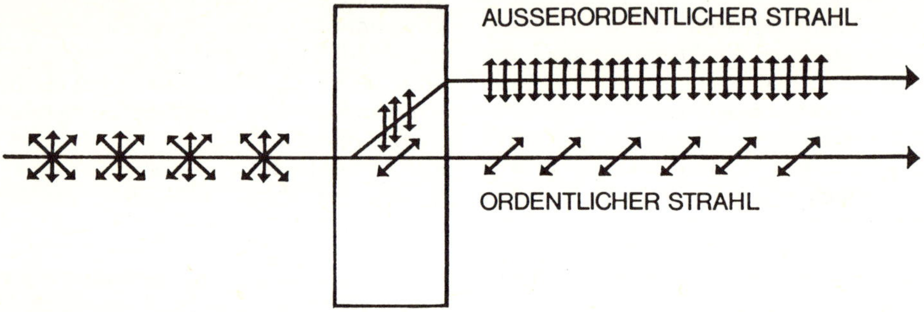

Abbildung 49 Polarisation des Lichtes.

Unter den häufig gebrauchten optischen Geräten beruht nur das *Polarimeter* nicht auf einem Linsensystem, wie Lupe, Fernrohr, Mikroskop, Photoapparat, sondern auf der Tatsache, daß bestimmte Kristalle die Fähigkeit besitzen, den einfallenden Lichtstrahl in zwei Teilstrahlen zu zerlegen *(Doppelbrechung)*. So zerlegt ein Kalkspatkristall einen Lichtstrahl derart, daß der eine Teil dem Brechungsgesetz folgt, der andere jedoch nicht. Dadurch ergibt sich, daß das aus dem Kristall austretende Licht in zwei aufeinander senkrecht stehenden Schwingungsebenen polarisiert wird. Den gleichen Effekt erzielt man mit zwei aneinandergeklebten Prismen *(Nikolsche* Prismen). Prismen sind dreiseitige Glaskörper zur Ablenkung und spektralen Zerlegung von weißem Licht. Aus dem in vielen Ebenen querschwingenden Licht kann man unter Benutzung solcher Kristalle oder Prismen Licht, das nur noch in einer bestimmten Ebene schwingt, gewinnen. Nun hat man herausgefunden, daß eine Reihe von Naturstoffen, unter anderem auch Lösungen von Traubenzucker, die Ebene des polarisierten Lichtes zu drehen vermögen. Man nennt solche Stoffe *optisch aktiv*.

In einem *Polarimeter* zur Bestimmung des Harnzuckers läßt man durch ein erstes Prisma das Licht polarisieren und dann das in einer bestimmten Ebene schwingende Licht durch die Prüflösung gehen. Diese dreht die Ebene des Lichtes, und dann prüft man die Schwingungsebene des ankommenden Lichtes mit Hilfe des zweiten Prismas.

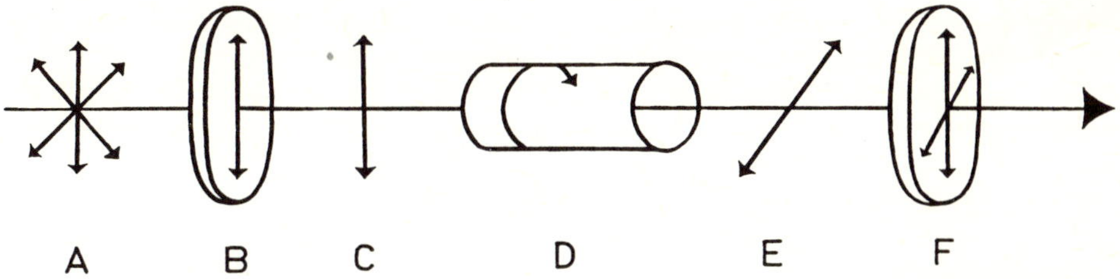

Abbildung 50 Durchgang des Lichtes durch einen Polarimeter. A Monochromatisches Licht; B Polarisator; C Polarisiertes Licht; D Substanzprobe; E Gedrehtes polarisiertes Licht; F Analysator.

Da die genannte optische Aktivität bei Traubenzuckerlösungen den Konzentrationen entspricht, kann man das Polarimeter direkt auf den Harnzuckergehalt eichen. Die Eigentümlichkeit der Polarisationsfähigkeit des Lichtes macht man sich auch zunutze bei Blendschutzbrillen und Brillen für plastisches Sehen.

Gefärbte Lösungen absorbieren in einer bestimmten Schichtdichte eine bestimmte Menge Licht. Diese Absorption ist um so größer, je höher die Konzentration des Farbstoffes ist. In der Praxis arbeitet das *Hämometer* nach diesem Prinzip. In ihm wird die Farbintensität von Blutverdünnungen mit einer Standardlösung verglichen und auf den Hämoglobingehalt bezogen.

Die Beschreibung der Polarisation des Lichtes ging auf die Natur des Lichtes als transversale Wellenbewegung zurück und fällt damit unter den Gesichtspunkt der **Wellenoptik** im Gegensatz zur Betrachtungsweise der geometrischen Optik.

Diese Betrachtungsweise des Lichtes wurde von dem holländischen Physiker Huyghens eingeführt. Sie stand damals im Gegensatz zu der Auffassung des englischen Physikers Newton, der die Meinung vertrat, daß das Licht aus feinsten materiellen Teilchen zusammengesetzt sei (siehe auch Teil Strahlenkunde). Seine Theorie wurde daher Korpuskulartheorie genannt. Diese Korpuskeln werden heute als Photonen erkannt.

Den Umstand, daß beide Eigenschaften des Lichtes, Welle und Korpuskel, gleichberechtigt nebeneinander existieren, bezeichnet man auch als den *Dualismus* des Lichtes.

Die Begriffe der *Kohärenz* = gleiche Frequenz und gleiche Phase und *Interferenz* = Überlagerung in bezug auf das Licht, lassen sich nur durch den Wellencharakter erklären.

7.6 Lichtstärke und Beleuchtung

Erfahrungsgemäß haben Kerzen, Glühbirnen, Bogenlampen usw. eine unterschiedliche Lichtstärke. Zum Vergleich der Stärke verschiedener Lichtquellen hat man gemäß einer zwischenstaatlichen Vereinbarung das Maß *Candela* = *cd* festgelegt. Als Normlichtquelle dient schmelzendes

Platin, das aus einer 1 cm^2 großen Öffnung des Schmelzofens eine Lichtstärke aussendet, der man den Wert 60 Candela gegeben hat.
Moderne Geräte zur Lichtstärkenmessung werden Photometer genannt.

Lichtstärketabelle	
Stearinkerze	1 cd
Petroleumlicht	30 cd
Autoscheinwerfer	60 cd
Bogenlampe	8 200 cd
Leuchtfeuer	1 900 000 cd
Sehr starke Scheinwerfer	800 000 000 cd

Nun erscheinen aber zwei gleichstarke Lichtquellen verschieden hell, je nach dem Abstand, von dem man sie betrachtet. Die Beleuchtungsstärke, die eine Lichtquelle hervorruft, nimmt dabei mit dem Quadrat der Entfernung ab. Dies ist aus nachfolgender Zeichnung leicht verständlich:

Um die gleiche Beleuchtungsstärke zu bekommen, müßte man nach dieser Gesetzmäßigkeit entweder eine 25-Watt-Lampe in einem Meter Abstand halten oder eine 100-Watt-Lampe in zwei Meter Entfernung.
Beim Einrichten von Arbeitsräumen oder von Krankenzimmern sollte dies Beachtung finden, damit ein zu starkes Licht nicht stört und andererseits eine genügende Helligkeit zum Lesen oder Arbeiten herrscht.
1 *Lux* ist die Beleuchtungsstärke einer Lichtquelle von der Stärke 1 Candela im senkrechten Abstand von einem Meter.

Beleuchtungsstärketabelle	
Licht vom Jupiter	0,000 025 Lux
Vollmond	0,26 Lux
Geringste Lesebeleuchtung	50,0 Lux
Senkrechtes Sonnenlicht	2 800,0 Lux

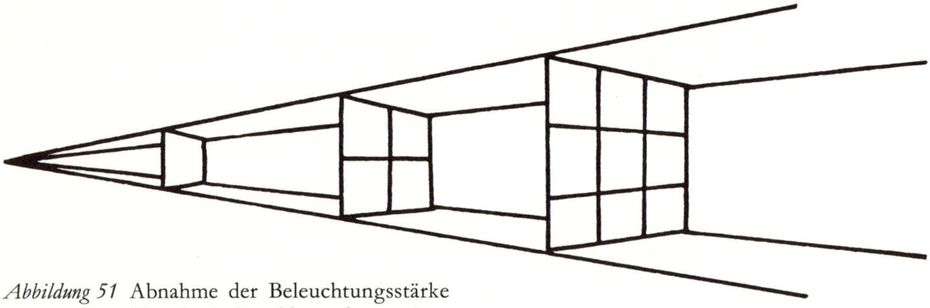

Abbildung 51 Abnahme der Beleuchtungsstärke (Quadratisches Abstandsgesetz).

7.7 Das Auge

Die auf das Auge treffenden Lichtstrahlen werden von einem zusammengesetzten optischen System, bestehend aus Hornhaut, Kammerwasser, Linse und Glaskörper so gebrochen, daß sie auf der Netzhaut wieder in einem Punkt zusammentreffen. Von hier aus vermitteln die Stäbchen und Zäpfchen die

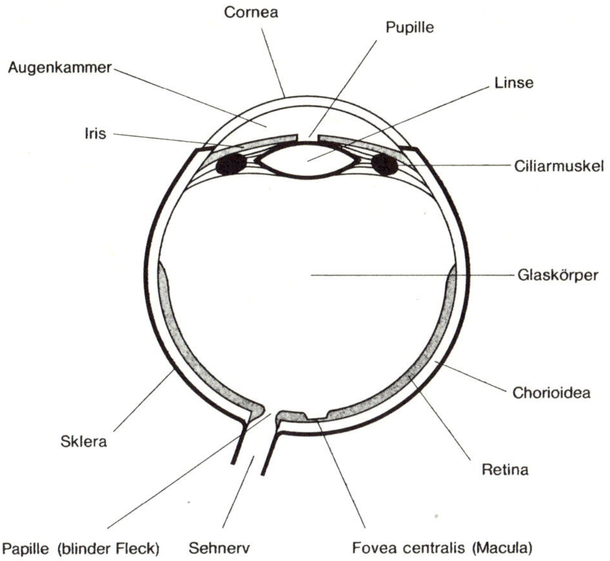

Abbildung 52 Schnitt durch das Auge.

empfangenen Impulse in das Sehzentrum des Großhirns.
Während die Stäbchen nur hell und dunkel unterscheiden können, sind die Zäpfchen für das Farbsehen verantwortlich. Die Stäbchen sind etwa 10 000mal lichtempfindlicher als die Zäpfchen.
Aus diesem Grunde kann man in der Dämmerung keine Farben unterscheiden. Die Augenlinse ist elastisch. Kontrahiert der Ziliarmuskel, so sinkt der Krümmungsradius der Linse, und die Brennweite wird kürzer.
Auf diese Weise wirkt die *Akkomodation* des Auges als Anpassung an die jeweilige Entfernung des Gegenstandes, von dem aus ein scharfes Bild auf der Netzhaut entstehen soll.
Ist dies nicht der Fall, so erscheint das Bild unscharf; das optische Leistungsvermögen des Auges muß durch eine Brille korrigiert werden.
Der Brennpunkt wird bei Eigenakkomodation und bei Verwendung von Brillen so verschoben, daß stets ein scharfes Bild auf der Netzhaut entsteht.

Wie bei einer Kamera entsteht auf unserem Augenhintergrund ein **umgekehrtes Bild**, das erst durch das Umstellungsvermögen des Großhirns wieder der Realität angepaßt wird. Zur Korrektur der genannten Fehlsichtigkeiten verwendet man Brillen. Weitsichtigen Augen fehlt zur Erkennung naher Gegenstände die erforderliche Brechkraft. Unter *Brechkraft (Dioptrie)* versteht man einen Wert, der sich aus der Entfernung des Brennpunktes von der Linse ergibt. Man kompensiert die mangelnde Brechkraft durch eine Brille mit Sammellinsen. Umgekehrt benutzt man Brillen mit Zerstreuungslinsen, wenn sich bei zu starker Brechkraft (Kurzsichtigkeit) die einfallenden

Strahlen bereits vor der Netzhaut bündeln.

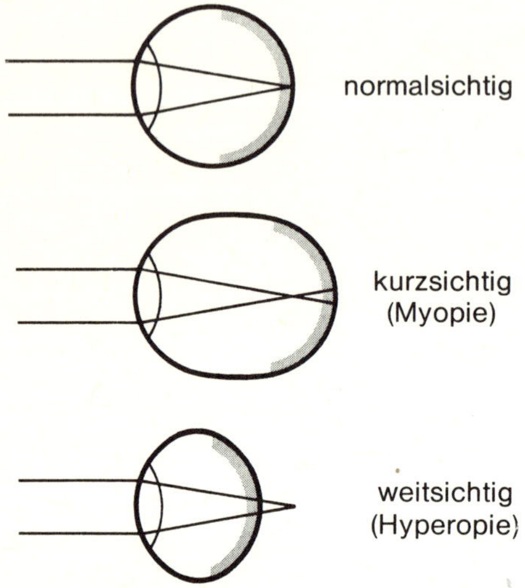

Abbildung 53 Strahlengang im normalen Auge und bei Sehfehlern.

Die *Adaption* an die Helligkeit des einfallenden Lichtes erfolgt durch Vergrößerung oder Verkleinerung der Pupille, die als eine variable Blende wirkt. Zusammengefaßt kann man sagen:

> Die Netzhaut des Auges registriert, das Sehzentrum im Gehirn analysiert.

Die Akkomodationsfähigkeit sinkt mit zunehmendem Alter, eine sogenannte Lesebrille muß dann die Brennweite der Linse zusätzlich verringern.
Für die Umwandlung der Lichtenergie in elektrische Impulse, die über die Nervenzellen in das Gehirn gelangen, sorgen die Sehpigmente, die Abkömmlinge des Vitamin A darstellen.

7.8 Farbenlehre, Farbsehen

Tritt ein Lichtstrahl durch einen prismatischen Glaskörper, so wird er in ein Spektrum einzelner Farben zerlegt. Diese Farbzerlegung nennt man *Dispersion.* Ein so entstandenes Farbbündel umfaßt alle *Regenbogenfarben*: rot-orange-gelb-grün-blau-indigo-violett.
Läßt man nun die einzelnen Farben nochmals durch ein Prisma gehen, so werden sie nicht weiter gebrochen, die Grundfarben sind *monochromatisch*, im Gegensatz zu weißem Licht, welches zusammengesetzt *polychromatisch* ist.

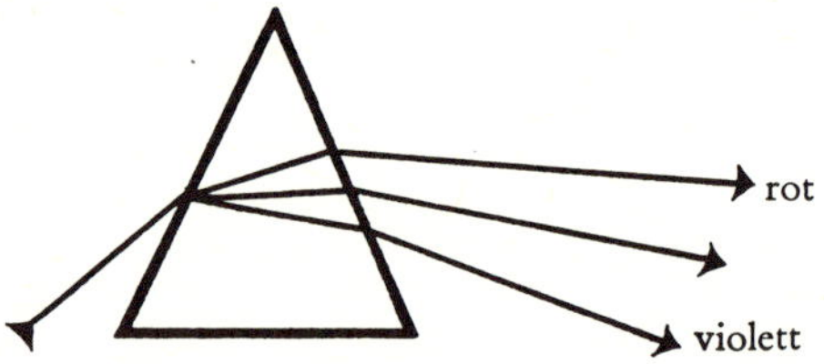

Abbildung 54 Dispersion des Lichtes (rot-orange-gelb-grün-blau-indigo-violett).

In der Natur finden wir die Erscheinung der Lichtbrechung bei Regenbögen, wobei das zusammengesetzte Sonnenlicht in seine Farben dadurch zerlegt wird, daß die einzelnen Wassertropfen wie Prismen wirken. Das polychromatische Licht ist aus den 7 genannten Farben zusammengesetzt, die jeweils für sich allein eine andere Wellenlänge haben. Die Tatsache, daß ein Körper beispielsweise blau erscheint, ist darauf zurückzuführen, daß dieser alle Wellenlängen bis auf die zu der Farbe »blau« gehörigen absorbiert. Diese jedoch emittiert er wieder in der zur Farbe »blau« gehörigen Wellenlänge und macht sie damit für unser Auge empfänglich, wodurch im Gehirn die Farbempfindung »blau« erzeugt wird.

In der Umwelt sind die meisten Stoffe nicht monochromatisch, sondern erweisen sich als ein Gemisch mehrerer Farben, wobei die eine oder andere stärker hervortreten kann. Der Himmel erscheint uns jedoch bei klarem Wetter blau, weil das von der Sonne kommende Licht durch die Moleküle der Luft derart gebrochen wird, daß der Beobachter mehr kurzwelliges, blaues Licht empfängt als rotes. Auf ähnlicher Basis ist die Erscheinung des Abend- und Morgenrotes zu erklären. Hierbei gelangen infolge der Krümmung der Erde kurz vor dem Verschwinden oder Aufgehen der Sonne nur die weniger gebrochenen, langwelligen, roten Lichtstrahlen zu uns, während die kurzwelligen, blauen Anteile des Spektrums bereits oder noch hinter der Erdkrümmung auftreffen.

Unter der auch in der medizinischen Praxis angewandten *Kolorimetrie* versteht man ein Verfahren, bei der die Konzentration von Lösungen durch Farbvergleich mit einer Standard-Lösung bestimmt wird (siehe auch S. 83).

7.9 Biologische Wirkung des Lichtes

Wie eingangs gesagt, kann man dem Licht auch Korpuskularnatur zuschreiben, indem Photonen als Schwingungsträger unseren Erdball treffen. Ihre Energiequanten vermögen mit Hilfe des Blattgrüns (*Chlorophyll*, siehe auch Teil Chemie) aus den Elementen Kohlenstoff, Wasserstoff und Sauerstoff in der Pflanze, die sogenannte Photosynthese durchzuführen, der wir die Kohlenhydrate (Mehl, Zucker, Stärke) als Nahrungsbasis verdanken. Nach dem Eintritt in die Erdatmosphäre wird die Sonnenstrahlung durch Absorption und Streuung geschwächt. Dabei ist das Ausmaß der Streuung abhängig von der Wellenlänge. Je kürzer die Wellenlänge (UV-Licht) um so mehr Streulicht fällt an. Daher kann man auch bei dunstigem Wetter einen Sonnenbrand bekommen.

An heißen Sommertagen auf der Landstraße oder im Winter im Hochgebirge kann es infolge zu hoher Netzhautbeleuchtungsstärke zu einer physiologischen Absolutblendung kommen, mit verminderter Sehschärfe und Farberkennung.

Das Tragen von Sonnenbrillen ist in diesem Falle sinnvoll, zumal dann nicht soviel Sehpigmente verbraucht werden, die für eine folgende Dunkelanpassung benötigt werden.

Zusammenfassung

Optik ist die Lehre vom Licht und vom Sehen. Man unterscheidet geometrische und physikalische O. respektive Strahlen- und Wellenoptik. Im ersten Fall handelt es sich um ein Gebiet, das Phänomene einwandfrei mit dem Strahlenbegriff erklären kann, im zweiten Fall um Erscheinungen, die nur von der Wellennatur des Lichtes her erklärbar sind.

Wellen sind räumliche und zeitliche Zustandsänderungen physikalischer Größen, die nach bestimmten periodischen Gesetzmäßigkeiten erfolgen. Beispiele: Wasser-W., elastische W., elektromagnetische W. Wesentlichste Charakteristika von W. sind: Phase einer W., Wellenlänge, Schwingungsdauer oder Periode, Schwingungszahl oder Frequenz, Wellengeschwindigkeit.

Reflexion bedeutet Änderung der Ausbreitungsrichtung von Wellen an der Grenzfläche zweier Medien. Es gibt diffuse R. (an unregelmäßigen Grenzflächen) und regelmäßige R.

oder Spiegelung (an vollkommen glatten Grenzflächen). Für die regelmäßigen R. gilt das *Reflexionsgesetz*, wonach Einfallswinkel gleich Reflexionswinkel ist.

Beugung ist die bei jeder Welle (also Wasser-, Schall-, Licht-, Teilchenwelle) auftretende Abweichung von der geraden Ausbreitungsrichtung in einem homogenen Medium. Diese Abweichung kann durch jedes Hindernis im Wege der Wellenausbreitung verursacht werden.

Mit **Streuung** meint man die Tatsache, daß eine in einer bestimmten Richtung sich ausbreitende → Strahlung beim Eindringen in Materie Teile ihrer Intensität nach allen Richtungen des Raumes abgibt. Diese abgestreute Intensität geht also der ursprünglichen Strahlung verloren: sie erleidet eine Abschwächung (zunächst auch ohne eigentliche → Absorption). Auch bei der S. ist die Betrachtungsweise dualistisch.

Polarisation im Bereich der Optik ist dadurch gekennzeichnet, daß lediglich eine Schwingungsebene bevorzugt ist. Man kann Licht durch Brechung und durch Reflexion polarisieren.

Brechung. Jede Welle (elastische, optische, elektrische), die in zwei Medien (zum Beispiel Wasser – Luft) verschiedene Fortpflanzungsgeschwindigkeiten hat, erleidet an der Grenzfläche der beiden Medien eine Änderung ihrer Geschwindigkeit und Richtung.

Die **Lichtgeschwindigkeit** ist die Geschwindigkeit, mit der sich die Lichtenergie ausbreitet; dabei handelt es sich um die Gruppengeschwindigkeit elektromagnetischer Wellen. Die Lichtgeschwindigkeit spielt als Invariante (im Vakuum) und als Grenzgeschwindigkeit eine besondere Rolle in allen relativistischen Theorien; sie ist als Naturkonstante von universeller Bedeutung.

Farbsehen. Die Zusammensetzung des auf einen Körper auffallenden Lichts und der von ihm absorbierte Anteil der Lichtwellen bedingen die Farbqualität der vom Sehzentrum im Hirn umgesetzten Farbempfindung.

Merksätze zur Optik

a) Licht besteht aus elektromagnetischen Transversal-Wellen.
b) Licht breitet sich gradlinig aus.
c) Die Lichtgeschwindigkeit ist mit 300 000 km/s die größtmögliche Geschwindigkeit im Vakuum, während sie in anderen Medien geringer ist.
d) Optische Geräte sind nach den Brechungs- und Linsengesetzen konstruiert.
e) Bei Reflexion gilt: Einfallswinkel = Ausfallswinkel.
f) Auf dem Augenhintergrund entsteht ein umgekehrtes Bild der Wirklichkeit.
g) Brillen korrigieren Weitsichtigkeit durch Sammellinsen, Kurzsichtigkeit durch Zerstreuungslinsen.
h) Das Sonnenlicht ist polychromatisch.
i) Die Photosynthese wird durch die Photonen des Lichtes induziert.

j) Das sichtbare Licht hat eine Wellenlänge von 400–800 nm.
k) Die Beleuchtungsstärke ist der Lichtstärke der beleuchtenden Lichtquelle proportional, während sie dem Quadrat der Entfernung umgekehrt proportional von der Lichtquelle ist.

Übungen

a) Die mittlere Entfernung zwischen Sonne und Erde beträgt 150 000 000 km. Wie lange braucht das Licht, um von der Sonne zur Erde zu gelangen?
b) Wie muß ein Rasierspiegel gebaut sein?
c) Wieso sind Holz, Knochen usw. undurchsichtig?
d) Zeichnen Sie das Bild einer brennenden Kerze, wie unser Augenhintergrund es durch das Linsensystem des Auges aufnimmt!
e) Welchen Vorteil hat eine indirekte Beleuchtung, wenn das Licht gegen eine helle Decke strahlt?
f) Wieso kann ein Wassertropfen Schrift auf einer Zeitung vergrößern?
g) Welche Eigenschaft des Lichtes ist die Voraussetzung zum Messen und Fixieren?

8.0 Akustik

Vorbemerkungen und Erfahrungen

a) Überfliegt uns ein Düsenflugzeug mit einer großen Geschwindigkeit, ist deutlich ein Knall wahrnehmbar. Dieser Knall und die mit ihm einhergehende Kraft der schwingenden Luft kann gegebenenfalls so stark sein, daß sich Mauerrisse bilden oder Fensterscheiben entzwei gehen (Wesen des Schalls).
b) Fast zu jeder Eingangsuntersuchung eines Patienten gehört eine Auskultation (Behorchung des Körpers mit dem Ohr oder Stethoskop) zur Überprüfung des Brustraumes und seiner Organe (Resonanz).
c) Mit Hilfe der Stimmgabel prüft der Arzt das Gehör und werden Musikinstrumente von Musikern eingestimmt (Stimme und Hörorgan).

8.1 Wesen des Schalls

Die Akustik umfaßt alle *Schwingungs- und Wellenerscheinungen* in allen elastischen und demzufolge schwingungsfähigen Medien. Die Schwingungen nennt man *Longitudinalwellen*, weil sie sich ähnlich wie bei einer Löscheimerkette in der Längsrichtung fortpflanzen (vergleiche Kapitel Optik – den andersgearteten Wellencharakter). Longitudo = die Länge.
Es handelt sich also bei dem **Schall** um **mechanische Schwingungen**, die von einem Schallgeber ausgelöst werden. Die in einem Schallfeld liegenden Teile der Materie oszillieren = schwingen in der Frequenz des jeweiligen Schallfeldes.
Sie teilen ihre Schwingungen an die angrenzenden Partikelchen mit. Treffen

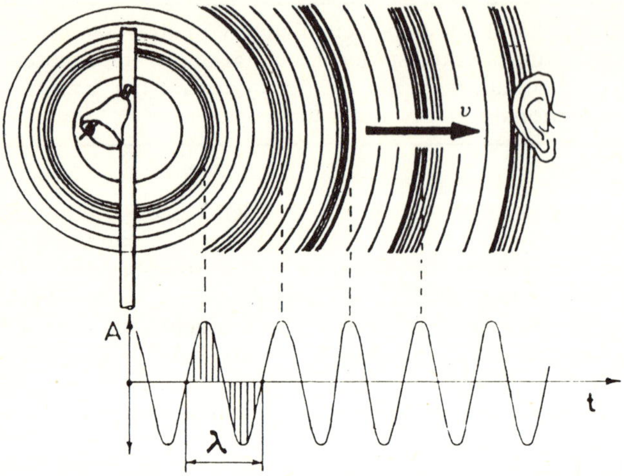

Abbildung 55 Longitudinalwellen. A = Amplitude, λ = Wellenlänge, t = Zeit, v = Frequenz.

Der Schall breitet sich in Longitudinalwellen aus.

die Schallwellen auf ein Vakuum, so können sie sich darinnen nicht fortpflanzen. Das Vakuum ist schalltot!
Hörbare Schallwellen haben Wellenlängen von der Größenordnung in Metern. Sie werden daher häufig von verschiedenen Objekten gebeugt, ehe sie einen Detektor, wie z. B. das Ohr erreichen. Aus diesem Grunde kann man den Schall auch hinter Hindernissen hören.
Die Fortpflanzungsgeschwindigkeit der Wellen ist dabei von der Art des jeweiligen Mediums abhängig.

Tabelle der Schallgeschwindigkeiten

In Luft	ca. 333 m/s
In Wasser	ca. 1 500 m/s
In Organgewebe	ca. 1 600 m/s
In Holz	ca. 3 500 m/s
In Stahl	ca. 5 100 m/s

Die Anzahl der Schwingungen eines Mediums pro Sekunde (*Frequenz* genannt) ist nach dem Physiker *Hertz* (1857–1894) definiert als:

1 Hz = 1 Schwingung/s

Wenn die Frequenz einer sich in einem elastischen Medium ausbreitenden Welle im Hörbereich des menschlichen Ohres liegt, spricht man von **Hörschall.**
Danach ergibt sich eine Einteilung der Schallerscheinungen in:

Infraschall ~ weniger als 16 Hz
Hörschall ~ 16 Hz–20 000 Hz (= 20 kHz)
Ultraschall ~ mehr als 20 000 Hz

Schallwellen transportieren keine Materie! Die Partikel des Mediums, die von einer Welle getroffen werden, schwingen um ihre Gleichgewichtslage, entsprechend der Intensität der Energie, die auf sie übertragen wurde. Die Intensität der Schwingung wird

objektiv als Schallstärke wahrgenommen, wobei man unter der Intensität die durch eine Fläche strömende Schallenergie pro Fläche und Zeit versteht.
Also:

$$\textbf{Schallintensität} = \frac{\textbf{Energie}}{\textbf{Fläche} \times \textbf{Zeit}} \text{ oder } \frac{\textbf{Leistung}}{\textbf{Fläche}} = \frac{\textbf{W}}{\textbf{m}^2}$$

Die *Schallintensität* = Schallstärke ist ein *objektives* Maß für die von einer Schallquelle erzeugte und transportierte Leistung. Die *subjektiv* empfundene Intensität des Schalls (*Lautstärke*) ist jedoch nicht proportional der objektiven Schallintensität, sondern hängt vom Gehörsinn ab und ist eine physiologische Größe. Darüber hinaus ist die Schallstärke unabhängig von der Schallfrequenz. **Die Empfindlichkeit des Ohres (= Lautstärke) ist jedoch frequenzabhängig!**

Es wurden daher in der Praxis zur Schallmessung 2 Einheiten benutzt. Die Einheit der *Schallstärke* war das *Dezibel* (Zeichen = dB) und die Einheit der *Lautstärke* war das *Phon* (Zeichen = phon).
Steigt die *Lautstärke* von 10 auf 20 phon, so hat sich die Schallintensität verzehnfacht. Für die Frequenz von 1 kHz sind Dezibel und Phon-Angaben identisch.

Heute ist international die Angabe in dB(A) gebräuchlich. Dies Zeichen dB steht für das »Dezibel«, wobei Dezi für 1/10 und bel für Alexander Graham Bell steht. Die Schwelle der Hörbarkeit von Geräuschen liegt bei 0dB(A). Erfahrungsgemäß wird ein um 10 dB(A) höherer Schallpegel als eine Verdoppelung der Lautstärke empfunden. Schallereignisse über 130 dB(A) empfinden wir als schmerzhaft.

Tabelle einiger dB(A)-Werte von Alltagsgeräuschen:

Blätterrauschen	10–40 dB(A)
Flüstersprache	um 30 dB(A)
Ticken eines Weckers in 1 m Entfernung	25–35 dB(A)
Atemgeräusche eines Schlafenden	um 25 dB(A)
Unterhaltungssprache	50–60 dB(A)
lautes Gespräch	um 75 dB(A)
Pkw-Geräusch am Fahrbahnrand bei 50 km/h	70–80 dB(A)
Pkw-Geräusch am Fahrbahnrand bei 100 km/h	80–90 dB(A)
Preßlufthammer	etwa 105 dB(A)
Düsenmotor eines Flugzeuges a. Prüfstand	mehr als 110 dB(A)

Zur Vermeidung von Lärmbelästigung sollte man beim Bau und der Einrichtung von Krankenzimmern berücksichtigen, daß der Schall weitgehend gedämmt werden kann durch Verwendung luftgefüllter, poröser Materialien, wie z. B. Styropor, Wollteppichen, Hohllochsteinen, Glaswolle, Gummipuffern, Schaumgummi u.s.w.

Schallausbreitung

Ähnlich wie bei den Lichtwellen unterliegen auch Schallwellen den dort geltenden Gesetzmäßigkeiten. So breiten sie sich von einer Schallquelle gleichmäßig nach allen Seiten aus. Trifft eine Welle auf ein Hindernis, wird sie *reflektiert*, indem der Auftrittswinkel gleich dem Abgangswinkel ist. Dies beruht darauf, daß der schwingende Gegenstand die Luft in rhythmische Schwingungen versetzt hatte, die an einer wesentlich unelastischeren Wand nicht in dem Maße weitergegeben werden konnten und daher zurückschwingen müssen. Diesen Effekt bezeichnet man als *Echo (Grenzflächenphänomen)*. Ihre praktische Anwendung findet diese physikalische Tatsache zur Ermittlung von Meerestiefen mit Hilfe des Echolots.

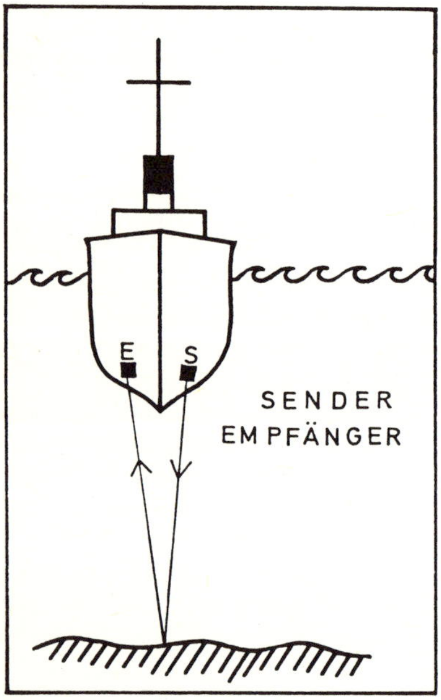

Abbildung 56 Echolot.

Von einem Schiff wird ein Schall ausgesandt, der zum Meeresboden reflektiert und von einem Empfänger auf dem Schiff aufgenommen wird. Wie aus der Tabelle Seite 72 ersichtlich, breitet sich der Schall im Wasser mit einer Geschwindigkeit von 1500 m/s aus, d. h., wenn ein Schall nach 4 Sekunden zurückkommt, hat er eine Strecke von 6000 m zurückgelegt; demzufolge ist der Meeresboden an dieser Stelle 3000 m tief.

Das Echo ist integraler Bestandteil aller akustischer Phänomene.

8.2 Resonanz

Wird ein schwingungsfähiger Körper im Rhythmus seiner Eigenschwingung angestoßen, so speichert sich in ihm die zugeführte Energie, seine Amplitude schaukelt sich gewissermaßen auf. Die Energie kann auch von einem anderen, mit gleicher Frequenz schwingenden Körper kommen. In beiden Fällen spricht man von Mittönen oder **Resonanz**. Resonanz herrscht also immer dann, wenn die Frequenz des Anstoßes mit der des schwingungsfähigen Körpers übereinstimmt.

Bei einer vollen, sonoren Stimme eines Sängers werden Lufträume des Rachenraumes, der Nasenhöhle, des Kehlkopfes und des Brustraumes mit zur Schwingung gebracht. Bei Stimmgabeln wird durch die Länge der Schenkel ein Ton einer bestimmten Schwingungszahl erzeugt. Setzt man derartig tönende Stäbe auf einen schwingungsfähigen Untergrund, so gerät dieser in Mitschwingung. Bei Musikinstrumenten wird in ähnlicher Form die Schwingung der Saiten auf den sogenannten Resonanzboden (Klangkörper) übertragen. Dabei empfindet das menschliche Gehör einen Ton um so tiefer, je geringer seine Frequenz ist. Bezugsfrequenz für alle Tonleitern ist bekanntlich der Kammerton »a« mit der Frequenz von 440 Hertz.

Auf Resonanzphänomen beruht auch das Mitschwingen von Klaviersaiten beim Hineinsingen oder das Beklopfen von Körperoberflächen mit dem Fin-

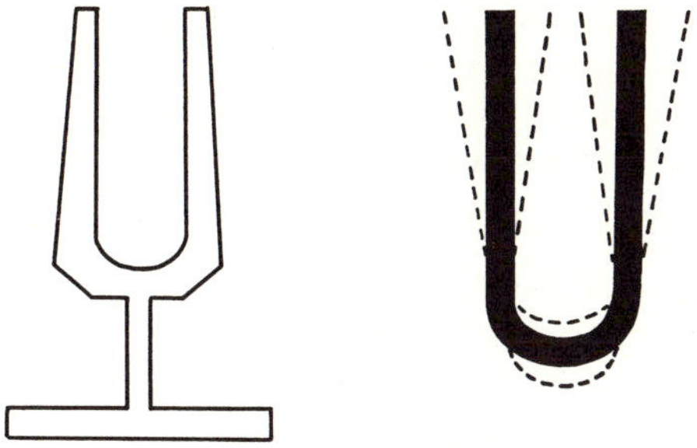

Abbildung 57 Stimmgabel in Funktion.

ger oder Perkussionshammer. Hier sind die Erscheinungen abhängig von der Größe und Form der Hohlräume im Körper. Die Perkussion dient damit der Diagnostik, häufig in Verbindung mit dem Gebrauch des Stethoskops.

8.3 Doppler-Effekt

Eine weitere Erscheinung in der Akustik ist der Doppler-Effekt (genannt nach dem österreichischen Physiker *Doppler*, 1803–1853). Hierbei handelt es sich um folgende Tatsache:
Nähert sich z. B. bei einem Autorennen die Schallquelle (tönender Motor) einem ruhenden Beobachter, so werden diesem die Motorengeräusche infolge Verkürzung der Frequenz höher ertönen. Hat das Fahrzeug den Beobachter passiert, nimmt die Wellenlänge entsprechend der Geschwindigkeit zu, was einen Abfall der Tonhöhe zur Folge hat.
Schon Kinder lernen instinktiv, herannahende Fahrzeuge von sich entfernenden durch die Tonhöhe ihres Motorengeräusches zu unterscheiden und sie damit als mögliche Gefahrenquelle zu beachten.
Ähnliche Erscheinungen treten auf, wenn sich nicht die Tonquelle, sondern der Beobachter bewegt. In der medizinischen Praxis wird in Kliniken der Doppler-Effekt auch benutzt zur Messung der Blutgeschwindigkeit. Eine Schallwelle wird durch das Gewebe in Richtung des Blutgefäßes gesandt.
Dabei reflektiert das strömende Blut die Wellen und verursacht gleichzeitig eine Doppler-Verschiebung. Diese Frequenzverschiebung kann kleinste Veränderungen der Strömungsgeschwindigkeiten anzeigen.

8.4 Stimme und Hörorgan

Alles mit dem Gehör Wahrnehmbare wird als Schall bezeichnet, wobei sich hinsichtlich der Qualität deutliche Unterschiede ergeben. Wir kennen den

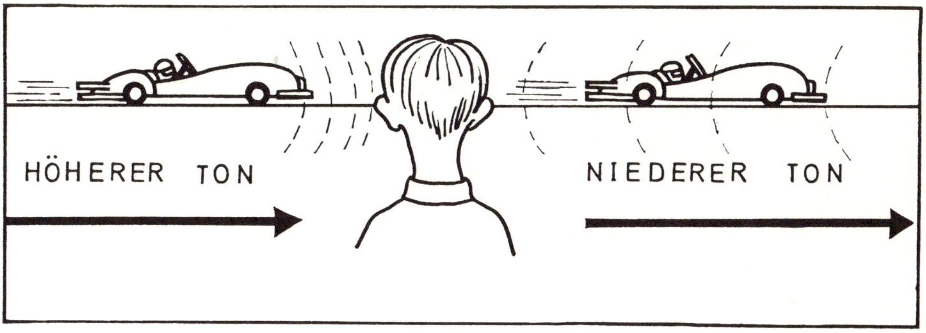

Abbildung 58 Doppler-Effekt.

Knall als eine kurze heftige Erschütterung, das *Geräusch* als die unregelmäßige Erregung mehrerer Schallquellen einschließlich der Überlagerung von solchen und endlich den *Ton* als regelmäßige Schwingung in der Luft. In dem Zusammenhang ist für den Musiker der reine Kammerton »a« von Bedeutung, der der Frequenz von 440 Hz entspricht. Erst die Abstimmung aller Instrumente eines Orchesters gewährleistet die Harmonie einer musikalischen Darbietung.

Das **Stimmorgan** ist mit einem Blasinstrument vergleichbar. Hier wird die Schwingung der Stimmbänder im Kehlkopf zu Schwingungen der Luftsäule umgeformt. Die aus der Lunge durch die Stimmritzen gepreßte Luft erzeugt auf diese Weise Töne, die durch die oben besprochene Resonanzbildung im Brustkorb, Gaumen und Rachenbereich verstärkt werden (Vokale). Die Konsonanten der menschlichen Sprache sind mehr den Geräuschen vergleichbar. Sie werden durch Formung der Zunge und Lippen in Verbindung mit den Zähnen erzeugt. Damit setzt sich also die Sprache als Ausdrucksmittel unserer Vorstellungen aus Tönen und Geräuschen zusammen. Insgesamt reicht der Umfang der menschlichen Stimme von 60 Hz bis 12 000 Hz. Durch die allgemein etwas längeren Stimmbänder der Männer besitzen sie eine tiefere Stimmlage als die Frauen. Vergleichsweise sind die Fre-

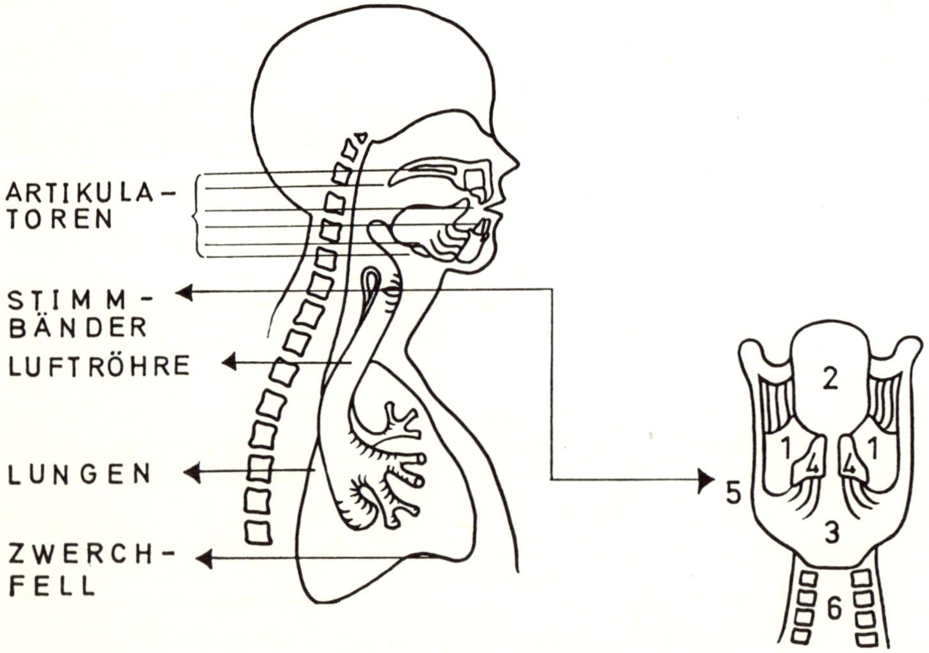

Abbildung 59 Entstehung der Stimme: Kehlkopf Ansicht von hinten
1 Schildknorpel, 2 Kehldeckel, 3 Ringknorpel, 4 Gießbeckenknorpel, 5 Stimmritze mit Bändern, 6 Luftröhrenknorpel.

quenzempfindlichkeiten bei Hunden 15–50 000 Hz (Hundepfeife!) und bei Fledermäusen 1000–120 000 Hz (Flugorientierung).
Zur Aufnahme von akustischen Schwingungen dient uns das **Hörorgan**. Durch das äußere Ohr (die Ohrmuschel) gelangen die Schwingungen durch den Gehörgang zum Trommelfell, welches von ihnen in Schwingungen versetzt wird. Mit dem Trommelfell verwachsen ist der Hammergriff. Dieser nimmt die Schwingungen auf und überträgt sie auf die Fußplatte des Steigbügels. Die Bewegungen der Steigbügelplatte betragen $^1/_{10}$ mm, wodurch in der Perilymphe feinste Wellenbewegungen erzeugt werden, die die Vorhoftreppe hinauf bis zum Schneckenloch und von diesem wieder abwärts verlaufen. Durch die Bewegungen der Perilymphe geraten im Schneckengang die Fasern der Basalmembranen in Schwingungen (Cortisches Organ mit ca. 20 000 einzelnen Fasern von 0,5 bis 0,04 mm Länge und mit entsprechender Eigenfrequenz), die vom Sinnesepithel zu Empfindungen verarbeitet werden und nach erfolgter Innervation der Hörnerven an die großen Hirnnerven weitergeleitet werden. Im Großhirn entsteht so die Klangempfindung. Daneben gibt es noch eine Leitung der Schallwellen durch die Knochen des Schädels, was man besonders beim Untertauchen deutlich spürt, wenn im Wasser gleichzeitig Geräusche erzeugt werden, z. B. durch Schiffsschrauben oder das Zusammenschlagen zweier Steine.

Beim Sprechen schwingen ebenfalls die Schädelknochen mit, was man selbst hört. Deshalb klingt die eigene Stimme auf dem Tonband fremdartig.
Die quantitative Erfassung der Hörfähigkeit wird *Audiometrie* geannt. Mit ihrer Hilfe ist es möglich, die Hörfähigkeit im ganzen Frequenzbereich darzustellen und damit Rückschlüsse auf den Ort krankhafter Veränderungen im Hörorgan zu ziehen.
Taubheit und Schwerhörigkeit können unter anderem entweder auf einer Schä-

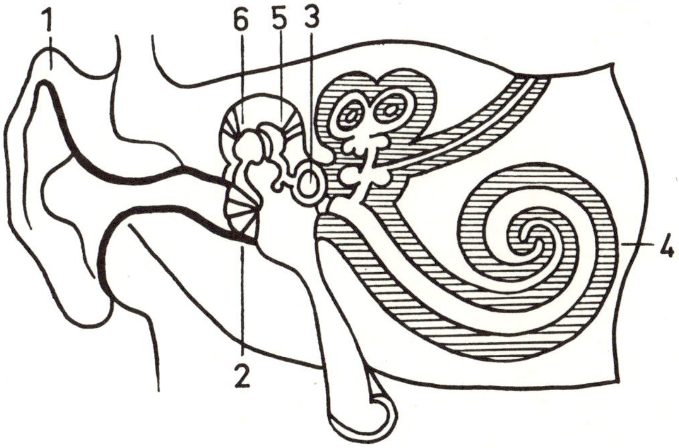

Abbildung 60 Das Gehör. 1 Ohrmuschel, 2 Trommelfell, 3 Steigbügelplatte, 4 Schneckenkanal, 5 Amboß, 6 Paukenhöhle, dienen zur Umwandlung der auftreffenden mechanischen Schwingungen in elektrische Impulse.

digung der Aufnahmeapparatur im Ohr oder auf beschädigter Schalleitung beruhen. Zur Linderung dienen die *Hörapparate*, die entweder früher akustisch wirksame Schalltrichter waren oder heutzutage auf elektro-akustischem Prinzip aufgebaut sind. Hierbei wird der von einem Mikrophon aufgenommene Schall nach Verstärkung einem sogenannten Einsteckhörer zugeführt. Das eigentliche Verstärkergerät kann dabei unter der Kleidung verborgen werden.

Zur Charakterisierung der Feinheit des geschilderten menschlichen Hörmechanismus sei die Fähigkeit der *Ortung einer Schallquelle* genannt. Bekanntlich dreht man den Kopf exakt in die Richtung

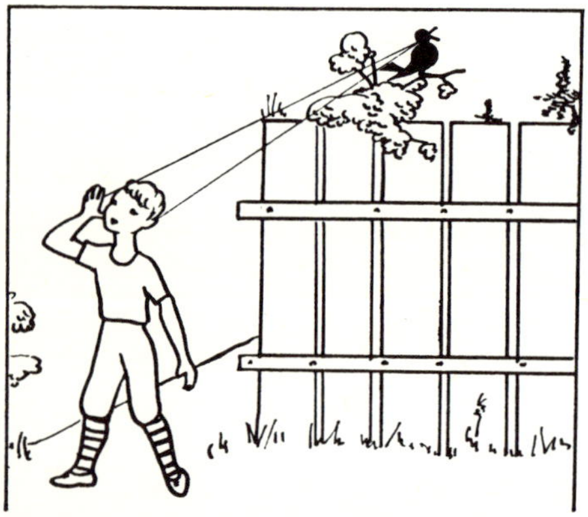

Abbildung 61 Ortung der Schallquelle.

derselben, wenn man feststellen will, wo ihr Ursprung ist. Dies beruht auf der Fähigkeit, jene minimalen Zeitdifferenzen zu erfassen, die sich daraus ergeben, daß der Schall bei noch nicht anvisierter Quelle ein Ohr eher erreicht als das andere. Das menschliche Gehirn ist imstande, Zeitdifferenzen in einer außerordentlich kleinen Größenordnung zu registrieren (bis etwa 3×10^{-5} Sekunden).

8.5 Ultraschall

Beim Menschen bilden 16 Hz die Begrenzung des Hörbereiches nach unten. Den sich daran anschließenden *Infraschallbereich* finden wir z. B. bei Fortpflanzung von Erdbebenwellen oder Betonrüttelmaschinen. Die obere Begrenzung von etwa 20 000 Hz geht in den *Ultraschallbereich* über, der in der medizinischen Praxis Anwendung gefunden hat. In Ultraschallgeräten werden elektromagnetische Schwingungen mittels eines Quarzkristalles in longitudinale Schallwellen umgesetzt. Diese Wellen eignen sich sowohl zur Therapie als auch zur Diagnostik. Durch die unterschiedlichen Gewebsdichten des menschlichen Organismus werden an den Grenzschichten Echoeffekte evident, die bei therapeutischer Dosierung zur Wärmebildung und zur Irritation von Geweben führen können. Bei Benutzung der Wellen zur Diagnostik werden die zurückkommenden Schallwellen ausgewertet. Dies geschieht z. B. in der Schwangerschaftsdiagnostik, wo Ultraschallwellen von nur geringer Intensität benötigt werden, so daß weder Fötus noch Mutter ungünstig beeinflußt werden.

Dieses relativ neue Gebiet in der medizinischen Diagnostik wird *Sonographie* genannt. Es beruht auf der Reflexion von Ultraschallwellen an Trennflächen. Je höher die Frequenz des Ultraschalls, je kleiner seine Wellenlänge damit ist, um so feinere Details lassen sich durch ihn erfassen.

Man arbeitet daher mit Frequenzen von 1 bis 10 MHz. Dies hat außerdem den Vorteil, daß sich der Schall dann, ähnlich wie die Lichtstrahlen, gradlinig fortpflanzt und noch über längere Distanzen bündeln läßt. Im übrigen arbeitet das System wie das Echolot oder Radar nach dem Zeit-Weg-Prinzip. Man mißt die Zeit, in der ein Schall-

signal wieder am Sender ankommt, nachdem es emittiert und total oder teilweise reflektiert wurde. Aus dieser Laufzeit ergibt sich bei bekannter Ausbreitungsgeschwindigkeit des Schalls die Entfernung der reflektierenden Struktur.
Für die Stärke des Echos und für das damit erhaltene Reflexionsmuster sind die Dichte-Unterschiede der beschallten Körperteile verantwortlich, zwar sind die Dichten von Geweben und Flüssigkeiten des Körpers, abgesehen von den Knochen, annähernd gleich, wodurch die Schallgeschwindigkeiten darinnen zwischen 1490 und 1610 m/sec. betragen, jedoch sind die Kristall-Detektoren überaus empfindlich, um noch kleinste Wellenwiderstände als Produkt aus Dichte und Schallgeschwindigkeit registrieren zu können.
An Flächen zwischen Gewebe und Luft wird der Ultraschall total reflektiert.
Die Lunge ist deshalb einer sonographischen Diagnostik nicht zugänglich. Aus dem gleichen Grund muß zwischen dem Schallkopf und der Haut bei der Messung ein Kontakt-Gel aufgetragen werden.
In das Gebiet der Ultraschallanwendung und der Echoverfahren gehören auch die Erkenntnisse aus der Biologie, nach der z. B. die Fledermäuse und Delphine derartige Sonar-Systeme zur Information entwickelt haben. Die Frequenz der von diesen Tieren emittierten Schallwellen liegt oberhalb der menschlichen Hörgänge. Die Wellenlänge der Wellen ist dabei kleiner oder von gleicher Größe wie die zu erwartenden Hindernisse oder wie die Beute.
Ultraschall wird schließlich auch verwandt in der Technik zur Ortung von Inhomogenitäten in Beton oder Stahlseilen und in der Pharmazie zur Herstellung von Emulsionen.
Ergänzend zu den bisher praktizierten Maßnahmen zur Entfernung von Nieren- und Blasensteinen setzt man neuerdings die **Stoßwellentherapie** ein. Durch elektrische Entladung werden in einem als »Stoßwellenkanone« bezeichneten Gerät Druckwellen erzeugt, die sich im Wasser fortsetzen und im Blasen- bzw. Nierenstein ihre höchste Energiekonzentration erreichen. Dadurch wird der Stein zertrümmert und kann als Grieß mit dem Urin ausgeschieden werden.

8.6 Musik

Abschließend soll zum Kapitel Akustik nicht unerwähnt bleiben, daß das Musikerlebnis eine emotionale Komponente enthält, die durch die akustische Wahrnehmung von harmonisch und rhythmisch aufeinander abgestimmten Schallwellen einen Heilfaktor darstellt. Die Musik entspannt und befreit damit zugleich die Seele des Menschen, wie sie auch zu stimulieren vermag.
Weil die Musik in der Lage ist, dergestalt zu wirken, findet sie als Therapieform in zunehmenden Maße Eingang in die Medizin, wobei man an eine sehr alte Erfahrung anknüpft. Bereits *Asklepios* (500 v. Chr.) soll Kranke mit sanften Weisen geheilt haben. Man kennt im Altertum die Anwendung von Heilgesängen und dionysischen Gesängen. Auch oder gerade heute wieder wird von Musiktherapeuten der Gesang und das gemeinsame Musizieren als ein Teil der Psychohygiene betrieben und von namhaften Psychiatern empfohlen. Der Einfluß von Musik auf meßbare, physiologische Größen (Blutdruck, Puls usw.) ist experimentell gesichert. Musik soll der Seele die Gesetze des eigenen Gleichgewichts wieder bewußt machen, nachdem sie über das Gehöror-

gan dem Körper zugänglich gemacht worden ist. *Goethe* schreibt nach seiner schweren Erkrankung 1801 an einen Freund: »Das erste höhere Bedürfnis, was ich nach meiner Krankheit empfand, war Musik . . .«

Merksätze zur Akustik

a) **Akustik** ist die Wissenschaft vom Schall, das heißt von allen Phänomenen, die durch das menschliche Ohr wahrgenommen werden können, wobei nicht nur physikalische Probleme, sondern auch physiologische und psychologische eine Rolle spielen.
b) Töne entstehen durch regelmäßige Schwingungen elastischer Körper oder Luftsäulen.
c) Die Tonhöhe hängt von der Schwingungszahl ab.
d) Resonanz ist die Fähigkeit, Schwingungen aufzunehmen und in gleicher Frequenz mitzuschwingen.
e) Ultraschall ist für das menschliche Ohr nicht wahrnehmbar, dient jedoch in der Medizin zur Wärmetherapie und zur Diagnostik.
f) Liegt die Frequenz eines Schwingungserzeugers zwischen 16 und 16000 Hertz, so besitzt das menschliche Ohr die Fähigkeit, die in dem jeweiligen Medium entstehenden Schallwellen als Hörschall wahrzunehmen.

Übungen

a) Erklären Sie die Entstehung des Nachhalleffektes in den Bergen!
b) Wie sollte man Räume, insbesondere Krankenzimmer, zweckmäßigerweise schalldämmend ausstatten?
c) Wie berechnet man die Entfernung eines Gewitters?
d) Wie diagnostiziert der Arzt die Nuancen einer Bronchitis?
e) Warum benutzen Sänger und Redner Salz-Pastillen für die Klarheit ihrer Stimme?

9.0 Elektrizitätslehre

Vorbemerkungen und Erfahrungen

a) Beim Ausziehen von Kleidungsstücken aus synthetischen Fasern nehmen wir ein Knistern wahr (Wesen der Elektrizität).
b) Griffe an elektrischen Instrumenten sind aus Porzellan, Glas oder Hartgummi (Nichtleiter).
c) Dünne Metallflächen oder Drähte in den Glühbirnen leuchten auf, wenn elektrischer Strom durchfließt (Wirkung der Elektrizität).
d) Elektrische Geräte tragen Angaben wie 220 V (Volt), 500 W (Watt) usw. Sicherungen den Aufdruck 10 oder 15 Amp. (Ampere) (Einheiten der Elektrizität).

9.1 Wesen des elektrischen Stromes

Die Elektrizitätslehre, neben der Radioaktivität der jüngste der physikalischen Wissenschaftsbereiche, beschäftigt sich mit den Wirkungen des elektrischen Stromes. Für diesen hat der Mensch kein unmittelbares Sinnesorgan, wohl aber kennt man seine vielfältigen Wirkungen und Eigenschaften. Unser Alltag ist ohne Inanspruchnahme der Leistungen des elektrischen Stromes nicht mehr vorstellbar. Bewußt wird uns diese Tatsache erst dann, wenn der Strom für kurze oder längere Zeit ausfällt.

Der Name Elektrizität geht zurück auf das griechische Wort »elektron«, das zu deutsche Bernstein heißt. Im Altertum hatte man beobachtet, daß von geriebenem Bernstein eigentümliche Anziehungskräfte auf leichte Körper ausgingen. Später entdeckte man ähnliche Kräfte an Harz, Schwefel, Hartgummi usw. und nannte sie zurückgehend auf die erste Beschreibung am Bernstein: »elektrische Kräfte«.

Um das Wesen dieser Kräfte zu begreifen, geht man am besten von einem didaktisch häufig benutzten Modell aus, wenngleich dieses Modell den derzeitigen Stand der Wissenschaft auf diesem Gebiet nicht voll wiederzugeben vermag. (Wir kommen im chemischen Teil darauf zurück.) Sämtliche Stoffe dieser Welt können wir uns aus kleinsten Bausteinen, den *Atomen*, zusammengesetzt denken. Ein Atom besteht dann aus drei Arten von *Elementarteilchen*. Zwei Arten von diesen Teilchen bilden den *Atomkern*, die dritte Art stellt die *Atomhülle* dar. Kern und Hülle haben vorstellungsmäßig eine Ähnlichkeit mit unserem Planetensystem. Das bedeutet, daß die Elementarteilchen, welche die Hülle bilden, den Atomkern umkreisen, wie im Prinzip die Erde und die anderen Planeten um die Sonne ihre Bahn ziehen. Die Elementarteilchen auf den Kreisbahnen der Atomhülle werden, weil sie eine Anziehung zu der einen Sorte von Elementarteilchen des Atomkerns zeigen, nach dem Bernstein = elektron, *Elektronen* genannt. Da man eine solche unsichtbare Anziehungskraft vergleichen kann mit der Anziehungskraft, die eine geriebene Glasstange äußert, deren Auswirkungen man früher als positiv oder negativ charakterisiert hatte, hat man festgelegt: die Elementarteilchen der Hülle sind negativ geladen. Folglich müssen dann die gegensätzlichen Elementarteilchen des Atomkerns positiv geladen sein. Man nennt sie *Protonen*.

Die dritte Art der Elementarteilchen, die sich neben den Protonen im Kern befinden, haben dagegen keine Anziehungs- oder Abstoßungskraft auf ihre Nachbarteilchen. Sie sind also neutral. Aus diesem Grunde werden sie *Neutronen* genannt.

Elektronen und Protonen ziehen sich gegenseitig an. Untereinander, Proton und Proton, Elektron und Elektron,

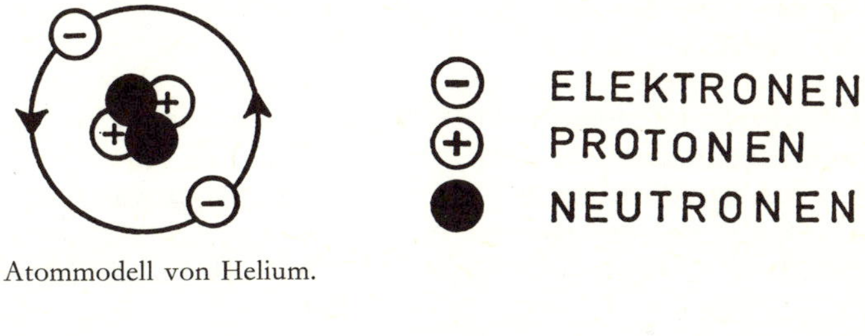

Abbildung 62 Atommodell von Helium.

stoßen sie sich ab. In der Stärke dieser Anziehungs- oder Abstoßungskräfte sind sie allerdings völlig gleich. Man nennt diese Grundgröße die *elektrische Elementarladung*, die sich bei den beiden Elementarteilchen nur durch ihr Vorzeichen, positiv oder negativ, unterscheidet.

Die außerordentliche Vielfalt der elektrischen Phänomene beruht demnach auf ihren verschiedenen Ladungserscheinungen: positiv, negativ und neutral.

Jeder Körper oder Stoff, also die gesamte Materie um uns herum, enthält nun eine unvorstellbar große Anzahl von Atomen und damit gemäß unserer Betrachtung entsprechend viele Protonen und Elektronen mit ihren Elementarladungen. In ihnen steckt überall die Fähigkeit der gegenseitigen Anziehung bzw. Abstoßung. Wird, um bei unserem Beispiel, dem Bernstein, zu bleiben, ein Stück davon auf Wolle gerieben, so werden einige Elektronen zum Bernstein übergehen können. Sie verlassen damit ihren Atomverband und geben dem Atomverband des Bernsteins bzw. Hartgummis durch ihre Anwesenheit eine *negative* Ladung, während die Wolle jetzt einen Überschuß an Protonen aufweist und damit *positiv* geladen ist (Reibungselektrizität). Ihre einzelnen Haare stoßen sich jetzt ab und sträuben sich dadurch. **Der Ausgleich zwischen den beiden verschiedenen Ladungen ist die Ursache der elektrischen Vorgänge**. Bei dem Naturereignis »Gewitter« reiben sich erwärmte und damit verschieden dichte Luftschichten aneinander derart stark, daß statische Elektrizität entsteht. Ihr Ladungsausgleich ist der Blitz. Er kann bei 10 Mill. Volt Spannung eine Stromstärke von ca. 30 000 bis 50 000 A erzielen, worauf die Gefährlichkeit von Blitzschlägen beruht. Daß wir darüber hinaus den Blitz optisch wahrnehmen, beruht auf der Tatsache, daß elektromagnetische Wellen entstehen, die im Bereich des sichtbaren Teils des elektromagnetischen Spektrums liegen, d. h. sie sind größer als 0,1 μ. (Strahlenkunde!) Die Elektrizität ist also durch den Aufbau der Stoffe in Form des beschriebenen Atommodells als Grundeigenschaft der Materie von Anfang an in derselben vorhanden. Durch die Trennung in positive und negative Ladungen wird sie erst nach außen wirksam gemacht.

9.2 Grunderscheinungen derElektrizität

Die Elektrizität ist unsichtbar. Die elektrische Ladung ist stets an einen materiellen Ladungsträger gebunden. Der elektrische Strom fließt dabei in *Leitern*, die hauptsächlich aus Metallen, Graphit und wäßrigen Lösungen von Salzen, Säuren und Basen gebildet werden. Nichtleiter, sogenannte *Isolatoren*, sind dagegen z. B. Glas, Porzellan und sehr viele Kunststoffe, wie PVC. Die elektrische Ladung kann positiv oder negativ sein. Sie üben aufeinander eine Kraft aus. Gleichartige Ladungen stoßen sich gegenseitig ab und ungleichartige ziehen sich an. Der Pol eines positiv geladenen Körpers wird *Anode* genannt, der eines negativ geladenen *Kathode*.

9.2.1 Die elektrische Ladung

Die Einheit der elektrischen Ladung wird nach dem französischen Physiker **Coulomb** genannt (Formelzeichen = c).

Die kleinste Elektrizitätsmenge bezeichnet man als eine *Elementarladung* (Formelzeichen = e).
Ungefähr $6{,}25 \times 10^{18}$ solcher Elementarladungen ergeben zusammen die Elektrizitätsmenge von 1 Coulomb.
Der Betrag der Anziehung oder der Abstoßung kann nach dem *Coulomb'schen Gesetz* berechnet werden. Danach ist die Kraft zwischen zwei elektrischen Punktladungen dem Produkt der Einzelladungen direkt und dem Quadrat ihres Abstandes umgekehrt proportional. Das gilt für Anziehung oder für Abstoßung. Der Unterschied zu dem ähnlichen Gravitationsgesetz ist jedoch der, daß die Gravitationskräfte ausschließlich anziehende Kräfte darstellen.
Jede elektrische Ladung erzeugt um sich herum ein *elektrisches Feld.*
Dies ist der Raumzustand in der Umgebung einer elektrischen Ladung.

9.2.2 Der elektrische Strom

Das Fließen elektrischer Ladungen wird als elektrischer Strom bezeichnet. Voraussetzung dafür ist das Vorhandensein einer elektrischen Potentialdifferenz zwischen zwei Positionen innerhalb eines elektrischen Feldes.
Vorrichtungen, die eine derartige Potentialdifferenz aufrechterhalten, nennt man Strom- oder Spannungsquellen. Die Anschlußklemmen werden Pole genannt (Plus- oder Minuspol). Bleibt die Richtung und der Betrag der Spannung konstant, spricht man von *Gleichspannung*, ändern sich Betrag und Richtung der Spannung periodisch, spricht man von einer *Wechselspannung.*
Die Bewegung der elektrischen Ladungen erfolgt in einem Stromkreis. Als Stromrichtung wird konventionell in der Technik die Elektronenbewegung vom Pluspol zum Minuspol verstanden, tatsächlich ist jedoch die Bewegung umgekehrt. Das elektrische Potential, was der Elektronenbewegung zugrunde liegt, ist seine elektrische potentielle Energie dividiert durch seine elektrische Ladung.
Es wird nach dem italienischen Physiker Volta mit **Volt** bezeichnet.

Einheitszeichen = V.
Formelzeichen = *U*.

Damit ergibt sich die Beziehung:

$$\text{Spannung: } 1\,\text{Volt} = \frac{1\,\text{Joule}}{1\,\text{Coulomb}}$$

Mit einem Voltmeter kann man die elektrische *Spannung* = Potentialdifferenz messen.
Derartige Differenzen zeigen sich auch an den Membranen von Zellen, dabei findet man häufig im Zellinneren negative Ladungen und außerhalb positive.
Will man nun wissen, wie viele elektrische Ladungen in einer bestimmten Zeit durch einen Leiterquerschnitt geflossen sind, kommt man zu dem Begriff der *Stromstärke*

Einheitszeichen = A.
Formelzeichen = *I*.

Sie wird nach dem französischen Physiker **Ampere** benannt, und es ergibt sich die Beziehung:

$$\text{Stromstärke: } 1\,\text{Ampere} = \frac{1\,\text{Coulomb}}{1\,\text{Sekunde}}$$

Das heißt also, daß bei einer Stromstärke von 1 Ampere in 1 Sekunde die Ladungsmenge von 1 Coulomb geflossen ist. Das Ampere ist eine der 7 Basiseinheiten des Internationalen Einheitssystems.

Mit Hilfe eines Amperemeters lassen sich die elektrischen Stromstärken messen.
Nun gibt es unter normalen Bedingungen keine idealen Leiter für den elektrischen Strom. Alle Stoffe, selbst die gut leitenden Metalle, setzen dem Stromdurchgang einen gewissen Widerstand entgegen.
Damit hat das Verbindungsmaterial einen Einfluß auf die Stromstärke.
Die Einheit des *elektrischen Widerstands*, Einheitszeichen = Ω wird nach dem deutschen Physiker **Ohm** benannt.

Formelzeichen = R. Somit kann man die Zusammenhänge zwischen Spannung, Stromstärke und Widerstand in folgende Beziehung bringen:

$$\text{Widerstand: } 1\ \text{Ohm} = \frac{1\ \text{Volt}}{1\ \text{Ampere}}$$

oder in Symbolen der Einheitszeichen, ausgehend und von der Stromstärke her, definiert:

$$\textbf{Formelzeichen} = I = \frac{U}{R}\ \textbf{Stromstärke} = \frac{\textbf{Spannung}}{\textbf{Widerstand}}\ \text{oder}\ \mathbf{A} = \frac{\mathbf{V}}{\Omega} = \textbf{Einheitszeichen}$$

Daraus wird ersichtlich, daß die Stromstärke um so größer sein wird, je größer die Spannung und je kleiner der Widerstand ist. Kann man Bedingungen einhalten, bei denen Stromstärke und Stromspannung einander proportional sind und die Temperatur des Leiters konstant gehalten wird, so wird die obengenannte Formelbeziehung zum sogenannten *Ohmschen Gesetz*.
Ohmmeter oder Widerstandsmeßbrücken können den elektrischen Widerstand messen. Sinken die Temperaturen in einem Leiter bis in die Nähe des absoluten Nullpunkts, so entfällt praktisch der elektrische Widerstand, die Leitung wird *supraleitend*.
Daraus geht hervor, je größer der Widerstand eines Leiters ist, desto kleiner ist die Strommenge, die man dem System entnehmen kann. Wirtschaftlich spielt dieser Zusammenhang eine außerordentliche Rolle bei dem Stromtransport über weite Strecken, denn er emöglicht der Elektrizitätswirtschaft, durch relativ dünne Drähte eine große Menge an Strom zu transportieren, ohne große Energieverluste infolge Erhitzung in Kauf nehmen zu müssen.
Als **Halbleiter** bezeichnet man elektronenleitende Stoffe, deren elektrische Leitfähigkeit zwischen jener der metallischen Leiter und der der Nichtleiter (Isolatoren) liegt. Treten die beweglichen Ladungsträger im reinen Kristall auf, so spricht man von Eigenleitung, sind jedoch Störstellen (Gitterfehler, Fremdatome) die Ursache, so spricht man von Störleitung. Wegen der eigentümlichen elektronischen Eigenschaften der Halbleiter, haben sie in der Technik eine große Anwendung gefunden (Dioden, Transistoren, Photoelemente).
Ein weiterer wesentlicher Punkt bei dem ökonomischen Stromtransport über weite Strecken geht aus der *Transformatorgleichung* hervor.
Sie besagt, daß das Produkt aus Stromstärke und Stromspannung bei gleichem Widerstand konstant ist.

Erhöht man die Spannung, so sinkt entsprechend die Stromstärke und umgekehrt. Dadurch kann man bei sehr hohen Spannungen ohne wirtschaftliche Verluste Strom vorteilhaft transportieren. Zur Verwendung in der Praxis wird durch Transformatoren der Strom auf die gebräuchliche Spannung umtransformiert. Jetzt fällt eine große Strommenge bei relativ kleiner Spannung an.

Werte elektrischer Spannungen		
Elektrokardiogramm	50	mV
Taschenlampe	4,8	V
Autobatterie	6–12	V
Telephon	60	V
Stadtbeleuchtung	220	V
Elektrische Lokomotive	500	V
Sammelleitung, Überlandnetz	3 000	V
Neonleuchte für Licht	5 000	V
Zündkerze für Auto	15 000	V
Röntgenröhre	50 000	V
Kernphysikalische Beschleunigungsgeräte	800 000	V

Werte elektrischer Stromstärken		
Röntgenröhre	0,008	A
Taschenlampe	0,2	A
Bügeleisen	2–3	A
Elektrische Sicherung	6–16	A
Elektrische Straßenbahn	150	A
Lichtbogen-Schweißung	220–360	A
Blitz	ca. 30 000	A

Werte elektrischen Widerstandes	
Elektrischer Herd	12 Ω
Bügeleisen	80 Ω
Glühlampen	500 Ω

9.2.3 Die Leistung und Arbeit des elektrischen Stroms

Um Elektronen bzw. Elektrizitätsmengen zu bewegen, muß von der Spannung U eine Arbeit W geleistet werden. Die von einem Strom geleistete Arbeit ist dabei proportional der Spannung U, der Stromstärke I und der Zeit t, in der der Strom fließt. Es ergibt sich damit die Formel: $A = U \times I \times t$.

Wie aus der Mechanik bekannt, wird das Verhältnis Arbeit bzw. Energie in der Zeiteinheit als Leistung P bezeichnet. Also $P = \frac{W}{t}$. Setzt man in dieser Formel den obigen Begriff für W ein, so ergibt sich $P = \frac{U \times I \times t}{t}$ oder $P = U \times I$.

Somit ergeben sich die Beziehungen:

> Leistung P = Stromstärke I × Spannung U
> Energie W = Leistung P × Zeit $t = U \times I \times t$.

Die Einheit der Leistung ist das Watt, benannt nach einem englischen Physiker. Es gilt also 1 Watt = 1 Volt × 1 Ampere. Aus vorstehenden Beziehungen folgt als Einheit der elektrischen Energie oder Arbeit die Wattsekunde = Ws.

Die Leistung Watt ist auf allen elektrischen Geräten angegeben.

Werte elektrischer Leistungen		
Telephonhörer	0,001	W
Hausklingel	0,5	W
Leuchtröhre 1 m	30	W
Glühbirnen	25–250	W
Staubsauger	80–150	W
Bügeleisen	200–500	W
Tauchsieder	300–1000	W
Herd	1300	W
Elektr. Lok Deutschland	1 300 000	W
Elektrische Lok Schweiz (Lötschbergbahn)	4 100 000	W

Der Verbraucher bezahlt jedoch nicht die *Stromleistung*, sondern die *Stromar-*

beit, denn für die Elektrizitätswerke ist es gleichgültig, ob ein Gerät mit hoher Leistung kurze Zeit oder ein Gerät mit kleiner Leistung längere Zeit betrieben wurde. Daher liegt den Strompreisrechnungen die Energie/Arbeits-Einheit Wattsekunde, bzw. die Wattstunde oder Kilowattstunde = kWh zugrunde.

Man hat im übrigen festgelegt, daß die Energieeinheiten bei mechanischen, thermischen oder elektrischen Vorgängen übereinstimmen sollen. Demnach kann man gleichsetzen:

1 Wattsekunde (Ws) = 1 Newtonmeter (Nm) = 1 Joule (J)
oder
1 Watt = 1 Newtonmeter/Sekunde × 1 Joule/Sekunde

Auch für die elektrische Energie gilt die allgemeine Erkenntnis der Unmöglichkeit der Erzeugung aus dem Nichts. Elektrische Energie kann nur aus anderen Formen der Energie gewonnen oder dorthin umgewandelt werden.

9.3 Wirkungen der Elektrizität

9.3.1 Wärmewirkung, Lichtwirkung

Durchfließt der Strom einen Draht, so erwärmt sich dieser mehr oder weniger, je nach der Strommenge und der Dicke des Drahtes. Man nutzt diese Eigenschaft in allen elektrischen Geräten, mit deren Hilfe man Hitze erzeugen will (Kochplatte, Bügeleisen, Fön, Tauchsieder usw.). Durchfließt der Strom sehr dünne Drähte, erhitzen sich diese bis zur Weißglut und erhellen ihre Umgebung (Glühlampen).

Da unter den Metallen Wolfram einen sehr hohen Schmelzpunkt von über 3000° C hat, wird aus diesem Material die kleine Wendel der Glühlampen hergestellt. Bei Stromdurchgang erhitzt sich der dünne Wendelfaden zur Weißglut und strahlt Licht aus. Damit der Faden nicht verbrennt, darf in den Glaskörpern keine Luft sein. Man verwendet als Füllung Stickstoffgas oder Argon.

Ähnlich wie dünne Röhren einer durchfließenden Flüssigkeit einen Widerstand entgegensetzen und den Durchfluß bremsen, haben Stoffe, die den Strom leiten, einen *artspezifischen Widerstand* gegenüber dem Stromfluß. Die Größe des Widerstandes mißt man in *Ohm* = Ω.

9.3.2 Magnetische Wirkung

Der Strom hat ferner eine magnetisch-motorische Wirkung, wenn er durch einen Leiter läuft. Die Wirkung wird verstärkt, wenn dieser Leiter spiralförmig um einen Eisenstift geschlungen ist.

Ein Gleichstrommotor hat als Feldmagneten meist einen Elektromagneten und zwischen dessen Polen eine drehbare Läuferspule, wie aus folgender Zeichnung ersichtlich ist. Durch diese Konstruktion kann elektrische Energie in mechanische umgeformt werden.

Dieses Prinzip findet seine Anwendung bei allen Arten von Elektromotoren (Gleichstrom-, Wechselstrom-, Drehstrommotoren usw.), von der kleinsten Zahnbohrmaschine bis hin zu den gro-

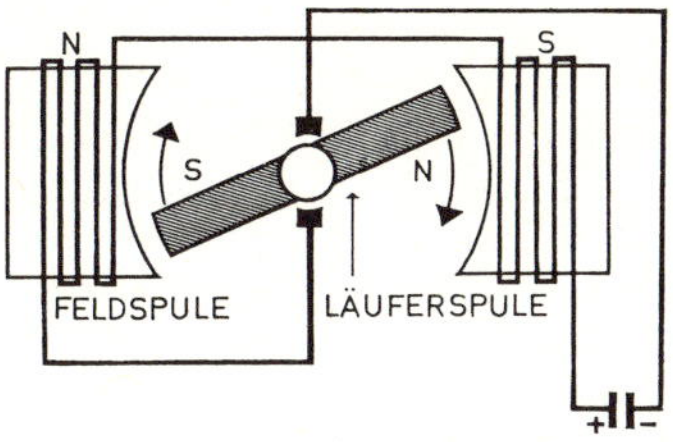

Abbildung 63 Gleichstrommotor zur Umformung elektrischer Energie in mechanische.

ßen Elektrolokomotiven. Im übrigen wird von der reinen magnetischen Wirkung des Stromes bei Geräten wie Hausklingel, Lautsprecher, elektrische Türöffner und Telephon Gebrauch gemacht.

9.3.3 Chemische Wirkung

Auf der Eigenschaft des Stromes, durch wäßrige Lösungen von Salzen, Säuren und Laugen ebenso zu fließen wie durch Metalle, beruhte früher die Festlegung des Begriffes Stromstärke in Ampere. Fließt ein Gleichstrom durch eine Lösung von Silbernitrat und Wasser, so scheidet sich am negativen Pol – Kathode – metallisches Silber ab. Diesen Vorgang nennt man *Elektrolyse*. Werden von einem Strom in 1 Sekunde 1,118 mg Silber abgeschieden, so hat er die Stromstärke 1 Ampere = 1 A. Geräte zur Messung der Stromstärke heißen Amperemeter. Ihre Erklärung findet diese Abtrennung von metallischem Silber aus Silbernitratlösung darin, daß Salze in Ionen, d. h. elektrisch geladene Teilchen zerfallen, die von den Kräften im elektrischen Feld bewegt werden und somit einen Strom darstellend in bestimmte Richtungen transportiert werden (**Ionen = Wanderer**). Näheres über die Ionentheorie in der Chemie. Bei der *Galvanisierung* werden Gegenstände aus unedleren Metallen versilbert, verkupfert oder verchromt, indem sie in einem galvanischen Bad einer Lösung des Überzugsmetalls ausgesetzt werden. Bei Neonröhren und Quecksilberdampflampen werden ionisierte Gase durch den Stromdurchgang zum intensiven Leuchten gebracht.

Auf einem aktiven Transport von großen Molekülen in einem elektrischen Feld in einer Elektrolytlösung beruht auch der Vorgang der *Elektrophorese*. Nach Anlegen der Elektroden wandern die Moleküle verschieden schnell und unterschiedliche Strecken.

Dies kann man in der Hämatologie zur Diagnose anhand unterschiedlicher Zusammensetzung von Albuminen und Globulinen benutzen.

9.3.4 Mechanisch-akustische Wirkung

Wie bereits in der Akustik behandelt, kann man mit hochfrequenten Wechselströmen einen Quarzkristall derart zum Schwingen bringen, daß er in 1 Sekunde bis zu 500 000 Schwingungen ausführt. Das liegt weit über der Hörgrenze, übt jedoch auf Zellwände eine Wirkung dergestalt aus, daß sich durch die Schwingungen das Gewebe erwärmt, ja sogar bei zu starker Anwendung schädliche Risse in den Zellmembranen auftreten können. Die Beschallung von Eßwaren oder Arzneien zur Tötung von Bakterien spielt in der Serologie eine bemerkenswerte Rolle, ebenso deren Anwendung in der Chemie und der Arzneimittelbereitung.

9.3.5 Auswirkung auf den Organismus

Die Gefahr beim Berühren elektrischer Anlagen hängt von der vorliegenden

Spannung und von der Stromstärke ab. Deswegen ist der Gesamtwiderstand zwischen Spannungsquelle und Erde, als Summe von Körper-Widerstand, Fußbekleidung und ggf. Fußboden wichtig.
Der menschliche Körper hat etwa einen Widerstand von 1000 Ohm. Körperfeuchtigkeit setzt ihn weiter herab.

Je feuchter die Haut, um so kleiner der Widerstand.

Daher bei *Gewitter* nicht baden, in der Badewanne keine unter Strom stehenden Geräte berühren!
Stromstärken ab 25 mA können bereits Extrasystolen hervorrufen. Ab 80 mA entsteht Kammerflimmern, Ströme über 100 mA sind absolut lebensbedrohend durch Verbrennungen und Herzstillstand.
Bei einem Gewitter ziehen Bäume den Blitz an und gefährden Daruntersetehende vermehrt. Man kauert sich in solchen Situationen am besten in Bodenmulden, wobei man Beine und Arme geschlossen hält, weil sonst der im Boden abfließende Strom, durch die Spreizung der Extremitäten noch empfindliche Schläge austeilen kann: *Schrittspannungseffekt*.

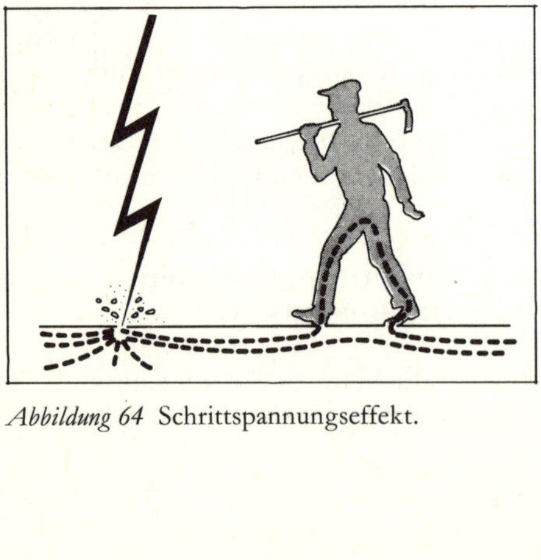

Abbildung 64 Schrittspannungseffekt.

9.4 Erzeugung der Elektrizität

Der Anatom *Galvani* (1737–1798) entdeckte in Bologna, daß frisch präparierte Muskeln von Froschschenkeln zusammenzucken, wenn sie in Berührung mit zwei verschiedenen Metallen kommen. Aufbauend auf dieser Beobachtung konstruierte der Physiker *Volta* ein *galvanisches Element*. Dabei werden zwei verschiedene Metalle verwendet, z. B. eine Kupfer- und eine Zinkplatte, die, durch eine poröse Scheidewand getrennt, in eine verdünnte Schwefelsäurelösung tauchen. Durch einen chemischen Prozeß ergibt sich zwischen beiden Metallplatten und der Lösung eine unterschiedliche Spannung. Verbindet man beide Platten durch einen Draht, so findet ein Ausgleich der Ladungen statt, das heißt, es fließt ein Strom. Durch Installierung derartiger Elemente oder ähnlich gebauter *Akkumulatoren* (kurz Akku genannt), kann man sich ortsunabhängige Spannungsquellen schaffen (Taschenlampen, Autobatterie usw.; siehe Abb. 65).
Der größte Teil der elektrischen Spannungen wird jedoch nicht mit Batterien erzeugt, sondern durch *Generatoren*. Die Wirkungsweise beruht auf der Erscheinung der elektromagnetischen *Induktion*. Darunter versteht man das Auftreten von elektrischen

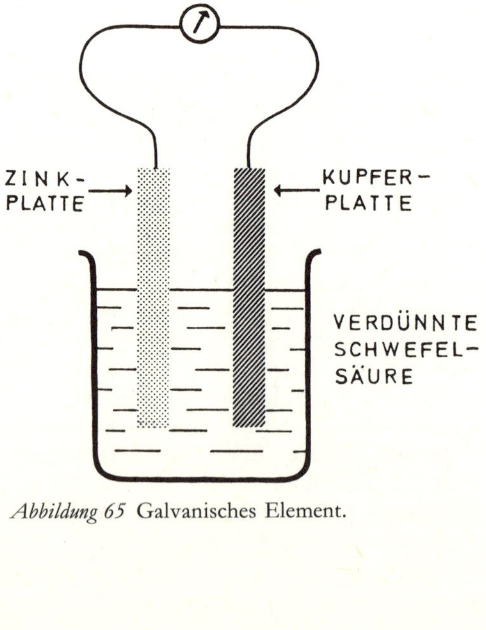

Abbildung 65 Galvanisches Element.

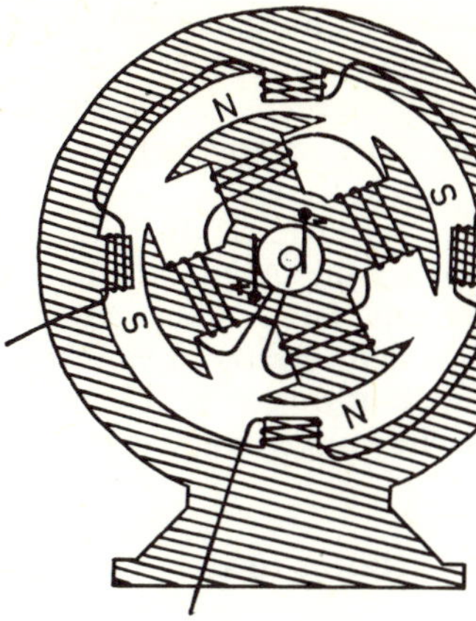

Abbildung 66 Wechselstromgenerator zur Umformung mechanischer Energie in elektrische.

Spannungen durch mechanische Bewegung von Leitern in Magnetfeldern. Die mechanische Bewegung des spulenförmig aufgewikkelten Leitersystems kann erfolgen durch Dampfmaschinen oder Wasserkraftwerke. Nach diesem Prinzip arbeiten die Generatoren der Elektrizitätswerke. Jeder Wechselstromgenerator besteht aus einem Magneten zur Erzeugung des erforderlichen magnetischen Feldes, einer rotierenden Leiterschleife und Schleifringen zur Abnahme des Stromes (siehe Abb. 66).

Bei fortlaufender Drehung ändert sich der magnetische Fluß periodisch. Der auf diese Weise induzierte Stromstoß wechselt deshalb zweimal seine Richtung und wird daher *Wechselstrom* genannt, gegenüber dem bei chemischen Reaktionen entstandenen Strom, der stets in gleicher Richtung fließt und deshalb *Gleichstrom* heißt.

Der bei uns gebräuchliche Wechselstrom im Netz der Energieversorgung hat die Frequenz 50, was bedeutet, daß er 50mal in der Sekunde im stromführenden Leiter hin- und zurückfließt, also 50 Schwingungen pro Sekunde durchführt.

> 1 Schwingung pro Sekunde nennt man 1 Hertz = 1 Hz.

Man spricht von niederfrequentem Wechselstrom bis zu einer Frequenz von 20000 Hz. Die darüber liegenden, hochfrequenten Wechselströme finden in der Nachrichtentechnik Verwendung. Für größere elektrische Anlagen, wie z. B. Sterilisatoren, verwendet man den sog. Drehstrom, der aus drei jeweilig um 120° phasenverschobenen Wechselspannungen gleicher Frequenzen besteht.

Unter einem *Transformator* oder Umspanner versteht man ein Gerät zur Veränderung elektrischer Spannungen bei Wechselströmen. Er besteht aus 2 Spulen mit unterschiedlichen Windungszahlen, die durch einen geschlossenen Eisenkern miteinander verbunden sind. Die Wirkung beruht auf der elektromagnetischen Induktion. Man kann auf diese Weise Spannungen von 220 V im Labor auf den weniger gefährlichen Bereich von etwa 20 V herunterspannen. Dies ist der besondere Vorteil des Wechselstroms, da sich gewöhnlicher Gleichstrom nicht transformieren läßt.

Anwendung z. B. Klingeltransformator am Haushaltsstromkreis.

9.5 Elektrizität in der Medizin

Die kontrollierte Wirkung des elektrischen Stroms auf den Organismus hängt ab von den Eigenschaften des Stroms, wie Stromstärke, Spannung, Gleich- oder Wechselstrom, der Dauer des Stromimpulses, der Elektrodengröße und Abstand, von der Form der Körperoberfläche und von den Haut- und Gewebewiderständen. Außerdem hat das Nerven- und Muskelgewebe ein elektrisches Ruhepotential, welches durch die isolierende Funktion der Membranen aufrechterhalten wird.

Durch elektrische Umladungen entstehen ferner Aktionspotentiale als zeitabhängige Spannungsänderungen. Für die Lebewesen spielen so entstandene Züge elektrischer Impulse eine wichtige Rolle. Spannungsimpulse lassen das Herz schlagen, verkürzen die Muskelfasern und zeigen Gehirnaktivitäten an. Dabei handelt es sich stets um Verschiebungen von Ionen durch und an den Zellmembranen.

9.5.1 Elektrizität in der Diagnostik

Bei der *Reizstromdiagnostik* handelt es sich darum, für den zu untersuchenden Nerv oder Muskel das Gleichstromminimum aufzuzeigen, auf welches das Gewebe reagiert.
Voraussetzung für ein gutes Untersuchungsergebnis ist jedoch die Notwendigkeit, daß die Nervenaustrittspunkte oder die einzelnen Muskelpartien von der Tastelektrode genau erfaßt werden. Weitere sehr beliebte Diagnosemethoden sind die **Elektrokardiographie** (EKG) und die **Elektroenzephalographie** (EEG). Dabei ist das Gebiet der Elektrokardiographie sowohl in den theoretischen Grundlagen wie in der klinischen Auswertung ein sehr komplexes Gebiet. Kurz gesagt geht man von folgenden Erscheinungen aus: Die Kontraktion der Herzmuskelzelle wird durch Veränderungen an den Zellmembranen eingeleitet. Die Membranen verlieren ihre selektive Durchlässigkeit für extrazelluläre Natrium-Ionen. Durch den Einstrom positiver Leitungsträger in das Faserinnere bricht das Ruhemembranpotential zusammen (= Depolarisation). Anschließend strömt eine äquivalente Menge Kalium-Ionen aus, wodurch die Außenseite der Membran wieder positiviert wird (= Repolarisation).
Die Ableitung eines EKG wird dann dadurch ermöglicht, daß der erregte und der unerregte Teil einer jeden Herzmuskelfaser einem elektrischen Dipol gleichkommt. Dabei zeigen die erregten Muskelpartien eine negative Ladung, die sich mit einer bestimmten Geschwindigkeit ausbreitet.
Die Ströme werden an bestimmten Stellen des Körpers abgenommen und die Spannungsdifferenz an einem Oszillographen registriert. In ähnlicher Weise werden die Aktionsströme des Gehirns beim EEG über angelegte Kopfelektroden erfaßt. Die Abweichungen vom normalen Bild können so diagnostische Hinweise geben.

9.5.2 Elektrizität in der Therapie

Reizstromtherapie

Der menschliche Körper ist nach älterer Anschauung ein Leiter 2. Ordnung, womit gesagt sein soll, daß er den Strom zwar leitet, jedoch nicht so gut wie Metalle, die zu den Leitern 1. Ordnung gehören. Die Ursache dafür liegt unter anderem darin, daß unser Körper und seine Organe unterschiedliche chemische Zusammensetzungen haben. Ferner ist die Haut je nach Feuchtigkeitsgrad unterschiedlich leitfähig für den elektrischen Strom. Gleichströme haben eine ausgesprochene Reizwirkung auf Nerven. Ähnlich wie die elektrischen Ströme das Herz innervieren können, vermögen sie auch andere Muskeln zu erregen. Man nennt diese Art zu behandeln »*Elektrophysikalische Reizstromtherapie*«. Hier soll nur die Therapie mit Gleichstrom und niederfrequenten Wechselströmen besprochen werden. Hochfrequente Ströme werden im Kapitel Strahlenkunde behandelt (Mittelwellen).
Läßt man im Zuge der Reizstrombehandlung einen Strom von 50 V auf den Körper wirken, so löst dieser zwar noch keine Muskelkontraktion aus, übt aber auf die Nerven einen anregenden Reiz aus, der sich schmerzlindernd bei

Erkrankungen des rheumatischen Formenkreises auswirken kann. Darüber hinaus lassen sich Gefäßwirkungen im Sinne einer Hyperämie erzeugen. Die Anwendung, d. h. der Anschluß des Körpers an die Stromquelle zum Zwecke des Stromdurchflusses, kann auf 2 Arten geschehen:

a) durch *Plattenelektroden.* Hier werden Metallplatten mit feuchtem Stoff umwickelt und der Strom schonend durch den Körper geschickt.

b) durch *Wechselelektroden.* Hierbei werden die Extremitäten in ein Wasserbad getaucht, wodurch der angelegte Strom die gesamte vom Wasser benetzte Körperpartie erreicht und von dort durch den Körper fließt (Vierzellenbad).

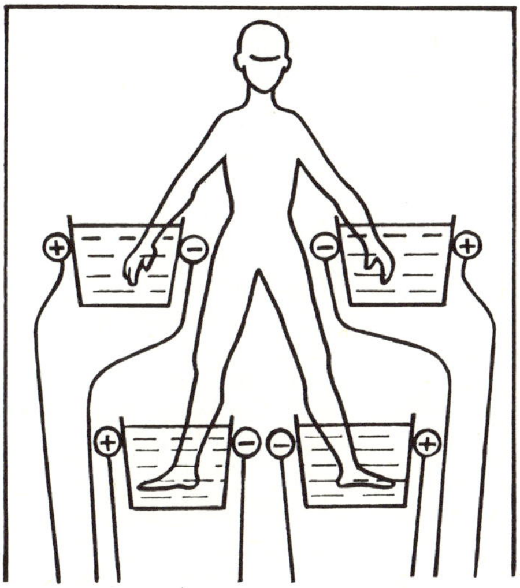

Abbildung 67 Vierzellenbad.

Beim *Stangerbad* liegt der gesamte Körper im Wasser, während der Strom von Elektroden am Wannenrand durchgeschickt wird.

Schrittmacher

In jüngster Zeit macht die Medizin bei einer speziellen Indikation von der elektrischen Reizstrombehandlung mehr und mehr Gebrauch. In gesunden Herzen wird die Herzmuskelkontraktion von dem im Sinus-Knoten liegenden Automatie-Zentrum ausreichend gesteuert. Hier liegt der natürliche »Schrittmacher« des Herzens, der die Anpassung an die notwendige Reizleitung jederzeit vollzieht.
Tritt infolge von Infektionen oder durch Arteriosklerose bedingte Durchblutungsstörungen ein Nachlassen oder gar ein totales Versagen dieser Steuerungsfunktion ein, so bietet sich neben medikamentöser Therapie die Implantation eines elektrischen Schrittmachers an, der die Funktion der natürlichen Stromversorgung übernimmt und damit das Herz in begrenztem Umfang wieder belastungsfähig macht. Als Geräte kennt man interne und externe Schrittmacher. Bei beiden werden den in dem Herzmuskel eingepflanzten Elektroden von Batterien Stromimpulse vermittelt, die in entsprechender Frequenz die Herzmuskelkontraktionen wieder normalisieren.
Schrittmacher haben eine Laufzeit von mehreren Jahren und können aufgeladen oder ausgewechselt werden. Da es sich jedoch um Batteriegeräte handelt, dürfen solche Patienten nicht in den Bereich elektromagnetischer Wellen kommen, wie sie z. B. bei der Kurzwellentherapie auftreten, weil es andernfalls zu Entladungen der Batterie und zu technischen Komplikationen führen könnte.

Elektrotherapie in der Psychiatrie

In der modernen Psychiatrie ist die Elektrobehandlung trotz der Vielzahl der Medikamente als therapeutisches Hilfsmittel nicht zu entbehren. Bei manisch-depressiven Erkrankungen, bei Schizophrenie und Stupor wird noch immer mit Erfolg diese Behandlung durchgeführt, wenn andere therapeutische Maßnahmen versagt haben.

Dem Patienten werden an den Schläfen Elektroden angelegt, nachdem zur Verbesserung der Leitfähigkeit die Haut mit Alkohol entfettet und eine Elektrolytlösung aufgebracht wurde. Für die Dauer von 2 bis 3 Sekunden wird ein Stromstoß von 160 bis 190 mA bei 220 V durch das Gehirn geschickt. Der Stromstoß kann entweder kontinuierlich oder unterbrochen erfolgen. Das Hirn antwortet mit einem generalisierten Anfall epileptischer Natur, wobei es zu einer Verkampfung der Muskulatur kommt. Zur Vorbereitung gehört die Applikation von Muskelrelaxantien und eventuell auch atemanregenden Medikamenten, was von einem Anaesthesisten überwacht wird.

Elektrochirurgie

Bei der Elektrochirurgie schließlich werden ebenfalls hochfrequente Wechselströme verwendet. Um eine hohe Stromdichte zu erzielen, wird die Arbeitselektrode ganz klein gehalten. Dadurch gerinnt das Eiweiß bei Berührung, und die Blutgefäße ziehen sich so stark zusammen, daß ein unblutiges Trennen ermöglicht wird (Elektrokoagulation).

9.6 Vorsichtsmaßregeln

Wegen der in der Praxis so häufigen Unfälle mit elektrischem Strom seien hier einige Regeln angeführt:

a) Bei **kurzgeschlossenen Stromkreisen** kommt es augenblicklich zu extrem hohen Stromflüssen, die infolge Funkenbildung oder Erhitzung zu Bränden führen können. Als Schutz vor solchen Überlastungen des Stromnetzes sind überall *Sicherungen* eingebaut, die bei zu starkem Stromfluß »durchbrennen«, das heißt ein feiner Draht von bestimmter Stromdurchlässigkeit schmilzt dann und unterbricht die Stromzufuhr.

b) Zumeist werden in der Praxis Wechselstromgeräte verwendet. Mancherorts jedoch, besonders im Ausland, gibt es noch Gleichstromnetze. Man hat dann in jedem Fall sich davon zu überzeugen, ob das betreffende Gerät auch für die jeweilige Stromart geeignet ist, um Defekte zu vermeiden. Das Zeichen = gilt für **Gleichstrom** und das Zeichen ~ für **Wechselstrom.**
Deshalb prüfe man die Stromart, für die das Gerät gebaut ist.

c) Darüber hinaus ist auf die eingestellte Spannung zu achten. Man kennt 110 V, 220 V und 380 V als Netzspannung. **Elektrogeräte dürfen nur an die für sie geeigneten Stromkreise angeschlossen werden.**

d) Da der **menschliche Körper ein guter Leiter für Strom ist,** erfordert dies eine sorgfältige Beachtung aller Vorsichtsmaßregeln beim Umgang mit der Elektrizität. Insbesondere gilt es während des Badens, elektrische Geräte nicht mit den Insassen von Badewannen oder dem Wasser in Berührung zu bringen, da augenblicklich die **Gefahr eines elektrischen Schlages** besteht. Elektrische Schalter sollen über 1 m von dem Bad entfernt sein.

9.7 Elektronische Datenverarbeitung

Bei allen Anwendungen der elektronischen Datenverarbeitung, kurz EDV genannt, werden Informationen in Automaten verarbeitet, die elektro-

nisch gesteuert sind. Die EDV-Anlagen bestehen dabei in der Regel aus einem Rechenwerk, einem Speicher und einem Steuergerät, zusätzlich können diese Anlagen auch Ein- und Ausgabegerät erweitert werden.
Man benutzt dazu in der technischen Darstellung Bauelemente, wie Schalter (Relais) oder Schaltkreise, die zwei Schaltzustände aufweisen:Strom eingeschaltet, Strom ausgeschaltet. Sie können durch einen Spannungs- oder Stromstoß aus dem jeweilig vorliegenden Schaltzustand in den anderen übergeführt werden = sogenannte Flipflop-Schaltung. Derartige Anordnungen sind die Grundlage der **Computer** als programmgesteuerte Rechenmaschinen.
Die Computertechnik bedient sich dadurch quasi eines *dualen* Zahlensystems, das mit den Möglichkeiten »0« und »1« auskommt. Ein System, was mit 2 Ziffern auskommt, bezeichnet man auch als *binäres* System. (Siehe auch Kohlhammer: Rechenbuch für Heilberufe, Kapitel: binäres Positionssystem.)
Damit Informationen in zu verarbeitende Daten dieser Art gewonnen werden können, muß man häufig von zwei prinzipiell verschiedenen Darstellungsweisen der Information ausgehen, der digitalen und der analogen.
Bei der *digitalen* Darstellungsweise, wird die Information in Ziffern ausgedrückt, wie z. B. bei der Benutzung der Lochkarte.
Die Lochkartenziffern können dann anschließend in binäre Ziffern übertragen werden. Der entsprechende englische Ausdruck: »binary digit« führte übrigens zu der Kurzbezeichnung »bit« als Maßeinheit für den Informationsgehalt.
Im Gegensatz zur digitalen Darstellung von Informationen werden bei der *analogen* Darstellung z. B. physikalische Größen, wie Winkel, Längen, Flächen usw., benutzt. In nachfolgender Zeichnung ist oben die Uhrzeit und die Temperatur digital dargestellt und darunter in analoger Weise.

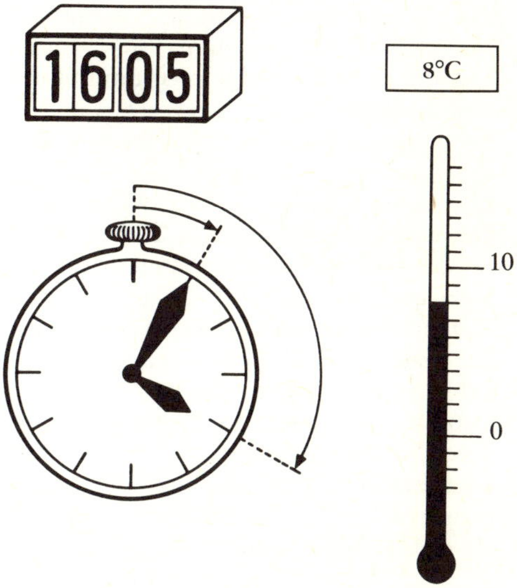

Abbildung 68 Vergleich von digitaler mit analoger Darstellungsweise.

Analoge Informationsdarstellung benutzt man auch für die Messung der Geschwindigkeit im Tachometer, für die Spannung im Voltmeter, mit Hilfe der Gewichte bei Waagen usw. Die beiden Darstellungsformen für Informationen werden in den elektronischen Rechengeräten verwendet, allerdings verfügen die digitalen Verarbeitungsanlagen über die weit umfangreicheren Möglichkeiten.
Die Informationsverarbeitung in der EDV setzt ferner die Schaffung eines geeigneten *Algorithmus* voraus. Darunter versteht man die genaue Vorschrift, nach der ein gewisses System von Operationen in einer bestimmten Reihenfolge auszuführen ist.

Die für die Computer entwickelten Algorithmen werden auch Programme genannt. Aus dem englischen sind zwei weitere Begriffe für die EDV-Technik entlehnt worden: Hardware und Software. Unter der *Hardware* wird dabei der maschinentechnische materielle Teil eines EDV-Systems verstanden und unter *Software* der programmtechnische Anteil.

Die sogenannte 1. Generation der Rechengeräte war rein mechanisch aufgebaut. In der Folgezeit wurden anstelle der elektromechanischen Relais Röhren eingesetzt und schließlich durch die Verwendung der 1948 erfundenen Transistoren etwa ab 1957 Rechner der sogenannten 2. Generation gebaut. Unter einem *Transistor* versteht man die Hintereinanderschaltung von 2 Halbleiterdioden. Eine Diode ist eine Gleichrichterröhre, die zur Gleichrichtung von Wechselströmen benutzt wird. Halbleiter sind Stoffe, deren elektrischer Widerstand zwischen metallischen Leitern und Isolatoren liegt, sie haben ebenfalls eine Gleichrichterwirkung und stellen außerordentlich kleine Bausteine für ein Computersystem dar.

Durch die Weiterentwicklung der Transistortechnik ist man inzwischen bei Computern der 4. Generation, bei der immer mehr Schaltelemente auf immer geringerem Platz untergebracht werden können.

Computer haben einen entscheidenden Anteil an der Verbesserung der Effektivität des Informationsflusses, und zwar in dreifacher Hinsicht:

a) Daten können geordnet und in unbegrenzter Menge gespeichert werden
b) Daten können nach beliebigen Kriterien verknüpft, selektiert und schnell abgerufen werden
c) Daten können schnell verbreitet werden

Die Computertechnologie läßt sich in konsequenter Betrachtung als Fortsetzung der Buchdruckkunst ansehen und hat auf vielen Gebieten des menschlichen Daseins ungeahnte Veränderungen mit sich gebracht. Schon 1990 werden 70% aller Beschäftigten in den Industriestaaten von den Auswirkungen der neuen Informationstechnologie betroffen sein. Daher wird auch in medizinischen Assistenzberufen eine Grundausbildung in Computerlehre erforderlich werden.

In Prophylaxe, Diagnostik und Therapie werden Computer eine ebenso wichtige Rolle spielen wie in betriebsinternen Abläufen, Erfassung und Bearbeitung von ökonomischen Daten (Betriebsabrechnung, Statistik, Vorratshaltung usw.). Die durch Computer, d.h. technisch, ermöglichte Breitbandkommunikation gestattet eine bisher nicht erreichte Transparenz und Interaktion, die, wenn sie nicht zum Selbstzweck wird, die Leistungsfähigkeit der Medizin auf der Basis heutiger Kenntnisse erheblich verbessern wird, d.h. medizinischer Fortschritt wird durch primär nicht medizinische Technologien möglich!

Am Beispiel einer computergestützten Überwachung der Pharmakotherapie hinsichtlich möglicher Interaktionen und anderer Kriterien von Arzneistoffen soll die Nützlichkeit derartiger Datenbanken kurz dargestellt werden:

a) Auf dem bundesdeutschen Arzneimittelmarkt werden ca. 60000 Arzneimittel angeboten.
b) In der Literatur sind ca. 10000 klinisch bedeutsame, weniger wichtige oder fragliche Interaktionen von Arzneistoffen untereinander oder hinsichtlich klinisch-chemischer Untersuchungen im Sinne einer Verfälschung der Ergebnisse bekannt.

c) Mehrfachgaben von Arzneimitteln (z. T. mehr als 10!!) sind bei klinischen Behandlungen üblich.

Zur schnellen, aktuellen und stets verfügbaren Information über Arzneimittel eignen sich Datenbanken, die entsprechend den Anforderungen der jeweiligen Benutzer programmiert sind. Im Gegensatz zur einfachen Dokumentation (z. B. mit Lochkarten, Karteien, Ringbüchern etc.) gestatten Datenbanken bei entsprechender Programmierung einen inversiven Zugriff, d. h. die Daten sind auf verschiedenen Ebenen untereinander verknüpft, die Fragestellung kann aus unterschiedlicher Richtung erfolgen. Beispiel für

lineares System:

Welche Interaktion ergibt sich aus der Kombination von A und B?

Antwort: Symptom C.

inversives System:

Welche Interaktion ergibt sich aus A und B → C

Welche Interaktion ergibt sich aus B und A → C

Welche Interaktionspartner kann das Symptom C auslösen:

A und B
B und A

Sind diese Wirkstoffe zusätzlich in Wirkstoffgruppen erfaßt, läßt sich die inversive Struktur auch auf solche Daten erweitern.
Diese Verfügbarkeit von Daten hat dort ihre Grenze, wo herkömmliche Verfahren einen schnellen, d. h. fallorientierten Zugriff nicht mehr erlauben. Mit Hilfe von vor Ort installierten Abfragesystemen, die durchaus in einem Verbund mit anderen Datenbanken stehen können, ist sowohl die Speicherkapazität als auch der schnelle Zugriff gewährt.
Insgesamt kann also die Therapie durch bessere, d. h. computergestützte Information und Koordination bereits bekannter medizinischer Daten erheblich sicherer und damit effektiver gemacht werden – ohne, daß der Kenntnisstand absolut gesehen zunimmt!

Merksätze zur Elektrizität

a) Bedingung für das Fließen eines elektrischen Stroms ist das Vorhandensein einer Spannung.
b) Es gibt Gleich- und Wechselstrom. Beim Gleichstrom bleiben Stromstärke, Spannung und Richtung gleich, beim Wechselstrom ändern sie sich periodisch mit der Zeit.
c) Die wichtigsten charakteristischen Größen sind:
e = elementar Ladung
V = Volt (Spannung)
A = Ampere (Stromstärke)
Ω = Ohm (Widerstand)
W = Watt (Stromleistung)

d) Der elektrische Strom äußert sich in folgenden Wirkungen:
Wärmewirkung, Lichtwirkung
Magnetische Wirkung
Chemische Wirkung
Mechanisch-akustische Wirkung
e) Es gibt Leiter und Nichtleiter der Elektrizität. Der Mensch ist ein Leiter!
f) Beim Stromfluß in Elektrolytlösungen werden Ionen verschoben, beim Stromfluß in Metallen Elektronen.
g) Gleichartige Ladungen stoßen sich ab, ungleichartige ziehen sich an.
h) Mit Transformatoren werden Wechselströme von hoher Stärke und geringer Spannung in Ströme von geringer Stärke und hoher Spannung oder umgekehrt umgewandelt.
i) Ein Relais ist eine elektrische Schaltvorrichtung. Sie besitzt Kontakte, die einen Stromkreis öffnen oder schließen.
j) **Magnetismus** ist die Lehre vom magnetischen Feld und den magnetischen Erscheinungen der Materie: auf alle Körper werden in einem Magnetfeld Kräfte ausgeübt.
k) Ein **Isolator** ist ein Körper, der bei Anlegen einer Spannung die Ladungsträger nicht leitet, d.h. der einen sehr großen spezifischen elektrischen Widerstand hat.

Übungen

a) Berechnen Sie den Stromverbrauch einer Hausfrau, die 1½ Std. mit einem 500-W-Bügeleisen bügelt, während der Bügelraum die gleiche Zeit über mit zwei 75-W-Birnen beleuchtet wird. Der Strompreis beträgt 0,08 DM/kW.
b) Beschreiben Sie die vielfältige Benutzung des Stroms im Verlaufe eines Arbeitstages!
c) Wie verhält man sich, um bei Gewitter der Gefahr eines Blitzschlages zu entgehen?
d) Erklären Sie die Einrichtung der elektrischen Sicherung und der Schuko-Steckdosen (SCHUtz-KOntakt)!
e) Wieso können sich Vögel auf elektrischen Leitungen niederlassen, ohne daß ihnen Gefahr droht?
f) Weshalb ist das Tragen von Schuhen mit Gummisohlen für den Träger nicht ohne Bedenken?
g) Normalerweise sind elektrische Leitungen für eine Stromstärke von 10 A bei 220 V abgesichert. Könnte man in diesem Fall zwei Glühbirnen à 100 W, einen Tauchsieder von 1000 W und einen Heizofen von 2000 W zugleich anschließen?

Teil B – Strahlenkunde

10.0 Physik der Strahlen

Vorbemerkungen und Erfahrungen

a) Die Lichtquelle bei Glühlampen wird elektrisch so stark erwärmt, daß ihre ausgesandte Strahlung in den sichtbaren Bereich fällt (Wellenspektrum).
b) Urlaub verbringt man gern im Hochgebirge (Intensität der Strahlung).
c) Knochenbrüche werden durch Röntgenstrahlen diagnostiziert (Weiche Strahlung).
d) Tumorbehandlung erfolgt durch Radiopharmaka (Harte Strahlung).
e) Instabile Atomkerne zerfallen unter Aussendung von Strahlung (Radioaktive Strahlung).

10.1 Allgemeines über Strahlenkunde

Mehr, als gemeinhin angenommen wird und bekannt ist, wird das Leben auf unserem Planeten von einer ganzen Skala verschiedenartiger Strahlungen ständig beeinflußt. Das wohlausgewogene Maß dieser Naturerscheinung verursacht so fast selbstverständliche Dinge wie die Photosynthese, die Helligkeit, die Wärme oder andere essentielle Biofaktoren. Deshalb haben wir nicht ohne Grund der Strahlenkunde ein besonderes Kapitel im Rahmen unseres Lehrbuches eingeräumt, einmal weil Strahlentherapie im weitesten Sinne mehr und mehr in die Medizin Eingang findet und zum anderen, um dem Leser die Allgegenwärtigkeit der Strahlen und ihre eminente Bedeutung nahezubringen und ihn über mögliche Gefahren aufzuklären.
Ein wichtiges Charakteristikum der Strahlen ist daher ihr Energiegehalt. Man kann daher verallgemeinert feststellen:

Unter Strahlung versteht man den gerichteten Durchgang von Energie durch den Raum.

Einen derartigen Energiedurchgang hatte man zunächst beobachtet und analysiert, ohne daß man feststellte, daß er an Teilchen gebunden war. Diese Beobachtungsweise ging auf den Physiker Huygens in der Mitte des 17. Jahrhundert zurück. Etwa zur gleichen Zeit zeigte aber auch der Physiker Newton, daß gewisse Strahlungen aus nachweisbaren Teilchen bestehen müssen. Erst im 20. Jahrhundert erkannte man den gemeinsamen Nenner, und heute wissen wir, daß die Strahlung ein Quanten-

phänomen darstellt, das außerhalb unserer normalen Erfahrungswelt liegt.
Erst auf der Ebene mathematisch formulierter Gesetze ist der (je nach den Versuchsbedingungen) beobachtbare Dualismus von Welle und Teilchen vereinbar. Die Quantennatur der Strahlung bleibt allerdings der alltäglichen Erfahrung verborgen, weil die Energie eines *Lichtquants*, auch *Photon* genannt, außerordentlich klein ist und selbst eine Welle sehr geringer Intensität unvorstellbar viele Photonen enthält.
Der Grundgedanke, nach dem mikrophysikalische Vorgänge, wie hier die Übertragung der Strahlungsenergie, in ganz bestimmten Beträgen, Quanten genannt, diskontinuierlich vor sich geht wird als *Quantentheorie* bezeichnet. Sie wurde von dem Physiker M. Planck entwickelt. Danach entspricht jedem Quant die Energie $E = h\nu$. Sie hängt nur ab von der Frequenz r der Strahlung und der allgemeinen Naturkonstanten h, die man auch das *Plancksche Wirkungsquantum* nennt.

Die räumliche Ausbreitung dieser Energie erfolgt als elektromagnetische Welle. Sie bedarf dazu keines Mediums. Die Energie wächst proportional mit der Frequenz.

Energie einer Strahlung = Wirkungsquantum × Frequenz

Aus Gründen einer besseren Übersicht und Einteilung bietet sich jedoch nach wie vor eine Einteilung des gesamten Strahlenbereichs in Wellen-Strahlung und Teilchen-Strahlung an. Viele Praktiker arbeiten daher auch heute noch mit der fast klassisch zu nennenden Zweiteilung des Stoffgebietes, denn es ergeben sich zwei leicht objektivierbare Unterschiede:

a) Strahlen, die als Photonen, immaterielle elektromagnetisch bewegte Energiebündel darstellen und keine Ruhemasse besitzen = Wellenstrahlung, können hinsichtlich ihrer Wellenlänge schematisch wie folgt gezeichnet werden

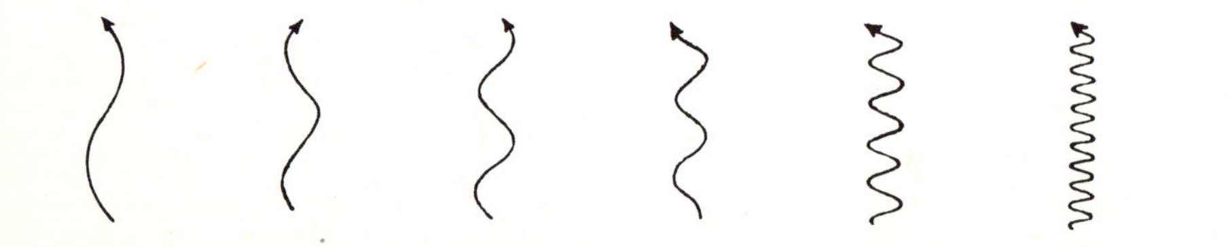

Abbildung 69 Elektromagnetische Wellen (Wellenstrahlung)

und b) Strahlen, die, wie z. B. die Elektronen, *α-Teilchen, Positronen oder Protonen, eine definierbare Ruhemasse besitzen und damit (siehe auch Kapitel Radioaktivität) als* **Korpuskularstrahlen** dargestellt werden können:

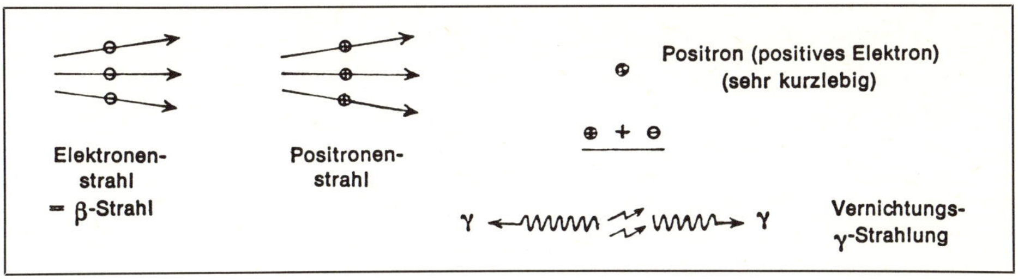

Abbildung 70 Korpuskelstrahlung.

Ein weiterer Unterschied besteht darin, daß die Korpuskularstrahlen im Vakuum alle Geschwindigkeiten zwischen Null und der Lichtgeschwindigkeit erreichen können, während sich die elektromagnetischen Wellen im Vakuum mit Lichtgeschwindigkeit ausbreiten.

10.2 Das elektromagnetische Spektrum

Der Gesamtbereich der Strahlung, der auf elektromagnetischen Schwingungen beruht, wird physikalisch das *elektromagnetische Wellenspektrum* genannt, denn es handelt sich bei den Wellenstrahlungen um ständig im Raum auf- und abgebaute elektromagnetische Felder, deren Ausbreitung sich in transversalen Wellenzügen vollzieht (siehe nachstehende Zeichnung!). Sie ist ferner charakterisiert durch die Gültigkeit der Gesetze für Brechung, Reflexion, Absorption und Polarisation (siehe Kapitel Optik!). Als Maß der Wellenlänge einer Schwingung wird die Längeneinheit Meter zugrunde gelegt.

Die maximale Ausbreitungsgeschwindigkeit *c* beträgt im Vakuum 300 000 km/s. Die Frequenz *ν* nennt man die Schwingungen pro Sekunde.

Zwischen diesen 3 Grundgrößen besteht die Beziehung:

$c = \nu \times \lambda$

d. h. die Geschwindigkeit ist gleich der Frequenz mal Wellenlänge einer Strahlung.

Damit hat eine Strahlung bei der Geschwindigkeit von 300 000 km/s und einer Frequenz von 300 000 Schwingungen pro Sekunde eine Wellenlänge von 1 km.

Da der medizinisch interessante Bereich des elektromagnetischen Spektrums aber in einem weit kurzwelligeren Gebiet liegt, sei in einer Gesamtübersicht der Zusammenhang des ganzen relevanten Spektrums dargestellt:

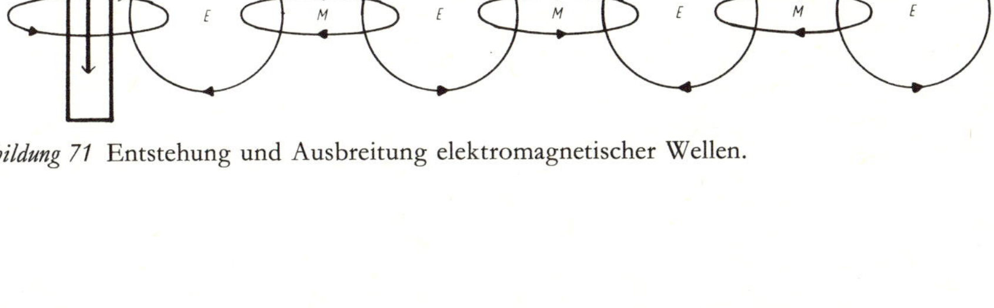

Abbildung 71 Entstehung und Ausbreitung elektromagnetischer Wellen.

Tabelle des elektromagnetischen Wellenspektrums

Dimensionen der Wellenlänge in mm	Bezeichnung	Entstehung u. a.	Medizinische Bedeutung u. a.
10^6 mm	Technischer Wechselstrom	Generator	Notstrom-aggregate
10^7 mm–10^3 mm	Rundfunkwellen	Sender	Heidelberger Sonde
10^2 mm	Mikrowellen	MW-Gerät	Kurzwellen- und Mikrowellen-therapie
10^1 mm - 10^{-2} mm	Wärmestrahlen	Öfen usw.	Diathermie
10^{-3} mm	Infrarotstrahlen	IR-Lampe	Wärmetherapie
$0{,}78 \times 10^{-4}$ mm bis $0{,}4 \times 10^{-4}$ mm	Sichtbares Licht	Sonnenstrahlen Glühbirnen	Psych. Beeinflussung
$0{,}4 \times 10^{-4}$ mm bis $0{,}28 \times 10^{-4}$ mm	Ultraviolett-Licht	Sonne und UV-Geräte	Pigmentierungen Keimtötung
10^{-6} mm	Grenzstrahlen	Sonne	Grenzstrahltherapie
10^{-7} mm	Weiche Röntgenstrahlen	Röntgengerät	Diagnostik
10^{-8} mm bis 10^{-10} mm	Harte Röntgenstrahlen	Computer-tomograph Röntgengerät Betatron	Therapie Diagnostik
10^{-9} mm	Weiche Gammastrahlen	Synchotron	Krebstherapie
10^{-10} mm	Harte Gammastrahlen	Atomzerfall	–

Der Wellenlänge von 100–1000 m entsprechen die Radiomittelwellen. Ein praktisches Beispiel aus dem Radiobereich: Der Südwestfunk Baden-Baden 1. Programm sendet unter anderem im Hörfunk auf 665 kHz (laut Angabe in den Radiozeitungen).

Dies entspricht einer Wellenlänge von 450 m. Für das Verhältnis von Frequenz zu Wellenlänge gilt übrigens die Beziehung: mit steigender Frequenz wird die Wellenlänge kürzer oder mit zunehmender Wellenlänge wird die Frequenz geringer.

Aus vorstehender Übersicht ist zu entnehmen, daß das elektromagnetische Spektrum von den langwelligen Radiowellen über den optischen Bereich des sichtbaren Lichtes, über die Röntgenstrahlen bis hin zu den harten, kosmischen Strahlungen reicht. Für das Leben auf der Erde stellt die Sonne die wichtigste Strahlungsquelle dar. Wir sehen jedoch nur einen ganz kleinen Teil davon, der von ca. $0{,}78 \times 10^{-4}$ mm bis $0{,}4$ mal 10^{-4} mm reicht und sichtbares Licht genannt wird.

10.2.1 Vom Mikrowellen- bis zum UV-Bereich

Für die Medizin sind heute unbedeutend die Mittelwellen, die man früher in der sogenannten *Diathermie* benutzte. Man verwendet heute bedeutend höhere Frequenzen und kürzere Wellenlängen bei Kurzwellenbestrahlungen. Hierbei will man weder einen Reiz im Sinne elektrophysiologischer Therapie noch einen Ionisierungseffekt erzielen, sondern benutzt die durch Energieumwandlung entstehende Wärme als Heilfaktor. Die Moleküle jeder einzelnen bestrahlten Zellen werden in erhöhte Schwingungen versetzt und zeigen das über den Begriff »Wärme« ausgesagte Verhalten der Materie. Entscheidend für die lokale Erwärmung dabei der spezifische Widerstand der einzelnen Gewebearten, wie Fettgewebe, Muskel usw., der Umstand, daß die Wellen beim Eindringen in das Gewebe gedämpft werden und daß an den Grenzflächen Reflexionen entstehen können. Ferner gilt: Je besser ein Gewebe durchblutet ist, desto stärker ist die Konvektion über die Blutbahn und je peripherer eine Körperpartie liegt, desto stärker kann die Abstrahlung sein. Der Energieumsatz geht daher vornehmlich in der Muskulatur und im Bindegewebe vor sich, während die Haut und das Unterhautfettgewebe eine geringere Temperaturerhöhung erfahren.

Wärme war als Bewegung von Molekülen definiert worden. Als direkte Wärmequellen kommen Wellen von 1 mm bis 1/1000 mm in Frage. Sie verusachen die *Wärmestrahlung* wie sie uns auch von der Sonne erreicht. Jeder Körper hat eine eigene Wärmemenge, die er z. T. abstrahlt, während er gleichzeitig aber von außen Wärmestrahlung absorbiert. Jeder Körper, dessen Temperatur oberhalb des absoluten Nullpunktes 0° K liegt, emittiert Strahlung.

Infrarotbestrahlung im Rahmen der Therapie erfolgt mit geeigneten Geräten, die eine stärkere Durchblutung der Haut – Hyperämie – hervorrufen, die bei Überdosierung leicht zu Strahlungserythemen führen können. Zum Unterschied zu den Erythemen, welche UV-Strahlen verursachen und die erst nach wenigen Stunden auftreten (Sonnenbrand), ist die Wirkung infrarot induzierter Erytheme sofort spürbar. Die heute gebräuchlichen Infrarotgeräte arbeiten auf der Basis stark erhitzter Wolframdrähte (2700° C), deren Wärmestrahlung genau dosierbar ist.

Seit alters wurde das Sonnenlicht als Heilfaktor benutzt. Die Griechen verehrten den Lichtgott *Apollo*, die Römer hatten ihre Solarien (= Sonnenbadeanlagen). Relativ spät jedoch entdeckte man die Ursache der günstigen Auswirkung des Sonnenbadens, nachdem man die Auftrennung des elektromagnetischen Spektrums verstanden hatte. Die von der Sonne zugestrahlte Lichtleistung beträgt pro Quadratmeter 1,35 kW. Der darin enthaltene, langwellige Anteil, die Infrarotstrahlung, ist für das gesamte Leben auf der Erde als Wärmequelle eine notwendige Voraussetzung.

Durch atmosphärische Veränderungen, z. B. Wolken, Dunstschichten, Ruß- und Schmutzpartikelchen der Luft, kann eine Filterwirkung zustande kommen. Trotzdem gewährleistet die Wärmewirkung der Infrarotstrahlung für die biologische Entwicklung auf der Erde eine relativ konstante Temperatur von −30° C bis 40° C. Ausgedehnte Sonnenbäder können aber, abgesehen von der Einwirkung des UV-Anteils des Sonnenlichtes durch zu hohe Temperaturen, namentlich in feuchter Umgebung, bei der die Verdunstung des Schweißes nicht erfolgen

kann, durch den IR-Anteil zu einer Wärmestauung führen, wie sie der Hitzschlag darstellt.
Bioklimatisch ergibt sich eine hohe Strahlungsenergie bei:

a) Senkrechtem Lichteinfall bzw. zusätzlicher Reflexion
b) Verringertem atmosphärischem Druck
c) Jahreszeitlich günstiger Sonnenstellung.

Eine niedrigere Strahlungsenergie ergibt sich bei:

a) Schrägem Lichteinfall und
b) Wolken und Staubfilterwirkung der Luft.

Die Qualifizierung als Badeort oder heilklimatischer Kurort sollte auf dem Vorhandensein der erstgenannten physikalischen Voraussetzungen für eine Heliotherapie beruhen.

10.2.2 Der UV-Bereich

An den kurzwelligen Teil des sichtbaren Lichts schließt sich der ultraviolette Bereich an, der für wissenschaftliche Erörterungen noch in die ABC-Fraktion unterteilt werden kann. Die UV-Einstrahlung ist in unseren Breiten im Monat Mai am größten und erreicht im Dezember den tiefsten Stand. Trotz individueller Unterschiede in der UV-Empfindlichkeit des Menschen ist diese im allgemeinen von März bis Mai eines Jahres am größten. **Im Frühjahr durchgeführte Sonnenbäder haben daher einen stärkeren Effekt**, als eine gleiche Strahlendosis im Sommer bewirkt. Das UV-A-Licht, der längerwellige Anteil des UV-Lichts, verändert die helle Form des Pigments *Melanin* in die dunklere Form unmittelbar nach der Exposition. Das UV-B- und das UV-C-Licht können Verbrennungen hervorrufen, als Folge einer Reaktion auf freigesetzte, histaminartige Stoffe. Auch hier tritt eine Pigmentierung auf, die allerdings erst später, nach 24 Stunden bis 3 Tagen, einsetzt. Der Anteil des Sonnenlichts an diesen 3 Fraktionen ist in Mitteleuropa recht gering. Sonnenschutzmittel haben die Aufgabe, neben dem UV-A-Anteil besonders das UV-B- und UV-C-Licht des Sonnenlichts zu absorbieren. Durch die Pigmentierung und durch eine Art Verschwielung gewinnt aber die Haut im Laufe der Zeit selbst einen stärkeren Lichtschutz, welcher dann längere UV-Lichtexpositionen erlaubt.
Künstliche UV-Strahler beruhen auf dem Emissionsspektrum verdampfenden Quecksilbers. In den diesen Effekt benutzenden *Höhensonnen-Geräten* ist hinter einem Quarzfenster, das im Gegensatz zu Glas UV-Licht hindurchläßt, zwischen 2 Glühelektroden Quecksilber eingeschlossen. Nach der Zündung entsteht ein Lichtbogen zwischen den Elektroden, und das Quecksilber verdampft. Das abgestrahlte UV-A-, UV-B- und UV-C-Licht soll bei einem Abstand von 1 Meter anfangs nur etwa 2 Minuten einwirken. Es kann nach weiteren Bestrahlungen bis auf 8–10 Minuten verlängert werden, je nach individueller Anpassung.
Abschließend sei zu diesem Kapitel bemerkt, daß in photobiologischer Hinsicht UV-B-Licht die Synthese des Vit-

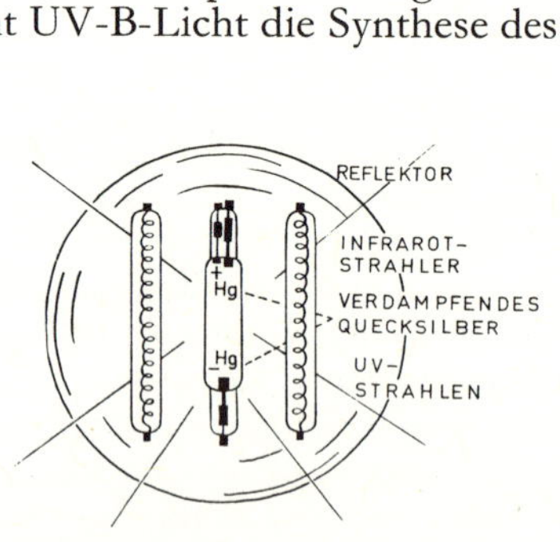

Abbildung 72 Höhensonne (UV-Lampe).

amin D aus dem Provitamin bewirkt, womit bei ausreichender Ernährung und Sonnenbestrahlung sich die prophylaktische Applikation von Vitamin-D-Präparaten, mit Ausnahme pathologischer Fälle, erübrigt.

10.2.3 Röntgenstrahlen

Beschießt man geeignetes Metall, welches einen sehr hohen Schmelzpunkt haben muß, z. B. Wolfram, mit schnellen Elektronen, so wandelt sich ihre Energie zu etwa 2% in eine elektromagnetische Strahlung um, während der Rest sich in Wärmeenergie verwandelt. Die derart gewonnene, elektromagnetische Strahlung schließt sich in der Wellenlänge an das UV-C-Licht und die Grenzstrahlen an und bildet die *weiche Röntgenstrahlung*. Die Erzeugung geschieht in der Röntgenröhre, bezeichnet nach dem Entdecker *W. Röntgen* (1845–1923). Er nannte die von ihm gefundene Strahlung jedoch *X-Strahlen,* wie sie auch heute in den englischsprechenden Ländern bezeichnet werden. Eine Röntgenröhre besteht aus einem nahezu luftleer gemachten Glaskörper. In ihm befinden sich Anode und Kathode. Die letztere ist ähnlich wie bei einer Glühbirne als Glühfaden gestaltet. Sie liegt allerdings zusätzlich an einem zweiten Heizstromkreis. Die Anode besitzt eine Auflage aus Wolfram-Metall und ist so gestaltet, daß sie eine Neigung zu einem Austrittsfenster zeigt (vereinfachte technische Darstellung).

An die Anode und Kathode legt man nun eine Hochspannung und heizt gleichzeitig die Kathode auf. Bei etwa 2500° C treten dann Elektronen aus der Kathode aus und fliegen auf die Anode zu, wo sie in einem sogenannten Brennfleck abgebremst werden. Die Energie,

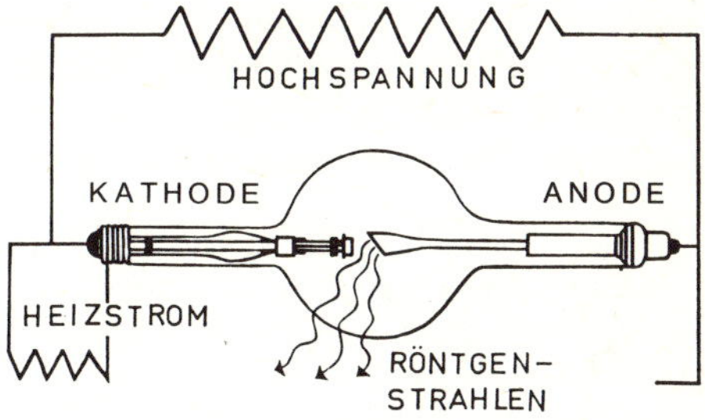

Abbildung 73 Röntgenröhre.

die sie dabei verlieren, wandelt sich in elektromagnetische Strahlung um, die durch das Fenster der Röhre als Röntgenstrahlen austritt. Die Wellenlänge dieser Strahlen reicht von 0,1 Å bis 10 Å. Die Zusammensetzung ist nicht einheitlich, sondern reicht von *weicher* bis zur *harten Strahlung*, was von der jeweilig angelegten Beschleunigungsspannung abhängt. Sie kann von einigen tausend Volt bis zu 2 Millionen Volt betragen. Ab 60 000 Volt = 60 kV (Kilo-Volt) spricht man von harten Strahlen. Aus Gründen guter Isolierung liegt die Röntgenröhre in einer Ölhaube. Diese Isolierungsmaßnahmen müssen um so kompakter sein, je größer die Energie ist, die zu einer entsprechenden Beschleunigung der Elektronen in das Gerät eingeführt wird. Der dazu erforderliche Raumaufwand setzt solchen Geräten in bezug auf ihre Manipulierbarkeit eine gewisse Grenze.

Weiche Röntgenstrahlen werden vornehmlich zu diagnostischen Zwecken benutzt, wobei die Abbildung um so schärfer ist, je kleiner der Brennfleck auf der Anode ist. Die von der Kathode kommenden Elektronen werden daher in modernen Geräten entsprechend gebündelt. Bei diesen diagnostischen Verfahren durchdringen Röntgenstrahlen Körper, die für Licht undurchlässig sind. Hierbei aber gehen sie durch unterschiedliche Stoffarten, z. B. Holz und Metall, Gewebe und Knochen, verschieden stark hindurch. So absorbieren z. B. Knochen auf Grund ihres hohen Anteils an Calcium mit dem Atomgewicht 40 weit mehr Strahlen als das umgebende Gewebe, das vorwiegend aus den Elementen Wasserstoff (Atomgewicht 1), Sauerstoff (Atomgewicht 16), Kohlenstoff (Atomgewicht 12) und Stickstoff (Atomgewicht 14) besteht. Darauf beruht die Anwendung in der Medizin zur **Röntgendiagnostik.** Entweder läßt man die Strahlen auf einen fluoreszierenden (bei Bestrahlung selbstleuchtenden) Schirm fallen, dann erscheinen stark durchstrahlte Stellen heller als weniger stark durchstrahlte, oder aber, man läßt eine photographische Platte mit Röntgenstrahlen »belichten«. Das Bild kann so fixiert werden.

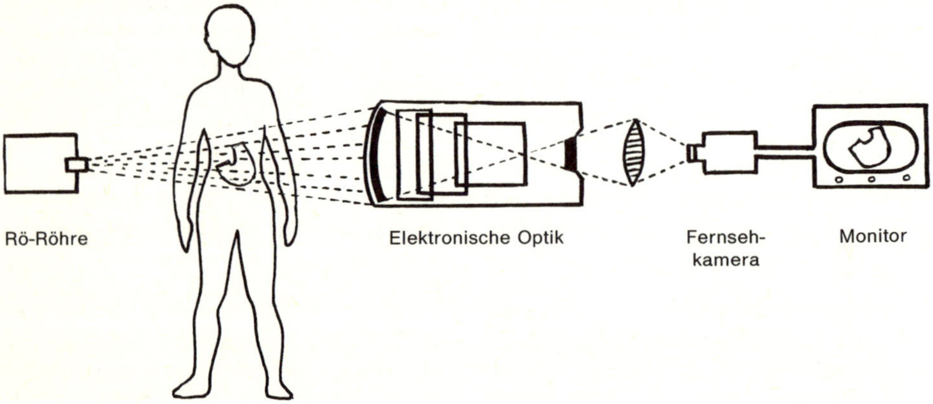

Abbildung 74 Röntgenbildverstärker.

Da das auf einem Röntgenschirm entstehende Bild außerordentlich lichtschwach ist, verwendet man heute Bildverstärker = Fernsehketten, die die Betrachtung des Bildes auch in einem beleuchteten Raum gestattet.
Der Vorteil dieses Verfahrens liegt

1. in der Reduktion der Strahlenbelastung für Patient und Arzt
2. in der besseren Erkennbarkeit von Details.

Dieses Verfahren ist auch die technische Basis für die *Röntgenkinematographie,* wobei Fernsehbilder auf Magnetspeichern aufgezeichnet werden und beliebig oft abgespielt werden können.

Bei für Röntgenstrahlen gleich dichten Geweben benutzt man zur Differenzierung *Röntgenkontrastmittel,* die in den Körper vorher eingeführt werden, wie es zur Magendurchleuchtung, Gallenblase-, Nierenbecken-, Arteriendarstellung usw. notwendig ist. Außerdem erscheint natürlich bei einer Röntgenaufnahme alles auf einer Fläche eines Bildes, was in Wirklichkeit räumlich hintereinander liegt. Um in die Tiefe einen Einblick zu bekommen, werden Aufnahmen in zwei Ebenen gemacht, außerdem wendet man das *Schichtverfahren* an, bei dem Röntgenröhre und Röntgenfilm eine aufeinander abgestimmte gegenläufige Bewegung ausführen, so daß jeweils

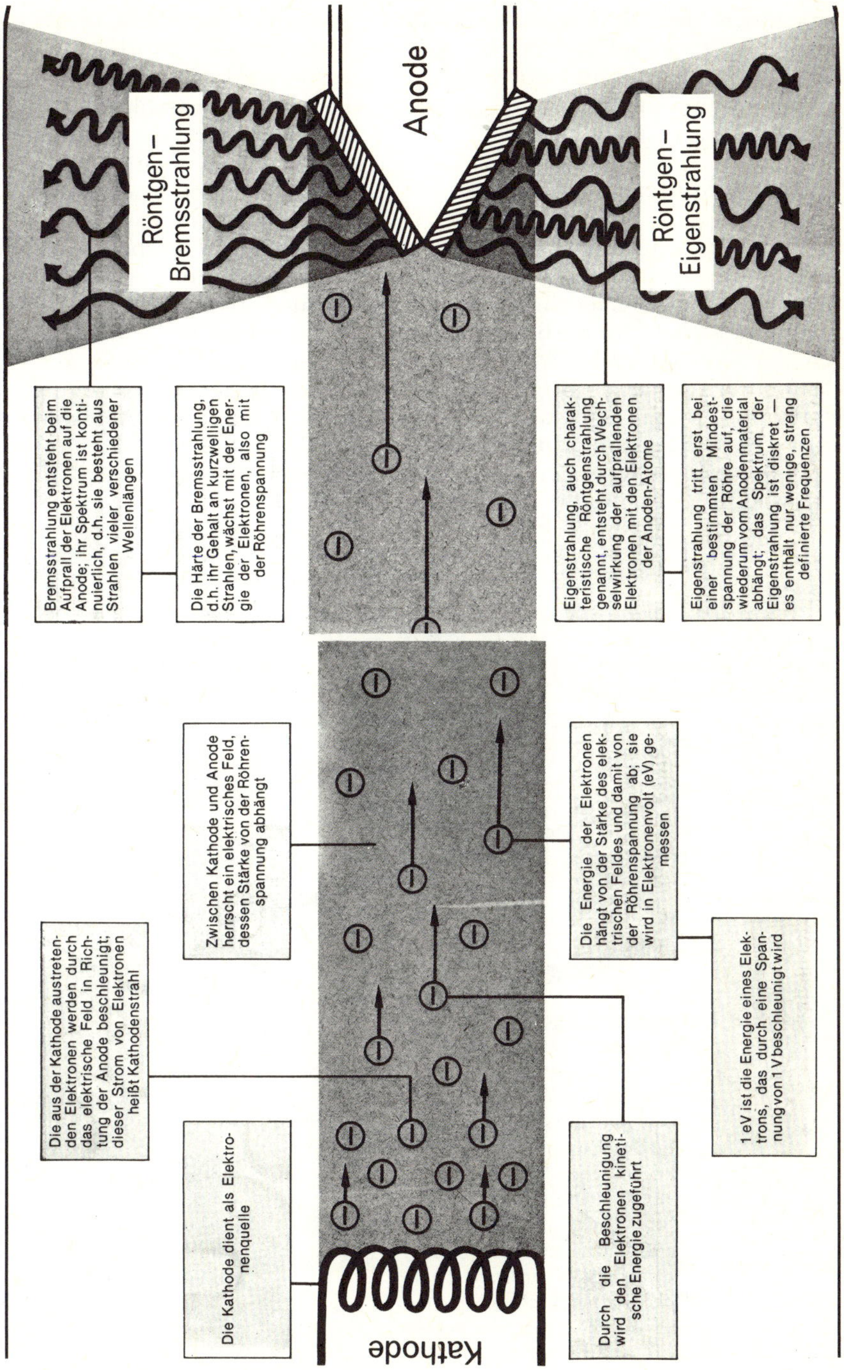

Abbildung 75 Vorgänge in einer Röntgenröhre.

eine andere Schicht scharf abgebildet wird. Selbst ein relativ kleiner Tbc-Herd im Lungenflügel kann auf diese Weise erkannt werden.

10.2.4 Computertomographie

Im Gegensatz zum klassischen Röntgenverfahren wird bei CT-Untersuchungen nicht durchleuchtet, sondern gemessen, und zwar die Abschwächungen der Röntgenstrahlen im Körper. Dazu tastet ein dünnes Strahlenbündel schrittweise die zu untersuchende Partie in schmalen Schichten quer zur Körperlängsachse ab. Was der Körper an Strahlung »durchläßt« – von Organ zu Organ ist die Absorption verschieden groß –, wird von Detektoren registriert und an den angeschlossenen Computer weitergemeldet, der aus diesen Abschwächungswerten ein sogenanntes *Tomogramm* (von griechisch »Scheibe«) aufbaut; ein Bild, das die Absorptionsverteilung im Körperquerschnitt und damit die exakte Lage und Größe von Organen, Krankheitsherden usw. darstellt – Einblicke für den Arzt, die ihm vorher oft nicht oder nur sehr beschränkt möglich waren.
Durch die schnelle Abtastung, bei der sich Rö-Röhre und Detektoren um den Patienten bewegen, fallen die üblichen

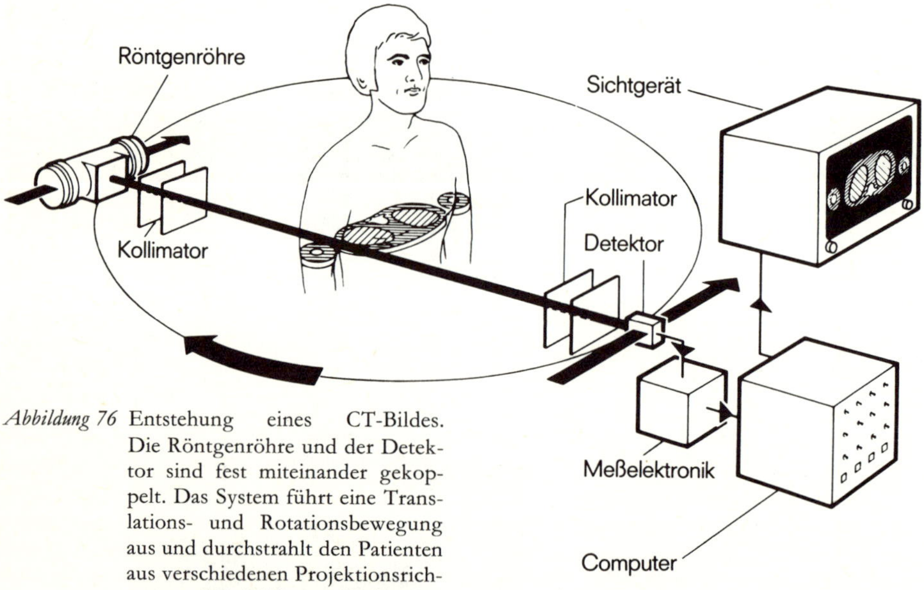

Abbildung 76 Entstehung eines CT-Bildes. Die Röntgenröhre und der Detektor sind fest miteinander gekoppelt. Das System führt eine Translations- und Rotationsbewegung aus und durchstrahlt den Patienten aus verschiedenen Projektionsrichtungen. Mit Hilfe von Kollimatoren wird ein bleistiftförmiger Strahl ausgeblendet. Ein Detektor wandelt die Röntgenstrahlung in ein elektrisches Signal um. In einer Meßelektronik werden die elektrischen Signale verstärkt und in Digitalwerte umgewandelt. Ein Computer berechnet aus den Meßwerten eine matrixförmige Dichteverteilung, die auf einem Monitor als Graustufenbild wiedergegeben wird.

Bewegungsunschärfen durch Atmung oder Darmtätigkeit nicht mehr ins Gewicht. So gibt es nicht nur von ruhenden Körperpartien gestochen scharfe Tomogramme mit klar erkennbaren Feinstrukturen, sondern ebenso von »bewegteren« Regionen wie Brustkorb und Bauchbereich.

Bei jedem Somatom-Abtastvorgang wird wahlweise eine 8 mm, 4 mm oder 2 mm breite Körperschicht erfaßt. Vom Kopf bis zu den Extremitäten können bis 20 solcher Schichten in weniger als fünf Minuten abgetastet werden.

Dabei umrunden die Röntgenröhre und das starr mit ihr verbundene gegenüberliegende Detektorsystem den Patienten in einem 360°-Kreisbogen. In Abständen von je 1 Grad wird ein feingefächertes Strahlenbündel ausgesandt.

Das Tomogramm, das der Spezialcomputer zusammensetzt und als Fernseh-Sofortbild – ohne Wartezeit für den Arzt – in Schwarzweiß oder Farbe auf dem Monitor wiedergibt, besteht aus rund 65 000 einzelnen Bildpunkten.

Die Tomogramme schließlich können vom Monitor weg auf Film festgehalten oder auf Videoband, Magnetplatte, Datenträgern gespeichert oder als Bild auf transparentem Film festgehalten werden.

Neben einem speziellen Ganzkörper-Gerät gibt es auch noch Computertomographen, die nur für die Untersuchung des Schädel- und Halsbereiches konzipiert sind. Bei diesen Geräten liegen die Abtastzeiten höher, da Röntgenröhre und Detektoren zwei verschiedene Bewegungen durchführen, eine Transversal- und eine Drehbewegung.

Die Weiterentwicklung der Röntgencomputertomographie ist die **Kernspin-Computertomographie.** Diese unterscheidet sich von jener dadurch, daß sie im Kurzwellenbereich schwingende Magnetfelder, statt ionisierender Strahlen als Träger der Bildinformation verwendet.

Voraussetzung hierfür ist die verhältnismäßig schwache Wechselwirkung der Wasserstoffatomkerne des Gewebes mit einem statischen Magnetfeld und einem Hochfrequenzfeld.

Hierdurch entsteht für den Patienten keine Strahlenbelastung. Die auf diesem Wege aus dem Körperinneren bezogenen Meßdaten werden anschließend einem Prozeßrechner zugeleitet, der sie speichert und für ein Bild aus Grau- und Farbtönen auswertet. Das auf diese Weise gewonnene Bild wird quasi nicht physikalisch aufgezeichnet, sondern ergibt sich aus den Hochfrequenzsignalen, die ein Prozeßrechner vom Empfänger erhält und verarbeitet, ist also erst durch die Computertechnik möglich geworden.

10.2.5 Radioaktivität und Kernstrahlen

Elektromagnetische Strahlung noch höherer Energie als die Röntgenstrahlung entsteht bei *Kernreaktionen.* Darunter versteht man Vorgänge, die sich im Kern eines Atoms abspielen. Zum grundsätzlichen Verständnis der Strahlung soll hier nochmals der Aufbau eines Atoms modellmäßig kurz erläutert werden (vgl. S. 99):

Unter einem *Atom* versteht man den kleinsten Baustein der chemischen Elemente (siehe auch Teil Chemie). Die Atome selbst sind aus *Elementarteilchen* aufgebaut und gleichen in erster Näherung einer Kugel, bestehend aus einem Kern und einer Hülle. Die Hülle wird von den *Elektronen* gebildet, die jeweils eine negative elektrische Elementarladung tragen. Der Kern besteht aus *Nukleonen.* Sie bestehen aus zwei Arten, den *Positronen,* die eine positive Elementarladung tragen, und den *Neutronen*, die elektrisch neutral sind. Die Anzahl der Elektronen und Anzahl der Positronen in einem Atom eines bestimmten Elementes ist stets gleich, die Anzahl der Neutronen kann unterschiedlich sein von der Zahl der Protonen bzw. Elektronen. Alle Kerne, die dieselbe Zahl von Protonen, aber verschiedene Anzahl von Neutronen haben, werden *Isotope* genannt. Die meisten Elemente sind so aufgebaut, daß sie mehrere Isotope aufweisen.

a) Jedes Atom besteht aus Atomkern und Atomhülle.
b) Der Kern ist aus Protonen und Neutronen zusammengesetzt, die Hülle wird von den Elektronen gebildet.
c) Anzahl der Protonen = Kernladungszahl oder Ordnungszahl = Z. Die Gesamtzahl der Kernteile, d. h. Protonen + Neutronen = Massenzahl A, so daß folgt: $A = Z + N$.

Die Größen Z und A bestimmen den Charakter eines Elementes eindeutig.

Beispiel:

$^{23}_{11}$ Natrium bedeutet 23 Nukleonen im Kernteil. Davon sind 12 Neutronen und 11 Protonen, denen 11 Elektronen in der Schale gegenüberstehen.

Um zu erklären, weshalb die negativen Elektronen nicht in den positiven Kern durch die Anziehung hineinfallen, stellt man sich nach dem Schöpfer des *Atommodells* Niels Bohr vor, daß die Elektronen den Kern etwa in der Art umkreisen wie die Planeten die Sonne. Die hieraus resultierende Zentrifugalkraft hält dabei der Zentripetalkraft das Gleichgewicht. Auch das Verhältnis des von Materie besetzten Raums zum leeren Raum zwischen den Elementarteilchen ist ähnlich wie im Weltall. In den Kernen der Atome ist der größte Teil der Atommasse konzentriert. Durch die gleiche Anzahl der Elektronen und Protonen ist ein Atom normalerweise elektrisch neutral.

Ionen entstehen dann, wenn sich die Anzahl der positiv und negativ geladenen Teilchen nicht mehr deckt, d. h. entweder mehr positive oder mehr negative Ladungen vorhanden sind. In einem neutralen Atom ist die Anzahl der Protonen und Elektronen gleich.

Isotope hingegen sind charakterisiert durch die gleiche Ladungsmenge, jedoch unterschiedliche Neutronenzahlen. Nun gibt es in der Natur Elemente, die durch dauernde Abstrahlung gewis-

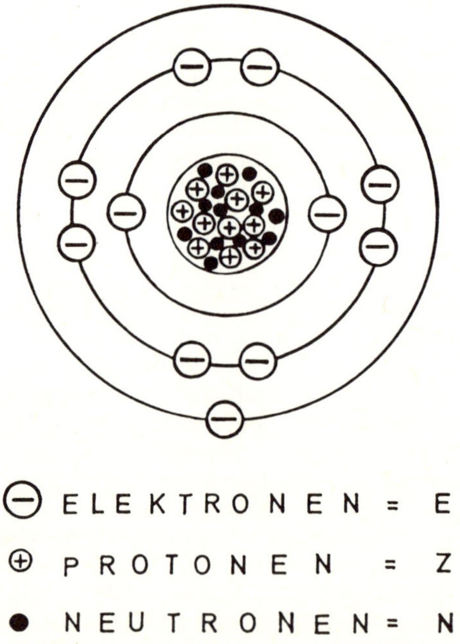

Abbildung 77 Schema des Natriumatoms als Modell in physikalischer Hinsicht.

ser Elementarteilchen sich ständig verändern, indem sie sich in andere Atome umwandeln. Man nennt diese Erscheinung **Radioaktivität**.
Die Beobachtung, daß gewisse Stoffe offenbar Strahlen aussenden, die wie die Röntgenstrahlen die Luft ionisieren und photographische Platten schwärzen können, führte zur Entdeckung der *Radioaktivität* 1896 durch den Physiker *Becquerel* (1852–1908). In den folgenden Jahren wurde diese Erscheinung von dem Ehepaar *Curie* weiter untersucht und erkannt, daß es sich um einen von außen nicht beeinflußbaren Prozeß handelt, der einen spontanen Zerfall von Atomkernen bedeutet. Ein ständig ablaufender, durch nichts aufzuhaltender Zerfallsprozeß läßt so beispielsweise aus Uran nach mehreren Zwischenprodukten das Element Blei entstehen.
Bei diesem Zerfall entstehen in der Regel α-, β- und γ-Strahlen.
Seitdem sich Physiker der ganzen Welt intensiv mit den Erscheinungen der Strahlen befassen, ist es ihnen gelungen, nahezu 1000 verschiedene Verbindungen zu erzeugen, die Strahlen aussenden [*Rutherford* (1871–1937) erste künstliche Radioaktivität 1919].

α-, β-, γ- und Neutronenstrahlen

Man kann sich vorstellen, daß das Ausgewogensein aller elektrischen und gravimetrischen Kräfte im Atomkern instabil werden kann, wenn das Verhältnis von Protonen zu Neutronen ein bestimmtes Maß überschreitet. In diesem Fall zerfällt der Kern und spaltet sich, wobei verschiedene Strahlen entstehen. Es sind dies je nachdem die α-, β- und γ-Strahlen, und diese Erscheinung nennt man den *radioaktiven Zerfall*.
Dabei zeigt sich, daß die α- und β-Strahlen in einem magnetischen Feld

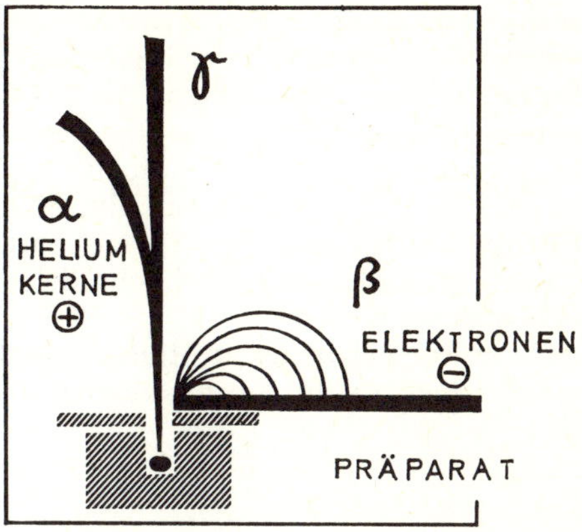

Abbildung 78 Radioaktiver Zerfall im Magnetfeld.

entgegengesetzt abgelenkt werden, während die γ-Strahlen davon nicht beeinflußt werden. Sie entsprechen in physikalischer Hinsicht den Röntgenstrahlen. Trifft Strahlung, gleich welcher Art, auf Materie auf, so sprechen wir von einer Strahlungseinwirkung, die nun je nach ihrer Intensität schädlichen Charakter haben kann. Durchdringen Strahlen einen Körper, so geben sie ihre Eigenenergie ganz oder zum Teil an diesen ab – er absorbiert die Strahlung. Bei dieser Absorption werden die Strahlen je nach Dichte und Dicke des Absorbers gebremst oder aber völlig ausgelöscht. Es kann dabei zu einer Ionisation der Moleküle und Atome des Absorbers kommen. Wir sprechen dann von ionisierenden Strahlen.

α, β und γ-Strahlen sind ionisierende Strahlen.

α-*Strahlen*

Die Alpha-Strahlen sind *Atomkerne* des Elementes Helium, bestehend aus 2 Protonen und 2 Neutronen, und sind

recht stabiler Natur. Sie werden bereits durch sehr dünne Schichten fester Stoffe völlig unschädlich gemacht. Auch ist ihre Reichweite von der Strahlungsquelle äußerst gering. Sie dringen in Gewebe nur etwa $^1/_{10}$ mm ein, können aber dort wegen ihrer Eigenschaft, Atome zu ionisieren, erhebliche Schäden anrichten.
Die positiv geladenen α-Strahlen sind ein Beispiel für die Korpuskularstrahlen.

β-Strahlen

Beta-Strahlen nennt man die beim Kernzerfall freiwerdenden Strahlen. Sie entsprechen den Elektronen, d. h. jenen Teilen des Atoms, die um den positiv geladenen Kern angeordnet sind. In der Technik spielen solche Elektronenstrahlen eine wichtige Rolle. Stellvertretend für alle Geräte sollen hier genannt werden: Fernseher, Rundfunksender und -empfänger, Elektronenmikroskop. Sie alle arbeiten mit β-Strahlen.
Zum Unterschied zu den α-Teilchen haben die β-Teilchen eine andere Geschwindigkeit, die im energiereichsten Fall bis an die Lichtgeschwindigkeit herankommt. Sie tragen als Elektronen alle eine negative Elementarladung. β-Strahlen ionisieren weitaus weniger, dringen dafür aber um so tiefer ins Gewebe ein (einige Zentimeter). Die Intensität der Strahlung ist intensiver und auch weiter reichend, jedoch nimmt sie mit der Entfernung von der Strahlenquelle schnell ab. Schutz bietet bereits eine einige Millimeter dicke Aluminiumplatte. Auch β-Strahlen sind Korpuskularstrahlen.

γ-Strahlen

Die Gamma-Strahlung ist eine *elektromagnetische Welle* wie die Röntgenstrahlung, die sich mit Lichtgeschwindigkeit ausbreitet. Sie entsteht z. B. bei radioaktivem Zerfall des in der Medizin verwendeten radioaktiven Kobalt 60. Röntgen- und γ-Strahlen haben einen *Photoeffekt*, wobei sie aus Atomverbänden Elektronen aus ihren Bahnen schleudern und beschleunigen, bis diese schließlich ihre kinetische Energie in Wärme verwandelt haben.
Diese sehr energiereiche Photonenstrahlung, die bei der Entdeckung der Radioaktivität Gamma-Strahlung genannt wurde, ist wegen ihrer starken Durchdringungsfähigkeit gefürchtet. Dabei ist die wesensgleiche Röntgenstrahlung um so gefährlicher und ihre Abschirmung um so schwieriger, je härter die Strahlung ist. »Hart« ist, wie bereits gesagt, ein Ausdruck für die an der Röntgenröhre anliegende Spannung. γ-Strahlen, die von radioaktiven Präparaten ausgehen, haben ein gleiches Durchdringungsvermögen wie Röntgenstrahlen. Ihre Handhabung erfordert äußerste Sorgfalt und intensive Sachkunde, da es andernfalls zu schwerwiegenden Schädigungen des Organismus kommen kann.

Tatsächlich gibt es also energiereiche und energiearme Strahlen in allen Bereichen.
Dabei hängt die Energie der Korpuskularstrahlen von der Geschwindigkeit der Teilchen ab, die der γ-Strahlen jedoch von ihrer Wellenlänge.

> Die Energie der Kernstrahlung wird in Elektronenvolt = eV angegeben.

Man versteht unter 1 eV = 1 Elektronenvolt jene Energie, die ein Elektron nach Beschleunigung durch die Potentialdifferenz von 1 Volt gewinnt.

Neutronenstrahlen

Erwähnt seien auch noch unter den Strahlenarten die **schnellen Neutronen**, die in einem Cyclotron erzeugt werden. Sie haben keinerlei Ladung, weshalb sie mit den von ihnen durchdrungenen Stoffen nicht in Wechselwirkungen infolge gegenseitiger Anziehung oder Abstoßung treten, sondern nur dann einwirken, wenn andere Kerne unmittelbar von ihnen getroffen werden. Sie verursachen keine Ionisation, üben aber auf getroffene Kerne einen Rückstoßeffekt aus. Es entstehen besonders in Wassermolekülen, weil diese fast ebensogroß sind, Rückstoßkerne, die die Zellen stark schädigen können, wie später noch ausgeführt werden wird. Wegen ihres starken Durchdringungsvermögens erreichen die Neutronenstrahlen auch die inneren Organe.
Welche Strahlenart ein radioaktiver Stoff abstrahlt, hängt von der Atomart ab, wobei man nicht voraussagen kann, wann ein bestimmter Kern zerfallen wird. Lediglich kann man statistische Durchschnittswerte angeben, wann die Hälfte einer gewissen Menge, z. B. von 10 Gramm Uran, zerfallen sein wird. Man nennt diese statistische Zahl die *Halbwertszeit.*
Sie beträgt z. B. beim Uran 4500 Millionen Jahre. Nach dieser Zeit sind bei unserem Beispiel 5 Gramm zerfallen. Mit Hilfe dieser Tatsache kann man das Alter von Gesteinen bestimmen, indem man von dem Verhältnis des darin vorhandenen Urans zu seinen Zerfallsprodukten ausgeht. Auch auf das Alter archäologischer Ausgrabungen und den Bestand der Erde kann man unter diesen Umständen schließen, wenn man von dem Isotop Kohlenstoff 14 ausgeht.

10.2.6 Einheiten in der Strahlenkunde

Um die Wirkung der Strahlenart abschätzen und vergleichen zu können, hat man Meßgrößen definiert. Man ging dabei von der Überlegung aus, daß die Strahlenenergie wie ein Pharmakon wirkt und entsprechend dosiert werden sollte. Die »*Dosimetrie*« unterscheidet daher im wesentlichen zwischen der Ionendosis, der Energiedosis und der Äquivalentdosis. Man kann diese Dosen natürlich nicht im Gewebe messen, sondern verwendet dazu Ionisationskammern. Der ältere Begriff der *Ionendosis* hat lediglich meßtechnische Bedeutung und ist definiert als der Quotient aus der Ladung R der in einer luftgefüllten Ionisationskammer durch Bestrahlung gebildeten Ionen eines Vorzeichens und der Masse der Luft in dieser Kammer. Die abgeleitete SI-Einheit (Formelzeichen J) ist das Coulomb durch Kilogramm, also $J = C \times kg^{-1}$.

Die früher gebrauchte Einheit für die Ionendosis war das *Röntgen R.* Die Umrechnung lautet:

$$1\ R = 2{,}58 \times 10^{-4} C \times kg^{-1}.$$

Die von einer ionisierenden Strahlung erzeugte *Energiedosis* ist definiert als der Quotient aus der Energie, die in einem beliebigen Material auf die Materie in einem Volumenelement der Masse M übertragen wird, und dieser Masse. Die abgeleitete SI-Einheit der Energiedosis (Formelzeichen D) ist das *Gray* (Einheitszeichen Gy), also $1\ Gy = 1 J \times kg^{-1}$. Die für die Energiedosis früher gebrauchte Einheit war das *Rad* (Einheitszeichen rd) die Umrechnung lautet:

$$1\ rd = 10^{-2} Gy.$$

In der Praxis wird die Energiedosis aus der zunächst gemessenen Ionendosis berechnet. Die Energiedosis hängt bei einer gegebenen Ionendosis vom bestrahlten Material und der Energie der ionisierenden Strahlen ab. Ferner ruft nicht die gleiche Energiedosis verschiedener Strahlenarten die gleiche Wirkung in bestimmten Geweben hervor. Die lebende Substanz reagiert unterschiedlich auf die α-, β-, γ- und Röntgenstrahlen. Dieser Qualitätsunterschied wird durch einen Bewertungsfaktor q charakterisiert. Dadurch kann man die biologische Wirksamkeit einer Strahlung in der Äquivalentdosis definieren. Die *Äquivalentdosis H* ist das Produkt aus dem Bewegungsfaktor q und der Energiedosis D, also $H = q \times D$. Die Äquivalentdosis wird wie die Energiedosis in J/kg gemessen. Für die ältere Einheit Rem (roentgen equivalent man) gilt die Umrechnung:

$$1\,\text{rem} = 10^{-2}\,\text{J} \times \text{kg}^{-1}.$$

Bei der Messung der Wirkung von *Radiodiagnostika* ist die Anzahl der pro Zeiteinheit zerfallenden Atomkerne einer Strahlenquelle von Bedeutung. Die abgeleitete SI-Einheit nennt man *Aktivität* (Formelzeichen A) einer radioaktiven Substanz, sie wird durch die Zahl der Zerfallprozesse pro Sekunde in der Einheit *Becquerel* (Einheitszeichen: Bq) angegeben, also

$$1\,\text{Bq} = 1\,\text{s}^{-1}.$$

Früher war die Einheit für die Aktivität im Zusammenhang mit der Häufigkeit von Zerfallprozessen festgelegt, die in 1,0 g Radium auftraten.

Dies waren $3{,}7 \times 10^{10}$ Vorgänge, ausgedrückt in der alten Einheit Curie = Ci. Für die Umrechnung gilt daher heute $1\,\text{Ci} = 3{,}7 \times 10^{10}\,\text{Bq}$.

> In der Praxis der Strahlenkunde arbeitet man mit folgenden Größen: Ionendosis, Energie/Äquivalentdosis und Aktivität einer radioaktiven Substanz.

10.2.7 Strahlenmessung

Bei der Strahlenmessung geht man von der Ionisation getroffener Atome aus, die im Gefolge eines Strahlenganges auftritt. Die erzeugten Ionen werden in einer Kammer einem elektrischen Spannungsfeld ausgesetzt, welches sie zu den entsprechenden Elektronen wandern läßt. Diese Abwanderung der durch die Ionisierung erzeugten Ionen läßt sich durch einen empfindlichen Strommesser nachweisen.

> Das Prinzip der Strahlenmessung beruht auf der Fähigkeit energiereicher Strahlen zur Ionisation.

Wird ein solcher Universaldosismesser gleich auf das Verhältnis 1 Röntgen pro 1 Stunde geeicht, so läßt sich sofort die Dosisleistung ablesen. Allerdings sind derartige Instrumente für die Erfassung einzelner radioaktiver Teilchen nicht geeignet, da sie lediglich die in einer bestimmten Zeit einfallende Energie feststellen. Um die Zählrate einzelner eingestrahlter Teilchen zu erfassen, benutzt man das *Geiger-Müller*-Zählrohr. Im Prinzip ist es ähnlich gebaut, wobei allerdings die Elektroden durch einen in der Mitte laufenden Draht und durch eine mantelförmige Auskleidung gebildet werden und an das Gerät eine wesentlich höhere Spannung angelegt wird.
Werden durch die eindringende Strahlung wiederum Ionen gebildet, so er-

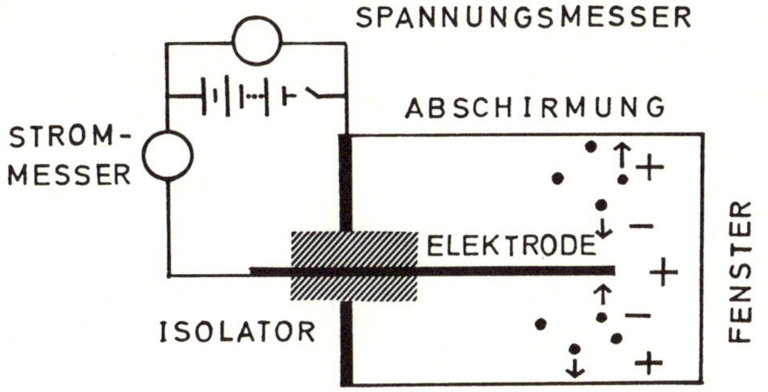

Abbildung 79 Ionisationskammer.

folgt durch das stark elektrische Feld eine derartige Beschleunigung derselben, daß sie auf ihrem Weg zu den entsprechenden Elektroden bei Zusammenstößen mit Atomen der Gasfüllung weitere Ionen bilden. Es wird dadurch eine Ionen-Lawine ausgelöst, die wiederum eine Verstärkung des Stroms bedingt. Ein solcher Stromstoß kann dann durch eine sinnvolle Kombination mit Zählgeräten einzeln festgestellt werden. Weitere Geräte arbeiten auf der Basis der Änderung der Leitfähigkeit von Calciumsulfid-Kristallen bei Einwirkung von γ-Strahlen oder benutzen die Eigenschaft sogenannter Szintillationskristalle (z. B. Natriumjodid), die beim Durchgang von γ-Strahlen einen Lichtblitz hervorrufen *(Szintillationszähler)*.
Schließlich seien noch die *Glasdosimeter* erwähnt, die aus silberaktiviertem Phosphatglas bestehen. Nach Bestrahlung wird ein solches kleines Glasstäbchen in einem besonderen Apparat mit UV-Licht beleuchtet, worauf es eine der empfangenen Strahlendosis gemäße Fluoreszenzlichtstärke zeigt, die man entsprechend messen kann.
In letzter Zeit gewinnen die *Halbleiterdetektoren* mehr und mehr an Bedeutung. Hier erzeugen die ionisierenden Teilchen in Halbleitern Ladungsträger, die dann über eine Stromleitung gemessen werden können.

10.2.8 Strahlentherapie und Radiodiagnostika

Bei der Strahlentherapie werden in der klinischen Medizin zwei verschiedene Bestrahlungsprinzipien angewandt: einmal die Beschleunigungsanlagen, bei denen geladene Teilchen auf eine hohe Geschwindigkeit gebracht werden, die dann als Teilchenstrahlung genutzt wird, und zum anderen das Prinzip der Telegammabestrahlung, bei der die γ-Strahlung geeigneter Radioisotope angewandt wird.
Bei den Beschleunigungsanlagen bedient man sich des *Betatrons*, eines Gerätes, bei dem Elektronen in einem ringförmigen Vakuumgefäß durch einen großen Elektromagneten mit dem Anwachsen des Magnetflusses beschleunigt werden. Dabei kommt die maximale Geschwindigkeit der Lichtgeschwindigkeit sehr nahe. Der Elektronenstrahl wird dann entweder direkt eingesetzt oder man läßt ihn auf eine Antikathode aufprallen und gewinnt dann ultraharte Röntgenstrahlen. Die mit einem Betatron erzielbare Strahlen-

energie ist etwa 100mal größer als die mit einer normalen Röntgenröhre erreichbare Energie.

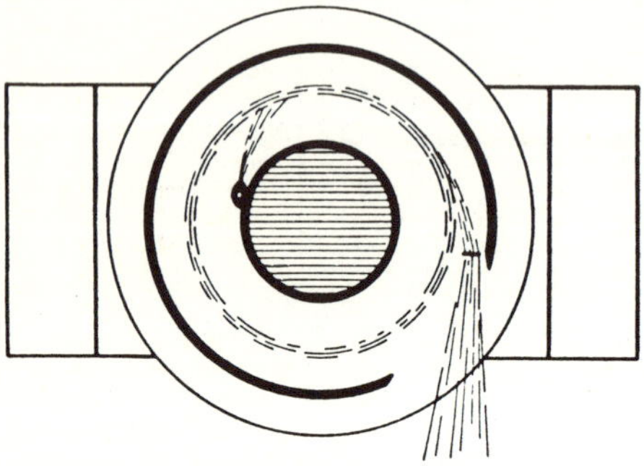

Abbildung 80 Bauprinzip des Betatrons.

Bei den *Telegammageräten* bedient man sich als Strahlenquelle des radioaktiven Cobalt-60 oder des radioaktiven Calsium-137, die eine harte γ-Strahlung emittieren. Derartige Anlagen besitzen gegenüber den klassischen Röntgenapparaten einige Vorzüge, vor allem hinsichtlich der Verträglichkeit der γ-Strahlen wie der hohen Belastungsfähigkeit der Haut, wodurch sie zu den weitverbreitetesten Bestrahlungsgeräten zur Tiefentherapie von Tumoren geworden sind. Da die Zellteilungsrate von Krebsgewebe in der Regel höher ist als die des durchstrahlten gesunden Gewebes, sind die Tumoren sehr strahlungsempfindlich.

Um das gesunde Gewebe weiterhin nicht unnötig zu belasten, wendet man die Technik der Kreuzfeuerbestrahlung an, bei der die Bestrahlung nacheinander aus verschiedenen Positionen erfolgt, die man konzentrisch auf das Tumorgebiet hin einstellt. (Telependelgeräte)

Wie in der Röntgendiagnostik ist auch die *Nuklearmedizin* an ihr Werkzeug, die Strahlen, gebunden. Während im ersten Fall zur Abbildung von Organstrukturen die Strahlen von außen eingesetzt werden, werden jedoch im zweiten Fall die Informationen durch Strahlen von innen gewonnen. Dabei wird dem Patienten eine radioaktiv markierte Verbindung verabreicht, die sich in dem zu untersuchenden Organ für eine gewisse Zeit ansammelt. Durch Messung der das Gewebe durchdringenden γ-Strahlen in einem Detektor, der die dadurch hervorgerufenen Lichtblitze = *Szintillationen* in Form einer bildlichen Darstellung der Radioaktivitätsverteilung graphisch aufzeichnet, gewinnt man ein *Szintigramm*.

Gegenüber dem Röntgenbild, das nur einen statischen Ausdruck der Absorptionsunterschiede einer Strahlung vermittelt, ergibt die Szintigraphie eine Orts-, Mengen- und Zeitinformation, weil sich der der Messung zugrunde liegende Vorgang, nämlich der Kernzerfall, auf einen Zählvorgang zurückführen läßt, bei dem sich außerdem die Zeitdauer feststellen läßt, die ein Radiodiagnostikum auf dem Wege durch den Organismus zurücklegt.

Die Szintigraphie wird so für die Untersuchung von Schilddrüse, Gehirn, Bluträumen, Lunge, Leber, Milz, Nieren und des Skeletts eingesetzt.

Radioaktive Arzneimittel

Mit Einführung des Europäischen Arzneibuches, Band III, zum 1. Juli 1979 wurden erstmals auch in der Bundesrepublik Deutschland eine ganze Reihe von Radiopharmaka offizinell.

In der Tabelle sind die im Europäischen Arzneibuch aufgeführten Radiopharmaka mit den ihnen zugrunde liegenden Radionukliden aufgeführt.

Die überwiegende Zahl dient – wie aus der letzten Spalte ersichtlich – zu diagnostischen Zwecken.

Offizinelle Radiopharmaka nach dem Europäischen Arzneibuch (Bd. III)

Radionuklid	Pharmakon	Verwendung
^{198}Au	Koll. Gold (^{198}Au)-Injektionslsg.	Diagnose Therapie
^{197}Hg	Chlormerodrin (^{197}Hg)-Inj. Lsg.	Diagnose
^{57}Co	Cyanocobalamin (^{57}Co)-Lsg.	Diagnose
^{58}Co	Cyanocobalamin (^{58}Co)-Lsg.	Diagnose
^{51}Cr	Sterile Natriumchromat (^{51}Cr)-Lsg.	Diagnose
^{125}I	Natriumjodid (^{125}I)-Lsg.	Diagnose
^{131}I	Natriumjodid (^{131}I)-Lsg.	Diagnose Therapie
^{131}I	Natriumiodhippurat (^{131}I)-Inj. Lsg.	Diagnose
^{99m}Tc	Natriumpertechnetat (^{99m}Tc)-Inj. Lsg. (nicht aus Kernspaltprodukten)	Diagnose Zur Herstellung weiterer T_C-Verbindg.
^{32}P	Natriumphosphat (^{32}P)-Inj. Lsg.	Therapie

> Radioaktive Arzneimittel sind Zubereitungen, die ein oder mehrere Radionukleide enthalten.

Ein Beispiel: Gibt man ein mit radioaktivem Jod hergestelltes Präparat, so findet sich der überwiegende Teil der Substanz in der Schilddrüse gespeichert, weil diese das Jod in das von ihr produzierte Hormon einbaut. Dadurch kann man röntgenographisch Lage und Größe der Drüse ermitteln, aber auch mit höheren Dosen eine Bestrahlung der Schilddrüse vornehmen.

Entscheidend für die Verwendbarkeit ist die Halbwertszeit eines Isotops. Das ist die Zeit, in der die Hälfte des strahlenden Elements wieder seine ursprünglichen physikalischen Eigenschaften zurückgewonnen hat. Jod hat z. B. eine Halbwertszeit von 8 Tagen. Relativ schnell wird also die Substanz wieder unwirksam, was für die Gesamtstrahlenbelastung des Körpers von eminenter Wichtigkeit ist.

10.2.9 Laser-Strahlen

Die Anwendung der Laser-Strahlen, einer weiteren Art elektromagnetischer Schwingungen, die im Gegensatz zu den besprochenen des vorhergehenden Kapitels durch Vorgänge in der Atomhülle entstehen, gewannen in den letzten Jahren auch in der Medizin größere Bedeutung. Deswegen seien sie hier mitbesprochen.
Allgemein gilt im atomaren Bereich die Erfahrung, daß Elektronen einer Atomhülle, die durch Zufuhr von Energie auf ein höheres Energieniveau gebracht wurden (angeregt wurden), normalerweise unter Lichtaussendung wieder spontan und ungleichmäßig in ihr ursprüngliches Niveau zurückfallen. Dies geschieht ohne Verzug in jedem Atom in einer größeren Anzahl für sich allein (sog. induzierte Photonen-Emission).
Durch ein starkes elektromagnetisches Feld können jedoch unter bestimmten Bedingungen die Elektronen einer größeren Menge von Atomen gemeinsam auf einem höheren Niveau gehalten werden. Diese vorübergehende »Ener-

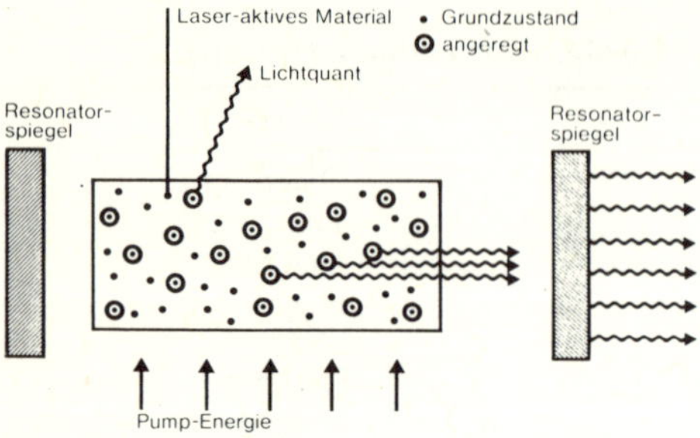

Abbildung 81 Aufbau eines Lasers (schematisch).

giespeicherung« in Atomen benutzt man zur Verstärkung der eigentlich unregelmäßigen Lichtemissionen, die z. B. ein Chrom-Rubin-Kristall aussendet, wenn er entsprechend energetisch aufgepumpt und darüber hinaus noch besonders präpariert wurde. Durch absolut planen Schliff und anschließende Verspiegelung an den Enden seiner stabartigen Form läßt man das emittierte Licht einige Male hin und her laufen, ehe es an dem einen, nicht völlig verspiegelten Ende austreten kann.
Beschickt man ein so angeordnetes System mit Photonen einer Frequenz, die in der Lage sind, einen bestimmten angeregten Zustand hervorzurufen, so kommt es durch die spiegelnden Enden des Kristallstabs zu stehenden, elektromagnetischen Wellen, die – wenn sie alle durch die geschilderte Anordnung im gleichen Rhythmus schwingen –, die nunmehr gemeinsame (kohärente) Strahlenemission eminent verstärken können. Ein Laser-Gerät bewirkt eine Lichtverstärkung durch erzwungene, kohärente Strahlenaussendung. Die auf diese Weise erzeugte Strahlung extrem hoher Intensität kann punktförmig Temperaturen um 8000° C ergeben.
Damit werden in der medizinischen Praxis Anwendungsmöglichkeiten eröffnet,wie exakt umschriebene Gewebszerstörungen bei Karies oder Netzhautablösungen usw., die noch längst nicht abgeschlossen sind und noch interessante Entwicklungen erwarten lassen. Für die Vielseitigkeit der Verwendung des Laserstrahls seien hier nur noch die Möglichkeiten angeführt, damit den Alkoholgehalt des Atems prüfen zu können oder auch die Entfernung Erde–Mond bis auf 15 cm genau zu bestimmen.

Merksätze zur Physik der Strahlen

a) Strahlung ist die räumliche Ausbreitung von Energie. Die Bezeichnungen für die verschiedenen Arten von S. halten sich an die Herkunft dieser Energie (elektromagnetische, radioaktive, Röntgen-, Wärme-S.). Außerdem muß man zwischen Korpuskular- und Wellenstrahlung unterscheiden (Dualismus), je nach experimenteller Fragestellung.
b) Die Wellen des magnetischen Spektrums sind Transversalwellen.
c) Das elektromagnetische Spektrum reicht von den Kurzwellen über das sichtbare Licht bis über die Röntgenstrahlen hinaus.
d) Die Qualität der elektromagnetischen Strahlung ist eine Funktion ihrer Wellenlänge.
e) Röntgendiagnostik erfolgt mit Hilfe weicher Strahlung.
f) Die Energie der Röntgenstrahlen aus einer Röntgenröhre wird durch die angelegte Hochspannung bestimmt.
g) Die Gefährlichkeit ionisierender Strahlen liegt in ihrer Fähigkeit, chemische Bindungen zu zerstören.

h) α-, β- und γ-Strahlen sind ionisierende Strahlen.
i) Ein Atom besteht aus Hülle (Elektronen) und Kern (Protonen und Neutronen).
j) Radioaktivität ist die Eigenschaft der Atomkerne, ohne äußere Beeinflussung von selbst unter Aussendung von Strahlen zu zerfallen.
k) Die Halbwertszeit ist die Zeit, nach der die Hälfte einer beliebigen radioaktiven Stoffmenge zerfallen ist. Sie ist für jeden radioaktiven Kern eine charakteristische Konstante.
l) Radiodiagnostika dienen in der Szintigraphie zur bildlichen Darstellung von Strukturen und zur Bestimmung von Transport und Verteilungsvorgängen.
m) Laserstrahlen = Lichtverstärkung durch erzwungene Aussendung von Strahlen.
n) **Isotope** sind Kerne mit gleicher Ordnungszahl (gehören also zum gleichen chemischen Element), aber verschiedener Massenzahl, d.h. die Isotope eines Atoms unterscheiden sich durch die Zahl der Neutronen. Man unterscheidet stabile und radioaktive Isotopen.
o) Eine **Kettenreaktion** ist ein Prozeß der Kernspaltung, der, einmal in Gang gesetzt, von selbst (aber steuerbar) weiterläuft. Bei der Spaltung eines Atomkerns durch ein Neutron werden Neutronen frei, die ihrerseits wieder Kerne spalten können; dabei steigt die Zahl der erzeugten Neutronen und gespaltenen Kerne von Generation zu Generation stark an. Die K. ist Voraussetzung für das Funktionieren des Reaktors (kontrollierte K.) und der Atombombe (unkontrollierte K.).

11.0 Biologische Wirkung von Strahlen und Strahlenschutz

Vorbemerkungen und Erfahrungen

a) Bei intensiver Sonnenbestrahlung bekommt man einen Sonnenbrand (Wirkung der UV-Strahlen).
b) Bestrahlungsräume und das Personal in Bestrahlungsanlagen unterliegen besonderen Abschirmungsmaßnahmen. (Schutz vor der Wirkung ionisierender Strahlung).
c) Atombombenversuche in der Atmosphäre und Reaktorunfälle gefährden das Leben auf der Erde (Auswirkung der Radioaktivität).
d) Als ein wichtiges somatisches Strahlenrisiko gilt die Krebsentstehung bei niedrigen Dosen (stochastische Wirkung).

11.1 Art und Umfang der Strahlenwirkung

Jeder lebende Organimus besteht aus mehr oder weniger stark differenzierten Zellverbänden, die ihrerseits aus den Grundbausteinen der Materie aufgebaut sind – aus Atomen und Molekülen. Durchfließen Strahlungen, gleich welcher Art, die Zellen, so werden in ihnen die Moleküle angeregt oder ionisiert. Je nach der Strahlenmenge ist dies unterschiedlich stark. Ionisierte Zellbestandteile verhalten sich anders als nicht ionisierte oder nicht angeregte. Darauf beruht der eigentliche Effekt der Strahlung, denn die Ionen treten nun ihrereits mit Zellsubstanzen in Reaktion und wirken entweder auf das Gesamtgefüge in Richtung einer Normalisierung (gewünschter Heileffekt) oder aber zerstörend im Sinne einer Strahlenschädigung. Die Strahlenwirkung bleibt nicht auf den unmittelbaren Eintrittsort der Strahlung beschränkt, sondern als Sekundärwirkung gelangen die andersartigen Stoffwechselprodukte mit in den Kreislauf des Körpers. Besonders anfällig für Strahlungen sind die Enzyme (siehe Enzymchemie), aber auch das Wasser, aus dem sich das gefährliche Peroxid bilden kann. Infolge der Sekundärreaktionen werden auch noch nach der Strahleneinwirkung Erscheinungen evident, indem im Körper Abwehrreaktionen ablaufen, die mit einer Veränderung der chemischen Gesamtlage einhergehen. Oft treten solche Schädigungen erst längere Zeit nach der Strahleneinwirkung auf – man spricht in solchen Fällen von *Latenzzeit*, das ist die Zeit von der Einwirkung bis zur Manifestation der Strahlenschäden.

Eine kleine Strahlenenergie kann also auf kleinstem Raum größte Wirkung hervorbringen:

a) Atome werden ionisiert
b) Chemische Radikale werden gebildet
c) Peroxide werden erzeugt
d) Moleküle werden verändert
e) Enzyme werden inaktiviert
f) Gene werden mutiert
g) Chromosomen werden beschädigt
h) Zellen und Gewebe werden abgetötet

Strahlenschäden, die am bestrahlten Organismus erkennbar sind, nennt man *somatische Schäden*, solche aber, die erst in den folgenden Generationen auftreten *generative Schäden*.

In den Zellen, genauer in den Zellkernen, sind die Erbträger lokalisiert. Diese können im Falle der Bestrahlung mit einer schädlichen Strahlendosis derart verändert werden, daß sich in den folgenden Generationen schwere körperliche und geistige Schäden einstellen können. Werden die Gene (Erbträger) durch äußere Einwirkung (chemische oder thermische) oder aber durch Strahlung bleibend verändert, d. h. sind diese Veränderungen vererbbar, spricht man von *Mutationen*. In der biologischen Forschung ist die Herbeiführung von Mutationen ein beliebtes Verfahren, um Kenntnisse auf dem Gebiet der Vererbung oder über den Aufbau der Zellsubstanzen zu erhalten. Selten nur wirken sich Veränderungen durch Strahlungseinwirkung für ein Individuum vorteilhaft aus. Die Skala der möglichen Schäden reicht von leichten, wieder heilbaren, bis hin zu den tödlichen infolge starker Ionisation von Zellsubstanzen in lebenswichtigen Teilen. In jedem Falle ist die Einzeldosis für die Größe des Schadens von entscheidendem Belang. Zu den strahlenempfindlichsten Zellen gehören die Blutzellen, weshalb die ständige Kontrolle des Blutbildes von Personen, die beruflich Strahlen ausgesetzt sind, unerläßlich ist. Entscheidend oder ausschlaggebend für die strahlenbedingten Veränderungen ist die *Dosisleistung* in bezug auf die Toleranzdosis, d. h. die höchstzulässige Dosis, für die bereits 1953 von der internationalen Kommission für Strahlenschutz folgende Definition herausgegeben wurde:

»Unter der höchstzulässigen Dosis versteht man diejenige Dosis ionisierender Strahlen, die nach den gegenwärtigen Kenntnissen und Erfahrungen aller Voraussicht nach der betreffenden Person während ihrer Lebenszeit keinen bemerkenswerten körperlichen Schaden zufügt.«

Dazu muß man wissen, daß ohnehin jeder Mensch in einem Strahlenmilieu durch die stets vorhandene *natürliche Hintergrundstrahlung* lebt. Diese setzt sich zusammen aus der kosmischen Strahlung, der Umgebungsstrahlung und der inneren Strahlung. Die Summe der gesamten natürlichen Strahlenbelastung des Menschen wird derzeit auf etwa 125 mrem pro Jahr geschätzt.
Die verschiedenen Arten der Strahlen schädigen den Organismus in unterschiedlichem Maß. Deshalb genügt die bloße Angabe der rein physikalischen Größe rad bzw. Joule/kg für die biologische Wirksamkeit der Bestrahlung nicht immer. Man muß die Energiedosis in rad oder J/kg mit einem *strahlenartabhängigen* Faktor multiplizieren, um die biologisch wirksame Dosis, Äquivalentdosis genannt, zu ermitteln. Dieser Faktor heißt »relative biologische Wirksamkeit = RBW«. Für Röntgen-, Gamma- und Beta-Strahlen ist RBW gleich 1, das heißt, die Angabe in rad (rd) oder J/kg entspricht hier direkt der biologischen Wirksamkeit. **Da die Bestrahlungsgeräte und Radionuklide in der Medizin nur Röntgen-, Gamma- und Beta-Strahlen abgeben, wird man dort selten mit dem RBW-Faktor konfrontiert.**
In der Kerntechnik allgemein und in der kosmischen Radiation kommen aber weitere Strahlenarten vor, die bei gleicher rad-Dosis stärker wirken als Röntgen-, Gamma- und Beta-Strahlen: Langsame Neutronen haben einen RBW-Faktor von 5, schnelle Neutronen und Alpha-Teilchen einen von 10, schwere Kerne sogar von 20. Das Produkt aus RBW-Faktor und Energiedosis in rad ergibt die Äquivalentdosis *Roentgen equivalent man = Rem*, Einheitszeichen rem. SI-Einheit der Äquivalentdosis ist J/kg; 1 rem = 10^{-2} J/kg. Im SI-System haben Energiedosis und Äquivalentdosis dieselbe Einheit.

> Rem ist die biologisch wirksame Energiedosis = *Äquivalentdosis*. rem = rad × RBW. Für Röntgen-, Gamma- und Beta-Strahlen ist RBW = 1, folglich rem = rad. SI-Einheit der Äquivalentdosis ist J/kg = 100 rem.

Neben der Strahlendosis spielt auch noch die Größe des bestrahlten Kör-

Tabelle der Strahlenempfindlichkeit

Organ	Erste Schäden bei	Schwere Schäden bei
Gonaden	50 rem	300– 400 rem
Knochenmark	50– 100 rem	500– 600 rem
Haut	300 rem	800–2500 rem
Augen	300– 400 rem	800–1000 rem
Leber	1000–4000 rem	3000–6000 rem

pervolumens eine Rolle, man muß deshalb bei unfreiwilliger Strahlenbelastung zwischen Ganzkörper- und Teilkörperbestrahlung unterscheiden. Einzelheiten von Strahlenschäden würden den Rahmen dieses Buches sprengen und sind der Behandlung in der Pathologie vorbehalten.

Aus der Tabelle ist die Anfälligkeit der Keimorgane besonders augenfällig und erklärt die Gefährlichkeit der Strahlen im Hinblick auf die Gen-Mutationen, die sich meistens zum Nachteil des betreffenden Individuums auswirken. In ganz seltenen Fällen, beispielsweise in der Pflanzenzüchtung, hat man durch Röntgenbestrahlung eine gewisse Auslese des Saatgutes in gewünschten Richtungen erzielen können. Vor einer voreiligen und leichtfertigen Übertragung dieser »Gen-Manipulation« mit Hilfe von Strahlen auf den Menschen zum Zwecke der Weiter- oder Höherentwicklung muß ausdrücklich gewarnt werden. Das anstehende Problem – in erster Linie ein ethisches – ist von so fundamentaler Bedeutung für das menschliche Sein, daß allein durch die Frage der »negativen Mutanden«, d. h. solcher, die nicht die gewünschte Erbumformung zeigen, aber leben, der Wissenschaft Grenzen gesetzt sind. Waren die Toleranzdosen für das Einzelindividuum von Bedeutung, so ist für die Nachkommenschaft die Summe der aufgenommenen Einzeldosen – genannt Generationsdosen – bedeutsam. Einmal verursachte Schäden an den Keimdrüsen eines Menschen werden von diesen bis zur Zeugung neuen Lebens »gespeichert«. Aus diesem Grunde allein sind ein genereller Schutz und umfassende Aufklärung erforderlich. Zur Bewältigung der Strahlengefahren unserer Umwelt gehört das Wissen über den Strahlenschutz.

11.2 Strahlenschutz

Alles Leben auf der Erde ist ständig einer natürlichen Strahlenbelastung ausgesetzt, die in Abhängigkeit von der Höhe des Standorts und noch anderer klimatischer und geographischer Faktoren verschieden groß sein kann. Die kosmische Strahlung verursacht im menschlichen Organismus eine Strahlenbelastung von 35 Milli-Rem pro Jahr. Dazu kommt noch die Eigenstrahlung der Erde, die Spaltung von radioaktiven Elementen in unserem Körper wie Kalium, Calcium, Kohlenstoff, Radium, so daß sich als Gesamtstrahlendosis für den Ganzkörper ein Wert von ca. 130 Milli-Rem pro Jahr ergibt.
Zur natürlichen Strahlenbelastung des Körpers addiert sich nun natürlich die künstliche, die den Gesamtwert um bedeutsame Größen erweitert. Die Anwendung von Strahlen auf praktisch allen Gebieten der Technik, in der Medizin, ihre sinnlose Verwendung und Erprobung auf militärischem Sektor läßt immer neue Strahlenquellen wirksam werden – und damit neue Gefahren für die lebenden Organismen aufkommen. Die technische Entwicklung vollzieht sich aber zwangsläufig – allein schon aus energiepolitischen Motiven. Die Gesamtheit des Problems »künstlicher Strahlenbelastung« kann aber nur der verstehen und beurteilen, der sich exakt mit den in Frage kommenden Strahlungsquellen und deren Potenzen vertraut macht.
Der Strahlenschutz befaßt sich mit dem Schutz von Einzelpersonen, deren Nachkommen und der Bevölkerung in ihrer Gesamtheit. Die schädlichen Wirkungen, gegen die der Strahlenschutz erforderlich ist, sind als somatische und vererbbare Wirkungen bekannt. Dabei bezeichnet man als *stochastische* Wirkungen solche, bei denen die Wahrschein-

lichkeit, daß sie auftreten, jedoch nicht ihr Schweregrad, als eine Funktion der Dosis betrachtet wird, ohne daß ein Schwellenwert besteht. Als *nicht stochastisch* bezeichnet man dann solche, bei denen der Schweregrad der Wirkung mit der Dosis variiert und für die daher ein Schwellenwert bestehen kann. In dem für Strahlenschutzzwecke relevanten Dosisbereich werden vererbbare Wirkungen als stochastisch angesehen. Ziel des Strahlenschutzes sollte es sein, schädliche nicht stochastische Wirkungen zu verhindern und die Wahrscheinlichkeit stochastischer Wirkungen auf Werte zu begrenzen, die als annehmbar betrachtet werden. (Empfehlungen der internationalen Strahlenschutzkommission). In der Praxis des Strahlenschutzes gibt es 3 einfache Grundlagen, auf die jeder bedacht sein sollte, der mit Strahlen umzugehen hat.

Es sind dies erstens die Einhaltung eines großen Abstands, zweitens die Benutzung geeigneter Abschirmung und drittens die Beachtung der Einwirkungsdauer.

1. *Zum* **Abstandsgesetz:** Die meisten Strahlenquellen können als punktförmige Quelle betrachtet werden. Damit gilt für die ionisierenden Strahlen das gleiche Abstandsgesetz, auf das schon im Kapitel Optik hingewiesen wurde. Dies hat zur Folge, daß die Intensität der Strahlung mit dem Quadrat des Abstandes von der Strahlenquelle abnimmt. Durch Verdopplung des Abstands sinkt die Strahlenbelastung auf ein Viertel, durch Verdreifachung bereits auf ein Neuntel usw. Damit kann man sich allein schon durch die Wahrung gewisser Abstände erheblich schützen (siehe Kap. 7.6).

2. *Zur* **Abschirmung:** Jedes Material absorbiert einen gewissen Teil der Strahlung. Da Strahlen jedoch nach Art und Energie sehr unterschiedliches Durchdringungsvermögen haben, muß die Art und der Aufwand der Abschirmung auch entsprechend unterschiedlich sein. Die nachfolgende Abbildung zeigt die verschiedene Schwächung von Röntgen-, α-, β- und γ-Strahlen:

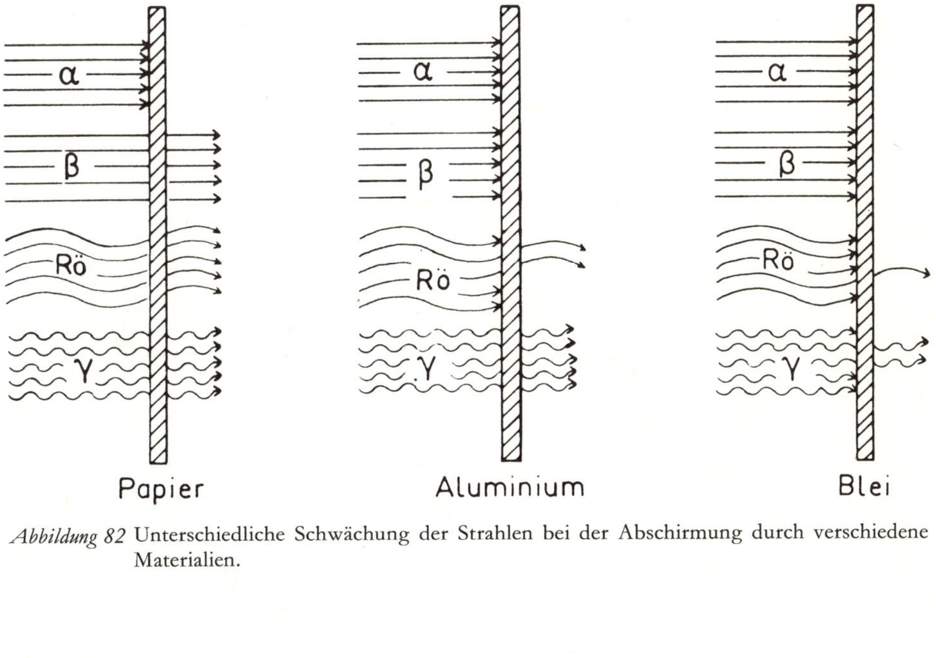

Abbildung 82 Unterschiedliche Schwächung der Strahlen bei der Abschirmung durch verschiedene Materialien.

Man erkennt, daß zwar Bleischürzen in der Röntgendiagnostik einen hinreichenden Schutz bieten, jedoch bei sehr energiereichen γ-Strahlen viel zu schwer sein müßten, um damit arbeiten zu können. Ein Teil der extrem energiereichen kosmischen Strahlung ist sogar noch in mehrere hundert Meter tiefen Bergwerken nachgewiesen worden. Im übrigen muß man bei der Einrichtung von Abschirmungen bedenken, daß mit zunehmender Härte der Strahlen auch der Anteil der Streustrahlen, also von jenen Quanten, die in ihrer Flugrichtung abgelenkt wurden und nur einen Teil ihrer Energie verloren haben, größer wird.

3. *Zur* **Einwirkungszeit:** Je länger ein Objekt einer Strahlung ausgesetzt ist, desto größer ist die empfangene Dosis, denn die Dosisleistung ist die Dosis pro Zeiteinheit. Das bedeutet, daß man durch flinkes Arbeiten die Dosis im Strahlenschutz klein halten kann. Daher erfordert die Begrenzung der Expositionszeit eine sorgfältige Ausbildung und Beaufsichtigung.

Für den gesamten Bereich des Strahlenschutzes gilt damit:

> Bester Strahlenschutz ist gleich größtmöglicher Abstand und sinnvollste Abschirmung und kürzeste Exposition, denn der Mensch besitzt gegenüber energiereichen Strahlen kein Sensorium.

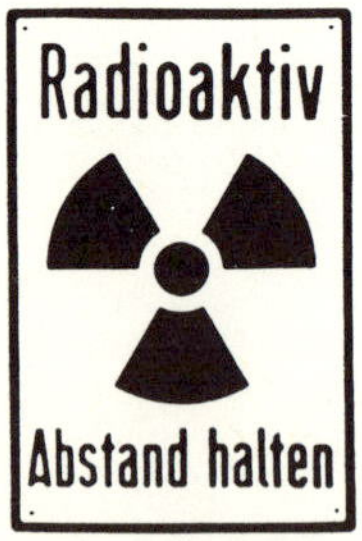

Die vorstehenden Ausführungen haben deutlich gemacht, in welchem Umfang unser Leben von Strahlen verschiedenster Qualität und Intensität begleitet wird. Wir sahen, daß sie außerordentlich nützlich, gleichzeitig jedoch sehr gefährlich sein können. Die Zukunft wird eine Zunahme der Verwendung von Strahlen auf allen Gebieten bringen. Wie wir gelernt haben, mit der Elektrizität oder den modernen Verkehrsmitteln und deren Gefahren zu leben und sie zu nutzen, müssen wir auch mit den Strahlen im weitesten Sinne umgehen können. Gefahren, die dem Menschen aus übermäßiger Wärme oder Kälte, zu großer Lärmbelästigung, zu grellem Licht oder anderen Quellen drohen, sind für uns mit Hilfe der Sinnesorgange erkennbar mit Ausnahme der hier abgehandelten, unsichtbaren Strahlen. Dieser Umstand verdient besonders deshalb hervorgehoben zu werden, weil sich die Gefährlichkeit der Strahlung durch ihre natürliche Unerkennbarkeit noch steigert. Eine Hilfe in Form von Hinweisen, Maßregeln für Verwendung und Gesetzen sei in folgendem kurz dargelegt.

Mit Einführung der Röntgenstrahlen in die medizinische Praxis ergab sich zwangsläufig wegen ihrer Gefährlichkeit die Anwendung von vorbeugenden Schutzmaßnahmen:

a) Bei der **Abschirmung** von Bestrahlungsräumen ist außer der horizontalen Abschirmung auch auf die Abschirmung der darüber und der darunter liegenden Räume zu achten. Aus diesem Grunde ist die Anlage von Röntgenstationen zu ebener Erde zu bevorzugen.
b) Wir sahen, daß zu einem hohen Prozentsatz die Strahlenbelastung durch diagnostische Maßnahmen bedingt ist. Die **Vermeidung unnötiger Röntgenuntersuchungen** sowie die ausreichende Abschirmung von Patienten und die ex-

akte Blendentechnik sind unbedingt erforderlich.

c) Wegen ihrer besonderen Anfälligkeit sind die **Keimorgane** vor Strahlenschäden besonders zu **schützen**, d. h. z. B., daß die Indikation für Röntgenaufnahmen im Beckenbereich oder bei urologischen Untersuchungen oder bei schwangeren Frauen besonders sorgfältig gestellt sein sollte.
d) Grundsätzlich müssen alle **berufsmäßig** mit Strahlen umgehenden **Personen** ständig durch Meßgeräte (Taschendosimeter u. a.) auf ihre jeweilige Strahlenbelastung **kontrolliert** werden.
e) Die **Meßgeräte** sind in regelmäßigen Abständen zur **Überprüfung** einzuschicken.

11.3 Gesetze und Verordnungen

Wie in keinem anderen Gebiet der Physik ist in der Strahlenkunde Unkenntnis und fahrlässiges Handeln mit besonderen Gefahren verbunden. Der Gesetzgeber hat daher eine Reihe von Gesetzen und Verordnungen erlassen, die jeweils im Laufe der Zeit dem Erkenntnisstand und der darauf beruhenden Technik angepaßt wurden und durch Novellen weiterhin angepaßt werden.
In diesen sind für verschiedene Bevölkerungs- und Berufsgruppen maximal zulässige Strahlenschutzbelastungen angegeben. Das Gesetz unterscheidet zwischen verschiedenen Kategorien beruflich strahlenexponierter Personen, deren Strahlenbelastung routinemäßig kontrolliert werden muß (Kategorie A, Kategorie B und Personen unter 18 Jahren) und sonstige Personen.

Die zulässige Ganzkörperdosis ist aus folgender Tabelle ersichtlich:

Person	zulässige Ganzkörperdosis/Jahr
Beruflich strahlenexp. Person der Kategorie A	5 rem (50 mJ/kg)
Beruflich strahlenexp. Person der Kategorie B	1,5 rem (15 mJ/kg)
Beruflich strahlenexp. Person unter 18 Jahren	0,5 rem (5 mJ/kg)
Sonstige Personen	0,15 rem (1,5 mJ/kg)

Höchstzulässige Teilkörperdosen für beruflich strahlenexponierte Personen der Kategorie A

Körperteil	zulässige Teilkörperdosis/Jahr
Knochenmark Keimdrüsen Uterus	5 rem (50 mJ/kg)
Haut Knochen Schilddrüse	30 rem (300 mJ/kg)
Extremitäten	60 rem (600 mJ/kg)
Übrige Organe	15 rem (150 mJ/kg)

Zum Schutz vor Schäden durch Strahleneinwirkungen gehört daher auch eine gewisse Übersicht über die einschlägigen gesetzlichen Bestimmungen.
Der zunächst im Zuge der Verwirklichung der Grundnormen der **Euratom-Vorschriften** herangewachsene neue Rechtsstoff des Atomenergierechts umfaßt die Gesamtheit der rechtlichen Sondernormen zur Regelung der gesellschaftlichen Auswirkungen der mit Mitteln der Technik ausgelösten und genutzten Freisetzung von Energie durch Spaltung, Vereinigung oder sonstige Umwandlung von Atomkernen, einschließlich der Strahlungsenergie ionisierender Strahlen. Der Einschluß aller radioaktiven Stoffe (auch natürlicher Radioaktivität) und aller ionisierender Strahlen (auch der Röntgenstrahlen) sowie der Neutronenquellen ist durch die Gleichartigkeit der physikalischen und biologischen Wirkungen bedingt und geboten. Die wichtigsten im Gesundheitswesen hier interessierenden Gesetzestexte sind: Das Gesetz über die friedliche Verwendung der Kernenergie und den Schutz gegen ihre Gefahren = **Atomgesetz,** die ergänzte **Strahlenschutzverordnung** und die Verordnung über den Schutz vor Schäden durch Röntgenstrahlen = **Röntgenverordnung**.
Aus diesen umfangreichen Vorschriften sei auf folgende Punkte in diesem Zusammenhang besonders hingewiesen:

a) Bestimmungen über die Anwendung radioaktiver Stoffe und ionisierender Strahlen in der Heilkunde und Zahnheilkunde.
b) Bestimmungen über die Aufzeichnungspflicht nach Anwendung von Strahlen an Patienten.
c) Bestimmungen über die Anwendung radioaktiver Stoffe in der medizinischen Forschung und über die klinische Prüfung von Radiopharmaka.
d) Bestimmungen über die Genehmigungsvoraussetzungen für den Betrieb von Bestrahlungsanlagen.
e) Bestimmungen über die Einrichtung von Bestrahlungsräumen.
f) Bestimmungen über die Lagerung und Sicherung radioaktiver Stoffe und die Wartung von Anlagen zur Erzeugung ionisierender Strahlen.
g) Bestimmungen über die Strahlungsmeßgeräte.
h) Bestimmungen über den Strahlenschutzverantwortlichen und den Strahlenschutzbeauftragten.
i) Bestimmungen über die Dosisgrenze für Personen, die sich in Kontrollbereichen aufhalten müssen, bzw. mit radioaktiven Stoffen umzugehen haben.

Schon der Umfang dieser Gesetze und Verordnungen erfordert für denjenigen, der mit Strahlen und radioaktiven Stoffen umzugehen hat, ein eingehendes Studium aller dieser Bestimmungen, zumal zahlreiche bei Überschreitung der Regelung mit Bußgeldauflagen versehen sind.
Die einschlägigen Texte sind daher zur Einsicht auszulegen oder bei Bedarf auszuhändigen.

Kernstück aller gesetzlichen Strahlenschutzbestimmungen sind die Grenzwerte der Körperdosen für beruflich strahlenexponierte Personen, wie sie in der Tabelle aufgeführt sind. Bei den am stärksten beruflich strahlenexponierten Personen (Kategorie A) sollte die beruflich empfangene Äquivalentdosis an Ganzkörper, Knochenmark, Gonaden und Uterus nicht mehr als 5 rem im Jahr betragen.

Merksätze zur Biologie der Strahlen

a) Strahlenprimärprozesse sind physikalischer Natur, strahlenbiologische Effekte sind chemischer Natur.
b) Je nach Härte der Strahlen dringen diese mehr oder weniger tief ins Gewebe ein und ionisieren Atome und Moleküle.
c) Man unterscheidet zwischen somatischen und generativen Strahlenschäden.
d) Gleiche Dosen verschiedener Strahlen wirken biologisch unterschiedlich.
e) Die am meisten gefährdeten Organe sind die Keimdrüsen.
f) Im Strahlenschutz ist ein Gramm Hirn besser als eine Tonne Blei.
g) Personen unter 18 Jahren dürfen im Kontrollbereich von Strahlungsanlagen nicht tätig werden.
h) Für den Strahlenschutz gelten drei Grundsätze: Die Beachtung von Abstand, Abschirmung und Expositionszeit.
i) Für die Ausführung von Strahlendiagnostik und Therapie gelten spezielle Gesetze und Verordnungen.

Übungen

a) Was besagt die biologische Halbwertszeit?
b) Was versteht man unter »innerer«, was unter »äußerer« Strahlenbelastung?
c) Was gibt die relative biologische Wirksamkeit (RBW) an?
d) Stufen Sie die Strahlenempfindlichkeit der menschlichen Organe ein!
e) Nennen Sie genetische Folgen von Strahlenbelastungen!
f) Nennen Sie Beispiele natürlicher Umgebungsstrahlung!
g) Nennen Sie Beispiele künstlicher Strahlenbelastung!
h) Was versteht man unter akkumulierenden Dosen!
i) Nennen Sie Methoden der Strahlentherapie!
j) Wie muß man mit ausgeschiedenem Urin von Patienten verfahren, die mit Radiopharmaka behandelt wurden?
k) Welche Vorschriften gelten für den Umgang mit Strahlen und Radiopharmaka?

Teil C – Chemie

12.0 Gegenstand der Chemie

Die stoffliche Zusammensetzung, Struktur und **Umwandlung** der Materie ist der Gegenstand der Chemie, während sich – wie wir im ersten Teil gesehen haben – die Physik mit den **Zuständen** der Stoffe befaßt.
Völlig gleichartig erscheinende Stoffe werden homogen (von homos, gr. = gleich) genannt. Einen uneinheitlichen Stoff nennen wir heterogen (von heteros, gr. = verschieden). Heterogene Stoffe bestehen aus mehrphasigen Systemen.
Stoffliche Veränderungen nennt man Umsetzungen oder *Reaktionen*. Spielen sie sich in einem lebenden Organismus ab, so sprechen wir vom *Stoffwechsel*.
Die anfangs bereits erwähnten Zusammenhänge zwischen Physik und Chemie ergeben dabei zur Kennzeichnung stofflicher Substanzen physikalische Eigenschaften, wie: Farbe, Dichte, Härte, Schmelzpunkte, Leitfähigkeit usw. sowie rein chemische Eigenschaften, wie: Löslichkeit, Reaktionsfähigkeit, Brennbarkeit, Oxydierbarkeit, Beständigkeit gegen Säuren usw.
Zur Klärung des stofflichen Aufbaus benutzt die Chemie 2 Verfahren. Einmal die Zerlegung = *Analyse*, und zum anderen, zur Bestätigung, den Aufbau = *Synthese*, wobei die Synthesen chemischer Stoffe vom Urbeginn an die Biologie und damit die erdgeschichtliche Evolution geprägt haben. Man darf voraussetzen, daß diese erdbiologischen Phänomene sinngemäß auch im extraterrestrischen Bereich gelten. Das fundamentale Beispiel einer chemischen Stoffumwandlung ist durch die Photosynthese gegeben.

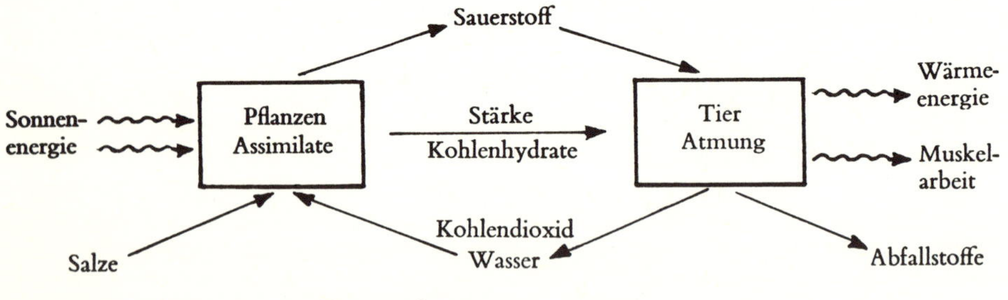

Abbildung 83 Schema einer Stoffumwandlung.

Der nachfolgende Überblick über die Chemie geht zunächst von dem grundsätzlich geltenden Atommodell aus, womit er an den physikalischen Teil anschließt. Es folgen im allgemeinen Teil nach den Folgerungen aus der Vorstellung vom Atom, als dem Baustein der Materie, Erörterungen über die prinzipiellen Gesetzmäßigkeiten, die Symbole und Nomenklatur, die chemische Bindung und Grundsätzliches zu Begriffen wie *Säure, Base, Salze, Oxidation und Reduktion.*

Die aus historischen Gründen überkommene Einteilung in die beiden großen Gruppen anorganische und organische Chemie wird beibehalten. Dabei behandelt die anorganische Chemie wegen der zentralen Bedeutung zunächst das Wasser – und dann die wichtigsten Elemente und ihre Verbindungen. Die organische Chemie hat zum Gegenstand die gewaltige Anzahl der Kohlenstoffverbindungen. Hier gelten besondere Vorstellungen über Nomenklatur, Strukturen und funktionelle Gruppen, deren Kenntnis deshalb zu Anfang vermittelt werden muß.

Anschließend bilden im organischen Teil typische Verbindungen *azyklischer* und *zyklischer* Verknüpfung die Basis zum Verständnis des weiten Feldes der Natur- und Kunststoffe, die in ausgewählten Kapiteln mit Blick auf die medizinischen Belange beschrieben werden.

13.0 Allgemeine Chemie

Ähnlich wie z. B. die Maßeinheiten in der Physik die Grundlage für alle weiteren speziellen Betrachtungen und Gesetzmäßigkeiten darstellen, gibt es auch in der Chemie eine Reihe von Grundvorstellungen und Gesetzen, die in allen Sparten dieser Wissenschaft Gültigkeit haben.

Aus diesen Gründen beginnen wir die Betrachtung der Chemie mit der Darstellung der allgemeinen Tatsachen, wie Nomenklatur, chemische Bindung und den fundamentalen Reaktionsmechanismen.

13.1 Das Atommodell in chemischer Hinsicht

Vorbemerkungen und Erfahrungen

a) Von Atomenergie bis Atombombe ist das Wort »Atom« in aller Munde (atomarer Aufbau der Materie).
b) Modellvorstellungen ermöglichen erst ein besseres Verstehen chemischer Zusammenhänge (Atommodell).
c) Der menschliche Körper besteht aus einer Vielzahl unterschiedlicher Stoffe, weshalb auch medizinisch orientierten Berufen an einer exakten Erklärung des Stoffbegriffes gelegen sein muß (Medizin. Teilwissenschaften, die sich mit Stoffen beschäftigen, sind Toxikologie, Pharmakologie, physiologische Chemie bzw. Biochemie).

Bereits in der Elektrizitätslehre und der Strahlenkunde wurde der innere Aufbau eines Atoms in großen Zügen dargestellt. Diese Modellvorstellungen gehen zurück auf den Engländer *Rutherford* (1871–1937) und den Dänen *Bohr* (1885–1962). Danach kreisen die Elektronen um den Kern in ganz bestimmten Abständen gewissermaßen auf Schalen. Der Umstand, daß man jedoch trotz größter Anstrengungen nie genau den Ort, den ein Elektron auf der Schale einnimmt, bestimmen kann, führte durch den Österreicher *Schrödinger* (1887–1961) und den Deutschen *Heisenberg* (geb. 1901) zu einem verfeinerten wellenmechanischen Atommodell, bei dem der »wahrscheinliche Aufenthaltsbereich« des Elektrons bei seiner Bewegung um den Atomkern als der Wirklichkeit am ehesten entsprechend herausgestellt wurde. Dies entspricht einem Wolkenmodell, in dem das Elektron einen bestimmten Bahnraum, oder *Orbital* genannt, einnimmt. Diese Ladungswolken sind dann die Stellen der größten Aufenthaltswahrscheinlichkeit.

> Räume großer Elektronendichte oder großer Aufenthaltswahrscheinlichkeit von Elektronen werden Orbitale genannt.

Man kennt verschiedene Typen von Orbitalen, die je nach dem Energiezustand der beteiligten Elektronen mit den kleinen Buchstaben s, p, d oder f bezeichnet werden. In jedem Orbital können höchstens 2 Elektronen vorhanden sein, diese sind energetisch gleichwertig und unterscheiden sich nur hinsichtlich ihres *Spins*, darunter versteht man die Richtung ihrer Eigenrotation (Pauli-Prinzip). Ein s-Orbital (geringster Energieinhalt) kann durch eine Kugel beschrieben werden, in dessen Zentrum der Atomkern steht. Bei weiterer Energiezufuhr stellt man sich modellmäßig vor, daß die p-Orbitale hantelförmig aussehen, denn die Fläche, innerhalb deren das Elektron mit 90% Wahrscheinlichkeit angetroffen werden kann, umschreibt eine Hantel. Erhöht man den Energiebetrag weiter, entstehen energiereichere Schwingungszustände. Dabei wird die Geometrie des d-Orbitals bereits recht kompliziert, denn es treten nicht nur Unterschiede in der Form, sondern auch in der Orientierung auf. Die einfachsten Ladungsverteilungen kann man aus nachfolgender schematischer Darstellung ersehen:

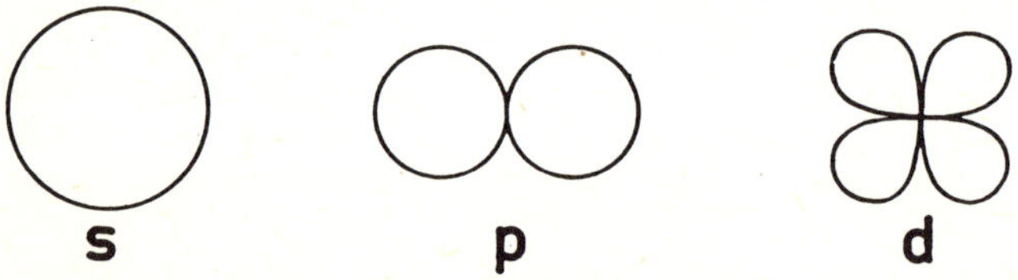

Abbildung 84 Form der Elektronen-Ladungswolken (s, p, d).

Bereits die p-Orbitale können dabei räumlich 3 verschiedene Lagen haben: waagrecht, senkrecht und quer:

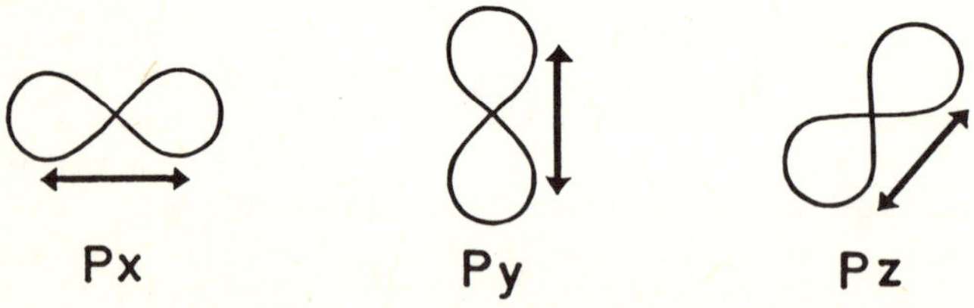

Abbildung 85 Lage der p-Orbitale.

In komplizierten Atomen werden s-Orbitale mit p-Orbitalen kombiniert. Daraus resultieren Gebilde mit einer Vorzugsrichtung im Raum, die bei chemischen Reaktionen zu einer Richtung des Reaktionsablaufs führen.

Das einfachste Atommodell wird durch das Element Wasserstoff dargestellt. Es besteht nur aus einem Atomkern mit einem Proton und einer Atomhülle mit einem Elektron. Kommt zu dem Proton im Kern noch ein ladungsfreies Neutron hinzu, spricht man von schwerem Wasserstoff, denn das Atom ist jetzt durch die Masse des Neutrons schwerer geworden. Da die Elektronen nahezu masselos sind, wird die Atom-Masse eines chemischen Elements durch die Masse der Protonen und Neutronen des Kerns repräsentiert. Diese Kernbausteine werden gemeinsam auch **Nukleonen** (von nucleus, lat. = der Kern) genannt.

Für die Masse eines Protons hat man die Größe von $1{,}672 \times 10^{-24}$ g ermittelt. Eine außerordentlich kleine Zahl, die der Kleinheit des Objekts entspricht. Das Neutron hat eine geringfügig größere Masse: $1{,}675 \times 10^{-24}$ g.

Um basierend auf diesen winzigen Massen ihre absoluten **Atommassen** (früher Atomgewicht genannt) anzugeben, müßte man ständig mit diesen außerordentlich kleinen Zahlen operieren. Man hat daher aus Vereinfachungsgründen *relative* Atommassen eingeführt, die sich auf das Element Kohlenstoff als Bezugsgröße beziehen.

Man gab dem Kohlenstoff Atommasse 12 und setzte für die anderen Elemente jeweils entsprechend geringere oder größere Zahlen an, je nachdem, wieviel mehr oder weniger Nukleonen in ihrem Kern enthalten sind als im Kern des Kohlenstoffatoms.

> Die relative Atommasse gibt als dimensionslose Zahl das Verhältnis der Masse eines Atoms zu $^1/_{12}$ der Masse des Bezugsatoms Kohlenstoff ^{12}C an.

Um Atommassen auch absolut angeben zu können, wurde die atomare Masseneinheit u eingeführt. Umgerechnet in die SI-Masseneinheit kg ist

$$1\,u = 1{,}660 \times 10^{-27}\,kg.$$

Man weiß heute, daß sich die einzelnen Elemente in der Anzahl ihrer Protonen und Neutronen voneinander unterscheiden. Um die elektrische Neutralität des ganzen Atoms zu erhalten, muß dabei die Anzahl der Elektronen entsprechend der Anzahl der Protonen mitwachsen oder abnehmen.

Die Anzahl der Neutronen ist jedoch nicht analog festlegbar. Es leuchtet ein, daß, um den Kern stabil zu halten, bei mehreren Protonen im Kern zur Verminderung und quasi Neutralisierung ihrer gegenseitigen Abstoßung eine gewisse Menge dazwischenliegender Neutronen nötig sein werden. Eine jeweils adäquate Anzahl hat indessen die Natur im Aufbau der Atome nicht festgelegt.

So kann z. B. ein Kern mit 30 Protonen, wie sie im Element Zink vorhanden sind, einmal 34, ein andermal 36, 37, 38, ja selbst 40 Neutronen aufweisen.

Treten Elemente bei einer bestimmten Protonenzahl mit einer verschiedenen Anzahl von Neutronen auf, so werden die einzelnen Spielarten dieses Elements **Isotope** genannt.

Vom Zink gibt es also gemäß obigem Beispiel wenigstens 4 Isotope.

Man kennzeichnet derartige Verhältnisse, indem man die entsprechenden Zahlen links vor das Symbol des Elements schreibt. Dabei bedeutet die Zahl links unten die Protonenanzahl, die Zahl links oben die Anzahl der Nukleonen, also Protonen + Neutronen.

Für Zink ergibt sich damit: ${}^{64}_{30}Zn$

oder ${}^{66}_{30}Zn$ ${}^{67}_{30}Zn$ usw.

Der Aufbau der rund 100 Elemente der Chemie läßt sich nun so ordnen, daß jeweils im Kern die Anzahl der Protonen um die Einheit 1 steigt und damit die Anzahl der Elektronen ebenfalls automatisch um 1 zunimmt. Ein bestimmtes chemisches Element hat also immer die gleiche Protonenanzahl und die gleiche Elektronenanzahl.

> Die Anzahl der Protonen und Elektronen charakterisiert ein chemisches Element.

Die Elektronen werden jedoch nicht so kompakt auf einen relativ kleinen Ort summiert, wie die Protonen, sondern bewegen sich, wie schon dargestellt, in Orbitalen in einer großen Entfernung vom Kern. Da jeweils nur 2 Elektronen pro Orbital denkbar sind, führt dies zu einer modellmäßigen Vorstellung, wie wir es auf Seite 126 für das Natriumatom als Schalen-Modell vereinfacht dargestellt haben. Wenn dabei auf dem 2. Kreis 8 Elektronen eingezeichnet sind, so bedeutet dies, daß sich 2 Elektronen im s-Zustand und die weiteren 6 in den px-, py- und pz-Zuständen befinden. Auf dem äußersten Kreis befindet sich nur noch 1 Elektron.

Wie im Kapitel über die chemische Bindung noch besprochen wird, ist dieses Außenelektron für wichtige chemische Eigenschaften verantwortlich. Man nennt es daher auch das *Valenzelektron.* Abschließend ist zu dem hier entwickelten Atommodell festzuhalten, daß dies alles nur Vorstellungen sind. Sie lassen sich zwar durch viele Untersuchungsergebnisse stützen, entsprechen jedoch nie ganz der Wirklichkeit. Wie diese tatsächlich aussieht, vermag man nicht zu sagen.

Tabelle der Elementarteilchen

Eigenschaften der Elementarteilchen, die allein chemische Bedeutung haben.

Elementarteilchen	Symbol	Art und Anzahl der Ladungen	Masse in Gramm	„Atommasse" bezogen auf C
Proton	${}^{1}_{1}p$	+1	$1{,}672 \times 10^{-24}$	1,0076 u
Neutron	${}^{1}_{0}n$	0	$1{,}675 \times 10^{-24}$	1,0086 u
Elektron	${}^{0}_{1}e$	−1	$9{,}107 \times 10^{-28}$	0,00055 u

Aus den negativen Hochzahlen vorstehender Tabelle kann man ersehen, wie außerordentlich klein und unvorherstellbar gering die Masse der Elementarteilchen ist.

Merksätze zum Atommodell

a) Ein Atom besteht aus Kern und Hülle und ist insgesamt neutral.
b) Der Kern besteht aus Protonen und Neutronen. Protonen sind positiv geladen.
c) Die Atomhülle wird von Elektronen gebildet. Sie sind negativ geladen.
d) Isotope sind chemische Elemente gleicher Protonenanzahl, jedoch variabler Neutronenanzahl.
e) Elektronen bewegen sich in Umlaufbahnen/Wolken, Orbitale genannt.
f) Atommasse eines Elements ist das Mittel der durch verschiedene Isotope möglichen Atommassen eines chemischen Grundstoffes.

Übungen

a) Schildern Sie den Aufbau eines Atoms!
b) Geben Sie an, in welchen Zuständen sich Elektronen befinden können!
c) In welchen extrem kleinen Dimensionen bewegen sich die Massen der Atombausteine?

13.2 Das Periodensystem

Vorbemerkungen und Erfahrungen

a) Im Gegensatz zum Altertum, wo man Wasser und Luft unter die 4 Elemente zählte, hat die moderne Chemie zwangsläufig eine Umdeutung des Begriffes »Element« hervorgebracht (Elemente).
b) Trotz auffallender Verschiedenartigkeit der chemischen Elemente finden sich dennoch Ähnlichkeiten und Verwandtschaften (Periodizität).
c) Historisch ist interessant, daß die Ordnungsprinzipien innerhalb der Chemie als Naturwissenschaft gleichzeitig und unabhängig voneinander von dem Deutschen *L. Meyer* und dem Russen *Mendelejew* beschrieben wurden (Historische Entwicklung).

Im Jahr 1800 betrug die Anzahl der bekannten chemischen Elemente ca. 30, um 1850 etwa 60, 1900 waren es 84 und 1965 104. Mit diesem gewaltigen Anwachsen der Kenntnisse in der Chemie ergab sich die Frage nach einer systematischen Ordnung. Nachdem man das Atomgewicht heute Atommasse genannt und als eine offenbar kennzeichnende Konstante erkannt hatte und ferner auffällige Ähnlichkeiten bemerkte, die gewisse Gruppen von Elementen aufwiesen, stellten der russische Chemiker *Mendelejew* (1823–1907) und unabhängig von ihm der Deutsche *Lothar Meyer* (1830–1895) um das Jahr 1869 eine periodisch sich wiederholende Reihenfolge der Elemente auf: das *Periodensystem.*

Folgende chemische bzw. auch physikalische Eigenschaften, deren Periodizität man erkannte, führten zur Aufstellung des Systems: Der Metallcharakter, die Reaktionsfähigkeit, die Wertigkeit, der Schmelzpunkt, die Siedetemperatur, die Dichte, der Atomradius, das Atomgewicht usw.

So sah man z. B., daß die Metalle Lithium, Natrium, Kalium, Rubidium, Caesium und Francium mit Wasser heftig reagierten, leicht Salze bildeten, gewisse Farbstoffe als Lösung charakteristisch verfärbten, ihre Lösungen einen scharfen Geschmack hatten und sich leicht schlüpfrig anfühlten. Man stellte sie daher in eine Gruppe und erkannte, daß bestimmte Eigenschaften sich periodisch zunehmend oder abnehmend veränderten.

Dabei zeigten sich aber noch einige offensichtliche Unstimmigkeiten, und heute ordnet man die Elemente nach der steigenden Anzahl der Protonen im Kern. Die sich so ergebende Platznummer eines Elements wird Ordnungszahl genannt.

Ordnungszahl = Protonenzahl = Kernladungszahl = Elektronenzahl

Die sich so ergebende Übersicht zeigt, daß man die chemisch verwandten Elemente in senkrechten *Gruppen* zusammenfassen kann (Ia bis VIIIb). Gemäß der Elektronenkonfiguration der Atome der jeweiligen Elemente kann man die Gruppen unterteilen in *Hauptgruppen*, mit s- und p-Zuständen der Elektronen-Orbitale und *Nebengruppen*, mit d- und f-Zuständen derselben. Dabei entspricht die Gruppennummer bis auf wenige Ausnahmen der *Valenzelektronenzahl*. Darunter versteht man die Elektronen der äußeren, energiereichsten Orbitale oder Ladungswolken oder Schalen. Sie sind für die chemischen Eigenschaften der Elemente verantwortlich. Wegen der periodischen Wiederholung der Elektronenkonfigurationen mit gleichen Orbitalformen in den äußeren Hüllenbezirken ist eine periodische Wiederholung der charakteristischen chemischen Verhaltensweisen zu beobachten. Gewisse Gruppen haben daher gemeinsame Namen zur Kennzeichnung erhalten. So bezeichnet man z. B. die Gruppe Ia (außer dem Wasserstoff) als Alkalimetalle, die Gruppe IIa als Erdalkalien oder z. B. die Gruppe VIIa als Halogene oder die Gruppe VIIIa als Edelgase usw.
Auf einige weitere Gesetzmäßigkeiten innerhalb des Periodensystems sei noch hingewiesen: So wachsen z. B. die *Atomradien* innerhalb einer Gruppe von oben nach unten durch die Vermehrung der Elektronenschalen.
Wegen der stärkeren Kontraktion infolge zunehmender Kernladung nehmen die Atomradien innerhalb einer Periode von links nach rechts ab. Innerhalb einer Gruppe nimmt ferner die *Elektronennegativität* (das Vermögen eines Atoms innerhalb einer Verbindung Elektronen anzuziehen) von oben nach unten ab.
Schließlich nimmt der *metallische Charakter* innerhalb einer Periode von links nach rechts ab. Demzufolge stehen die typischen Metalle auf der linken Seite des Systems, während der nichtmetallische Charakter auf der rechten Seite ausgeprägt sein muß.

Aus nachfolgender Übersicht ergibt sich schließlich, daß man zu jedem *Element*, als Stoff, der sich durch chemischen Vorgänge nicht weiter aufspalten läßt, ein Symbol zur Kennzeichnung eingeführt hat.

Schema des Periodensystems der Elemente

s-Elemente | d-Elemente | p-Elemente

Erläuterung der Symbolik am Beispiel des Elementes Bor:

Ordnungszahl Atommasse	5 10,811
Symbol	B
Name	Bor

Nebengruppenelemente

Gruppe Ia	IIa	III b	IV b	V b	VI b	VII b	VIII b	VIII b	VIII b	I b	II b	IIIa	IVa	Va	VIa	VIIa	VIIIa
1 1,008 H Wasserstoff																	2 4,003 He Helium
3 6,941 Li Lithium	4 9,012 Be Beryllium											5 10,811 B Bor	6 12,011 C Kohlenstoff	7 14,007 N Stickstoff	8 15,999 O Sauerstoff	9 18,998 F Fluor	10 20,183 Ne Neon
11 22,990 Na Natrium	12 24,312 Mg Magnesium											13 26,982 Al Aluminium	14 28,086 Si Silizium	15 30,974 P Phosphor	16 32,064 S Schwefel	17 35,463 Cl Chlor	18 39,948 Ar Argon
19 39,10 K Kalium	20 40,08 Ca Calcium	21 44,96 Sc Scandium	22 47,90 Ti Titan	23 50,94 V Vanadium	24 52,00 Cr Chrom	25 54,94 Mn Mangan	26 55,84 Fe Eisen	27 58,93 Co Kobalt	28 58,71 Ni Nickel	29 63,54 Cu Kupfer	30 65,38 Zn Zink	31 69,72 Ga Gallium	32 72,59 Ge Germanium	33 74,92 As Arsen	34 78,96 Se Selen	35 79,91 Br Brom	36 83,80 Kr Krypton
37 85,47 Rb Rubidium	38 87,62 Sr Strontium	39 88,91 Y Yttrium	40 91,22 Zr Zirkon	41 92,91 Nb Niob	42 95,94 Mo Molybdän	43 (98) Tc Technetium	44 101,07 Ru Ruthenium	45 102,91 Rh Rhodium	46 106,4 Pd Palladium	47 107,87 Ag Silber	48 112,40 Cd Cadmium	49 114,82 In Indium	50 118,69 Sn Zinn	51 121,75 Sb Antimon	52 127,60 Te Tellur	53 126,90 I Jod	54 131,30 Xe Xenon
55 132,91 Cs Cäsium	56 137,34 Ba Barium	57 138,91 La x Lanthan	72 178,49 Hf Hafnium	73 180,95 Ta Tantal	74 183,85 W Wolfram	75 186,2 Re Rhenium	76 190,2 Os Osmium	77 192,2 Ir Iridium	78 195,1 Pt Platin	79 196,97 Au Gold	80 200,59 Hg Quecksilber	81 204,37 Tl Thallium	82 207,2 Pb Blei	83 208,98 Bi Wismut	84 (210) Po Polonium	85 (210) At Astat	86 (222) Rn Radon
87 (223) Fr Francium	88 (226) Ra Radium	89 (227) Ac x Actinium	104 (257-60) Ku Kurtschatovium	105 (260) Ha Hahnium													

7 Perioden

Metalle | Nicht-Metalle

x = Lanthaniden	58 140,12 Ce Cer	59 140,91 Pr Praseodym	60 144,24 Nd Neodym	61 (147) Pm Promethium	62 150,35 Sm Samarium	63 151,96 Eu Europium	64 157,25 Gd Gadolinium	65 158,93 Tb Terbium	66 162,50 Dy Dysprosium	67 164,93 Ho Holmium	68 167,26 Er Erbium	69 168,93 Tm Thulium	70 173,04 Yb Ytterbium	71 174,97 Lu Lutetium
x = Actiniden	90 232,04 Th Thorium	91 (231) Pa Protactinium	92 238,03 U Uran	93 (237) Np Neptunium	94 (239) Pu Plutonium	95 (243) Am Americium	96 (247) Cm Curium	97 (249) Bk Berkelium	98 (252) Cf Californium	99 (254) Es Einsteinium	100 (257) Fm Fermium	101 (258) Md Mendelevium	102 (255) No Nobelium	103 (257) Lw Lawrencium

Die wichtigsten Grundbegriffe aus der sich der Aufbau der Materie logisch ableiten läßt, können in folgendem Logogramm zusammengefaßt werden:

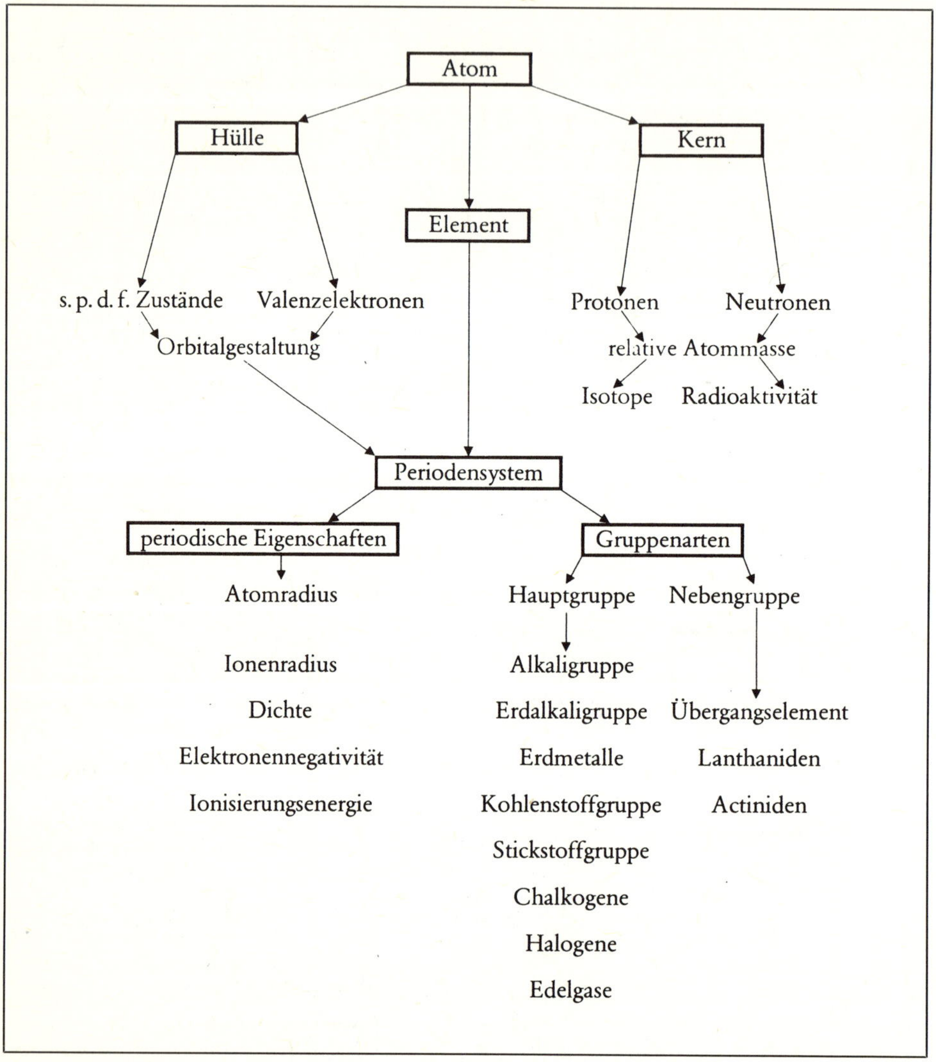

Elemente oder Verbindungen der Elemente bilden dann die reinen Stoffe. Sie sind stets homogen aufgebaut und durch gleichbleibende Eigenschaften charakterisiert. Durch Hinzutritt weiterer Stoffe entstehen die Gemische. Sie sind variabel, zusammengesetzt nennt man sie heterogene Systeme. Der größte Teil unserer Materie ist heterogen aufgebaut.

Merksätze zum Periodensystem

a) Das Periodensystem stellt eine natürliche Einteilung der chemischen Elemente dar. Jedes Element hat einen bestimmten Platz. Die Atomnummer gibt als Ordnungszahl die Stellung an.
b) Die Zunahme der Kernladungszahl um ein Proton, was automatisch die Zunahme um ein Elektron in der Hülle bedingt, bedeutet von Nachbarelement zu Nachbarelement eine neue Art mit neuen Eigenschaften.
c) Die Periodenzahl zeigt die Zahl der Elektronenschalen oder Orbitale an.
d) Innerhalb der Gruppen zeigen die Elemente ähnliches chemisches Verhalten, durch gleichartige Elektronenkonfiguration.
e) Der metallische Charakter der Elemente nimmt von links nach rechts im System ab.
f) Element (auch chemisches Element) ist die Bezeichnung für eine Atomsorte gleicher Ordnungszahl, also gleicher Stellung im Periodensystem. Ein Element kann ein Gemisch von Atomen (Isotopen) sein, die sich durch die Zahl der Neutronen unterscheiden. Während das chemische Verhalten gleich ist, können die Isotope sehr wohl verschiedene physikalische Eigenschaften haben.

Übungen

a) Formulieren Sie den Begriff Ordnungszahl mit eigenen Worten!
b) Wieviel Gruppen kennt das Periodensystem?
c) Natrium verbindet sich mit Wasser nach der Formel:

   $Na + H_2O \rightarrow NaOH + H$

   Wie wird vermutlich Cs mit Wasser reagieren?
d) Warum muß die Reihe der bisher entdeckten Elemente lückenlos sein?

13.3 Symbole, Formeln, Stöchiometrie

Vorbemerkungen und Erfahrungen

a) Symbole für chemische Elemente, Reaktionen und Tatbestände erleichtern das allgemeine und internationale Verständnis (Zweckmäßigkeit).
b) Bereits die Alchimisten benutzten bestimmte Zeichen für ihre Geheimwissenschaft (Symbole).
c) Chemische Formeln setzen sich aus Symbolen zusammen (Chemische Formelsprache).

Analog der praktischen Handhabung in der Physik benutzt die Chemie ebenfalls international gültige und verständliche Zeichen und Symbole, die eine eindeutige, klare und kurze Schreibweise ermöglichen. In der folgenden Tabelle sind diese Zeichen, die der I.U.P.A.C.-Nomenklatur entsprechen (I.U.P.A.C. = *I*nternationale *U*nion für reine [*P*ure] und angewandte [*A*pplied] *C*hemie), aufgeführt.

Tabelle von gebräuchlichen chemischen Zeichen

Zeichen:	bedeutet:	Beispiel:
$++ = 2^+$	2fach positiv geladenes Teilchen	Fe^{++} = zweiwertiges Eisenion = Fe^{2+}
$-$	1fach negativ geladenes Teilchen	Cl^- = einfach negativ geladenes Chloratom = Chlorion
$-$	Einfachbindung zwischen 2 Atomen	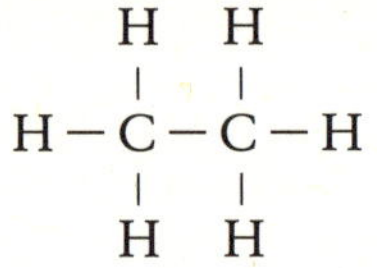
$=$	Zweifachbindung zwischen 2 Atomen	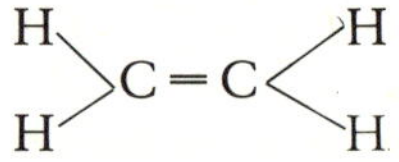
$\equiv$	Dreifachbindung zwischen 2 Atomen	$H-C\equiv C-H$
$\rightarrow$	Eine chemische Reaktion läuft in der bezeichneten Richtung ab	$H_2 + Cl_2 \rightarrow 2\,HCl$
$\uparrow$	Eine chemische Substanz entweicht bei der Reaktion als Gas	$Na_2CO_3 + 2\,HCl \rightarrow CO_2\uparrow + H_2O + 2\,NaCl$
$\downarrow$	Eine chemische Substanz fällt als Niederschlag aus	$AgNO_3 + HCl \rightarrow AgCl\downarrow + HNO_3$
$\rightleftarrows$	es hat sich ein chemisches Gleichgewicht der Reaktionspartner eingestellt	$CH_3COOH \rightleftarrows H^+ + CH_3COO-$
$^\circ$	Neutrales Atom, keine überschüssige Ladung	Fe° = Ungeladenes Eisenatom = elementares Eisen
[ ]	Konzentration eines Stoffes, Mol/Liter	[0,7 mol/l]
Θ	1 Elektron	$Na \rightarrow Na^+ + e^-$ oder Θ

Wie man aus der Tabelle des periodischen Systems ersehen konnte, hat jedes Element ein Buchstabensymbol, das aus seinem lateinischen oder griechischen Namen oder aus dem Namen des Entdeckers oder dessen Vaterlandes oder aus sonstigen Eigenschaften hergeleitet ist. Man findet in vielen medizinischen Ausdrücken die Namen chemischer Elemente wieder.

Beispiele:

Name des Elements	Herkunft des Namens	med. Terminologie
Brom	gr.: Bromos = Gestank	Bromismus
Caesium	lat.: caesius = Himmelblau	Caerulein
Chlor	gr.: chloros = gelbgrün	Chlorose
Chrom	gr.: Chroma = Farbe	Chromatophobie
Curium	Curie = Franz. Forscherehepaar	Curie-Therapie
Hydrogenium	lat.: Wasserbildner	Hydrocephalus
Kobalt	Kobolde = Berggeister	Cyanocobalamin
Krypton	gr.: das Verborgene	Kryptorchismus
Kupfer	gr.: aes cyprium = aus Zypern	Cupruria
Lithium	gr.: Lithos = Stein	Urolithiasis
Neon	gr.: das Neue	Neoplasie
Phosphor	Phosphorus = Lichtträger	Phosphen
Sauerstoff	gr.: Oxys = sauer	Oxydose
Silicium	lat.: Silex = Kieselstein	Silitose
Sulfur	lat.: Sulfur = Schwefel	Sulfonamide
Uran	Planet Uranus	Uranismus
Xenon	gr.: Das Fremde	Xenotransplantat

In chemischen Formeln gibt das Symbol des Elementes an, daß es sich um je 1 Atom des betreffenden Elementes handelt. Sind mehrere Atome der gleichen Art gemeint, so erhält das betreffende Symbol einen Zahlenindex rechts unten. Die kleinste Kombination von Atomen eines oder verschiedener Elemente, die unabhängig existenzfähig ist, wird *Molekül* genannt. Dieses wiederum ist das kleinste für sich genommen existenzfähige Teilchen einer *Verbindung*. Ein Molekül wird dadurch charakterisiert, daß man die Elementsymbole seiner Komponenten in der Formel nebeneinanderstellt.

Beispiele:
Die Formel des Salzsäure-Moleküls, bestehend aus 1 Atom Wasserstoff (=H) und 1 Atom Chlor (=Cl) ist also: HCl. Die Formel des Natriumcarbonats, bestehend aus 1 Kohlenstoffatom (=C), 2 Natriumatomen (=Na) und 3 Sauerstoffatomen (=O) ist demzufolge: Na_2CO_3. Dies ist gleichzeitig ein Beispiel für die binäre Bezeichnung eines Salzes, das aus der Kohlensäure H_2CO_3 und der Natronlauge NaOH entstanden ist.

> Die in allen Ländern der Erde eingeführten chemischen Symbole erlauben die kürzeste Aussage über eine chemische Verbindung oder einen chemischen Vorgang.

Formelarten
Die Formel des Wassers, zusammengesetzt aus 2 Atomen Wasserstoff und 1 Atom Sauerstoff lautet H_2O. Man könnte dafür auch HHO oder HOH schreiben, wodurch eine bestimmte Reihenfolge der Atome angedeutet würde. Dies geschieht bei der Formulierung der Strukturformeln. Bei den *Brutto- oder Summenformeln* ist es aber üblich, die Anzahl der gleichen Atome durch die tief gestellte Ziffer anzugeben.

Mitunter kann es interessant sein, bei einem Molekül die Stellung der Valenzelektronen durch einen Punkt zu kennzeichnen. Man bedient sich dann der *Elektronenformeln*. Die unterschiedliche Formelschreibweise sei mit dem Beispiel der Schwefelsäure demonstriert.

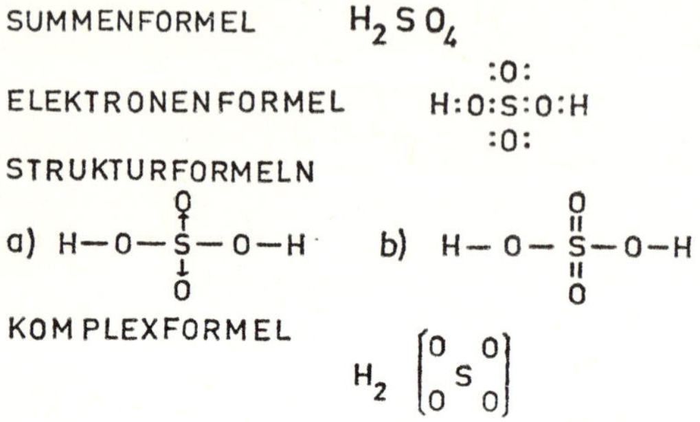

In der organischen Chemie gibt es bei gleicher Summenformel oftmals eine ganze Reihe von verschiedenen Substanzen, so daß sich der Genauigkeit wegen eine Schreibweise eingebürgert hat, die den Aufbau der Moleküle eindeutig erkennen läßt.

$C_6H_4(OH)_2$ SUMMENFORMEL = entspricht folgenden Strukturformeln

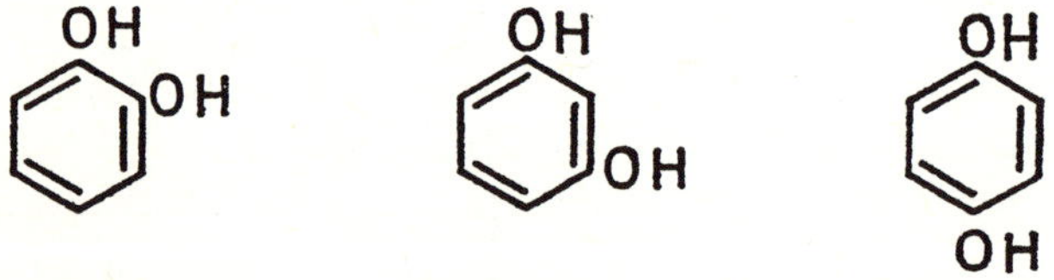

BRENZKATECHIN ortho-Dihydroxybenzol — RESORCIN meta-Dihydroxybenzol — HYDROCHINON para-Dihydroxybenzol

In allen 3 Fällen ist die Summenformel gleich, jedoch die Stellung der OH-Gruppen zueinander am Benzolring variiert.
Vom Dihydroxybenzol existieren demnach 3 Formen, das Benzkatechin als ortho-Form, das Resorcin als meta-Form, das Hydrochinon als para-Form. Erst die Strukturformel macht deutlich, worum es sich jeweils handelt, wenn $C_6H_6O_2$ in eine Gleichung eingeht.
Die Symbole der Atome oder Moleküle können nun in Form von *Gleichungen* einen chemischen Vorgang charakterisieren. Dabei bedeutet dann jedes Elementsymbol nicht nur das gemeinte Element schlechthin, sondern gleichzeitg 1 Atom dieses Elements. Es ist damit also gleichzeitig eine Mengenangabe verbunden, die auf die relativen Atommassen zurückgeführt wird, wie sie in der Tafel des Periodensystems zu jedem Element mit aufgeführt sind. Logischerweise ist dabei die Molekülmasse gleich der Summe der Atommassen (früher Atomgewichte genannt). Die Molekülmasse der Salzsäure = HCl ist demzufolge 1 + 35,5 = 36,5 (früher Molekulargewicht genannt) oder die von Wasser = H_2O = 18.

Mit diesen Zahlenangaben ist jedoch nicht die *absolute Masse* gemeint, denn diese wird sich aus einer riesigen Zahl von Molekülen zusammensetzen. Um z. B. die *absolute Masse* eines Moleküls Wasser, der symbolischen Formel H_2O zu bestimmen, hat man Versuche unternommen und errechnet, daß darinnen, also in 18,0 g Wasser,
602 209 430 000 000 000 000 000 Einzelmoleküle enthalten sind. Übersichtlicher ausgedrückt heißt dies: In der Molekülmasse von 18,0 H_2O sind rund $6{,}023 \times 10^{23}$ einzelne Moleküle vorhanden.
Man nennt eine derartige (quasi zählbare) Stoffmenge auch **1 Mol**. Da man bei der Berechnung der einzelnen Atommassen der verschiedenen Elemente vom Kohlenstoffisotop ^{12}C ausgegangen ist, nimmt man dieses auch zur Definition des Begriffes *Mol.*

> Die Basis der Stoffmenge ist das Mol, Einheitszeichen mol, es ist die Stoffmenge eines Systems, daß aus ebensoviel Teilchen besteht, wie Atome in 0,012 kg des Nuklids ^{12}C enthalten sind.

Bei der Anwendung des Begriffs Mol müssen die Teilchen spezifiziert werden, um die es sich jeweils handelt. Es können Atome, Moleküle, Ionen, Elektronen oder andere Teilchen gemeint sein.
Diese bestimmte Anzahl von Teilchen wird auch *Avogadrosche Zahl* N_A oder *Loschmidtsche Zahl* N_L genannt. Sie stellt eine der fundamentalsten Naturkonstanten mit grundlegender Bedeutung für die Chemie dar. Wenn man also von 1 mol Natrium spricht, dann meint man die Natriummenge, die durch die Zahl von $6{,}023 \times 10^{23}$ Na-Atomen gegeben ist, was einer relativen Masse von 0,023 Kilogramm Natrium entspricht. Spricht man von 1 mol Natriumchlorid = (Na^+ Cl^-) einer Ionenverbindung, dann meint man $2 \times 6{,}023 \times 10^{23}$ Teilchen dieser Verbindung mit der zahlenmäßig in Gramm ausgedrückten Substanzmenge von 58,5 g.
Diese Menge Natriumchlorid besteht also, weil man von den Ionen als Stoffmenge ausgeht, aus 1 mol Natriumionen (= 23,0 g) und 1 mol Chloridionen (= 35,5 g). Vergleiche die Zahlen im Periodensystem!

Stöchiometrische Berechnungen
Es gibt eine Reihe von Umständen, die es gestatten, Berechnungen für chemische Umsetzungen vorzunehmen. Voraussetzung für das chemische Rechnen, *Stöchiometrie* genannt, sind folgende Grundgesetze:

1. Bei chemischen Reaktionen bleibt die Gesamtmasse der Reaktionsteilnehmer unverändert.
2. Das Gewichtsverhältnis zweier sich zu einer chemischen Verbindung vereinigender Elemente ist konstant.
3. Das Gewichtsverhältnis der Elemente in verschiedenen chemischen Verbindungen in das einfacher und ganzer Zahlen.

Man verfährt dann wie folgt:

a) Es ist die chemische Gleichung aufzustellen.
b) Die jeweiligen relativen Massen der Reaktionspartner sind unter die Formeln zu schreiben.
c) Danach ist eine Proportion aufzustellen und nach x aufzulösen.

Beispiel:
Wieviel Kilogramm gebrannter Kalk entstehen beim Kalkbrennen aus 1,0 kg Calciumkarbonat?

a) Aufstellen der Formel : $CaCO_3 \rightarrow CaO + CO_2$

b) Verzeichnen der Massen aufgrund der Tabelle des Periodensystems, darunter geschrieben:
$CaCO_3 \rightarrow CaO + CO_2$
100,0 g 56,0 g 44,0 g

c) Aufstellen der Proportionen:
$\frac{1000}{100} = \frac{X}{56}$,
weil nur nach CaO gefragt

$$X = \frac{56 \times 1000}{100} = 560 \text{ g} = 0{,}56 \text{ kg}$$

Es entstehen also 0,56 kg gebrannter Kalk.

Konzentrationsangaben
In der klinischen Chemie interessiert aber häufig nicht die Stoffmenge, sondern die Konzentration, denn chemische Reaktionen werden überwiegend in Lösungen durchgeführt.

Dafür benutzt man folgende **Konzentrationsmaße**:

1. *Massengehalt* ≙ Gewichtsprozent, g/g
Eine Lösung ist soviel prozentig, wie Gramm Substanz in 100,0 g Lösung enthalten sind.

Beispiel:
5%ige KJ-Lösung bedeutet:
in 100 g Lösung sind 5,0 g KJ enthalten.

2. *Volumengehalt* ≙ Volumenprozent, ml/ml
Eine Lösung ist soviel prozentig, wie ml Stoff in 100,0 ml Lösung enthalten sind.

Beispiel:
70 volumenproz. Alkohol, 30 + 70 = 100 bedeutet:
in 100 ml Alkohol-Wassermischung sind 70 ml Alkohol enthalten.
Diese Angaben sind gebräuchlich bei Mischungen zweier oder mehrerer Flüssigkeiten.

3. *Massen-Volumengehalt* ≙ Gemischprozent, g/ml
Eine Lösung ist soviel prozentig, wie Gramm Substanz in 100,0 ml Lösung enthalten sind.

Beispiel:
40%ige Laevuloselösung zur Injektion bedeutet:
in 100 ml Lösung sind 40,0 g Laevulose enthalten.

4. *Stoffmengenkonzentration* ≙ Molarität, mol/l
Eine Lösung enthält 1 mol einer Verbindung in 1000,0 ml Lösung.

Beispiel:
1 molare Salzsäurelösung bedeutet, da die Molekularmasse als Summe der Atommasse aus H + Cl = HCl, 1 + 35,5 = 36,5 ist, daß die Lösung 36,5 g HCl in einem Liter Wasser enthält.

5. *Normmengenkonzentration* ≙ Normalität, val/l
Eine Lösung enthält 1 Val = Grammäquivalent in 1000,0 ml Lösung. Dabei besteht die Beziehung:

$$\text{Äquivalent} = \frac{\text{Molekularmasse}}{\text{Wertigkeit}}$$

Beispiel:
1 normale Schwefelsäure bedeutet, da bei H_2SO_4 die Wertigkeit 2 ist = 98 : 2 = 49, daß diese Lösung 49,0 g H_2SO_4 in einem Liter Wasser enthält.

6. Bei *Elektrolytlösungen zur Infusion* findet man noch die Angabe mval/l = Milli-Val pro Liter, für das jeweilige Ion.

Beispiel:
Physiolog. Kochsalzlösung enthält 9,0 NaCl/Liter = 0,9%,
Kochsalz setzt sich zusammen aus je einem Atom Natrium (Atommasse = 23) und Chlor (Atommasse = 35,4), so

daß sich eine Molekularmasse von 58,4 ergibt.

Teilt man nun die Gesamtmenge Kochsalz im Liter physiologischer Kochsalzlösung quantitativ in seine beiden Bestandteile, nämlich in Natrium und Chlor, so ergibt sich, daß
3540 mg Na und
5460 mg Cl in 1000 ml enthalten sind.
Die Division dieser beiden Zahlen durch die Atommasse der beiden Ionen ergibt dann die Zahl, die als mval zur Konzentrationsangabe dient.

3540 : 23 = 154 mval/l
5460 : 35,4 = 154 mval/l
Neuerdings benutzt man zur Umrechnung von Elektrolytkonzentrationen in mval/l Tabellen, die es gestatten, schnell die angegebenen Gewichtsprozente in Infusionslösungen als mval/l abzulesen.

7. Bei *toxikologischen Angaben* findet man häufig die Abkürzung ppm = parts per million = 1 Teil auf 1 Million. Dies entspricht dem Verhältnis von z. B. mg/kg oder ml/m³.

Merksätze zur chemischen Symbolik

a) Die chemische Namensgebung und Zeichensprache richtet sich nach der I.U.P.A.C.
b) Jedes Element hat ein Buchstabensymbol.
c) Chemische Gleichungen versinnbildlichen den Verlauf einer Reaktion.
d) Man unterscheidet Summen- und Strukturformeln.
e) **Moleküle** sind Systeme aus zwei oder mehreren Atomen, die durch starke Kräfte zusammengehalten werden (chemische Bindung) und elektrisch neutral sind.
f) Das Molekulargewicht ist die Summe der Atomgewichte, bzw. besser: Die Molekularmasse ist die Summe der Atommassen.

Übungen

a) Versuchen Sie aus dem Namen des Elementes eine Beziehung abzuleiten!
b) Woher kommen die Namen:
Europium
Nobelium
Californium
Phosphorus?
c) Errechnen Sie das Molekulargewicht bzw. die Molekularmasse von
Natriumchlorid = NaCl
Kupfersulfat = $CuSo_4$
Phosphorsäure = H_3PO_4
d) Wie kann die Konzentration eines Stoffes in einer Lösung angegeben werden?
Nennen Sie Beispiele!

13.4 Die chemische Bindung

Vorbemerkungen und Erfahrungen

a) Betrachtet man chemische Formeln, so erkennt man vielfach Striche zwischen den Atom-Symbolen (Bindungssymbol).
b) Die Materie dieser Welt liegt in ihrer überwiegenden Masse nicht elementar, sondern in Verbindung vor. Dabei unterscheiden sich offenbar die Verhältnisse bei Metallen und Salzen (Bindungsarten).
c) Nach einem allgemeinen Ökonomieprinzip wird in der Natur immer der energieärmste Zustand verwirklicht (Bindungskräfte).

Die Kräfte, die den Zusammenhalt der Atome in den Verbindungen bewirken, werden zusammenfassend *chemische Bindungen* genannt.

Man kann dabei zwischen starken und schwachen Bindungskräften unterscheiden. Sie werden in reiner Form nur in Grenzfällen beobachtet. In der Regel überwiegen die Übergänge zwischen den Bindungsarten. Bei der Verbindungsbildung strebt die Gesamtheit der beteiligten Atome einen Zustand minimaler potentieller Energie an. Da die potentielle Energie im wesentlichen durch die Struktur der Elektronenorbitale bestimmt wird, beobachtet man in allen Fällen der starken Bindungskräfte Veränderungen in der elektronischen Struktur der beteiligten Atome. Dabei ist das Bestreben evident, die stabile Elektronenbesetzung s^2p^6, die *Edelgaskonfiguration* zu erreichen (Oktettregel). Entsprechend den verschiedenen Wegen zur Änderung der Elektronenkonfiguration in Richtung auf den erstrebten Zustand kleinster potentieller Energie des Gesamtsystems kann man folgende Bindungstypen bei den starken Bindungskräften unterscheiden:

a) die Ionen- oder heteropolare Bindung,
b) die Atom-oder kovalente oder homöopolare Bindung,
c) die metallische Bindung,
d) die komplexe Bindung oder koordinative Bindung,

Bei den schwachen Bindungskräften interessieren ferner die:

e) Wasserstoffbrückenbindung und
f) die van der Waals-Bindung.

Bindungskräfte

a) Die Ionen- oder heteropolare Bindung beruht auf der elektrostatischen Anziehung entgegengesetzt geladener Ionen (Kation und Anion). Das einfachste Beispiel für diese Bindungsart ist die Ionenbeziehung zwischen Natrium und Chlor. In der Modellvorstellung entsteht zunächst ein Ionenpaar, welches auf weitere Ionen starke Anziehungskräfte räumlich nach allen Seiten ausübt, womit es zur Bildung eines Ionengitters kommt.

$$\mathbf{Na^{\circ} + Cl^{\circ} \rightarrow Na^{1+} + Cl^{-}}$$

Das Natrium gibt sein äußerstes Elektron ab, wodurch es zum positiv geladenen Ion wird. Das Chlor nimmt dieses Elektron auf und wird damit zum negativ geladenen Ion. Derartige Ionenverbindungen bilden auf diese Weise Ionenkristalle, in dem sich jedes Natriumion mit 6 Chlorionen als Nachbarn umgibt, wie sich auch jedes Chlorion mit 6 Natriumionen umschließt.

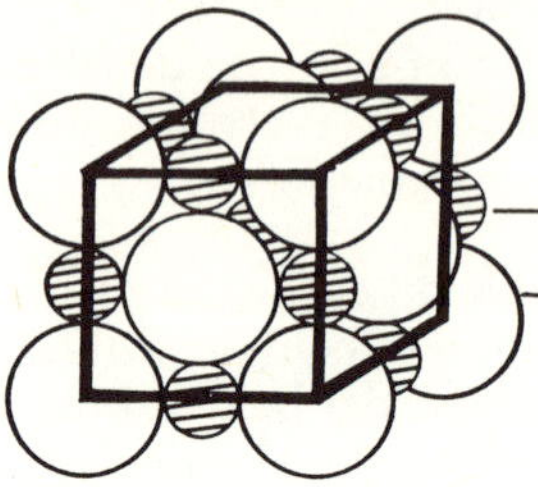

Abbildung 86 NaCl-Ionenkristallgitter.

Weil diese elektrostatische Anziehung in den ganzen umgebenden Raum hinein gleichmäßig erfolgt, ordnen sich die Ionen auf den Punkten eines regelmäßig gebauten Kristallgitters an. Die Dichte eines derartigen Kristalls ist durch die Abstände und Größe ihrer Ionen bestimmt, während die Härte und der Schmelzpunkt auf die Größe ihrer elektrostatischen Anziehungskräfte zurückgehen. Die Formel für Natriumchlorid = NaCl bedeutet mithin eigentlich nicht das Symbol eines Moleküls, sondern stellt den Sachverhalt eines Ionengitters dar und müßte eigentlich stets $Na^{+}Cl^{-}$ geschrieben werden. Daraus ergibt sich dann auch der Umstand, daß das Natrium die *Ionenwertigkeit* $+1$ und das Chlor die Ionenwertigkeit -1 hat, denn die Ionenwertigkeit ist gleich der Zahl der positiven oder negativen Ladungen eines Ions.

> Die Ionenbindung bildet sich zwischen Atomen unterschiedlicher Elektronennegativität aus. Die Bindungskraft ist elektrostatischer Natur. Die Ionenbindung ist nicht gerichtet.

b) Die Atom- oder kovalente Bindung zeichnet sich durch eine andere Art des Ineinandergreifens der Elektronen von Atomen aus, die hier im Gegensatz zu der Ionenbindung nicht mehr polaren Charakter hat. Fast alle Substanzen mit Ausnahme der Salze, die dem vorstehenden Bindungstyp des Ionengitterkristalls entsprechen, gehören

mit in diese Kategorie. Die Atombindung ist damit eigentlich die häufigste chemische Bindung. Da bei dieser Bindung keine Ionen gebildet werden, sondern die Atome erhalten bleiben, spricht man von Atombindung.
Die weiteren synonymen Bezeichnungen, wie Kovalenzbindung, homöopolare Bindung oder Elektronenpaarbindung charakterisieren ebenfalls die Eigenart, daß in diesem Fall nicht ein Übergang von Elektronen erfolgt, sondern Atome sich zusammenlagern, indem sie gemeinsame Elektronen ausbilden. Zwei Atome können so ein Molekül bilden, dessen Festigkeit darauf beruht, daß die Aufenthaltswahrscheinlichkeit seiner Bindungselektronen jetzt zwischen den Atomkernen größer ist als in dem übrigen Bereich rundum. War bei der Ionenbindung eines oder mehrere Elektronen von einem Atom zu anderen hinübergewechselt und damit die Elektronendichte zwischen den Ionen nahezu gleich Null, so ist hier bei der Atombindung die Elektronendichte zwischen den Atomen im Gegensatz dazu größer.

Ein einfaches Beispiel für diesen Bindungstyp ist die Bildung eines Wasserstoffmoleküls. Werden 2 Wasserstoffatome einander genähert, so beginnen sich von einem bestimmten Moment an die beiden Elektronenwolken der Atome zu überlappen. Jeder Atomkern wird auch in die Wolke des anderen Elektrons hineingesaugt, und es entsteht eine gemeinsame Elektronenwolke. Der so entstandene molekulare Zustand entspricht einem Minimum an Energie. Zu noch weiterer Annäherung müßte viel Kraft gegen die Abstoßung der beiden positiven Kerne aufgewandt werden. Zu einer wieder erfolgenden Vergrößerung des Abstandes müßte Arbeit gegen die anziehende Wirkung der negativen Ladung der Elektronen auf die Kerne geleistet werden, der molekulare Zustand ist also energetisch ideal und verbürgt damit die Stabilität.

Als weiterer Gegensatz zu der Ionenbindung sind bei der Atombindung durch die Notwendigkeit gemeinsamer Elektronen die Bindungen nicht räumlich nach allen Seiten zugleich denkbar, sondern nach der direkten Überlappungsseite hin gerichtet. Symbolisiert wird die Bindung zwischen 2 oder mehreren Atomen durch einen Strich. Man schreibt also für das Wasserstoffmolekül: H — H. Dieser Strich hat damit 3 Bedeutungen. Er besagt einmal, daß die beiden Atome durch eine gemeinsame Elektronenwolke verbunden sind. Zum anderen bedeutet er, daß die Atome einen ganz bestimmten Abstand voneinander besitzen und schließlich wird damit angedeutet, daß die Richtung der Bindung durch die Richtung der Elektronenwolken bestimmt ist. Bei einfachen Atombindungen herrscht um die Bindungsachse freie Drehbarkeit, d. h. das Molekül-Orbital hat zur Verbindungsachse eine rotationssymetrische Form. Eine solche einfache Bindung wird *σ-Bindung* (= Sigma-Bindung) genannt.

Je nachdem in welchem Zustand sich die Elektronenwolken befinden, kann es bei der Atombindung zur Überlappung von s-Orbitalen, s- und p-Orbitalen oder von p-Orbitalen untereinander kommen (= Hybrid-Orbitale).

Bei einfachen Bindungen handelt es sich um ein gemeinsames Elektronenpaar, bei Doppelbindungen, wie z. B. beim Aethylen: $CH_2 = CH_2$ um zwei gemeinsame Elektronenpaare und bei Dreifachbindungen, wie z. B. beim Acetylen: $CH \equiv CH$ um drei gemeinsame Elektronenpaare.

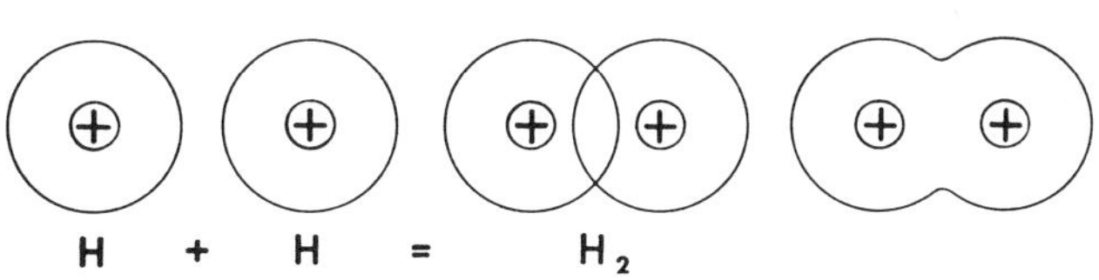

Abbildung 87 Schema der Atombindung.

In letzteren Fällen bilden die Überlappungen der Orbitale Knotenebenen. Diese Form der Aufenthaltsräume der Elektronen wird als π-Molekül-Orbital bezeichnet und die dadurch errichtete Bindung nennt man *π-Bindung* (= Pi-Bindung).

> Die Atombindung erfolgt durch Überlappung von Atomorbitalen zwischen Atomen ähnlicher Elektronennegativität. Dabei entsteht ein Molekülorbital mit einem gemeinsamen Elektronenpaar. Die Atombindung ist immer gerichtet.

c) Die metallische Bindung ist gewissermaßen ähnlich wie bei der Ionenbindung dadurch gekennzeichnet, daß kein bestimmtes Atom einem bestimmten Bindungspartner zugeordnet ist, wie es bei der kovalenten Atombindung der Fall ist. Modellmäßig stellt man sich bei den typischen Metallen (z. B. bei Natrium) vor, daß sie ihre wenigen Außenelektronen (wenig im Vergleich zu Nichtmetallen) in Richtung auf die Oberfläche nach außen hin zuordnen. Damit werden sie leicht von Atom zu Atom verschiebbar und bilden quasi eine Superelektronenwolke oder ein Elektronengas. Sie sind dennoch nicht völlig frei beweglich, sondern stehen natürlich in Wechselwirkung zu den Atomkernen. Immerhin bedingt aber ihre gewisse Beweglichkeit die elektrische Leitfähigkeit, die ja kennzeichnend für die Metalle ist und die an die Verschiebbarkeit der Elektronen gebunden ist.

Man kann dies schematisch auch an einem Energiebanddiagramm darstellen, in dem die Energieniveaus der Orbitale dicht zusammengerückt sind. Das oberste Band nennt man das Valenzband. Es kann teilweise oder voll besetzt sein. Ein leeres oder unvollständig besetztes Band heißt Leitungsband. In ihm bewegen sich die Elektronen bevorzugt in einer Richtung, wenn man ein elektrisches Feld anlegt. Bei einem Nichtleiter ist das Valenzband voll mit Elektronen besetzt und vom Leitungsband durch eine Energieschwelle getrennt (verbotene Zone). Den Übergang von den leitenden Metallen zu den nichtleitenden Nichtmetallen kann man durch die Größe der verbotenen Zone charakterisieren.

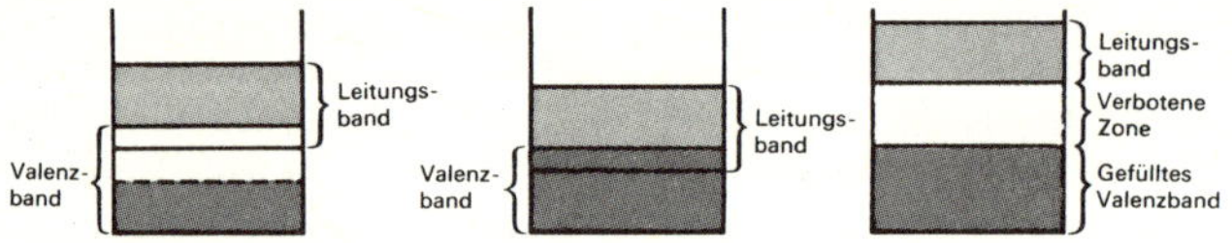

Abbildung 88 Schema der metallischen Bindung.

> Die metallische Bindung ist gekennzeichnet durch freibewegliche Valenzelektronen, die sich zwischen den positiv geladenen Atomrümpfen bewegen können.

d) Die komplexen Bindungen schließlich sind Verbindungen, bei denen durch Anlagerung von Atomen oder Ionen an Moleküle Komplexe entstehen. Voraussetzung ist hier das Vorhandensein einer Elektronenpaarlücke im Molekül, so daß sich dort ein freies, d. h. nicht bereits gebundenes, Elektronenpaar anlagern kann. Derartige Komplexe bestehen aus einem *Zentralion* und den sogenannten *Liganden*. Nach der Anzahl der Liganden, die sich zum Zentralion koordinieren können, spricht man von einer Koordinationszahl des Zentralions. Die komplexe Bindung wird daher auch *koordinative Bindung* genannt.

In derartigen Molekülen sind also Übergänge der einzelnen Bindungsarten vorhanden, denn im Prinzip lassen sich die Verknüpfungsmöglichkeiten der Atome in allen Verbindungen auf die ersten 3 Grundtypen zurückführen.

Ein Sonderfall der koordinativen Bindung sind die *Chelatkomplexe,* benannt nach dem gr. Wort für die Krebsschere. Man stellt sich dabei vor, daß das Zentralkation von dem Ligand wie mit den beiden Zangen einer Krebsschere gepackt wird. In der Biologie besitzen einige natürliche Chelat-Komplexe größte Bedeutung. Wichtigstes Beispiel ist der Eisen-Porphyrin-Komplex im Häm des roten Blutfarbstoffes. Abbildung siehe Seite 277. Im Häm werden 4 Elektronenpaare vom Stickstoff der organischen Gruppen gespendet.

> Die koordinative oder Komplexbindung ist dadurch gekennzeichnet, daß ein Partner als Donator ein Elektronenpaar abgibt, während ein anderer Partner mit einer Elektronenlücke als Acceptor dieses aufnimmt. Es resultiert eine Elektronenpaarbindung.

Überblickt man alle chemischen Verbindungen, so kann man festhalten, daß die Gestalt eines Moleküls als Grundbaustein aller Verbindungen von der Größe der beteiligten Atome und dem jeweiligen Bindungszustand bestimmt wird. Dabei kann man bei der metallischen Bindung eigentlich nicht von Molekülen im strengen Sinn sprechen und bei der Ionenverbindung sollte es nur formal geschehen. Moleküle als Einzelindividuen werden genaugenommen nur durch die kovalente Atombindung gebildet. Dennoch hat es sich bei der Aufstellung von Reaktionsgleichungen und Berechnungen der beteiligten Stoffmassen eingebürgert, von Molekülen oder Molekeln immer dann zu sprechen, wenn man an das kleinste Teilchen einer Verbindung denkt, das noch die Eigenschaft dieser Verbindung aufweist.

Die Verbindungen der Atome untereinander geschehen nun nicht regellos, sondern sie folgen bestimmten Gesetzmäßigkeiten. Die Fähigkeit eines Atoms, verschiedene andere Atome zu binden, nennt man seine *Wertigkeit oder Valenz* (valere lat. = gelten, wert sein). Dieser Begriff umschließt jedoch mehrere Beziehungen, je nachdem von welcher Betrachtung man ausgeht. Bei der *Ionenwertigkeit* gibt die Ladungszahl an, ob und wieviel überschüssige positive oder negative Elementarladungen vorliegen. So ist z. B. Na^{+}, das Natriumion, plus 1wertig, das Ca^{2+}, das Kalziumion, plus 2wertig, oder OH^{-}, das Hydroxidion, minus 1wertig, oder das SO_4^{2-}, das Sulfation, minus 2wertig. In bezug auf die Atombindungen, gibt die *Atomwertigkeit* die Zahl der Elektronenpaare an, die ein Element in einer Verbindung mit einem anderen Element gemeinsam hat. So besitzt z. B. Wasserstoff = H, die Atombindungswertigkeit 1, Sauerstoff = O, die Atombindungswertigkeit 2, Kohlenstoff = C, die Atombindungswertigkeit 4.

Der Begriff der Ionenwertigkeit und Atomwertigkeit reicht jedoch noch nicht aus, um für alle Elemente die Wertigkeit zu beschreiben, da sie erfahrungsgemäß zum Teil verschiedene Bindungen eingehen können. Man hat daher noch den Begriff der *Oxidationszahl* zur Charakterisierung der Wertigkeit eingeführt und versteht darunter *Vorzeichen und Größe der elektrischen Ladung eines Atoms,* die diesem zuzuschreiben wären, wenn man die Elektronen in bestimmter Weise auf die Atome verteilt. So hat in der Verbindung H_2O das Element Wasserstoff die Oxidationszahl + 1, der Sauerstoff die Oxidationszahl 2. Man schreibt die Oxidationszahlen als römische Zahlen rechts oben neben das Symbol des Elements und spricht beim Lesen der Formel $Fe^{III}Cl_3$ vom »Eisendreichlorid«, womit man die Oxidationsstufe des Eisens für diese Verbindung genau bezeichnet hat.

e) Wasserstoffbrückenbindung Unabhängig von den vorstehend beschriebenen starken Bindungskräften treten noch grundsätzlich schwache Kräfte auf, die die starken Bindungskräfte erhöhen oder bei Abwesenheit dieser zu einer Aggregatbildung führen können. Voraussetzung für das Zustandekommen zwischenmolekularer Bindungskräfte ist eine Ladungsasymmetrie. Moleküle, die polarisierte Bindungen enthaltten nennt man *Dipole.* Sie sind durch eine Ladungsverteilung gekennzeichnet, bei der positiver und negativer Ladungsschwerpunkt räumlich voneinander getrennt sind. So zeichnen sich z. B. Moleküle, in denen Wasserstoff an die stark elektronegativen Elemente Stickstoff oder Sauerstoff gebunden ist, durch besondere Dipol-Dipol Wechselwirkungen aus.

Das H-Atom wird in diesen Kombinationen durch Abgabe des Elektrons polarisiert und

tritt dadurch als Proton mit Trägern freier Elektronenpaare in Wechselwirkung.
Derartige Wasserstoffbrückenbindungen spielen eine äußerst wichtige Rolle für das Verhalten des Wassers und den Zusammenhalt von Makromolekülen, wie z. B. den Nukleinsäuren.

> Die Wasserstoffbrückenbindung ist gekennzeichnet durch eine Wechselwirkung zwischen zwei Dipolen.

f) die van der Waalssche Bindung stellt zwischenmolekulare Anziehungskräfte dar, die ebenso wie die vorstehend beschriebenen schwachen Bindungskräfte auf der Anziehung zwischen ungleichnamigen Ladungen beruhen.

Derartige Kräfte wirken grundsätzlich zwischen allen Atomen, Ionen und Molekülen, auch wenn sie statistisch ungeladen oder unpolar erscheinen.
Die Elektronen bewegen sich jedoch ständig. Dadurch kommt es zu Abweichungen der Durchschnittsverteilung und zur Ausbildung vorübergehender Dipole. Derartige Kräfte sind z. B. dafür verantwortlich, daß sich die sonst reaktionsträgen Edelgase verflüssigen lassen.

> Die sehr schwache van der Waalssche Bindung beruht auf vorübergehender Polarisation der Elektronenwolke gegenüber dem Kern.

Tabelle der chemischen Bindungstypen

Bindungsart	Bausteine	Vorgänge	Beispiele	Charakter
Ionenbindung	Ionen	Elektronen-Übergang	NaCl	salzartig
Atombindung	Überlappen v. Orbitalen	gemeinsames Elektronenpaar	Benzol	organisch
metall. Bindung	Atome mit lockeren Elektronen	Elektronengas	Cu	metallisch
Koordinative Bindung	Elektronen-Donatoren und Acceptoren	Komplex-Bildung	Häm	Farbstoff
H-Brücken-Bindung	Dipol-Moleküle	Dipol-Dipol-Wechselwirkung	Nuklein-säuren	Biologischer Grundstoff
v. d. Waals-Bindung	Atome Moleküle	vorübergehende Polarisation	Lipoproteine	Membranen

Merksätze zur chemischen Bindung

a) Bindung. In der Kristall-, Atom- oder Kernphysik wird darunter der Zusammenhalt von mehreren Teilchen zu einem Gesamtkomplex (Kristall, Molekül, Atom, Kern) verstanden. Die Kräfte, die dies bewirken, heißen *Bindungskräfte*.
b) Zwischen diesen Bindungstypen gibt es Übergänge, wie sie z. B. in der koordinativen oder komplexen Bindung vorliegen.
c) Molekülgestaltung im eigentlichen Sinne findet nur unter der Wirkungsweise kovalenter Bindung statt.

d) Die räumliche Orientierung der Elektronenwolken in Verbindungen wird formal durch den Bindungsstrich verschiedener Schreibweisen in den chemischen Formeln ange-
deutet.
e) Wertigkeit eines Atoms nennt man die Fähigkeit ein oder mehrere andere Atome zu binden.

Übungen

a) Nennen Sie Verbindungen mit reiner Ionenbindung und reiner Atombindung!
b) Erklären Sie die bindende Wirkung im Wasserstoffmolekül H_2!
c) Welche Unterschiede bestehen in bezug auf die Bindungsrichtung zwischen der Ionenbindung und der Atombindung?
d) Wenn man von der Wertigkeit eines Elements spricht, sollte man welche Unterbegriffe unterscheiden?

13.5 Lösungen und Reaktionen

Vorbemerkungen und Erfahrungen

a) Milch mischt sich mit Kaffee (Mischungen).
b) Zucker löst sich in Kaffee auf (Lösung).
c) Physiologische Kochsalzlösung enthält eine definierte Menge Salz in Wasser gelöst (Konzentration).
d) Manche Desinfektionsmittelkonzentrate bilden eine trübe Lösung (kolloidale Lösung).
e) Keine chemische Reaktion verläuft vollständig. Sie strebt einem bestimmten Gleichgewicht zu (Massenwirkungsgesetz).
f) Tiefkühltruhen verhindern das Verderben von Eßwaren (RGT).
g) Schnittflächen an Äpfeln werden nach kurzer Zeit braun (Katalyse).

13.5.1 Lösungen

Der Aufbau der Materie aus Atomen und Molekülverbänden gestattet es, daß sich diese – ohne die chemische Struktur ihrer Einzelteile zu verändern – in geeigneten Lösungsmitteln lösen, wobei die Moleküle und Atome alsdann einzeln vorliegen, ein Zustand, wie wir ihn im Modell schon bei den Gasen kennengelernt haben.

Jeder Stoff hat in verschiedenen Lösungsmitteln unterschiedlich große Neigung zur Löslichkeit. So löst sich z. B. wasserfreies Kochsalz in Wasser bis zu einer maximalen Konzentration von 28,2%, während es sich in absolutem Alkohol nur zu 0,07% löst. Die Angabe der Löslichkeit erfolgt in einem Ausdruck, den man *Konzentration* nennt. Hierunter versteht man stets die Angabe, wieviel Teile Stoff sich in einem bestimmten Volumen Lösung oder wieviel Volumen sich in einem bestimmten Volumen befindet (z. B. Alkoholverdünnungen) (siehe Kapitel 13.3).

Bei den Lösungen von Stoffen in Flüssigkeiten ohne eine chemische Reaktion unterscheidet man *molekular-disperse* Lösungen, wenn die Teilchengröße etwa unter 1–3 nm beträgt, von den *kolloid-dispersen Lösungen,* wenn es sich um gelöste Makromoleküle handelt mit einer Teilchengröße von etwa 10–100 nm (nm = Nanometer).

Bei jedem Lösungsvorgang ergibt sich eine Wechselwirkung zwischen dem zu lösenden Stoff und dem Lösungsmittel. Dabei wirken in polaren Lösungsmitteln, wie z. B. beim Wasser, das permanente Dipole besitzt, starke Dispersionskräfte auf den zu lösenden Stoff ein.

Es kann bei dem *Solvatation* genannten Vorgang zur Ausbildung von Aggregaten kommen.

Solvatation ist die Wechselwirkung zwischen dem zu lösenden Stoff und dem Lösungsmittel.

In jedem Falle ändern sich die Schmelz- und Siedepunkte von reinen Lösungsmitteln, wenn in ihnen Stoffe gelöst sind. Eventuelle

Konzentrationsunterschiede werden durch die Wärmebewegung der gelösten Teilchen ausgeglichen *(Diffusion)*. Unter der *Löslichkeit* eines Stoffes, die von der Temperatur abhängig ist, versteht man die Sättigungskonzentration eines Stoffes in einem bestimmten Lösungsmittel.
Häufig läuft parallel zu dem Lösungsvorgang ein chemischer Prozeß ab. Dies ist vor allem dann der Fall, wenn ein Molekül aus jeweils der gleichen Anzahl positiv und negativ geladener Teilchen – Anionen und Kationen – aufgebaut ist, die nach Einbringungen in Wasser mit den Ionen des Wassers reagieren und selbständige Teile der Lösung darstellen, die ihrerseits getrennt voneinander mit anderen Partnern reagieren können. Wir sprechen in diesem Falle von **elektrolytischer Dissoziation.** Dieser Begriff deutet auf einen zweifachen Tatbestand hin.

a) Nach vollzogener Lösung (d.i. Spaltung in Plus- und Minusteilchen) vermag die entstandene Lösung den elektrischen Strom zu leiten. Zwischen den in die Lösung eintauchenden Elektroden, der Kathode und der Anode eines Akkumulators, fließt ein Strom, wie in der Elektrizitätslehre geschildert, von der Kathode zur Anode. Dabei werden so viele Ionen elektrochemisch entladen, wie dem Strom äquivalent oder proportional sind, der die Lösung durchflossen hat. Sie nehmen dabei wieder ihre elementare Gestalt an (Faradaysches Gesetz).

Aus Silberion	→	Silber
aus Chlorion	→	Chlor
aus Natriumion	→	Natrium

Alle Stoffe, die in der Schmelze oder in Lösung den elektrischen Strom leiten, werden **Elektrolyte** genannt. Säuren, Basen, Salze sind solche *Elektrolyte*. Stoffe, die in wäßriger Lösung nicht in Ionen zerfallen und den Strom nicht leiten, nennt man *Nichtelektrolyte*.

b) Dissoziation bezeichnet aber vor allem den Umstand, daß sich die in neutralen Molekülverbänden (Kristallen) vorliegenden Partner, nämlich das Natriumion und das Chlorion, voneinander trennen und als selbständige chemische Agentien in der Lösung auftreten.
Die chemische Gleichung sagt es in ihrer Symbolsprache

$$\mathbf{NaCl \rightarrow Na^+ + Cl^-}.$$

Als Resultat einer Lösung liegen alsdann die **Ionen** als positiv und negativ geladene Atome und Atomgruppen in der Flüssigkeit vor. Der Name leitet sich aus dem Griechischen her und bedeutet »Wanderer«, womit ihre Eigenschaft, bei Anlegen eines Stromes zu der jeweils entgegengesetzt geladenen Elektrode zu wandern, angedeutet sein soll. Das Formelbild (S. 16.6 oder hier) zeigt, daß das Natriumion im Gegensatz zum elementaren Natrium eine positive Ladung mehr hat. Das Chlor hat eine negative Ladung mehr als im nativen Zustand. Allein dieser Umstand bewirkt eine totale Veränderung der Eigenschaft eines Elementes, wie es untenstehende Gegenüberstellung am Beispiel des Natriums verdeutlicht:

Natrium	
als Element:	als Ion:
sichtbar	unsichtbar
metallisch	nicht metallisch
giftig	nicht giftig
glänzend	nicht glänzend
reagiert heftig mit Wasser	reagiert nicht mit Wasser

Je nachdem wie viele Ladungsteilchen ein Element oder ein Molekül bei seiner Dissoziation mehr als im elementaren Zustand hat, bezeichnet man es mit der jeweiligen Anzahl Plus- oder Minuszeichen neben seinem chemischen Symbol.

Beispiele von Dissoziationen:

positiv geladene Ionen = **Kationen** $\left\{\begin{matrix} Na^{1+} & Cl^- \\ Mg^{2+} & SO_4^{2-} \\ Al^{3+} & PO_4^{3-} \end{matrix}\right\}$ negativ geladene Ionen = **Anionen**

13.5.2 Reaktionen

Zum Verständnis chemischer Reaktionen muß man zunächst unterscheiden, in welchem System eine Umsetzung erfolgt.

Man kennt:
a) *Abgeschlossene Systeme,* bei denen weder ein Austausch von Materie noch von Wärme mit der Umwelt möglich ist.
b) *Geschlossene Systeme,* bei denen ebenfalls ein Austausch von Materie nicht möglich ist, aber Wärme austauschbar ist.
c) *Offene Systeme,* bei denen Materie und Wärme mit der Umgebung austauschbar sind.

In bezug auf biochemische Reaktionen gilt, daß der menschliche Körper ein offenes System darstellt, das mit der Umwelt Materie und Energie austauschen kann. Bei den theoretischen Überlegungen in der allgemeinen Chemie geht man von abgeschlossenen oder geschlossenen Systemen aus.

> Als chemische Reaktion bezeichnet man die infolge der Wechselwirkungen von Elementen oder Verbindungen mit einem Energieumsatz verbundenen Umwandlungen der Materie.

Dabei sind alle Reaktionen von folgenden Faktoren abhängig:
a) von den Gleichgewichtsverhältnissen
b) von den energetischen Voraussetzungen
c) von der Reaktionsgeschwindigkeit

Die Gleichgewichtsverhältnisse werden durch das Massenwirkungsgesetz charakterisiert.

13.5.2.1 Massenwirkungsgesetz (MWG)

Chemische Reaktionen in geschlossenen Systemen verlaufen selten nur in einer Richtung, sondern sind meistens umkehrbar *(Gleichgewicht)*.
Wenn aus zwei Stoffen A und B, die miteinander chemisch reagieren können, das Reaktionsprodukt C entsteht, so schreibt man einfach $A + B \rightarrow C$. Der Reaktionsprozeß läuft aber quantitativ nicht bis zum Ende ab, sondern pendelt sich auf einen Gleichgewichtszustand ein, in dem ein bestimmtes Mengenverhältnis zwischen den Reagenzien A und B und dem Reaktionsprodukt herrscht.
Für das Gleichgewicht *(Massenwirkungsgesetz)* gilt die Beziehung

$$\frac{[C]}{[A] \times [B]} = K.$$

Eckige Klammern bedeuten Konzentrationen von A, B und C in mol/l im Gleichgewichtszustand. K ist eine temperaturabhängige Konstante. Das Reaktionsprodukt C entsteht nur so lange, bis dessen Konzentration ein bestimmtes Verhältnis zu den Konzentrationen der Reagenzien A und B erlangt hat.
Diese Gleichgewichtslage läßt sich von beiden Seiten her erreichen: Aus A und B kann C entstehen; ebenso kann C in A und B zerfallen. Man schreibt daher $A + B \rightleftarrows C$. Der Prozeß geht so lange weiter, bis K erreicht ist. Das Gleichgewicht ist dynamisch. Es finden weiterhin Hin- und Rückreaktionen statt, allerdings immer im Rahmen der vorgegebenen Gleichgewichtslage. K verändert sich nicht. Nach außen scheint es so, als bleiben bestimmte Restmengen von A und B bzw. C unbeteiligt am Geschehen.
K ändert sich nicht, wenn A und B in nicht äquivalenten Mengen vorliegen. Das Massenwirkungsgesetz bleibt damit für alle denkbaren Konzentrationen der Reagenzien gültig.

> Das Massenwirkungsgesetz besagt, daß bei gleicher Temperatur das Produkt der Konzentration der Endstoffe, dividiert durch das Produkt der Konzentration der Ausgangsstoffe bei einer Gleichgewichtsreaktion konstant ist.

Seinen praktischen Niederschlag findet dieses Gesetz vor allem in der Technik, wobei man durch Veränderung der Konzentration einer oder mehrerer Reaktionsteilnehmer chemische Prozesse erst rentabel macht oder gar erst ermöglicht.

Die energetischen Voraussetzungen für das Ablaufen einer chemischen Reaktion behandelt das Gebiet der chemischen Thermodynamik.

13.5.2.2 Energetik chemischer Reaktionen

Für die chemischen Reaktionen gelten grundsätzlich die Hauptsätze der Wärmelehre, wie sie im Teil Physik schon besprochen wurden. Damit gehorchen alle Naturvorgänge denselben Gesetzmäßigkeiten, d. h.

a) die Summe der Energien eines abgeschlossenen Systems ist konstant (Erhaltung der Energie).
b) Spontan ablaufende Reaktionen sind dadurch gekennzeichnet, daß sie mit Entropiezuwachs verknüpft sind, also in einer Richtung verlaufen.

Unter dem Begriff der *Entropie* versteht man die Zunahme der »inneren Unordnung« eines Systems. Dabei kommt es zu einer Wärmeleitung vom wärmeren zum kälteren Ort, also zu einer Wärmeverteilung = Entropiezunahme.
Jeder Stoff enthält eine bestimmte innere Energie als Summe aller Energien, die die Atome und Moleküle eines Systems aufgrund von Schwingungen ihrer Molekülbestandteile innerhalb des Moleküls haben.
Bei chemischen Prozessen wird durch das Knüpfen neuer oder durch Spaltung vorhandener Bindungen diese innere Energie geändert. Das Maß für die Änderung der inneren Energie nennt man die *Reaktionsenthalpie.*
Verläuft eine Reaktion freiwillig, nennt man sie *exergonisch,* dabei nimmt die freie Enthalpie ab. Verläuft eine Reaktion nicht freiwillig, muß man ihr also Energie zuführen, so heißt sie *endergonisch.*

Die Thermodynamik chemischer Reaktionen befaßt sich mit den energetischen Effekten, die mit den chemischen Veränderungen von Materie verknüpft sind.

Zur Betrachtung über eine chemische Reaktion benötigt man aber außer der Energiebilanz, die nur den Anfangs- und Endzustand eines Prozesses berücksichtigt, noch die Information über den Geschwindigkeitsablauf der Reaktion.

13.5.2.3 Kinetik chemischer Reaktionen

Das vorher geschilderte Gleichgewicht einer Reaktion kann verschieden schnell erreicht werden. Es ist von der Reaktionsgeschwindigkeit abhängig, die zunächst von der Zahl der Zusammenstöße der Moleküle in der Zeit abhängt.

Diese aber hängt ab:
1. von der Konzentration und
2. von der Temperatur des Systems.

Denn je mehr Moleküle als Reaktionspartner vorhanden sein werden, und je schneller sie sich bewegen, um so häufiger wird es zu einem Zusammenstoß kommen mit der eventuellen Folge einer Spaltung oder Neuknüpfung einer Bindung.
Der Zusammenhang zwischen Konzentration und Reaktionsgeschwindigkeit wird die *Reaktionsordnung* genannt. Ganz allgemein kann man sagen, daß Reaktionen von Ionen oder von Dipol-Wechselwirkungen recht schnell ablaufen, während Reaktionen, bei denen kovalente Bindungen gespalten und neu geknüpft werden müssen, weitaus langsamer verlaufen.
Da die Beweglichkeit der Atome und Moleküle aber eine Funktion der Temperatur ist, kann man ferner häufig beobachten, daß mit steigender Temperatur auch die Reaktionsgeschwindigkeit wächst.

Es gilt die Faustregel, daß bei Temperaturerhöhung um 10°C die Reaktionsgeschwindigkeit um das 2–3fache zunimmt.

Vernünftigerweise muß man einschränkend sagen, daß dieses Gesetz nur für einen bestimmten Temperaturbereich gilt. Überhitzt man ein System, so laufen chemische Reaktionen spontan in anderer Richtung (z. B. Verbrennung, Koagulation von Eiweiß) und gehorchen nicht mehr der für die ursprüngliche Temperatur gültigen Formulierung.

Beispiel:
Zucker in Gegenwart von Hefe und Wasser bei 30–50° C = Gärung,
Zucker in Gegenwart von Hefe und Wasser bei 300–500° C = Verbrennung.

Dieser Zusammenhang wird auch die *RGT-Regel* genannt, (Reaktionsgeschwindigkeit/Temperatur-Regel), die besonders für Reaktionen in der organischen Chemie zutrifft, da diese relativ niedrige Reaktionsgeschwindigkeiten haben, deren Verdoppelung bei Temperaturerhöhung gut feststellbar ist. Die Zunahme der Stoßzahl bei der Erhöhung der Geschwindigkeit der Moleküle erklärt jedoch nicht allein die exponentielle Abhängigkeit der Reaktionsgeschwindigkeit von der Temperatur. Eine befriedigende Erklärung fand man aber in der Annahme, daß die Teilchen zur Reaktion mit einer bestimmten Mindestenergie zusammenstoßen müssen. Diesen Energiebetrag nennt man *Aktivierungsenergie*.

> Die Kinetik chemischer Reaktionen wird von der Reaktionsordnung, der RGT-Regel und der Aktivierungsenergie beeinflußt.

13.5.2.4 Katalyse

Neben den genannten Umständen gibt es noch weitere Faktoren, die den Ablauf einer chemischen Reaktion in ihrer Qualität und Quantität bestimmen. Hier soll noch Funktion und Bedeutung katalytischer Vorgänge erläutert werden. Oft tritt einer chemischen Reaktion ein Stoff als Partner hinzu, der zwar an der Reaktion teilnimmt, am Ende jedoch unverändert aus der Reaktion hervorgeht. Hier spricht man von einem *Katalysator*. Man könnte ihn als »Vermittler« bezeichnen, ohne den die Reaktion nicht oder nur verzögert zustande käme.
Solche Katalysatoren im biologischen Bereich, auch Fermente oder Enzyme genannt, sind in einer bis heute noch längst nicht erforschten Vielzahl in den Zellen jedes Organismus tätig und steuern dort die spezifischen Zellfunktionen.
Als charakteristische Eigenschaften dieser Bio-Katalysatoren seien hier genannt:
a) die relativ geringe Konzentration, in der sie ihre Wirkung entfalten,
b) ihre oft nur auf einen einzigen Reaktionstyp festgelegte Spezifität, die
c) ihre Vielzahl im biologischen Bereich bedingt.

Angefangen von der Verdauung mit ihren mannigfaltigen Prozessen des Abbaus, weiter über die Verarbeitung und Deponierung der Stoffe und deren erneuten Aufbau zu körpereigenen Substanzen im Organismus und letztlich wieder deren Abbau und Ausscheiden – überall laufen ferment-chemische Prozesse ab, die zunächst auf das Geschehen in den einzelnen Zellen beschränkt sind, zusammengenommen jedoch die vitalen Gesetze des Stoffwechsels erfüllen. Ausfall auch nur eines solchen Katalysators bedeutet Krankheit. Moderne Zweige der Medizin stellen die Erforschung dieser für das Leben so charakteristischen Prozesse in den Mittelpunkt ihrer Bemühungen. Durch beachtliche Erfolge in der Fermentforschung konnte der Arzneischatz mit einer Reihe von wertvollen Medikamenten bereichert werden, deren Inhalt Fermente zur Substitution bei Fermentschwächen darstellen (weitere Einzelheiten siehe Kapitel 16.6 Enzyme und in der Arzneimittellehre).

> **Merksätze zu den chemischen Reaktionen**
>
> a) Salze haben in verschiedenen Lösungsmitteln verschieden große Löslichkeiten.
> b) **Ion** nennt man jedes atomare System (Atom, Molekül, Radikal), das mehr oder weniger elektrische Ladung besitzt als seiner elektrischen Neutralität entspricht.
> c) Die Ionisierung eines Elements bedingt die totale Veränderung seiner chemischen, physikalischen und physiologischen Eigenschaften.

d) Das System chemischer Reaktionspartner unterliegt exakten quantitativen Bedingungen.
e) Temperaturerhöhung bedingt im allgemeinen eine Beschleunigung des Reaktionsablaufs.
f) Katalysatoren (anorganische z. B. Nickel, Platin; organische z. B. Pepsin, Lipasen) sind Stoffe, die Geschwindigkeit und Richtung von chemischen Reaktionen beeinflussen, ohne selbst verbraucht zu werden.

Übungen

a) Nennen Sie Beispiele von Lösungen und Mischungen aus Ihrer täglichen Praxis.
b) Warum verwendet man in der Arzneibereitung verschiedene Lösungsmittel?
c) Erklären Sie die Anwendung von Kühlketten in der Nahrungsmitteldistribution mit Hilfe der RGT-Regel!
d) Warum schäumt eine Wasserstoffperoxidlösung beim Aufbringen auf Wunden?

13.6 Säuren, Basen, Salze

Vorbemerkungen und Erfahrungen

a) Säuren und Alkalien verätzen Schleimhäute (chem. Aggressivität).
b) Zusatz von Zitronensaft zum Tee bewirkt eine Aufhellung (Indikatorwirkung).
c) Es gibt schwache und starke Säuren und Basen (Dissoziationsgrad).
d) Entmineralisiertes Wasser wird durch Ionenaustauschverfahren hergestellt (Elektrolytische Dissoziation).

Eigenschaften von Säuren

Der Begriff *Säure* ist aus dem Erfahrungsbereich entlehnt und deutet auf die Eigenschaft einer Gruppe chemischer Verbindungen hin, die einen charakteristischen sauren und scharfen Geschmack haben.

Der Begriff *Base,* abgeleitet vom gr. Basis = Grundlage, wurde geprägt, weil er für die Säuren die Grundlage der Salzbildung darstellte. Heute werden Säure-Base-Systeme vor allem durch die Theorie von Broensted erklärt. Danach sind Säuren *Protonendonatoren,* d. h. Verbindungen, die ein *Proton* = H^+-Ion spenden können, und Basen Verbindungen als *Protonenacceptoren,* die also H^+-Ionen aufnehmen können. Säure und Base sind damit funktionelle Begriffe, die eine bestimmte Reaktionsweise bezeichnen: Die *Protolyse* = Protonenübertragungsreaktion. Dabei stellt sich immer ein Säure-Base-Gleichgewicht ein. Die Abgabe des Protons durch die Säure wird Dissoziation genannt. Je nach dem quantitativen Umfang dieser Dissoziation spricht man von *starken Säuren* bei vollständiger oder fast vollständiger Ionisation oder von *schwachen Säuren,* bei denen sich ein Gleichgewicht von dissoziierten und undissoziierten Molekülen einstellt:

Schwach: $CH_3COOH \rightleftarrows CH_3COO^- + H^+$
(wenig dissoziiert)

Stark: $HCl \rightarrow H^+Cl^-$
(stark dissoziiert)

Analoge Verhältnisse gelten für die Basen, deren wäßrige Lösungen man als *Laugen* bezeichnet. So bildet z. B. die wäßrige Lösung von Ätznatron = NaOH die Natronlauge.

Säuren sind Verbindungen, die gegenüber geeigneten Stoffen Protonen abgeben. Basen sind Verbindungen die Protonen aufnehmen können.

Basische oder saure Eigenschaften von Substanzen oder Lösungen erkennt man durch den Gebrauch von Indikatoren. Das sind Verbindungen, die einen spezifischen Farbton je nach der Konzentration der H^+- oder OH^--Ionen annehmen. Für die grobe Unterscheidung, ob es sich um eine Säure oder Base handelt, gibt Lackmuspapier Auskunft, das durch

Säuren	rot	und durch
Basen	blau	gefärbt wird.

Eine noch bessere Unterscheidung ermöglicht das *pH-Papier,* das die Stärke einer Säure oder Base durch den pH-Wert anzeigt. Dies ist ein Wert, der von 1,0 = sehr sauer über 7,0 = neutral bis zu 14,0 = sehr basisch den entsprechenden Zustand wiedergibt. (Zum Begriff des pH-Wertes siehe Kapitel 14.1 Wasser).

Will man eine Säure mit Wasser verdünnen, so muß man daran denken, daß sich einige besonders konzentrierte Säuren, wie z. B. die Schwefelsäure, beim Mischen mit Wasser erheblich erwärmen. Dies kann so weit gehen, daß einzelne Wassertropfen sich so stark erhitzen, daß sie momentan verdampfen und herausgeschleudert werden. Man muß daher stets die Säure zum Wasser geben und nicht umgekehrt!

Merke: Erst das Wasser, dann die Säure, sonst geschieht das Ungeheure!

Bildung von Säuren und Basen

Säuren können gebildet werden, indem man Nichtmetalloxide in Wasser löst.

Beispiel:

$SO_2 + H_2O \rightarrow H_2SO_3$

Schwefeldioxid + Wasser → Schweflige Säure

Es gibt aber auch Säuren, die sich nicht von Oxiden ableiten, die bekanntesten sind die Halogenwasserstoffsäuren, z. B. Salzsäure: HCl und Flußsäure: HF.

Das für die Bildung von Säuren aus Nichtmetalloxiden Gesagte gilt analog auch für Basen, deren Entstehung zunächst die Oxidation eines Metalls zugrunde liegt.

Erst unter Beteiligung von Wasser entsteht dann die OH^- abgespaltende Lauge (= Base).

Beispiel:

$Ca + O \rightarrow CaO$ = gebrannter Kalk

$CaO + H_2O \rightarrow Ca\begin{smallmatrix} / OH \\ \backslash OH \end{smallmatrix}$ = $Ca(OH)_2$ gelöschter Kalk

Von einer noch denkbaren, verfeinerten Definition des Säure/Basen-Begriffes soll im Rahmen des Buches Abstand genommen werden.

Mit Ausnahme der Salzsäure des Magens (pH 1!) kommen im tierischen und menschlichen Organismus Säuren meist in organischer Form und zudem noch gepuffert vor, da mit Ausnahme der durch einen Schutzmechanismus geschützten Magenschleimhaut die Gewebe durch hohe Säurekonzentrationen angegriffen würden.

Neutralisationsreaktionen

Die Umsetzung einer Säure mit einer Base nennt man *Neutralisationsreaktion,* weil äquivalente Mengen wäßriger Lösungen einer Säure und einer Base weder sauer noch basisch, sondern neutral reagieren.

Die Neutralisationsreaktionen sind auch die Basis für die quantitative Erfassung von Säuren oder Laugen mittels der Titrationsanalyse. Hierbei werden dem Gehalt nach genau bekannte Lösungen, sog. Normal-Lösungen, aus Büretten der zu prüfenden Lösung zugegeben, und aus dem Verbrauch an Normal-Lösung läßt sich exakt auf die Konzentration der Säure bzw. Base schließen. In der medizinischen Laboratoriumsdiagnostik werden Säure – Basen – Titrationen zur Analyse des Magensaftes (HCl), der Atemluft (CO_2), des Stickstoffgehaltes (NH_3) u. a. angewandt.

Genauere Angaben, ob es sich um starke oder schwache Säuren oder Basen handelt, geben **Spezialindikatoren** wie Methylrot, Phenolphthalein, Indikatorpapier.

Je nach der Anzahl der abgespaltenen H^+ oder OH^- bezeichnet man die Säuren und Basen als einwertig, zweiwertig oder dreiwertig. Diese Wertigkeit, nicht zu verwechseln mit der elektrochemischen Wertigkeit!, ist auch die Basis für die quantitative Erfassung (Erklärung) von Salzstrukturen.

Beispiele für Salzbildung:

NaCl aus HCl (einwertig)
Na_2SO_4 aus H_2SO_4 (zweiwertig)
Na_3PO_4 aus H_3PO_4 (dreiwertig)

Je nach der Wertigkeit des dem Salz zugrunde liegenden Kations oder Anions wird die entsprechende Anzahl einwertiger Partner gebunden.

Stoffe, die sowohl sauren als auch basischen Charakter zeigen, nennt man *Ampholyte.* Das wichtigste Beispiel dafür ist das Wasser: H_2O, das als Protonendonator im Sinne von

$H_2O = H^+ + OH^-$ und als Protonenacceptor im Sinne von $H_2O + H^+ = H_3O^+$ auftreten kann.
Da die Säuren, Basen und Salze in wäßriger Lösung den elektrischen Strom je nach ihrer Dissoziation mehr oder weniger stark leiten, nennt man sie auch *Elektrolyte.*

Neutralisation und Salzbildung

Gibt man zu Säuren oder Laugen das jeweils zur Wasser- bzw. Salzbildung dazugehörige Molekül, kommt es augenblicklich zur *Neutralisation* des betreffenden Ions.

Beispiel:

$$\mathbf{H^+Cl^- + Na^+OH^- \rightarrow H_2O + Na^+Cl^-}$$

Dieser Vorgang findet in der Behandlung von Sodbrennen seine medizinische Anwendung, wobei der akute Salzsäureüberschuß im Magen durch die Applikation von säurebindenden Substanzen beseitigt wird.

MgO	+ 2 HCl	→ H_2O	+ $MgCl_2$
Magn.oxid	Salzsäure	Wasser	Magn. chlorid

Da die Vorstufe einer Säure zunächst das Verbrennungs-(Oxidations-)Produkt eines Nichtmetalls darstellt, gelten in Erweiterung des Säurebegriffs Substanzen oder Elemente, die nach erfolgter Oxidation mit Wasser eine Säure bilden, ebenfalls als Säuren, besser Säureanhydride, auch wenn sie keine H^- abspalten.

Beispiele:

$S + O_2 \rightarrow SO_2$, $C + O_2 \rightarrow CO_2$,
$2P + 5O \rightarrow P_2O_5$

Verbrennungen mit Phosphor sind deshalb so gefürchtet, weil sich bei dem Verbrennungsvorgang Phosphorsäureanhydrid bildet, aus dem mit der Gewebsflüssigkeit Phosphorsäure entsteht, die ihrerseits ihre Wirkung sekundär im Gewebe entfaltet.

$P_2 + 5O \rightarrow P_2O_5$
$P_2O_5 + 3H_2O \rightarrow 2H_3PO_4$

Die Behandlung geschieht folgerichtig mit leicht alkalischen Substanzen, die die entstandene Phosphorsäure neutralisieren. Das entstehende Phosphatsalz ist wesentlich unschädlicher für das Gewebe als die Säure.

Wenn nicht alle H-Atome einer zwei- oder dreiwertigen Säure durch Metalle ersetzt werden, so spricht man von *sauren Salzen.*

Beispiel:

$NaHCO_3$ = Natriumhydrogenkarbonat

Entsprechendes gilt bei *basischen Salzen,* wenn nur ein Teil der Valenzen des Zentralatoms durch Säurereste kompensiert wird.

Beispiel:

Aluminiumhydroxysulfat

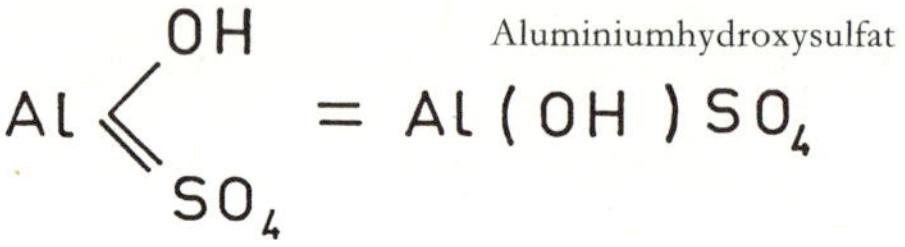

Salze entstehen dann, wenn der Metallanteil einer Base und der Nichtmetallanteil einer Säure eine Verbindung eingehen, während die H^+ und OH^- Wasser bilden. Wird das Wasser aus dem System entfernt, so kristallisieren die Salzbestandteile in den für die betreffende Salzart charakteristischen Formen aus.
Die Formel zeigt zunächst bei einer Neutralisation in oben besprochenem Sinne keine Reaktion der Salzionen, sondern nur die Bildung von Wasser:

$Na^+ + OH^- + H^+ + Cl^- \rightarrow$
$H_2O + Na^+ + Cl^-$

Erst bei Entfernung des Wassers durch Verdunsten oder Verdampfen bilden sich auf Grund der größer werdenden Konzentration sogenannte Konzentrationsniederschläge = Kristalle. Für jede Substanz gibt es eine für sie gültige Konstante, das *Löslichkeitsprodukt,* das besagt, in welcher maximalen Konzentration sich das Salz im Wasser löst. Die Angaben erfolgen, wie stets in der Sprache der quantitativen Chemie, in Mol/l. Eine Lösung, die eine schwache Säure und ein Salz dieser Säure – oder eine schwache Base und ein Salz dieser Base enthält, nennt man **Pufferlösung.** So sind z. B. Lösungen, die Natriumacetat und Essigsäure zugleich enthalten, Pufferlösungen, die die Fähigkeit besitzen, den *pH*-Wert (siehe Seite 178) konstant zu halten. Im Blut sind drei Puffersysteme zugleich wirksam: das Kohlensäure-Hydrogencarbonat-System, das Phosphorsäure-Dihydrogenphosphat-System und das Protein-Proteinanion-System.

Merksätze zu Säuren, Basen und Salzen

a) Säuren röten Lackmuspapier, Basen bläuen Lackmuspapier,
b) Säuren sind Verbindungen, die H^+-Ionen abspalten, Basen sind Verbindungen, die OH^--Ionen abspalten,
oder moderner ausgedrückt: Säuren sind Protonendonatoren, Basen sind Protonenacceptoren.
c) Je mehr H^+ bzw. OH^- abdissoziiert werden, um so stärker ist die Säure bzw. Base.
d) Säuren werden durch Basen neutralisiert und umgekehrt.
e) Salze sind Neutralisationsprodukte von Säuren und Basen. Sie bestehen aus Kationen und Anionen, die auch im Kristall erhalten bleiben.
f) Elektrolyte, die sowohl mit Säuren wie mit Basen Salze bilden können, heißen Ampholyte.

Übungen

a) Wie stellt man fest, ob eine Säure oder Base vorliegt?
b) Wie unterscheiden sich schwache von starken Säuren?
c) Was ergibt sich beim Zusammentreffen von Metall und Säure?
Nennen Sie praktische Beispiele!
d) Erklären Sie an einem Beispiel den Vorgang der Neutralisation!
e) Ein Patient hat sich durch Trinken von Essigsäure vergiften wollen. Was ist zu tun? Erklären Sie den chemischen Vorgang!
f) Um wievielmal stärker ist eine Säure mit dem pH-Wert 1 gegenüber einer solchen mit dem pH-Wert 3?
g) Weshalb sind Brandwunden, die durch Phosphor entstanden sind, mit alkalisierenden Substanzen zu behandeln?

13.7 Oxidation und Reduktion

Vorbemerkungen und Erfahrungen

a) Wenn Kohle an der Luft verbrennt, bildet sie die Gase Kohlenmonoxid und Kohlendioxid (Oxidation).
b) Ein bohnerwachsgetränkter Lappen kann sich beim Liegenlassen an der Luft selbst entzünden. Feuergefahr! (Autoxidation).
c) Zum Löschen kleinerer Brände wird Kohlensäureschaum verwendet (Oxidationshemmung).
d) Leberstärke wird in den Muskeln zu CO_2 und H_2O unter Energiegewinnung umgesetzt (biologische Oxidation).
e) Im Gegensatz zur biologischen Verbrennung brennt Holz mit sichtbarer Flamme unter Energieabgabe (technische Oxidation).

Der Begriff *Oxidation* war ursprünglich eine Bezeichnung für eine langsame bis explosionsartige Vereinigung von Sauerstoff mit anderen Elementen oder Verbindungen. Die früher übliche Schreibweise Oxydation kommt aus dem Griechischen (oxys → oxygenium [lat.]). Die Schreibweise Oxidation geschieht in Anlehnung an die sich aus der IUPAC-Nomenklatur ergebende Schreibweise.

Ähnlich wie der Säure-Base-Begriff hat aber auch der Oxidations-Reduktionsbegriff im Laufe weiterer Erkenntnis eine Wandlung erfahren. Aufgrund elektrochemischer Deutung dieser Prozesse läßt sich der Oxidations-Reduktionsvorgang, kurz *Redox-Reaktion* genannt, auf eine allgemeinere Grundlage stellen, weil man erkannt hat, daß das charakteristische Merkmal im Wechsel der Elektronen besteht.

Man definiert daher heute:

Oxidation = Abgabe von Elektronen eines Atoms, Ions oder Moleküls.
Reduktion = Aufnahme von Elektronen eines Atoms, Ions oder Moleküls.

Beispiele einer Oxidation:

Bei der Reaktion zwischen Metallen mit Sauerstoff oder mit Chlor erkennt man, daß in beiden Fällen aus den neutralen Elementatomen Ionen entstehen:

$Mg + O \rightarrow Mg^{2+}O^{2-}$ = Magnesiumoxid
$Na + Cl \rightarrow Na^{+}Cl^{-}$ = Natriumchlorid

Magnesium und Natrium haben beide ihre Elektronen abgegeben und Sauerstoff und Chlor haben sie aufgenommen. Hieraus wird auch deutlich, daß einer Oxidation immer auch eine Reduktion entspricht.

Beispiele einer Reduktion:

Bei einer Reduktion von Metalloxiden z. B. mit Wasserstoff als Reduktionsmittel besteht das Wesen der Reaktion in der Entladung der Ionen zu Atomen unter Elektronenzufuhr.

$CuO + H_2 \rightarrow Cu + H_2O$ bzw.
$Cu^{++} + 2\ominus \rightarrow Cu^{\circ}$
Kupferion → element. Kupfer,
denn das Kupferoxid lag als Ionenmolekül $Cu^{2+}O^{--}$ vor, und der Wasserstoff lieferte die beiden Elektronen $H_2 \rightarrow 2H + 2e^-$.

Bei jedem Redoxvorgang wird das Oxidationsmittel reduziert und das Reduktionsmittel oxidiert.

Das wechselnde Elektron wird als e^- oder $\ominus$ bezeichnet. Freie Elektronen sind in chemischen Systemen nicht stabil.
Stets findet diese Ladungsverschiebung in äquivalenten, das heißt im Endergebnis sich aufhebenden, Verhältnissen statt.
Aus diesem Grunde ist es sinnvoll, von *Redoxvorgängen* zu sprechen, womit auf die Gleichzeitigkeit der beiden Prozesse hingewiesen werden soll.
Bei Redoxreaktionen erfolgt ein äquivalenter Elektronenaustausch.
Damit entsprechen die Redoxvorgänge dem bereits in der Physik erläuterten Prinzip des Ausgleichs actio = reactio.
Ein wichtiger Hilfsbegriff bei der Beschreibung von Redoxvorgängen ist die *Oxidationszahl.* Darunter versteht man die Zahl der formalen Ladungen eines Atoms in einem Molekül, die man erhält, wenn man sich das Molekül aus Ionen aufgebaut vorstellt. Sie kann wie folgt geschrieben werden:

z. B. beim Magnesiumatom: Mg°
beim Magnesiumion: Mg^{++} oder Mg^{+II}

oder auch als römische Zahl in Klammern hinter dem Elementsymbol bei der Bezeichnung von Verbindungen:

Magnesium-(II)-chlorid = $MgCl_2$.

Bei einfachen Ionen entsprechen die Oxidationszahlen direkt deren Ladungen, und in vielen Fällen läßt sich aus der Gruppennummer des Periodensystems die höchstmögliche Oxidationszahl eines Elements ablesen,

z. B. Stickstoff = 5. Gruppe = +5 = höchste Oxidationszahl.

Für Redoxvorgänge gilt dann allgemein: Bei einer Oxidation erfolgt eine Erhöhung der Oxidationszahl, bei einer Reduktion erfolgt eine Erniedrigung derselben.
Zahlreiche organische Verbindungen reagieren unter relativ milden Bedingungen mit molekularem Sauerstoff, wobei sich in vielen Fällen *Peroxide* (= Verbindung mit der Struktur: -O-O-) bilden. Dieser häufig spontan ablaufende Vorgang wird *Autoxidation* genannt und ist z. B. der Grund für das Ranzigwerden von Fetten und Ölen und das Altern von Gummi. In der Praxis kennt man eine Reihe von Oxidationsmitteln, die wegen ihrer antiseptischen und bakteriziden Wirkung in der Hygiene/Desinfektion ihre Bedeutung erlangt haben (Wasserstoffperoxid, Kaliumpermanganat, Chlorkalk, Chloramin).
Allen diesen Stoffen ist gemeinsam, daß sie imstande sind, den verhältnismäßig locker gebundenen Sauerstoff zunächst im atomaren Zustand abzugeben. Er verbindet sich dann stürmisch mit dem nächstbesten Reduktionsmittel, wozu im Anwendungsfall auch Bakterien und andere Erreger dienen, was augenblicklich zur Abtötung derselben führt.
Biologisch wichtige Redoxvorgänge sind u. a. Assimilation und Atmung. **Zur Aufrechterhaltung der Lebensprozesse wird Energie benötigt,** d. h. der Organismus wandelt die Nahrungsstoffe oxidativ unter Energiegewinnung in Stoffwechselprodukte (CO_2, H_2O) um. Diese Stoffumwandlung

vollzieht sich in sehr kleinen Oxidationsschritten, die von den Mitochondrien der Zellen gesteuert werden. Die elektronentransportierenden Partikel dieser Organellen spielen in den energieliefernden Redoxprozessen eine zentrale Rolle.
Kommen Oxidationsmittel mit dem menschlichen Organismus in Kontakt, so werden sie reduziert unter mehr oder weniger drastischer Veränderung des Gewebes. Man setzt Oxidationsmittel gelegentlich therapeutisch ein (z. B. HNO_3 als Warzenvertilgungsmittel) vor allem aber finden sie ihr Anwendungsgebiet als Desinfektionsmittel (Kal. permanganat, Chromat, Chlor usw.).
Oxidationsmittel reagieren mit dem Hämoglobin des Blutes unter Bildung des Methämoglobins, in welchem das Eisen in der 3wertigen Form liegt. Methämoglobinbildner sind toxische Substanzen, da das Hämoglobin durch sie seine Fähigkeit zum Sauerstofftransport verliert.

Merksätze zu Redoxvorgängen

a) Oxidation ist die Entfernung von Elektronen aus einem Atom oder aus einem Molekül. Hierbei stellt die Vereinigung mit Sauerstoff einen Sonderfall dar.
b) Reduktion ist der Entzug von O_2 oder besser die Elektronenaufnahme durch Atome oder Atomgruppen.
c) Redoxreaktion sind Vorgänge, bei denen Elektronen verschoben werden.
d) Jeder Oxidation läuft eine Reduktion im äquivalenten Umfang parallel.
e) Redoxreaktionen sind Konkurrenzreaktionen um Elektronen.
f) Fermentativ gesteuerte Oxidationsprozesse sind die Grundlage der Energiegewinnung im Organismus.
g) Das Prinzip vieler Desinfektionsmittel beruht auf ihrer Oxidationswirkung.

Übungen

a) Worauf beruht die Flamme?
b) Definieren Sie Oxidation und Reduktion!
c) Nennen Sie in der Praxis gebräuchliche Oxidationsmittel!
d) Was versteht man unter der Oxidationszahl?
e) Welcher Zusammenhang besteht zwischen der Oxidationszahl und der Gruppennummer des Periodensystems?

14.0 Anorganische Chemie

Wie eingangs erläutert, stellt die anorganische Chemie ein Teilgebiet der Chemie als Naturwissenschaft dar. Sie beschäftigt sich mit den Elementen und ihren Verbindungen mit Ausnahme der Kohlenstoffverbindungen, die in der organischen Chemie abgehandelt werden. Uns kommt es darauf an, die für die Praxis im Gesundheitsdienst u. E. wichtigsten Elemente und deren Verbindungen anzuführen, wobei deren Rolle im Organismus oder in der Therapie als Arzneimittel, ggf. als Gift, betont hervorgehoben werden soll.

14.1 Das Wasser und seine Elemente

Vorbemerkungen und Erfahrungen

a) Corpora non agunt, nisi fluida! Die Körper reagieren nicht, wenn sie nicht flüssig vorliegen ... hieß eine schon den Alchimisten bekannte Redewendung (Wasser als Lösungsmittel).
b) Leben ist ohne Wasser auf unserer Erde undenkbar (Biochemie des Wassers).
c) Reines Wasser zeigt keine sauren oder alkalischen Reaktionen (pH-Wert).
d) Wasser besteht aus den Elementen H und O im Verhältnis 2 : 1 (Molekülbildung).

Sauerstoff = O

Als Element der 6. Gruppe des Periodensystems hat *Sauerstoff* auf seiner äußersten Schale 6 Elektronen - es fehlen ihm also zur Edelgasfunktion noch 2 Elektronen. In freiem Zustand stellt er sich uns als bioatomares Molekül dar: O_2 und ist zu rund 23 Gewichtsprozent in der Luft enthalten. Als solcher unterhält er im biologischen Bereich die Verbrennungen und Oxidationen als Energie produzierende chemische Abläufe. In weitaus größerer Menge kommt er jedoch gebunden auf der Erdoberfläche vor. Einmal sind es die Gesteine, die Silikate, die ihn in Form verschiedener Silikatverbindungen des Grundtyps SiO_2, Siliziumdioxid, binden, zum anderen ist er im Wasser zu 89% enthalten. Zusammengenommen beträgt sein Anteil an der Erdoberfläche 46,5%. Treffen UV-Strahlen (u. a. Höhensonne) auf molekularen Sauerstoff, so bildet sich in geringen Mengen *Ozon*. Hier legen sich 3 Atome O zu einem Molekül zusammen. Dieses wirkt weitaus stärker oxidierend als Sauerstoff und entfaltet dabei eine starke Desinfektionswirkung. Die Verbindung selbst ist nicht stabil und zerfällt alsbald wieder.

Reiner Sauerstoff kommt in blaugestrichenen Stahlflaschen in den Handel. **Ventile nie fetten – Explosionsgefahr!**

Die meisten Organismen erzeugen die lebensnotwendige Energie durch Umsetzung von aufgenommenen Nahrungsmitteln mit Sauerstoff i. S. einer Oxidation (s. d.). Der Transport des Sauerstoffs findet nach erfolgter Aufnahme durch die Lungenalveolen gebunden an Hämoglobin statt:

$$O_2 + Hb \rightarrow HbO_2.$$

Diese Bindung erfolgt leicht und schnell und ohne eine Wertigkeitsänderung des im Molekül des Hämoglobins befindlichen Eisens.

Der Sauerstoff dient im Körper energiegewinnenden Prozessen, die auf dessen Vereinigung mit Wasserstoff beruhen, der seinerseits aus organischem Material bezogen wird. Insofern gleicht dieser *biologische Oxidationsprozeß* einer Verbrennung.

In beiden Fällen sind die Endprodukte CO_2 und H_2O identisch.

Beispiele biologischer Oxidationen

Glucose $C_6H_{12}O_6 + 6O_2 \rightarrow 6CO_2 + 6H_2O$ – Energie

Fettsäure $C_{16}H_{32}O_2 + 23O_2 \rightarrow 16CO_2 + 16H_2O$ – Energie

Im Gegensatz zu technischen Verbrennungsvorgängen laufen jedoch biologische Verbrennungsprozesse nicht unter Temperaturerhöhung ab, sondern erfolgen bei konstanter Temperatur (37°). Die freiwerdende Energie tritt hierbei nur z. T. als Wärme auf, der andere Teil bleibt als chemische Energie erhalten.
Bei anoxämischen Zuständen wird klinisch reiner Sauerstoff oder ein Gemisch von O_2 und CO_2 appliziert. Ununterbrochene Inhalation von reinem Sauerstoff über längere Zeit führt zu Substernalschmerz, Dyspnoe, Krämpfen und kann sogar letal sein.

Wasserstoff = H

Das erste Element im Periodensystem ist der *Wasserstoff*, der als Gas in Form einer biatomaren Verbindung H_2 vorliegt. Er entsteht, wenn ein Element der Alkalireihe mit dem Wasser reagiert und die Elektronen vom Alkalimetall auf den Wasserstoff übergehen. Dabei lagern sich augenblicklich 2 Atome zu einem Molekül zusammen.

$$2Na + 2H_2O \rightarrow 2NaOH + H_2 \uparrow$$

Den gleichen Effekt erzielt man durch elektrolytische Zersetzung des Wassers mit Hilfe des Stromes. Legt man einen Strom, d. h. einen Plus- und einen Minuspol, in Wasser an, so wandern die H^+-Ionen zur Kathode, erhalten von dort ein Elektron und entweichen als Wasserstoffgas. Gleichzeitig entsteht an der Anode Sauerstoff, indem er seine Elektronen dort abgibt und seinerseits als Element in Gasform entweicht. Mischt man die beiden Gase wieder miteinander und entzündet sie mit einer Flamme, so entsteht unter Energieabgabe explosionsartig Wasser.

$$H_2 + O = H_2O - E$$

Das Gemisch nennt man wegen seiner Reaktionsfreudigkeit *Knallgas*. Es dient in Raumschiffen z. B. zur Energie- und gleichzeitigen Wassergewinnung. Da man konventionsgemäß den aus der Differenz der Energieinhalte hervorgehenden Energieumsatz einer chemischen Reaktion stets von der Seite des Ausgangssystems betrachtet, versieht man bei exothermen Vorgängen den Energieverlust des Ausgangssystems mit einem negativen Vorzeichen.

Im Verlauf der biologischen Oxidation entsteht gemäß obiger Formel ebenfalls Wasser unter Energieabgabe, jedoch wird ein großer Teil dieser Energie in Form von energiereichen Verbindungen, z. B. Adenosintriphosphat, gespeichert und dient in dieser Form wiederum dem Ablauf energieverzehrender chemischer Prozesse (Muskelkontraktion!).

Wasser

Die Besonderheiten des Wassers haben uns im Teil Physik dieses Buches beschäftigt. Wasser ist als eine der weitestverbreiteten Verbindungen in der Natur und zugleich eine der wichtigsten im biologischen Geschehen. Wir widmen ihm einmal dieser Gründe wegen und zum anderen deshalb ein besonderes Kapitel, weil wir an ihm eine Reihe von grundlegenden chemischen Reaktionen kennenlernen werden.
Reines Wasser hat die Formel H_2O = H–O–H. Die qualitative Zusammensetzung jedoch zeigt, daß auch das Wasser in geringem Umfang in Ionen dissoziiert nach der Formel

$$H_2O \rightarrow H^+ + OH^-$$

Die Konzentration der beiden Ionen, des Wasserstoffions und des Hydroxylions, beträgt je 10^{-7} Mol/l in reinem

H_2O. Nach dem Massenwirkungsgesetz ist das Produkt aus den Konzentrationen der H^+ und OH- stets konstant. Es gilt, daß auch bei einem Überschuß von H^+-Ionen, also in saurer Lösung, noch ein geringer Anteil von OH^--Ionen vorhanden ist. Ausdruck für diese quantitativen Verhältnisse in sauren oder alkalischen Lösungen ist der *pH-Wert*. Dieser Wert, ausgedrückt in Zahlen von 1 bis 14, gibt an, wie hoch der Anteil der Ionen, berechnet auf Mol/l ist.

Beispiel:

pH3 bedeutet, daß
10^{-3} Mol H^+-Ionen und
10^{-11} Mol OH^--Ionen im Liter enthalten sind. Zusammen ergibt das Produkt aus beiden 10^{-14}, was der Konstanten K des MWG für H_2O entspricht. In der täglichen Praxis ermittelt man den pH-Wert mit Indikatoren, wie wir sie bei der Besprechung der Säuren und Basen kennengelernt haben.

Der pH-Wert stellt im Rahmen der physiologischen Chemie eine Größe mit zentraler Bedeutung dar. Geringfügige Abweichungen von den Normwerten bestimmter Körperflüssigkeiten (z. B. Blut, Liquor cerebro spinalis) machen sich bereits im Sinne eines pathologischen Geschehens bemerkbar. Abweichungen des pH-Normalwertes des Blutplasmas (7,39 ± 0,05) um nur 0,3 Einheiten sind bereits letal.

pH-Werte einiger Körperflüssigkeiten und der Erythrocyten

Körper flüssigkeit	pH-Wert	Körper-flüssigkeit	pH-Wert
Speichel	5,0–6,8	Vaginalsekret	3,2–4,2
Magensaft	1,0–2,0	Samenflüssigkeit	7,1–7,5
Darmsaft	6,2–7,5	Blutplasma	7,39 ± 0,05
Galle	5,8–8,5	Erythrocyten	7,36 ± 0,05
Pankreassaft	7,5–8,3	Liquor cerebrospin.	7,35 ± 0,10

Es kommen also pH-Werte von 1 (Magensaft) bis 8,5 (Galle) vor.

Blut und Liquor cerebrospinalis zeigen eine große Konstanz, Homöostase, des pH-Wertes. Jede größere Abweichung von diesen physiologischen Werten wirkt sich pathologisch aus. Beim pH-Wert des Blutes sind Schwankungen von 0,3 *mit dem Leben nicht mehr vereinbar*. Geringe Verschiebungen sind allerdings physiologisch und sogar als Regulationsvorgänge notwendig. Man nennt eine leichte Abweichung des Blut-pH-Wertes zur sauren Seite *Acidose* (von Acidum, lat., Säure) und zur alkalischen Seite *Alkalose*.

Der pH-Wert des Harns schwankt dagegen um 3 Einheiten von 5 bis 8, was mit der Aufgabe der harnbildenden Organe zusammenhängt, den Säure-Basen-Haushalt zu regulieren.

Enzyme (s. d.) haben ein stark vom pH-Wert abhängiges Wirkungsopti-

mum, wie überhaupt die Eigenschaft von Proteinen aufgrund des Zwitterionencharakters der Eiweiße, die von den pH-Werten des sie umgebenden Milieus stark beeinflußt werden. Hämoglobin z. B. bindet in stärker saurem Milieu den Sauerstoff weniger gut, oder anders gesagt, gibt diesen leichter ab. Dies ist an Orten mit verstärkter Muskeltätigkeit (und infolgedessen verstärktem Anfall von Kohlen- und Milchsäure) von großer Bedeutung für die optimale Versorgung der Zellen mit Sauerstoff. Dieser *physiologisch-chemische Regelkreis* ist ein treffendes Beispiel für den kybernetischen (**Kybernetik** = Wissenschaft von den Wirkungsgefügen) Regelmechanismus der O_2-Versorgung, der durch eine geringfügige pH-Verschiebung in Gang gesetzt wird.
Die Liste der pH-gesteuerten und pH-beeinflußten Vorgänge und Zusammenhänge im Organismus ließe sich noch beliebig fortsetzen. Näheres hierzu beschreiben Lehrbücher der Physiologischen Chemie.

Wasserreinigung

In der Natur kommt Wasser praktisch nie chemisch rein vor, sondern enthält stets eine mehr oder weniger große Menge gelöster Teilchen (Salze, Sauerstoff, CO_2). Man spricht je nach Menge und Art der Salze von hartem oder weichem Wasser. In der medizinischen Praxis, insbesondere zur Herstellung von Arzneimitteln (Ampullen, Infusionen, Injektionsflüssigkeiten, Augentropfen) muß jedoch destilliertes Wasser ≙ *Aqua purificata* verwendet werden. Im Leitungswasser sind, neben anderen Salzen, wechselnde Mengen von Kalziumsalzen, z. B. Kalziumhydrogenkarbonat, gelöst, die beim Erwärmen gemäß nachstehender Formel ausfallen:

$$\mathbf{Ca(HCO_3)_2 \rightarrow CaCO_3 \downarrow + H_2O + CO_2}$$

Der sog. Kalkstein $CaCO_3$ bildet den Kesselstein. Eine rötliche Tönung wird durch das Eisenkarbonat = $FeCO_3$ verursacht. Derartige Ablagerungen schaden vielen technischen Geräten. Außerdem bilden sie beim Waschen mit Seife unlösliche Verbindungen, die die Fasern zusätzlich vergilben und brüchig werden lassen. Will man derartige Ablagerungen von Kesselstein vermeiden, muß man enthärtetes oder destilliertes Wasser verwenden.
Bei der Destillation, die eine Verwandlung des flüssigen in den gasförmigen Aggregatzustand und aus diesem durch Abkühlung wieder in den flüssigen darstellt, wird Wasser von diesen gelösten Stoffen befreit und liegt danach als reines H_2O vor. Ein anderes Verfahren ist die Beseitigung von gelösten Teilchen durch sog. *Ionenaustauscher*. Hierbei werden die Salzionen an feinkörnigem Kunstharz festgehalten, während das Wasser durch Harzsäulen gepumpt wird. Wir erhalten das entmineralisierte Wasser – *Aqua demineralisata* –, das in seiner Reinheit nicht ganz dem destillierten entspricht, weil nichtionisierte Teile sowie Mikroben weiterhin enthalten sein können.
Dennoch findet dieses Wasser seine Verwendung, z. B. zur Herstellung innerlich zu gebender Arzneimittel wie Pepsin-Salzsäure-Lösung oder als Mittel zur Füllung von Spritzenkochern und Sterilisatoren.
Als »Mineralwasser« darf nur ein Wasser bezeichnet werden, das mehr als 0,1% = 1,0 g pro 1 Liter gelöste Mineralien enthält. Als »Therme« dürfen nur jene Quellen benannt werden, deren Wasser eine Austrittstemperatur von über 20° C besitzt (z. B. in Baden-Baden 65° C).

Zur Chemie des Wassermoleküls

Die in chemischer Beziehung hervorragende Stellung des Wassers kann letzten Endes auf die Besonderheit der molekularen Struktur des Wassermoleküls zurückgeführt werden.
Das Wasser hat die Formel H_2O. Bei der Vereinigung von 2 Wasserstoffatomen mit einem Sauerstoffatom ergibt sich eine kovalente Bindung, die wie alle kovalenten Bindungen räumlich gerichtet ist. Die schematische Darstellung zeigt, daß das Molekül tatsächlich in gewinkelter Form vorliegt.

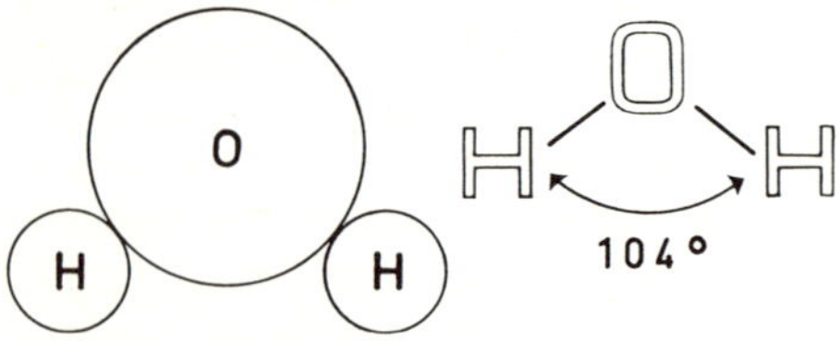

Abbildung 89 Schema des Wassermoleküls.

Darüber hinaus zieht die höhere Ladung des Sauerstoffkernes die gemeinsamen Elektronen näher zu sich und bewirkt einen leichten Überschuß an negativer Ladung auf einer Seite, während die Wasserstoffkerne im Mittel dazu leicht positiv geladen erscheinen. Damit bekommt die Verbindung H_2O einen polaren Charakter, und man spricht von einem *Dipol*, obwohl das Wassermolekül als Ganzes elektrisch neutral bleibt. Die Verteilung der Ladungen, die den Dipolcharakter des Moleküls bestimmen, befähigen nun derartige Moleküle durch Anlagerungen größere Verbände zu bilden. Der positive Pol eines Wassermoleküls wird dabei negative Pole anderer Dipolmoleküle anziehen. Da die Wasserstoffatome als positiv polarisierte Atome wirken und obendrein eine geringe Größe aufweisen, wirken sie auf andere, negativ polarisierte Atome besonders anziehend. Man verwendet daher für so gelagerte Umstände die Bezeichnung *Wasserstoffbrücke* oder *Wasserstoffbindung*. Diese Brückenbindung ist jedoch nur die Folge einer ausgeprägten Polarisation und keine Bindung im Sinne der geschilderten, chemischen Bindungsarten. Immerhin kann das Wasser jedoch ganz ausgeprägt derartige Wasserstoffbrücken bilden. Tatsächlich ist im Aggregatzustand des Eises ein O-Atom tetraedisch von 4 H-Atomen umgeben. Davon sind 2 kovalent gebunden und 2 weitere durch Wasserstoffbrücken verbunden. Zwangsläufig ergibt diese Anordnung eine gewisse lockere Struktur. Beim Schmelzen des Eises bricht diese zusammen, wodurch die Moleküle dichter aneinanderrücken können.
Dies ist die Erklärung dafür, daß Wasser von O° C eine höhere Dichte besitzt als das Eis. Bei weiterer Erwärmung werden einerseits die restlichen H-Brücken abgebaut, wodurch die Moleküle noch näher aneinanderrücken, andererseits werden die Wärmeschwingungen größer. Als Folge zeigt sich so die größte Dichte des Wassers bei 4° C. Der Dipolcharakter des Wassers erklärt auch die Tatsache, daß Wasser mit dem relativ kleinen Mol-Gewicht von 18 erst bei 100° C siedet, wohingegen andere Flüssigkeiten mit höherem Mol-Gewicht wesentlich früher sieden, wie untenstehende Vergleichszahlen verdeutlichen.
Wasser bleibt also weit über die kritische Temperatur des Lebens (42–45° C) hinaus in seinem Aggregatzustand und dient dem Körper in seinen vielfältigen Funktionen als Lösungsmittel, Transportmittel, Wärmeregulator usw. Da Wärme als die Bewegung von Molekülen definiert ist, erklärt sich auch aus dem Dipolcharakter des Wassers sein extrem hohes Wärmespeicherungsver-

Tabelle der Siedepunkte

Substanz	Mol-Gewicht	Siedepunkt
Wasser H_2O	18	100° C
Alkohol C_2H_5OH	46	78° C
Äther $C_2H_5–O–C_2H_5$	74	34° C

mögen, worin wiederum seine Bedeutung für das Klima auf der Erde liegt (Ozeane!).

Auf Grund des Dipolmomentes halten sich die einzelnen Moleküle im Verband gegenseitig fest, und es bedarf weit höherer Energien, diesen Verband zu lösen, als es beim Sieden von Substanzen geschieht, die keinerlei derartige Wasserstoffbrücken besitzen. Auch die Tatsache, daß Wasser das wohl beste Lösungsmittel überhaupt darstellt, erklärt sich aus der Wasserstoffbrückenbildung.

Legt man ein Stück Würfelzucker in ein Glas Wasser, so bilden die zahlreichen OH-Gruppen der Zuckermoleküle zu den Wassermolekülen H-Brücken aus. Das Zuckermolekül wird so von Wassermolekülen umhüllt, daß es sich allmählich aus seinem Verband löst. Es bilden sich Dipolkomplexe. Stoffe, die diese Eigenschaften besitzen, werden *hydrophil* genannt. Die OH-Gruppe wird daher auch als die hydrophile Gruppe bezeichnet. Da bei allen chemischen Umsetzungen im Organismus das Wasser in irgendeiner Form beteiligt ist, führt Dursten eher zum Erliegen der Lebensvorgänge als Hungern. Dem Fördern und Bereiten von genügenden Mengen genießbaren Trinkwassers gebührt daher die Priorität in hygienischer Beziehung. Ein Problem, das durch die ständig steigende Verschmutzung unseres Grundwassers einerseits und die Zunahme des Wasserbedarfs allein schon infolge der Zunahme der Weltbevölkerung andererseits in den nächsten Jahrzehnten immer mehr an Aktualität gewinnen wird.

Wasserhaushalt

Die Wassermenge eines menschlichen Körpers beträgt ca. ⅔ seines Gesamtgewichts. Man unterscheidet zwischen extrazellulärer, intrazellulärer Flüssigkeit und transzellulärer Flüssigkeit (Inhalt des Gastrointestinaltrakts.) Zwischen diesen Räumen findet ein ständiger Flüssigkeitsaustausch statt, mit dem der Stofftransport erfolgt (Wasser als Transportmittel).

Weiterhin wird mit dem zirkulierenden Wasser eine optimale Wasserverteilung erzielt (Wasser als Medium für Temperaturregelung).

Der Organismus ist bemüht, allzu starke Verschiebungen im Wasserhaushalt zu vermeiden.

Die Wasserzufuhr zur Intakterhaltung der Wasserbilanz erfolgt durch Getränke, den Wassergehalt der festen Nahrung und durch das entstehende Oxidationswasser, (∼300–400 g/Tag).

Die Ausscheidung geschieht als Harn, in den Faeces, im Schweiß und in der Ausatmungsluft.

Den Ausgleich bei der Wasserbilanz steuert der Körper durch das Durstgefühl und durch das die Nierentätigkeit kontrollierende und steuernde Hormon Adiuretin. (Wasservergiftung siehe Kapitel Osmose.)

Wasserstoffperoxid

Destilliert man eine Lösung von Bariumperoxid mit Schwefelsäure ab, so erhält man das bekannte **Wasserstoffperoxid.**

$$BaO_2 + H_2SO_4 \rightarrow BaSO_4 + H_2O_2$$

Hierin liegt das zweiwertige negative Peroxidion von der Struktur $(O–O)^{--}$ vor, das als Oxidationsmittel zum Bleichen (6%) oder als Desinfiziens (3%) reichlich Verwendung findet. Die Industrie verwendet wesentlich höher konzentrierte Lösungen für ihre Zwecke (bis 85% - äußerste Vorsicht!). Eigentümlich ist dieser Verbindung die leichte Abspaltbarkeit eines O-Atoms, das diese als Oxidationsmittel auszeichnet. Nicht zu verwechseln sind die Peroxide mit den **Dioxiden** und den **Superoxiden.** Bei den Dioxiden handelt es sich um Verbindungen, die 2 O-Atome an einem Zentralatom besitzen, ohne jedoch selbst miteinander reagiert zu haben.

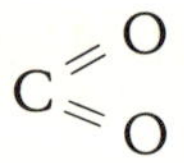

Kohlendioxid

$$K^+(O-O)^-$$

Kaliumsuperoxid

H – O – O – H

Wasserstoffperoxid

Superoxide hingegen nehmen eine Art Zwischenstufe zwischen dem O_2^{--}-Ion und dem atomaren Sauerstoff ein. Der im Alltag gebräuchliche Ausdruck »Superoxid« für Wasserstoffperoxidlösung ist demnach falsch und kann zu Verwechslungen führen. Wasserstoffperoxidlösungen sind gegenüber Verunreinigungen mit Staub oder Metallteilchen sowie gegen Lichteinfluß äußerst empfindlich und zersetzen sich. Ganz besonders stark ist die zersetzende Wirkung eines im Blut befindlichen Enzyms, Katalase, das im lebenden Organismus die Aufgabe hat, entstandenes H_2O_2 abzubauen. Gelangt z. B. Blut beim Behandeln von Wunden mit H_2O_2 auch nur in Spuren in die Wasserstoffperoxidflasche (beispielsweise vom Tupfer!) vermindert sich der wirksame Bestandteil der Lösung augenblicklich erheblich und macht den Inhalt wirkungslos.

Unter der Einwirkung ionisierender Strahlen entstehen u. a. aus Wassermolekülen H_2O_2-Moleküle in den Zellen, die dort eine zellschädigende Wirkung entfalten.

(Chromosomschäden und Mutationen).

Wasserstoffperoxid in hohen Konzentrationen (ab 10%) bei gleichzeitiger Anwesenheit von Säuren ist stark ätzend. Allein verursachen sie Sauerstoffemphyseme auf der Haut (Tiefenwirkung!).

Organische Peroxide (z. B. Diacetylperoxid, Butylhydroperoxid) spielen chemisch eine Rolle bei der Auslösung von Polymerisationsreaktionen (sogenannte »Härter«) zur Herstellung von Kunststoffen. Durch solche Stoffe kann es zur Auslösung von Allergien, Ekzemen und auch zu Reaktionen mit Arzneimitteln kommen, wenn diese mit solchen »Härtern« in Kontakt kommen.

Merksätze zum Wasser und seinen Elementen

a) Wasser hat Dipolcharakter, woraus sich ein großer Teil seiner Eigenschaften erklärt.
b) Der pH-Wert von Wasser = 7 = neutral.
c) Bei allen biochemischen Umsetzungen im Organismus ist Wasser in irgendeiner Form beteiligt.
d) Die Funktionen des Wassers im menschlichen Organismus sind: Wärmetransport und -regulation, Stofftransport, Lösungsmittel.
e) Die desinfizierende Wirkung des Wasserstoffperoxids beruht auf der Freisetzung atomaren Sauerstoffs.

Übungen

a) Sie lernten eine Reihe von Fixpunkten im Maßsystem kennen, denen bestimmte physikalische Eigenschaften des Wassers zugrunde liegen. Nennen Sie diese!
b) Welche Arten von Wasser sind Ihnen in der medizinischen Praxis bekannt?
c) Schätzen Sie, wieviel Flüssigkeit Sie im Durchschnitt täglich aufnehmen!
d) Was wissen Sie über den Wasserhaushalt des menschlichen Körpers?
e) Welche Wirkung besitzt Wasserstoffperoxid?

14.2 Die wichtigsten Elemente und ihre Verbindungen

Vorbemerkungen und Erfahrungen

a) Man kann die Besprechung der einzelnen Elemente nach technischen (Metalle – Nichtmetalle) oder nach systematischen Gesichtspunkten (Periodensystem) vornehmen.
b) Für Heilberufe bietet sich die Abhandlung ihrer Elemente und ihrer Verbindung nach physiologischen-chemischen Gesichtspunkten an.

Lithium = Li

Lithium ist das leichteste aller Metalle, kommt jedoch nur gebunden in seinen Salzen in relativ geringen Mengen in Mineralquellen vor. Die wichtigste Verbindung ist **Lithiumcarbonat** = Li_2CO_3, die als Ausgangsverbindung zur Herstellung anderer Lithiumsalze dient.
Da es mit Harnsäure ein leicht lösliches Salz bildet, versuchte man es gegen Ablagerungen von Harnsäuresalzen im Körper (Gicht) einzusetzen. Eine Auflösung derartiger Konkremente im Organismus erwies sich jedoch als praktisch unmöglich, weil die in den Körper einzuführenden Lithiummengen - verglichen mit den dort immer vorhandenen Natriummengen – stets viel zu gering sein werden, um jene zu verdrän-

gen. Lithium-Salze haben neuerdings wieder Eingang in die Medizin gefunden als Prophylaktikum bei endomorphen Depressionen mit manischer Komponente. Bei der Lithiumtherapie ist die Bestimmung des Serumspiegels von Lithium unerläßlich, um Über- oder Unterdosierungen zu vermeiden (im Mittel 0,7 – 1,0 mval Li im Serum).
Nicht unbedenklich ist die Verwendung von Lithiumverbindungen in Diätsalzen, da Lithium-Ionen das physiologische Gleichgewicht von Natrium und Kalium im Organismus stören können.

Natrium = Na

Dieses wichtige Element kommt in der Natur nur gebunden in Salzen, vor allem als Kochsalz = NaCl = Natriumchlorid und als Chilesalpeter = $NaNO_3$ = Natriumnitrat vor. Darüber hinaus ist es praktisch in jedem Organismus vorhanden.
Im elementaren Zustand ist das Metall durch seine große Reaktionsfähigkeit gegenüber Sauerstoff und Wasser gekennzeichnet.

Wichtige Verbindungen:

Natriumchlorid = NaCl. Das Kochsalz wird durch Verdunsten von Meerwasser oder Solen in Gradierhäusern oder durch Abbau in Bergwerken gewonnen.
Verwendet wird es als Ausgangsstoff für die Erzeugung von Soda, Chlor, Salzsäure, Seifen und anderen organischen Natriumverbindungen. Ferner dient es als Konservierungsmittel in der Lebensmittelchemie und als Nahrungszusatz.
Die durchschnittliche Kochsalzmenge, die ein Erwachsener täglich aufnimmt, liegt bei etwa 15 g. Kochsalz ist im physiologischen Geschehen die Ausgangssubstanz für die Bildung von Magensalzsäure, darüber hinaus spielt das Natriumchlorid im osmotischen Geschehen wegen seiner relativ großen Menge eine entscheidende Rolle.
Das gewöhnliche Kochsalz ist *hygroskopisch* = wasseranziehend, es darf zur Erhaltung der Streufähigkeit mit einem 1%igen Zusatz von kolloidaler Kieselsäure versehen werden. Beim Transport oder zur Lagerung werden Fleisch und Fisch durch Kochsalz haltbar gemacht. Diese Wirkung beruht auf dem stark osmotischen Effekt, durch den Fäulnisbakterien das Wasser entzogen wird, wodurch sie, wie im Kapitel Wasser erwähnt, absterben.
In einer Konzentration von 0,9%, als sog. physiologische Kochsalzlösung, dient es in der Infusionstherapie gelegentlich noch als Flüssigkeitsersatz, da die Lösung in der o. g. Konzentration dem Blut gegenüber isotonisch ist.
Natriumhydrogencarbonat = $NaHCO_3$. Auch unter den älteren Namen Natriumbicarbonicum und Bullrichsalz bekannt, findet es Verwendung zur Herstellung von Backpulver und volksmedizinisch früher als Mittel gegen Hyperazidität. Im letzteren Fall reagierte es mit der überschüssigen Säure des Magens wie folgt:

$$\mathbf{NaHCO_3 + HCl \rightarrow NaCl + H_2O + CO_2 \uparrow}$$

In falscher Dosierung kann das Bullrichsalz jedoch alkalisieren und gewissermaßen als »Säurelocker« wirken.
Bei oralen Vergiftungen mit Säuren dürfen jedoch niemals $NaHCO_3$ oder andere CO_2-entwickelnde Salze (Karbonate) zum Zwecke der Neutralisation gegeben werden. Das sich entwickelnde Kohlensäuregas könnte im

Magen oder im Darm in so großer Menge anfallen, daß es zu einer Magenruptur kommt, wenn es nicht abgeleitet werden kann.
Man verwendet daher heute andere neutralisierende Substanzen (siehe Arzneimittellehre, Kohlhammer Studienbuch).
Natriumhydroxid = NaOH = Natronlauge kommt in fester Form (Plätzchen oder Schuppen in den Handel. Sie dient zur Seifenherstellung und gelegentlich als Grobdesinfektionsmittel in Ställen und Kloaken.
Die große Anzahl weiterer Natriumsalze, von denen einige im Deutschen Arzneibuch aufgeführt sind, ist vor allem durch ihre gute Löslichkeit gekennzeichnet, die wiederum für deren vielseitige Verwendungsmöglichkeiten verantwortlich ist. Das Natrium als Kation allein hat praktisch keine therapeutische Bedeutung, wohl aber ist seine Anwesenheit im Organismus im Hinblick auf die osmotischen Verhältnisse von Wichtigkeit. Die Verwendung von Natriumsalzen in der Medizin geschieht deshalb hauptsächlich der verschiedenen Anionen wegen, beispielsweise:

Natriumsulfat	=	Na_2SO_4, Glaubersalz als Abführmittel
Natriumfluorid	=	NaF, gegen Karies
Natriumbromid	=	NaBr, als Sedativum
Natriumjodid	=	NaJ, als Augenheilmittel

Natrium und Kalium sind im Körper ungleich verteilt, und zwar findet sich **das Natrium in extrazellulären Flüssigkeiten, Kalium dagegen vorwiegend in den Zellen.** Für manche Organe (Nerv, Muskel) ist diese ungleiche Verteilung die Grundlage für ihre Funktion, die auf der Reizbarkeit durch elektrophysiologische Ströme basiert. Trotz stark schwankender Aufnahmemengen (Na 75–300 mval/Tag) sorgt ein hormonell (Mineralocorticoide) gesteuerter Ausscheidungsmechanismus für weitgehende Konstanz der Konzentration (Na = 123–140 mval/l). Trotzdem sollte bei Hypertonie die Kochsalzzufuhr eingeschränkt werden!

Kalium = K

Ebenso wie Natrium finden wir Kalium ausschließlich gebunden in seinen Salzen, z. B. in Sylvin, Carnallit oder Kainit, ferner in allen Pflanzen und tierischen Lebewesen.

Wichtige Verbindungen:

Kaliumhydroxid = KOH = Kalilauge. Sie ist eine stark alkalische Substanz, die in Wasser aufgelöst als Kalilauge zur Seifenfabrikation verwendet wird.
Kaliumnitrat = KNO_3, wird auch Salpeter genannt. Es findet Verwendung als Düngemittel, da es dem Boden die wichtigen Elemente K, N und O wieder zuführt, die durch Ernten unseren Kulturböden jährlich in großen Mengen entzogen werden. Beim Erhitzen zerfällt es leicht, wobei Sauerstoff frei wird. Es ist daher ein Oxidationsmittel und dient auch zur Herstellung des Schießpulvers.
Analog dem Natrium und dem Chlor spielt das Kalium im Elektrolythaushalt des Menschen eine große Rolle. Im gesunden Organismus stehen beide Alkalien in einem nahezu konstanten Mengenverhältnis.
Zu hohe Gaben von Kalium oder zu hohe Natriumausscheidung in den Urin können zu empfindlichen Störungen führen. Hinsichtlich seiner Toxizität ist das Kalium nicht so harmlos wie das

Natrium. Bereits 15,0 g **Kaliumcarbonat** = K_2CO_3 = Pottasche, innerlich genommen, führen zu einer Verschiebung des Na-K-Gleichgewichts mit schweren Vergiftungserscheinungen, ein Zustand, der auch nach Vergiftung mit nierenschädigenden Giften eintritt und *Hyperkaliämie* genannt wird.
Kalium ist beteiligt am komplexen Vorgang der Potentialbildung an Zellmembranen (siehe auch Na).

Kupfer = Cu

Auf der Erde finden wir Kupfer teilweise in elementarer Form, meist jedoch als Kupfererz in wechselnder Zusammensetzung als Sulfid und Oxid.
Die Gewinnung metallischen Kupfers wie überhaupt vieler Metalle erfolgt durch Reduktion der Erze mit geeigneten Reduktionsmitteln, z. B. Kohlenstoff.

$$2\,CuO + C \rightarrow 2\,Cu + CO_2$$

Kupfer zeichnet sich durch die äußerst gute Leitfähigkeit für den elektrischen Strom aus, worauf seine viefache Verwendung in der Elektrotechnik beruht. Seine Unempfindlichkeit gegenüber Sauerstoff und einfachen Säuren macht das Metall wertvoll als Bauelement und als Bestandteil von Legierungen, wie z. B.

Bronze = Kupfer und Zinn
Messing = Kupfer und Zink
Neusilber = Kupfer, Nickel und Zink

Wichtige Verbindungen:

Kupfersulfat = $CuSO_4 \times 5\,H_2O$ bildet blaue Kristalle und wird gelegentlich noch in 2%iger Lösung als Brechmittel bei Vergiftungen empfohlen. Dabei erfolgt gewöhnlich sofortiges Erbrechen. Gelangen größere Mengen des Salzes in den Körper, kommt es zu schweren Vergiftungserscheinungen.
Kupfersulfat findet manchmal noch als Insektizid Verwendung und muß wegen seiner giftigen Eigenschaften dabei vorsichtig gehandhabt werden. Der tägliche Bedarf an Kupfer liegt zwischen 1 und 2 mg. Kupferionen sind physiologisch für die Absorption und Verarbeitung des Eisens sowie als Bestandteil einer Reihe von Fermenten von Bedeutung.
Für den Stoffwechsel von Neurotransmittern sind u. a. zwei kupferhaltige Fermente notwendig, deren Mangel zur Auslösung von Psychosen führen kann.

Silber = Ag

Silber, das erste Edelmetall im Rahmen unserer Betrachtung, ist in der Natur sowohl metallisch, also elementar, wie auch an Schwefel gebunden vorhanden. Wie alle Edelmetalle zeigt es eine äußerst geringe Ionisierungstendenz. Nach Auflösung in starken Säuren wird es zum Kation eines Salzes, welches jedoch bei geringer Lichteinwirkung wieder in metallisches Silber und den Säurerest zerfällt. Diese hohe Lichtempfindlichkeit ist die Basis der Fotografie. Auf den Filmen und fotografischen Platten (Röntgen-Filmen) ist eine besonders präparierte Schicht des am stärksten lichtempfindlichen Salzes, des **Silberbromids** = AgBr, aufgetragen. Bereits nach kürzester Belichtungszeit beginnt sich die Verbindung AgBr partiell zu lockern. Die nachfolgende Entwicklung des Filmes verstärkt die begonnene Zersetzung und bildet dabei das »Negativ« aus, davon wird dann in einem nochmaligen Fotoprozeß ein

echtes Bild produziert. Weitere wichtige Silberverbindungen sind **Silbernitrat** = $AgNO_3$ Höllenstein, der seiner ätzenden Eigenschaft wegen zur Bekämpfung von Warzen verwendet wird. An Eiweiß gebundenes Silber wird wegen seiner adstringierenden Fähigkeit zu Rollkuren in der Magentherapie benötigt.
Verdünnte $AgNO_3$-Lösungen sind weiterhin in der Therapie als Augentropfen und zu Blasenspülungen im Gebrauch.

Gold = Au

Das Gold liegt überwiegend in gediegenem Zustand, hauptsächlich in Südafrika, Kanada und USA vor. Flußschwemmsand führt Gold aus verwittertem Goldgestein in nicht unbeträchtlichen Mengen mit. Der Rhein z. B. schwemmt ca. 200 kg Gold pro Jahr in die offene See. Gold ist ebenfalls ein Edelmetall wie Silber, jedoch sehr weich und deshalb technisch kaum verwendbar. Um das Metall als Schmuck, Münzen oder Zahngold verarbeiten zu können, wird es mit Kupfer, Silber oder Nickel in wechselnden Mengenverhältnissen legiert. Der Feingehalt = prozentualer Gehalt an purem Gold wird in *»Karat«* angegeben. Im Stempel weist die Zahl uns Teile Gold pro Tausend an. 333 bedeutet: Die Legierung besteht aus 333 g Gold und 667 g Legiermetall. Gold zeigt eine äußerst geringe Ionisierungstendenz, es bildet jedoch nach Auflösung in starken Säuren eine Reihe von Salzen, die in der Therapie noch vereinzelt Verwendung finden. Goldverbindungen werden therapeutisch zur Behandlung der Polyarthritis eingesetzt.

Magnesium = Mg

Ebenso wie die Alkalimetalle und das Calcium ist dieses ein ausgesprochen leichtes Metall. In der Technik wird es im großen Maßstab als Werkmetall zu Legierungen (= Gemenge mehrerer Metalle) verarbeitet.
Magnesium-Ionen wirken im Blutplasma bei einer Konzentration über 10 mg% leicht narkotisch. Magnesium ist ein essentieller Bestandteil aller Körperflüssigkeiten und ein anorganisches Komplement von Enzymen.
Magnesium ist in unserer Nahrung ausreichend enthalten. Wir nehmen täglich etwa 300–400 mg damit auf. Die relativ große Menge unterstreicht die Bedeutung der Magnesiumionen, die man bereits zu den Elektrolyten und nicht zu den Spurenelementen rechnet, die ihrerseits keine osmotische Funktion haben.

Wichtige Verbindungen:

Magnesiumsulfat = $MgSO_4 \times 7\,H_2O$, auch Bittersalz genannt, wirkt auf Grund seiner osmotischen Potenz wie Natriumsulfat = Na_2SO_4 = Glaubersalz abführend. Da jedoch Magnesium-Ionen im Körper eine größere Eigenwirkung haben als Natium-Ionen, sollte man als salinisches Laxans das Glaubersalz vorziehen.
Gleichfalls als mildes Abführmittel und zur Neutralisation überschüssiger Mengen Säure dient in der Medizin eine Aufschlämmung (Magnesiamilch) oder Tabletten, die **Magnesiumoxid** = MgO enthalten.

Calcium = Ca

Gebunden in Form von Silikaten (Kalkfeldspat), Sulfaten (Gips) und

Carbonaten (Marmor, Kreide), bildet es einen wesentlichen Bestandteil der Erdrinde. Im Organismus enthalten die Knochen und Zähne Calciumsalze. Auch Gerüst- und Baustoffe der Muscheln, Schnecken, Korallen und Eierschalen enthalten Ca-Verbindungen. Der tägliche Bedarf des Menschen wird auf 1,0 g geschätzt. Die Absorption wird durch Vitamin D gefördert. Calcium-Ionen setzen die Membranpermeabilität herab und wirken entzündungswidrig und antiallergisch.

Wichtige Verbindungen:

Calciumcarbonat = $CaCO_3$

Als Marmor, Kalkstein und Kreide, je nach der Kristallisationsform natürlich vorkommend, wird es durch Erhitzen gemäß nachstehender Formel in gebrannten Kalk = CaO überführt.

$$CaCO_3 \rightarrow CaO + CO_2\uparrow$$

Zur Herstellung von Carbid, Glas, Soda, Eisen und Baustoffen ist der gebrannte Kalk ein wichtiger Rohstoff. Unter Zusatz von Wasser entsteht unter beträchtlicher Wärmeentwicklung der gelöschte Kalk.

$$CaO + H_2O \rightarrow Ca(OH)_2$$

Unter Zusatz von Sand zu einem Brei angerührt, ergibt es den Mörtel. Dieser verfestigt sich und erhärtet langsam an der Luft unter Aufnahme von CO_2, wobei sich wieder Calciumcarbonat bildet. Zement besteht aus Calcium-Aluminium-Silikaten, und Beton ist ein Zement, dem die doppelte Menge Kies oder Sand beigemengt ist.

Calciumsulfat = $CaSO_4 \times 2\ H_2O$ kommt in der Natur als Gips vor. Beim Erhitzen auf über 100° C gibt er drei Viertel seines Kristallwassers ab (= gebrannter Gips). Wieder mit Wasser angerührt entsteht erneut das Dihydrat, das schnell zu einer festen Masse erhärtet, wobei die Masse die Form beibehält, die man dem nassen Pulver gegeben hatte. Man macht von dieser Eigenschaft Gebrauch bei Abdrücken in der Orthopädie und Zahnheilkunde sowie bei Gipsverbänden.

Calciumphosphat = $Ca_3(PO_4)_2$ als Hauptbestandteil des Apatits stellt den überwiegenden anorganischen Teil des Knochengewebes dar. In den Knochen liegt das Calciumphosphat als hexagonal strukturiertes Raumgitter vor. In dieser Struktur ist das Calcium durch andere Metall-Ionen ersetzbar, insbesondere durch die Elemente der Gruppe des Periodensystems, der auch das Calcium angehört. Es handelt sich dabei um Sr, Ba, Ra, Be und Pb. Dieser Umstand erklärt auch die große Gefahr der langen Einlagerung derartiger giftiger Substanzen, wie z. B. Ba oder Ra, bei chronischen Intoxikationen. In diesem Zusammenhang ist auch erklärlich, weshalb Knochen als »Ionenaustauscher« bezeichnet werden.
Calciumantagonisten werden aufgrund ihrer Wirkung, den Calciumeinstrom in die Zellen zu reduzieren, zur Behandlung koronarer Herzkrankheiten und zerebraler Insuffizienzerscheinungen eingesetzt.

Strontium = Sr und **Barium** = Ba

sind weitere Elemente dieser Gruppe, wobei das Strontium mehr dem Calcium ähnelt. Da es als radioaktives Nebenprodukt bei der Kernspaltung entstehen kann, ist es nicht ganz ungefährlich. Es wird im Organismus mit Calcium in das Knochengerüst eingebaut und stellt mit seiner langen Halbwertszeit von 25 Jahren eine die Lebenszeit der Organismen häufig überdauernde Strahlenquelle dar.

Barium absorbiert, wie andere Elemente mit hoher Ordnungszahl, sehr stark die Röntgenstrahlen. Ein Brei von Bariumsalzen ist daher als Kontrastmittel für Röntgenaufnahmen geeignet. Voraussetzung ist allerdings seine völlige Unlöslichkeit in Wasser oder Verdauungssäften. Dazu eignet sich ausschließlich **Bariumsulfat** = $BaSO_4$.
Alle anderen Bariumsalze haben eine gewisse Löslichkeit und wären nicht geeignet, da Ba-Ionen für den Organismus giftig wirken. So kann z. B. 1,0 g Bariumchlorid bereits tödlich sein.

Radium = Ra

Dieses Element ist in seinen Verbindungen dem Barium sehr ähnlich und kommt in der Natur im Uranpecherz vor. Es ist radioaktiv. Es sendet, wie in der Strahlenkunde dargestellt, α-, β- und γ-Strahlen aus. Die Halbwertszeit beträgt 1600 Jahre. Von der Gesamtstrahlung entfallen etwa auf die α-Strahlen 88%, auf die β-Strahlen 4% und auf die γ-Strahlen 6%. Durch den fortwährenden Zerfall des Atomkerns wird nach mehreren Zwischenstufen schließlich Blei gebildet.
Der Gehalt der Erde an Radium-Mineralien gibt manchen Thermen, wie z. B. denen von Baden-Baden, eine minimale Radioaktivität.
Für medizinisch-therapeutische Zwecke werden heute allerdings künstliche radioaktive Isotope anderer Elemente bevorzugt.

Zink = Zn

Zink kommt nur gebunden als Oxid, Sulfid oder als Carbonat vor. Ferner ist es als Spurenelement in Pflanzen und Tieren gefunden worden und dient als Coferment einiger Enzyme.

Wichtige Verbindungen:

Zinkoxid = ZnO entsteht beim Verbrennen von metallischem Zink

$$\mathbf{Zn + O \rightarrow ZnO}$$

oder beim Glühen von Zinkcarbonat

$$\mathbf{ZnCO_3 \rightarrow ZnO + CO_2\uparrow}$$

Diese Zinkverbindung findet weite Anwendung zur Salben-, Pasten- und Puderherstellung. Seine pharmakologische Wirksamkeit beruht auf der leicht adstringierenden Wirkung und seiner Eigenschaft, Wunden reizlos abzuschließen. In der Ophthalmologie wird **Zinksulfat** = $ZnSO_4 \times 7\ H_2O$ als Augentropfen in 0,25%iger Lösung angewendet.
Als Spurenelement spielt Zink als Bestandteil einer großen Anzahl von Enzymen eine wichtige Rolle. Es ist nachgewiesen, daß die Insulin produzierenden β-Zellen der Langerhansschen Inseln reichlich Zink enthalten, und man vermutet, daß sich das Insulin mit dem Zink als Komplex verbindet und als eine Art Depot vorliegt, welches bei Bedarf (z. B. *Hyperglykämie*) abgerufen werden kann.
Toxikologisch spielen Zinkverbindungen nur eine Rolle in größeren Mengen, die vor allem nach Verwechslungen des Zinkpuders mit ähnlich aussehenden Substanzen oder aber nach Verwendung von Zinkgefäßen zur Lebensmittelbereitung oder Aufbewahrung in den menschlichen Körper gelangen.
Der Gesamtorganismus eines Menschen enthält 2–4 g Zink, also fast ebensoviel wie Eisen. Während aber das Eisen vorwiegend im Blut gebunden im Hämoglobin vorliegt, findet man das Zink in den Zellen. Manche Organe enthalten auffallend viel Zink, die Augen bis zu 0,5%.

Quecksilber = Hg

Sehr vereinzelt kommt Quecksilber in kleinen Tröpfchen elementar vor, in der Hauptsache jedoch als Schwefelverbindung HgS-Quecksilbersulfid. Unter normalen Bedingungen ist Quecksilber leicht beweglich, als flüssig zu bezeichnen, eine Eigenschaft, die unter den Elementen nur noch das Brom hat. Daher hat es auch seinen Namen, Quick-Silber = bewegliches Silber.
Es dient in der Technik als Elektrodenmetall und als Thermometerflüssigkeit.
Infolge seines hohen Dampfdrucks hat das Element die Eigenschaft, bereits bei Zimmertemperatur relativ leicht zu verdampfen und stellt somit eine heimtückische Gefahrenquelle dar. Ist ein Fieberthermometer gebrochen, so sind die kleinen Quecksilberkügelchen mit äußerster Sorgfalt zu sammeln und das Metall in einem eigens dafür eingerichteten, luftdichten Gefäß aufzubewahren bis zur Weiterverwendung (Abgabe an Apotheken o. ä.). Die entstehenden Quecksilber-Dämpfe können sonst zu chronischen Intoxikationen führen.

Wichtige Verbindungen:

Quecksilberverbindungen sind bis auf wenige Ausnahmen durch ihre hohe Giftigkeit gekennzeichnet.
Sublimat = $HgCl_2$ ist noch heute äußerlich als ein stark wirkendes Antisepticum gebräuchlich, ebenso eine Quecksilberammoniumverbindung, das Praecipitat.
Wegen ihrer Gefährlichkeit für den menschlichen Körper sei hier eindringlich zur äußersten Vorsicht beim Umgang mit Quecksilber und seinen Verbindungen gemahnt, denn diese sind bereits in geringen Mengen (0,2–0,5 g) tödlich.

Als Gegengifte bei Quecksilbervergiftungen sind solche Substanzen gebräuchlich, die Sulfid-Ionen abspalten und gemäß der Formel

$$Hg^{2+} + S^{2-} \rightarrow HgS$$

das nahezu unlösliche Quecksilbersulfid bilden. Im übrigen beruht eine antidotische Therapie von vielen Schwermetallvergiftungen auf der Bindung dieser Metalle in Form ihrer schwerlöslichen Sulfide.

Bor = B

ist als Element ein Halbleiter und in seinen Wasserstoff- und Sauerstoffverbindungen außerordentlich mannigfaltig. Es bildet mit Kohlenstoff die Verbindung **Boracid** = B_4C, die nach dem Diamant als die härteste Substanz gilt und zum Zerreiben sehr harter Materialien gebraucht wird.

Wichtige Verbindungen:

Borsäure = H_3BO_3, sie wird frei in heißen, vulkanischen Dampfquellen (Fumarolen) gefunden. Früher als Konservierungsmittel und Antiseptikum gebräuchlich, ist der Zusatz zu Nahrungsmitteln jetzt verboten und sollte auch privat wegen gesundheitsschädlicher Wirkung unterbleiben. Die tödliche Dosis liegt zwischen 10 und 20 g. Bei Behandlung größerer Hautflächen mit Borwasser oder Borsalbe in der üblichen Konzentration von 3% ist namentlich bei Säuglingen und Kindern Vorsicht geboten. Die therapeutische Wirkung von Borsäure entspricht nicht mehr den heutigen Anforderungen. Sie kann in allen Fällen gezielt durch bessere, d. h. weniger giftige und stärker wirksame Arzneimittel ersetzt werden.

Borax = $Na_2B_4O_7$ wird bei der Herstellung verschiedener Emaillen und Gläser verwandt sowie als Reinigungsmittel und Waschmittel (Enthärten des Wassers) im Haushalt.

Aluminium = Al

ist eines der wichtigsten Werkmetalle der Technik geworden, besonders im Flugzeugbau haben Legierungen des Aluminiums große Bedeutung bekommen. Aluminium findet sich in vielen Mineralien, wie z. B. im Glimmer, Ton, Lehm, Feldspat usw.

Wichtige Verbindungen:

Aluminiumoxid = Al_2O_3 = Tonerde, in der Form des natürlich vorkommenden Korunds von außergewöhnlicher Härte.
Alaun = $KAl(SO_4)_2 \times 12\ H_2O$ wird zum Gerben von Leder verwendet und als Adstringens, eine **Aluminiumchloratlösung** = $Al(ClO_3)_3$ als Gurgelmittel bei Angina.

Thallium = Tl

wurde früher als Haarentfernungsmittel und schweißhemmendes Agens äußerlich benutzt. Es ist jedoch außerordentlich giftig, denn 1,0 g irgendeines Thalliumsalzes kann schon tödlich wirken. Wegen seiner Giftigkeit wird es als Mäuse- und Rattenvertilgungsmittel gebraucht.

Kohlenstoff = C

tritt in der Natur in 3 verschiedenen Formen auf, als Diamant, Graphit und als Ruß. Alle drei Modifikationen können unter bestimmten Bedingungen ineinander umgewandelt werden und verbrennen in reinem Sauerstoff zu **Kohlendioxid** = CO_2.
In der Form des Diamants liegt der Kohlenstoff in einem Atomkristall vor, in dem die C-Atome unter sich durch je eine Elektronenpaarbindung verbunden sind und regelmäßige Tetraeder bilden. Dies bedingt seine große Härte und das Lichtbrechungsvermögen (Schmucksteine).
In Form des Graphits bilden die C-Atome ebene Schichten in hexagonaler Anordnung, wobei hier jedes Atom nur mit 3 anderen durch Elektronenpaarbindung verbunden ist. Die jeweilig weiteren 4 Außenelektronen sind frei beweglich. Dies bedingt die elektrische Leitfähigkeit.
Medizinische oder aktive Kohle wird wegen ihrer Absorptionsfähigkeit häufig verwendet. Durch besondere Herstellungsverfahren erhält sie eine große Oberfläche, die Gase und fein verteilte Stoffe festhalten kann. (Gegen Darmerkrankungen, als Gasmaskenfilter, zur Trinkwasserreinigung und gegen innerlich genommene Gifte.)

Wichtige Verbindungen:

Kohlenmonoxid = CO, entsteht beim Verbrennen von Kohle und anderen organischen Stoffen bei ungenügendem Luftzutritt und ist in den Auspuffgasen von Fahrzeugmotoren enthalten. Da es vom Hämoglobin des Blutes schneller aufgenommen wird als der Sauerstoff, ist es ein gefährliches Blutgift (0,3% in Luft führen in 15 Minuten zum Tode).
Kohlendioxid = CO_2, in der Luft zu etwa 0,035% vorhanden, gelöst in zahlreichen Mineralwässern. Kleinere Mengen (5%CO_2 + 95% O_2) werden als Analeptikum zur Anregung der Atmung benutzt. Größere Mengen, mehr als 20%, sind ebenfalls tödlich (Gefahr

in Gärkellern, Heusilos und Brunnenschächten). Es läßt sich unter Druck zu einer farblosen Flüssigkeit verdichten und kommt so in Stahlflaschen in den Handel. Beim Ausströmen verdichtet es sich auf Grund hoher Verdunstungskälte zu Kohlendioxidschnee (Trokkeneis). Es wird verwendet zur Herstellung künstlicher Mineralwässer, zum Bierausschank, zum Feuerlöschen und zu Kältemischungen.
Kohlensäure = H_2CO_3 ist eine leicht zersetzliche, schwache Säure. Von ihr leiten sich 2 Arten von Salzen ab:

die Carbonate $(CO_3)^{2-}$ und die
Hydrogencarbonate $(HCO_3)^{1-}$.

Weitere Verbindungen siehe im Kapitel Organische Chemie, wo dargestellt wird, daß sich der Kohlenstoff durch seine Fähigkeit, in kovalenter Bindung C-Ketten und Ringe zu bilden, deren Mannigfaltigkeit unbegrenzt scheint, von allen anderen Elementen auffällig unterscheidet.

Silicium = Si

es ist nach dem Sauerstoff das häufigste Element der Erdrinde. Die Silikate sind die Hauptbestandteile der Gesteine und Mineralien.
Silicium in seiner reinsten Form findet in der Mikroelektronik (Chips) und zur Herstellung von Solarzellen zum Zwecke der Energiegewinnung gewinnt zunehmend an Bedeutung.

Wichtige Verbindungen:

Siliciumdioxid = SiO_2 kommt als Quarz in vielen Ablagerungen vor und bildet durch kleine Beimengungen von anderen Metalloxiden Halbedelsteine (Rosenquarz, Amethyst, Onyx, Achat usw.). Siliciumdioxid ist sehr hart und wird zur Herstellung von schwer schmelzbaren Geräten, Mörsern und Tiegeln benutzt, zumal es einen sehr geringen Ausdehnungskoeffizienten hat, der bei plötzlicher Abkühlung ein Zerspringen verhindert.
Kieselsäure = H_2SiO_3, in Wasser praktisch unlösliche, unbeständige und schwache Säure. Ihre Salze sind die Silikate. Natriumsilikat = Wasserglas dient als Imprägnierungsmittel für Holz und als Klebstoff. In getrockneter Form erhält man das Kieselgel = *Silicagel*, das zur Absorption von Feuchtigkeit in sog. *Exsikkatoren* verwendet wird. Aluminiumsilikate bilden den weißen Ton, der als Adsorbens medizinische Verwendung findet, wie auch als Zusatz zu antiphlogistischen Pudern und Pasten.
Magnesiumsilikate werden auch Talcum genannt, welches wegen seiner Gleitfähigkeit vielfach als Streupuder verwendet wird. *Glas* ist eine unterkühlte Schmelze von Alkalicalciumsilikaten, das in der einfachsten Form etwa der Formel $CaSiO_3 \times Na_2SiO_3 \times 4SiO_2$ entspricht. Es wird durch Zusammenschmelzen von Natriumcarbonat, Kalkstein und Sand im Verhältnis 1 : 1 : 3 bei etwa 1400° C hergestellt. Durch mannigfache Zusätze können verschiedene Eigenschaften und Farben erzeugt werden. Die Bearbeitung durch Blasen, Gießen oder Pressen ergibt in entsprechenden Formen die gewünschten Gebrauchsgüter. Als Rohstoff für keramische Geräte werden **Kaolin** = $Al_2O_3 \times 2\ SiO_2 \times 2\ H_2O$, Lehm oder Ton verwandt. Mit Zusätzen von Quarz und bei bestimmten Brenntemperaturen wird Porzellan hergestellt. *Silicone* sind hochmolekulare Siliciumverbindungen als ring- oder kettenförmig vernetzte Makromoleküle. Sie können öl-, harz- oder kautschukartige Konsistenz aufweisen. Da sie *wasserab-*

weisend (= hydrophob) sind, benutzt man sie zu Hautschutzsalben, als Entschäumer und zur Hydrophobierung von Ampullen, Gläsern, Keramiken, Textilien und Papieren.
Silicose ist keine chemische Verbindung, sondern eine häufig auftretende Berufserkrankung, die dadurch entsteht, daß sich feinste Kieselsäure- und Silikatmolekülverbände in den Lungenbläschen ablagern.
Aus ähnlichen Gründen ist auch die Anwendung des Talcumpuders bei offenen Wunden nicht zweckmäßig, da sie zu granulomatösen Gewebsveränderungen und Verwachsungen führen kann.

Blei = Pb

ist ein bläulich-weiß glänzendes Metall von großer Dehnbarkeit. Es wird technisch in großem Umfang zur Herstellung von Lettern, in der Elektroindustrie für Akkumulatoren und zu Kabelmänteln verarbeitet und dient in der organischen Verbindung **Bleitetraaethyl** = Pb $(C_2H_5)_4$ als sog. Antiklopfmittelzusatz für das Benzin.
Hierbei ist interessanterweise anzumerken, daß auf Grund dieses Umstandes Weiden und Felder in Autobahnnähe einen nicht unbedenklich hohen Bleigehalt aufweisen (Gras → Rinder → Milch → Kinder).

Wichtige Verbindungen:

Bleimonoxid = PbO, auch Bleiglätte genannt, wird zu bleihaltigen Pflastern und Salben verarbeitet. Durch weitere Oxidation entsteht daraus **Mennige** = Pb_3O_4. Es ist ein rotes Pulver, das als Rostschutzanstrich für Eisenkonstruktionen benutzt wird.
Buchdrucker und Maler sind bei unsachgemäßem Umgang mit den technisch genutzten Bleiverbindungen der Gefahr einer chronischen Bleivergiftung ausgesetzt, wie überhaupt das Blei als häufiges gewerbliches Gift anzusehen ist. Das Lebensmittelgesetz trägt dem Rechnung, indem es Blei für Spielzeug, als Pflanzenschutzmittel und an Arbeitsgeräten verbietet.

Eine Ablagerung von **Bleisulfid** = PbS im Zahnfleisch, der sog. *Bleisaum*, ist für eine chronische Bleivergiftung ein erster Hinweis. Weitere Wirkungen sind die Deponierung des Pb als Phosphat in den Knochen, die Inhibition von Fermenten und die Verhinderung des Einbaues von Eisen in den roten Blutfarbstoff.

Stickstoff = N

ist als Gas = N_2 zu vier Fünfteln Bestandteil unserer Luft. Außerdem liegt er in gebundener Form im Salpetersalz vor und ist vor allem ein Bestandteil aller Eiweißkörper. Bei der Atmung lösen sich Sauerstoff und Stickstoff im Blut. Unter einem gewissen Druck ist die Löslichkeit besonders gut, was dann bei einer schnellen Druckminderung zur Freisetzung von Stickstoffgasbläschen führen kann, die die gefährliche Taucherkrankheit bedingen.

Wichtige Verbindungen:

Ammoniak = NH_3 ist ein stechend riechendes Gas, das bei Fäulnis der Eiweißkörper und bei der Leuchtgasfabrikation entsteht. Im größten Ausmaß wird es technisch aus Luftstickstoff gewonnen, wobei hohe Drucke, relativ niedrige Temperaturen und Katalysatoren notwendig sind, um die Reaktionsträgheit des Stickstoffs zu überwinden.

In der Gasform dient es dem Kühlverfahren nach *C. v. Linde* (1842–1934) als Füllgas der Eisschränke. Durch Wechsel von Kompressionen und Dekompressionen wird die Kälte erzeugt. Das Ammoniakgas wird sehr leicht von Wasser aufgenommen und bildet **Ammoniakwasser** = NH_4OH, oder Salmiakgeist genannt.
Er wird benutzt zur Farbstoffherstellung, zur Reinigung von Kleidungsstücken, als Küchenreinigungsmittel und zur Sodaherstellung. Medizinisch diente es als Riechmittel bei Ohnmachten und zur Behandlung von Insektenstichen, die häufig ein saures Giftsekret absondern. Jedoch sollte man bei der Anwendung vorsichtig sein, weil die Schleimhautgefährdung (Augen!) größer ist als durch Säuren.

Ammoniumchlorid = NH_4Cl ist ein weißes Salz, das technisch als Flußmittel zum Löten und Schweißen verwendet wird. Medizinische Anwendung findet es zur Säuretherapie in der Urologie und als Expectorans unter anderem in den Salmiakpastillen.

Ammoniumcarbonat ist praktisch ein Gemisch aus $(NH_4)_2CO_3 + NH_4HCO_3$ und $NH_4CO_2 \times NH_2$ und wird auch Hirschhornsalz genannt. Es findet als Backpulver Verwendung, da es bereits ca. 60° C in die gasförmigen Bestandteile NH_3, CO_2 und in Wasser zerfällt.

Salpetersäure = HNO_3 und **Salpetrige Säure** = HNO_2 bilden Salze, die Nitrate und Nitrite genannt werden. Die therapeutische Anwendung der Nitrite beruhte darauf, daß eine Besserung der Durchblutung der Herzkranzgefäße eintritt, weil die Gefäßmuskulatur erschlafft und die Kapillaren erweitert werden. Heutzutage werden organische Nitroverbindungen benutzt. Ferner dient $NaNO_2$ als Oxidationsschutz für Instrumente in Form von Lösungen, die etwa 0,5% $NaNO_2$ enthalten.

Stickstoffoxid = N_2O, oder Lachgas genannt, wird mit 20% Sauerstoff gemischt, als Inhalationsnarkotikum angewandt und ist interessanterweise das erste chemische Narkosemittel überhaupt gewesen (1844).

Kreislauf des Stickstoffs:

Der elementare Stickstoff der Luft wird bei Gewitterladungen durch Blitze mit dem Sauerstoff zu Stickstoffoxiden umgewandelt, die durch den Regen dem Boden und damit den Pflanzen zugeführt werden. Die Gesamtmenge des im Laufe eines Jahres auf der Erde auf diese Weise gebundenen Stickstoffs beträgt etwa 1 kg/ha. Außerdem besitzen die an den Wurzelknöllchen der weitverbreiteten Pflanzenfamilie der Leguminosen sitzenden Bakterien die Fähigkeit, elementaren Stickstoff zu assimilieren. Andererseits wird durch die ausgestreuten Stickstoffdünger dem Boden Stickstoff zugeführt. Aus diesen Stickstoffquellen baut die Pflanze das N-haltige Eiweiß auf. Nach Verzehr dieser Stickstoffquellen durch Mensch und Tier wird der im Eiweiß gebundene Stickstoff in den Ernährungskreislauf eingebracht, woraus er durch den Verwesungsvorgang entweder wieder an die Luft oder an den Boden zurückgegeben wird. Der Stickstoff durchläuft damit in großen Zügen 3 Zustandsformen:

elementar in der Luft,
mineralisch im Boden und
organisch in den Eiweißkörpern der Pflanzen, Tiere und Menschen.

Hinsichtlich der Bedeutung von Stickstoffverbindungen als mögliche belastende Umweltfaktoren siehe Kapitel Chemie und Umwelt.

Stickstoffkreislauf

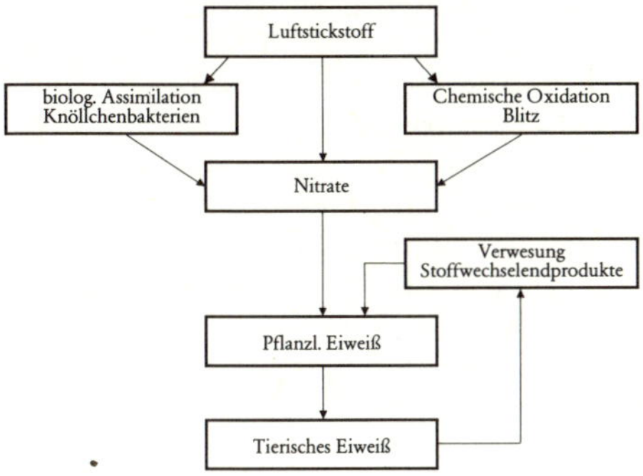

Phosphor = P

ist ein sehr reaktionsfähiges Element und kommt daher in der Natur nur in gebundener Form als Salz vor. In reiner Form hergestellt, liegt er zunächst in der weißen Modifikation vor, aus der er sich unter Lichteinwirkung langsam in die rote Form umwandelt. In der weißen Form ist der Phosphor resorbierbar und sehr toxisch. Für den Menschen gelten 0,1 g als tödlich. Als Rattenvertilgungsmittel wurde er früher verwandt. An der Luft kann sich der weiße Phosphor selbst entzünden und muß deshalb unter Wasser aufbewahrt werden. Selbst geringe Mengen sind im Dunkeln durch ein Leuchten erkennbar *(Chemolumineszenz)*. Die rote, stabilere Form des Phosphors ist ungiftig. Sie wird zur Herstellung von Reibflächen für Zündhölzer benutzt. Phosphorverbrennungen sind deshalb so gefürchtet (z. B. Brandbomben), weil das dabei entstehende **Diphosphorpentoxid** = P_2O_5 als Phosphorsäureanhydrid mit der Gewebsflüssigkeit Phosphorsäure bildet, die ihrerseits zusätzlich gewebsschädigend ist. Wegen dieser Säurewirkung wird die Behandlung mit leicht alkalischen Mitteln empfohlen.

Wichtige Verbindungen:

Phosphorsäure = H_3PO_4 ist je nach Konzentration dünnflüssig, sirupartig oder sogar fest. Sie kann in 3 Stufen dissoziieren und demzufolge z. B. mit Natrium 3 verschiedene Salze bilden:

Natriumdihydrogenphosphat = NaH_2PO_4
Dinatriumhydrogenphosphat = Na_2HPO_4
Trinatriumphosphat = Na_3PO_4

Calciumhydrogenphosphat = $CaHPO_4$ wird gern zur Vorbeugung und Therapie der Rachitis gegeben. Der Bedarf des Menschen an Phosphat beträgt etwa 1,0 g bis 2,0 g/Tag, er wird normalerweise durch die tägliche Nahrung gedeckt. Rund 1% des Körpergewichts besteht aus Phosphaten.

Phosphorsäureester,
vom allgemeinen Typ

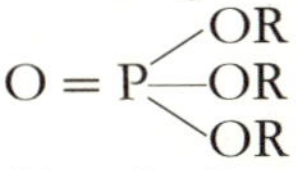

(R steht für einen organischen Molekülrest)

werden vielfach in der Schädlingsbekämpfung eingesetzt (z. B. E 605 = Parathion). Sie sind für den Menschen hochtoxisch, weil sie im Stoffwechsel Fermente in ihrer Wirkungsweise blockieren. So wird z. B. die Cholinesterase an ihrer Tätigkeit, das anfallende Acetylcholin an den Nervenenden abzubauen, gehindert. Es kommt zu einer Vergiftung mit körper-

eigenem Acetylcholin, die sich durch übermäßige Reizung der Erfolgsorgane, zunächst Erregung und dann Lähmung, äußert.
Da im Körper 99% des Calciums und über 80% des Phosphats (0,7 kg) im Skelettsystem als Apatit (siehe Calcium) deponiert sind und die Knochenmineralien ein Reservoir darstellen, aus dem Calcium mobilisiert und in welches überschüssiges Calcium eingelagert werden kann, sind Calcium- und Phosphatstoffwechsel eng miteinander gekoppelt. Knochengewebe befindet sich in ständigem Auf- und Abbau. Seine Zusammensetzung ist daher variabel. Die Umstrukturierung bedeutet eine Auflösung und Neuabscheidung des schwerlöslichen Apatits. Bei der Bewegung der relativ großen Calcium- und Phosphatmengen im Blut besteht das Problem, daß beide Ionen miteinander unter Ausbildung eines schwerlöslichen Niederschlages reagieren würden. Die Natur verhindert dies jedoch, indem sie beide Ionen als »Komplexe« transportiert, die erst durch die Aktivität von Enzymen (Phosphatasen) am Bedarfsort, der Knochenaufbauzone gespalten werden.

Arsen = As

kann im Gegensatz zum Phosphor in elementarer Form als sog. Scherbenkobalt in der Natur gefunden werden. Ähnlich wie beim Phosphor existieren auch hier 2 Modifikationen (gelb und grau). In elementarer Form ist das Arsen nicht so giftig wie elementarer Phosphor.

Wichtige Verbindungen:

Arsentrioxid = As_4O_6, auch Arsenik genannt, ist ein sehr giftiges, weißes Pulver. In kleinsten Dosen wurde es früher als *Roborans* angewandt und in Dentalpräparaten als Devitalisierungspaste zur Abtötung von Zahnnerven.
Die *Fowlersche Lösung* enthält etwa 1% As_4O_6 und diente als Anregungsmittel bei Schwächezuständen. Mißbräuchlich wurde Arsenik z. B. bei strapaziösen Bergtouren von sog. »Arsenikfressern« bis zu 1,0 g täglich zur Leistungssteigerung genommen.
Organische Arsenverbindungen bekamen eine große Bedeutung durch ihre antiparasitäre Wirkung auf Protozoen und Spirochäten bei gleichzeitig relativer Ungiftigkeit für den Menschen (z. B. Salvarsan, Spirotrypan).
Arsenpräparate müssen übrigens wegen ihrer Giftigkeit auf Krankenstationen, wie auch in Apotheken, in Giftschränken gelagert werden.
Als Rattengift stehen Arsenpräparate seit über 1000 Jahren im Gebrauch, wobei sie gleichzeitig jahrhundertelang als Mordgifte eine dominante Rolle spielten, da ihre Präparationen farb-, geruch- und geschmacklos sind. Die heutige Analysentechnik erkennt indessen in Leichen noch nach Jahren kleinste Mengen Arsen.
Arsenzubereitungen als Insektizide haben durch Verbote mehr und mehr an Bedeutung verloren.

Wismut = Bi

ist ein rötlich weißes, glänzendes Metall von geringer Härte und kommt in elementarer Form und als Sulfid Bi_2S_3 und als Oxid Bi_4O_6 in der Natur vor. Die hauptsächlichste Verwendung gilt der Herstellung von leicht schmelzenden Legierungen, wie sie z. B. für elektrische Sicherungen benötigt werden.

Wichtige Verbindungen:

Wismutnitrat = $Bi(NO_3)_3 \times 5\ H_2O$, oder **basisches Wismutnitrat** = $BiONO_3 \times BiO(OH)$ haben therapeutisch adstringierende und adsorbierende Eigenschaften. Man verwendet namentlich letztere Verbindung zu Magenpulvern und Brandbinden.
Organische Wismutverbindungen sind z. B. die Arzneispezialität *Dermatol*, *Xeroform* und *Noviform*, sie finden vornehmlich zur Wundbehandlung als Bestandteil von Streupulvern und Salben Verwendung.

Schwefel = S

kommt in elementarer Form in der Nähe von Vulkanen vor, in gebundener Form in Metallverbindungen, wie z. B. Eisenkies = FeS_2, Zinkblende = ZnS, Bleiglanz = PbS und Gips = $CaSO_4$. Schwefel ist eine gelbe, spröde Substanz, die je nach Zustandsbedingungen in verschiedenen Kristallformen vorkommt (= *Allotropie*). So kennt man die α-Form, die in rhombischen Kristallen gefunden wird, und die β-Form, die in monokliner Form kristallisiert. Beide Arten bilden ringförmige S_8-Moleküle.
Technisch wird der Schwefel zur Zündholz-, Farbstoff- und Pulverherstellung benutzt. Ferner dient er als Schädlingsbekämpfungsmittel und zum Vulkanisieren von Kautschuk. Früher wurde der Schwefel medizinisch in kleinen Dosen als Abführmittel gebraucht und durch seine antiparasitären und keratolytischen Eigenschaften dermatologisch eingesetzt. Da jedoch Reduktion zu Schwefelwasserstoff = H_2S eintreten kann, der eine erhebliche Giftigkeit besitzt, sollten z. B. bei Kindern nie zu große Körperpartien mit Schwefel behandelt werden.

Wichtige Verbindungen:

Schwefelwasserstoff = H_2S kommt in vulkanischen Gasen, in Jauchegruben, Schwefelquellen und auch in Darmgasen vor. Es ist ein äußerst unangenehmes Gas, das noch in sehr starker Verdünnung wahrgenommen werden kann. Seine giftige Wirkung beruht auf der Inhibition schwermetallhaltiger Fermente, womit es bei längerer Einatmung zu einer Art innerer Erstickung kommen kann. H_2S ist ein wichtiges Gruppenreagens in der analytischen Chemie, da es mit einer ganzen Reihe von Metallen Niederschläge gibt. Es ist eine schwache Säure und seine Calcium- oder Bariumsalze werden kosmetisch als Haarentferner gebraucht.
Schwefel wird vorwiegend mit den schwefelhaltigen Aminosäuren mit der Nahrung aufgenommen. Die Aminosäuren enthalten SH-Gruppierungen, wodurch die Möglichkeit gegeben ist, die einzelnen Aminosäuremoleküle über sogenannte Disulfid-Brücken zu verknüpfen. Auf diese Weise wird ein Beitrag zum Zustandekommen der *Tertiärstruktur* von Eiweiß geleistet. Organische Substanzen, die SH-Gruppen enthalten, reagieren mit hoher Affinität mit Schwermetallionen. Damit ist auf der Basis der Beeinflussung der Eiweißstruktur durch Schwermetalle deren Toxizität in bereits geringen Mengen erklärt, (z. B. Hg).

Schwefeldioxid = SO_2 kommt ebenfalls in vulkanischen Gasen vor und entsteht bei der Verbrennung von Schwefel. Als stechend riechendes Gas reizt es besonders die Schleimhäute. Es wirkt reduzierend und wird deshalb zum Bleichen von Seide, Wolle und Stroh eingesetzt. Ferner dient es zum Desinfizieren und Konservieren beim Schwefeln der Weinfässer.

Mit zunehmender Industrialisierung und allgemeiner Technisierung gewinnt das Problem der Luftverseuchung mit SO_2-Gasen ständig an Bedeutung (Smog), z. B. wird an Hauptverkehrspunkten großer Städte pro Stunde über 1000 kg SO_2 in die umgebende Luft abgegeben.

Schwefeltrioxid = SO_3 ist eine eisartige, rauchende, stark ätzende Substanz, die begierig Wasser anzieht. Dies kann nahezu explosionsartig geschehen. Es bildet sich dabei Schwefelsäure, gemäß der Formulierung:

$$\mathbf{SO_3 + H_2O \rightarrow H_2SO_4}$$

Schwefelsäure = H_2SO_4 ist eine farb- und geruchlose, ölige Flüssigkeit, die ebenfalls stark ätzenden Charakter hat. Konzentrierte H_2SO_4 zerstört das Gewebe, wobei die verätzten Stellen durch Verkohlung schwarz werden. Wie SO_3 ist auch die konzentrierte H_2SO_4 stark wasseranziehend (= *hygroskopisch*) und kann daher als Trockenmittel verwandt werden. Mit Wasser mischt sie sich beim vorsichtigen Zugeben unter auffallender Erwärmung, wobei eine Volumenkontraktion eintritt. Das Sulfation = SO_4^{--} spielt bei den *Detoxikationsvorgängen* im Körper (= Entgiftung von körperfremden und Stoffwechselendprodukten) eine Rolle, derart, daß die unterschiedlichst gebauten chemischen Körper durch Paarung oder Konjugation mit Schwefelsäure sulfuriert und damit transport- und ausscheidungsfähig gemacht werden.

Natriumthiosulfat = $Na_2S_2O_3$. In dieser Verbindung bedeutet das Präfix »thio«, daß ein O durch ein weiteres Schwefelatom ersetzt ist. Es wird auch Fixiersalz genannt, da man es unter anderem in der Fotografie benutzt, weil es mit Silber-Ionen einen leicht löslichen Komplex bildet und damit unbelichtetes Silbersalz aus der fotografischen Schicht herauslösen kann. Ferner ist es ein Gegengift bei Schwermetallvergiftungen.

Fluor = F

Fluor ist das erste der in der siebenten Gruppe des Periodensystems aufgeführten Elemente, die den Namen *Halogene* - Salzbildner – tragen. Die bekannteste Fluorverbindung ist Calciumfluorid = CaF_2 = Flußspat, das auch in geringen Mengen im Getreide vorkommt. Fluor ist ein äußerst aggressives Element, das sich im Augenblick seiner Entstehung mit sich selbst und dann sofort mit dem nächstbesten Reduktionsmittel unter Elektronenentzug verbindet.

Wichtige Verbindungen:

Fluorapatit, bestehend aus einem Calciumphosphation und einem Atom-Fluor, ist ein Bestandteil von Knochen und Zahnschmelz. Die Wasserstoffverbindung des Fluors,

Flußsäure = H_2F_2, ist eine äußerst reaktionsfreudige Substanz, die zum Ätzen von Glas verwendet wird. Das Natriumsalz – **Natriumfluorid** = NaF ist neben Natriumsilicofluoriden als Schädlingsbekämpfungs-, Holzschutz- und Rostlösungsmittel im Handel. In Form dieser Verbindungen führen die Fluoride gelegentlich zu Vergiftungen. Die Widerstandsfähigkeit des Zahnschmelzes steht in einem gewissen Zusammenhang mit der Fluorideinnahme, insbesondere im Alter der *Calcifizierung der Zähne*, d. h. zwischen dem 6. und 8. Lebensjahr. Fluorionen sind für die Abdichtung des Schmelzes nach dem Durchbruch der Zähne durch oberflächliche CaF_2-Bildung verantwortlich. Fluorierungsmaßnahmen für Patienten nach dem 14. Lebensjahr sind erfolglos, wobei auch auf die Gefahr einer Überdosierung, die zur *Fluorose* führen kann, hingewiesen werden muß. Als unbedenklich hat sich eine Konzentration von Fluor im Trinkwasser von 1 ppm erwiesen (ppm = Seite 159).

Chlor = Cl

Das zweite Element in der Reihe der Halogene findet man in natürlichem Zustand gebunden in Form seiner Salze, den Chloriden, worin es (−1)-wertig vorliegt, und in der Magensäure

Salzsäure = Chlorwasserstoffsäure
= HCl
Kochsalz = Natriumchlorid
= NaCl, im Meerwasser, Salzsolen und Steinsalzlagern
Sylvin = Kaliumchlorid = KCl

In den elementaren Zustand wird es durch Elektrolyse von Kochsalz überführt. Es gehört, wie sein Nachbarelement Fluor, zu den reaktionsfähigsten Elementen überhaupt, weswegen es nicht frei vorkommt.

Die Fälle von Chlorvergiftungen sind allein wegen der vielfältigen Verwendung derselben in der chemischen Industrie von Bedeutung. Chlor kommt in Bomben unter hohem Druck als Flüssigkeit in den Handel. 1 kg flüssiges Chlor ergibt 300 l gasförmiges Chlor unter normalem Druck.
Die *MAK, die maximale Arbeitsplatzkonzentration*, beträgt für Chlor 0,5 ppm. Die Mitteilung IV der Kommission der Deutschen Forschungsgemeinschaft vom 30. August 1966 (»Arbeitsschutz« Nr. 9/1966) führt die maximalen Arbeitsplatzkonzentrationen gesundheitsschädlicher Stoffe in einer Liste auf. Dieser Begriff hat sich im Rahmen des Arbeisschutzes als Ausdruck für die Giftigkeit eines Stoffes für den menschlichen Körper bewährt und als solcher Eingang in die verschiedenen Arbeitsschutzverordnungen gefunden. Die Liste enthält außerdem Angaben darüber, ob ein Stoff durch Hautresorption gefährlich werden kann.

Wichtige Verbindungen:

Salzsäure = HCl. Neben ihrer fundamentalen Bedeutung für die Technik, die sie zu unzähligen Prozessen aller Art verwendet, verdient die Salzsäure im Rahmen der physiologisch-chemischen Betrachtung als ein unverzichtbarer Bestandteil der Verdauungssäfte des Magens erwähnt zu werden. Der Magenschleimhaut stehen Chlor- und Wasserstoffionen zur Verfügung. Mit Einsetzen der Sekretion steigt der pH-Wert im Magen, bis das Konzentrationsverhältnis der H-Ionen im Magen zu den extrazellulären Flüssigkeiten einen Wert von 1 000 000 : 1 erreicht hat. Erst dann kann das eiweißverdauende Ferment Pepsin seine Wirkung voll entfalten.
Bei einer großen Mahlzeit werden bis zu 500 ml Magensalzsäure sezerniert. Außerdem sind Cl^--Ionen an der Konstanz des extrazellulären osmotischen Drucks maßgebend beteiligt.
Wie bei allen Säuren führt absichtliche oder versehentliche Verabreichung von HCl zu den bekannten Säureverätzungen mit all ihren Folgen. Als Antidot hat sich sog. *Magnesiamilch* (Aufschlemmung von MgO in H_2O) bewährt. Größere Mengen Carbonate

sollten wegen der Gefahr einer Magenruptur durch die entstehende Kohlensäure nicht verabreicht werden. Salzsäuredämpfe wirken ebenso wie Chlorgas als Ätzgifte in den Atmungsorganen.

Die *Ätzwirkungen* konzentrierter Säuren oder Laugen beruhen auf Eiweißdenaturierungsprozessen, wobei die Wirkungen von Laugen schwerwiegender sind als die von Säuren, weil das verätzte Gewebe weniger dicht ist. Die Lauge diffundiert durch den nekrotischen Bereich und richtet im weiter tiefer gelegenen Gewebebereich Schaden an. Bei Säureverätzungen dagegen bildet sich ein relativ dichter Mantel von geflocktem Eiweiß. Auffällig abweichend hiervon ist die Ätzwirkung von Flußsäuren (s. d.). Da das Fluoridion sehr klein ist, vermag es sehr tief ins Gewebe zu diffundieren, zieht das H-Ion nach und beide zusammen zerstören tiefer liegende Gewebeschichten.

Kochsalz = NaCl
ist bei Natrium behandelt worden (s. d.).

Natriumhypochlorit = NaOCl
wird wegen der leichten Abspaltbarkeit des Sauerstoffs als Bleichmittel verwendet.

Kaliumchlorat = $KClO_3$
dient technisch zur Herstellung der Zündmasse in Streichhölzern sowie als Unkrautvertilgungsmittel, als welches es gelegentlich mit Kochsalz verwechselt wurde. Hämolyse – und anschließende Oxidation des Blutfarbstoffs sind die akuten Vergiftungserscheinungen.

Chlorkalk = $Ca\begin{matrix}\diagup O-Cl \\ -Cl\end{matrix}$
wird durch seine Eigenschaft, mit Salzsäure Chlorgas frei zu machen, als Grobdesinfektionsmittel benutzt (Abort-, Kadaverdesinfektion, Schwimmbäder).

Brom = Br

Neben Quecksilber ist Brom das einzige bei normalen Bedingungen (atmosphärischer Druck und Zimmertemperatur) flüssige Element. In der Natur allerdings kommt es nur in gebundenem Zustand in seinen Salzen vor. Infolge seines hohen Dampfdrucks entweichen braunrote Dämpfe aus der elementaren Flüssigkeit, die noch aggressiver als Chlorgas auf die Schleimhäute wirken, da sie sich in Fett und anderen organischen Substanzen besser lösen als Chlor.

Wichtige Verbindungen:

Anorganische Bromsalze:

Kaliumbromid = KBr
Ammoniumbromid = NH_4Br
Calciumbromid = $CaBr_2$

Sie spielen als *Sedativa* noch immer eine gewisse Rolle in der Medizin. Organische Bromsalze, z. B. Bromaceton, sind als Augenreizstoffe (Tränengase) bekannt. Bereits geringste Mengen (0,1 g/l Luft) verursachen sofortigen Trä-

nenfluß. (Verwendung zur Dichtigkeitsprüfung von Gasmasken!)
Bei chronischen Gaben von Bromiden kann es zu Erscheinungen, die als *Bromakne* (Entzündungserscheinungen an den Haarfollikeln) und *Bromismus* bekannt sind, kommen.

Die Verwendung von **Silberbromid** = AgBr in der Fotografie wurde bei Silber besprochen.
Neuerdings verwendet man **Kaliumbromat**lösungen ($KBrO_3$) bei der Kaltwelle, wodurch die Möglichkeit der Vergiftung infolge Verwechslung besteht.

Jod = I

Jod ist ein Element, das vorwiegend in der einwertigen Form als Jodid im Meerwasser, Mineralquellen (Tölz, Kreuznach) vorkommt. Darüber hinaus bieten organische Substanzen wie Algen und Tange die Möglichkeit, aus ihnen durch Verbrennen und anschließendes Auslaugen der Asche Jodide zu gewinnen. Jod ist ein Element, das leicht *sublimiert*, d. h. vom festen sofort in den dampfförmigen Zustand übergeht. Dabei bilden sich schwere, blauviolette Dämpfe.
Eine Lösung von Jod gemeinsam mit Kaliumjodid und 90%igem Weingeist nennt man *Jodtinktur*, jedem geläufig als Wunddesinfiziens. Wegen möglicher Allergie oder der Resorption von Jod und nachfolgender Einwirkung auf die Schilddrüse geht die Verwendung von Jodtinktur mehr und mehr zurück zugunsten gleichwertiger, jodfreier Desinfektionslösungen.
In organischen Verbindungen ist Jod wegen seines Vermögens, Röntgenstrahlen sehr gut zu absorbieren, als **Röntgenkontrastmittel** gebräuchlich. Auch bei der Verwendung derartiger Präparate ist wegen der Gefahr einer allergischen Reaktion eine Sensibilitätsprüfung mit geringen Mengen des Kontrastmittels angezeigt.

Wichtige Verbindungen:

Natriumiodid = NaI und **Kaliumiodid** = KI werden bei *Bronchitiden* und in der Augenheilkunde verwendet.
Bei chronischem Jodmangel in der Nahrung kommt es zur Ausbildung des sog., »endemischen Kropfes«, der eine kompensatorische *Hypertrophie* der Schilddrüse darstellt. Eine ständige Verabreichung anorganischer Jodsalze mit dem Salz der Nahrung bedeutet eine wirksame prophylaktische Maßnahme (Vollsalz).
Organische Jodverbindungen wie auch getrocknete Schilddrüsen dienen der Therapie von Schilddrüsenerkrankungen. Die Schilddrüse ist das jodreichste Organ. Ihre Hormone enthalten organisch gebundenes Jod (s. Hormone!).
Die Erforschung des Jodstoffwechsels erfuhr durch den Einsatz von Jodisotopen ^{131}J eine bemerkenswerte Bereicherung der Analysenmethoden. Verabreichtes Jod lagert sich hauptsächlich in der Schilddrüse ab und kann dann auf seinem Weg durch Messung der Isotope verfolgt werden.
Jod findet darüber hinaus als Bestandteil organischer Verbindungen in Röntgenkontrastmitteln Verwendung, vor deren Applikation ein Test auf Verträglichkeit durch Injektion von 1 bis 2 ml stets durchgeführt werden sollte.
Die Empfehlung, daß nach mißbräuchlicher oder fahrlässiger Einnahme von Jod in Form der Tinktur reichlich Mehlanschlemmungen gegeben werden sollen, ist begründet durch die Tatsache, daß Jod mit Stärke eine blau

gefärbte *Einschlußverbindung* bildet, die es einerseits unschädlich macht, andererseits den chemischen Nachweis kleinster Mengen Jod oder im umgekehrten Falle kleinster Mengen Stärke gestattet.

Mangan = Mn

Dieses Element, das sich als sog. chemisches Übergangselement in vielen Wertigkeitsstufen wiederfindet, soll hier hauptsächlich seines Charakters als Spurenelement und der für die Praxis wichtigen Verbindung, des **Kaliumpermanganats** = $KMnO_4$ wegen besprochen werden.
In ihr liegt das Mangan in der höchsten Wertigkeitsstufe vor und ist deshalb als Oxidationsmittel und *Desodorans* gebräuchlich. Kaliumpermanganat wird als Zusatz zu Bädern und Gurgelmitteln etwa in 2‰iger Lösung verwendet.
Wir nehmen ausreichend Mn mit der Nahrung auf; Manganmangel führt bei Tieren zu Störungen des Sexualzyklus und zu Knochenmißbildungen. Wir wissen, daß Mangan bei einer Reihe von Fermenten den *Co-Faktor* darstellt, d. h., daß diese erst bei Anwesenheit von Mangan wirken können.

Eisen = Fe

Geschichtlich ist interessant, daß das Element Eisen relativ früh als Werkstoff und Schmuckmetall den Menschen bekannt war. Man rechnet die Zeit von 2500 v. u. Z. bis etwa 1250 v. u. Z. als den Beginn der Eisenzeit. Zumeist kommt das Eisen in Form seiner Oxide oder Sulfide in der Natur vor, aus denen es in Hochöfen zunächst als Roheisen und nach weiterer Bearbeitung zu Stahl, Gußeisen usw. gewonnen wird. Das Eisen hat bis auf den heutigen Tag seine dominante Stellung in der Technik behauptet, wenngleich es in gewissen Eigenschaften von anderen Metallen übertroffen wird.
Eisen ist ein unedles Metall, d. h. es ist äußerst reaktionsfähig, was allein schon daraus hervorgeht, daß es alsbald rostet, indem es sich mit den Elementen der Luft und des Wassers zu unterschiedlich gebauten Oxiden bzw. Oxyhydraten verbindet. Eisen wird zumeist in seiner zwei- oder dreiwertigen Form in Salzen gebunden, wobei von Wichtigkeit ist, zu wissen, daß den neuesten Erkenntnissen zufolge Eisen nur in zweiwertiger Form als Heilmittel wirkt. Seine vielfältige und unentbehrliche Rolle als Medikament erklärt sich aus der Tatsache, daß sich Eisen überall dort findet, wo Atmungsprozesse ablaufen. Eisen hat im Laufe der Entwick-

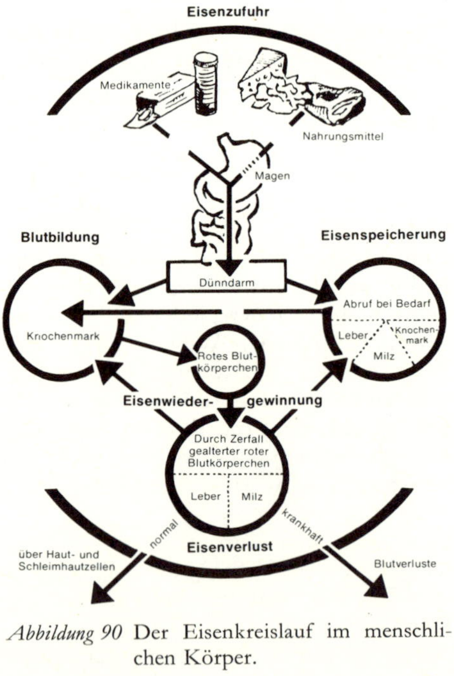

Abbildung 90 Der Eisenkreislauf im menschlichen Körper.

lung der Lebewesen als Zentralatom des roten Blutfarbstoffs, *Hämoglobin*, die Funktion eines Sauerstofftransporters übernommen, der den molekularen O_2 jederzeit zur Energiegewinnung abgeben kann. Darüber hinaus spielt Eisen als Bestandteil einer Reihe von Fermenten eine entscheidende Rolle. Man unterscheidet deshalb auch zwischen sog. *Enzymeisen* (im Ferment) und *Transporteisen* (im Hämoglobin) und *Speichereisen* in Form des Ferritins.

Ca. 50% des gesamten Eisengehalts unseres Organismus sind im strömenden Blut enthalten, was bei der Therapie nach größeren Blutverlusten Beachtung finden muß. Die Aufnahme von Eisen in die Blutbahn erfolgt im Darm stets in der zweiwertigen Form, die auch aus dreiwertigem Eisen im Darm entstehen kann, und zwar nur so lange, bis die Depots gefüllt sind. Täglich 1 mg ist etwa der normale Bedarf. Biofunktionell interessant ist der Umstand, daß der Bedarf des Körpers durch die Regulation der Aufnahmemenge, nicht durch die Ausscheidung des Überschusses geregelt wird.

Eisen ist das vierthäufigste Element und das häufigste Übergangselement auf der Erdoberfläche und in lebenden Organismen. Infolge seiner Fähigkeit, in zwei- bzw. dreiwertiger Form auftreten zu können, ist es das Zentralatom für energiegewinnende Redoxprozesse. Die eisenhaltigen Redoxsysteme werden eingeteilt in Häm-Proteine und Nichthämproteine. Das bekannteste Protein des Eisens, das *Hämoglobin* der roten Blutkörperchen, führt keinen Redoxprozeß aus, sondern bindet in der Lunge den Sauerstoff, transportiert ihn durch die Gefäße und gibt ihn in den Muskeln an das sehr ähnlich gebaute Eisenprotein Myoglobin ab, welches zur Speicherung des Sauerstoffs bis zur Bindung desselben als CO_2 im letzten Schritt der Energiegewinnung dient.

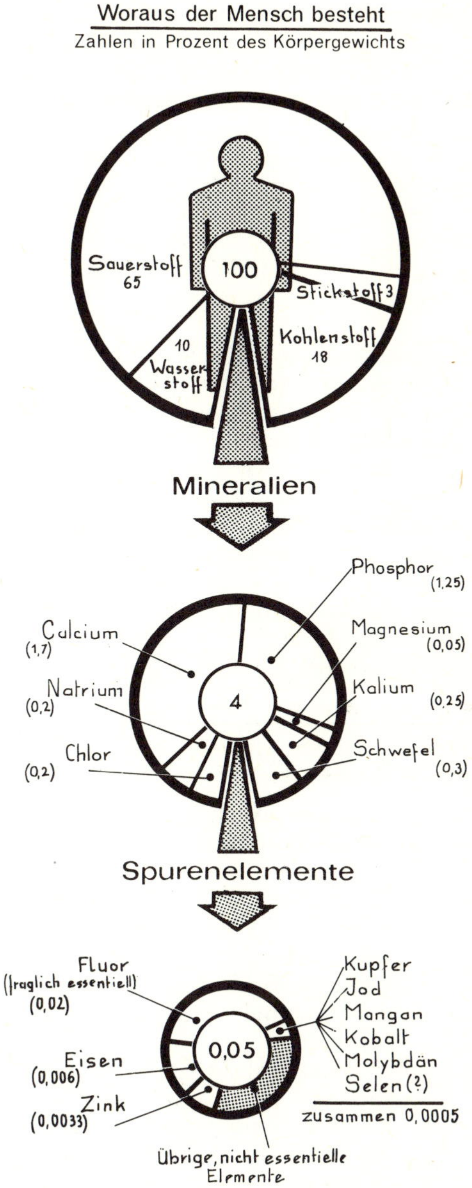

Abbildung 91 Elemente im menschlichen Organismus.

Kobalt = Co

Als Begleitelement des Nickels ist das Kobalt in relativ kleinen Mengen vorhanden; es ist, wie seine Salze, ein rötlich schimmerndes Metall. Entzieht man den Verbindungen einen Teil des Hydratwassers, so gehen die Co-Verbindungen in ein schönes Blau über, was in der Glasfärberei angewendet wird.

Medizinisch von hoher Wichtigkeit ist der unter der Bezeichnung *Vitamin* B_{12} bekannte Wirkstoff **Cyanocobalamin**, dessen Tagesbedarf bei ca. 1 µg liegt. Co ist eines der 6 Spurenelemente, bei deren Fehlen in der Nahrung es zu ausgeprägten Mangelsymptomen kommt bis hin zu schweren, anämischen Zustandsbildern. Co wirkt indirekt, indem es zur Entwicklung der Darmflora beiträgt, die ihrerseits das Cyanocobalamin synthetisiert.

Edelgase

Die ungewöhnlich stabile Struktur des Atomaufbaus der Edelgase infolge der Komplettierung ihrer Elektronenkonfigurationen bedingt deren Mangel an chemischer Reaktionsfreudigkeit. **Helium, Neon, Argon, Krypton, Xenon, Radon** sind die in der nullten Gruppe des Periodensystems fixierten Gase. Ihre chemische Reaktionsträgheit macht sie zu wertvollen Füllmaterialien z. B. für Luftschiffe und Luftballons. Ferner dienen Edelgase zur Füllung von Leuchtstoffröhren und Glühbirnen. Der Glühfaden einer Glühbirne kann sich in Argongas höher erhitzen und wesentlich helleres Licht geben, als es der Fall wäre, wenn die Birne nur teilevakuiert wäre.

Merksätze zu den wichtigsten Elementen

a) **Calcium:** Wichtig für die Mineralisation von Zähnen und Knochen, für die Funktion von Nerven und Muskeln sowie für die Blutgerinnung.
b) **Eisen:** Wichtig für Hämoglobin, enthalten in Myoglobin und Hämosiderin, Kofaktor von Enzymen.
c) **Jod:** Bestandteil von Hormonen der Schilddrüse.
d) **Kalium:** Beeinflußt die transmembranösen Potentiale, die Aktivität von Enzymen (z. B. Pyruvatkinase) und die Tätigkeit von Herz und Muskeln.
e) **Kobalt:** Wichtig für Vitamin B_{12}, aktiviert und hemmt verschiedene Enzyme.
f) **Kupfer:** Notwendig für Zellwachstum und Hämoglobin-Synthese.
g) **Magnesium:** Aktiviert Enzyme zur oxydativen Phosphorylierung.
h) **Mangan:** Aktiviert Desoxyribonuklease, Phosphatasen, Arginase und Karboxylase, wichtig für Lipid-Synthese.
i) **Molybdän:** Bestandteil verschiedener Enzyme, z. B. der Xanthinoxydase und der Flavoproteine.
j) **Natrium(-Chlorid):** Wichtig für Wasser- und Säure-Basen-Haushalt sowie für Impulsleitung.

k) **Phosphor:** Wichtig für die Mineralisation von Zähnen und Knochen, Bestandteil energiereicher Verbindungen wie etwa ATP, kommt in Nukleoproteiden und Phospholipiden vor.
l) **Schwefel:** Notwendig für die Bindung von Mukopolysacchariden im Bindegewebe. Bestandteil des Mukoitinsulfats.
m) **Selen:** Unspezifisches Antioxydans, steigert vermutlich die Protein-Synthese.
n) **Zink:** Wesentlich für die Funktion von Enzymen, z. B. alkalischer Phosphatase, Alkoholdehydrogenase und Laktatdehydrogenase, wichtig für Wundheilung.

Übungen

a) Nennen Sie Natriumverbindungen!
b) Nennen Sie chemische Verbindungen und Elemente, die man vorsichtig handhaben muß!
c) Welche Elemente finden als Salze Verwendung in Infusionslösungen?
d) Schildern Sie den Kreislauf des Stickstoffs!
e) Welche Metallionen werden bevorzugt in Knochen abgelagert?
f) Nennen Sie Enzymgifte!

15.0 Organische Chemie

Unter »der organischen Chemie« versteht man die Chemie der Kohlenstoff-Verbindungen. Zurück geht die Heraushebung dieses Teilgebiets im wesentlichen auf den schwedischen Arzt und Chemiker *Berzelius* (1775–1848), der alle chemischen Verbindungen organisch nannte, die tierischen oder pflanzlichen Ursprungs waren.
Da man damals glaubte, derartige Stoffe könnten nur in einem Organismus (= in vivo) erzeugt werden, trennte man jene organischen Verbindungen ab von denen, die auch synthetisch (= in vitro) darstellbar waren. Aber schon 1828 gelang es dem deutschen Chemiker *Friedrich Wöhler* (1800–1882) nachzuweisen, daß auch ohne eine Lebenskraft (= vis vitalis) organische Verbindungen darstellbar waren. Er stellte aus Ammoniumcyanat: NH_4OCN den physiologischen, d. h. den normalen Lebensvorgängen zugehörigen Stoff Harnstoff

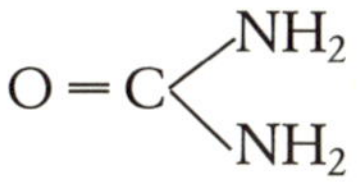

her. Damit war der Beweis erbracht, daß eigentlich zwischen anorganischer und organischer Chemie kein Unterschied besteht. Im Laufe der Zeit haben sich derartige Synthesen lawinenartig vermehrt. Weil in den entstandenen Verbindungen in jedem Falle jedoch das Element Kohlenstoff enthalten war und die Stoffülle so gewaltig anwuchs (man kennt heute etwa 3 Millionen organische Verbindungen), hat man aus Zweckmäßigkeitsgründen an der historisch entstandenen Einteilung festgehalten. Heute weiß man darüber hinaus, daß eine derartige Trennung sinnvoll ist, weil es eine Reihe von Eigentümlichkeiten gibt, die die organischen Verbindungen auszeichnen.

15.1 Grundlagen der organischen Chemie

Vorbemerkungen und Erfahrungen

a) Kohlenstoff ist ein Element der 4. Hauptgruppe des Periodensystems, er besitzt damit 4 Außenelektronen, die für die Verbindungsbildung wichtig sind (Bindungsarten).
b) Die zeichnerische Darstellung von organischen Molekülen kann unterschiedlich erfolgen (Isomerie).
c) Die organische Chemie wird von der Reaktivität besonderer funktioneller Gruppen bestimmt (Reaktionsmechanismen).
d) Unter den Bindungssystemen ist das des Benzols besonders auffallend und interessant (aromatischer Zustand).

Im allgemeinen sind am Aufbau der organischen Chemie neben dem *Kohlenstoff* nur wenige Elemente beteiligt. Es sind dies: *Wasserstoff, Sauerstoff, Stickstoff, Schwefel, Phosphor* und die *Halogene*. Weitere Besonderheiten dieses Teils der Chemie ergeben sich aus den Bindungsarten, der Isometrie, den funktionellen Gruppen, den Reaktionsmechanismen und dem häufig anzutreffenden aromatischen Zustand.

15.1.1 Bindungsarten

Das unverbundene Kohlenstoff-Atom besitzt 2 hantelförmige p-Orbitale und ein kugelförmiges s-Orbital der Außenelektronen. Bei einer Verbindungsbildung werden diese Orbitale gemischt oder *hybridisiert*. Dabei entsteht ein sp^3-Zustand, in dem die 4 Valenzelektronen des Kohlenstoffs bildlich wie in einem Tetraeder gleichwertig verteilt sind. Die Bindungsbildung ist nunmehr energetisch besonders günstig und bedingt die riesige Vielfalt der organischen Moleküle.
Das einfachste Modell für die Tetraederstruktur ist das Methan: CH_4.
Hier liegt die für die organische Chemie typische kovalente, homöopolare oder Atombindung vor, indem die vier sp^3-Hybridorbitale des Kohlenstoffs mit 4 1s-Orbitalen des Wasserstoffs überlappen und σ-(= Sigma)-Molekülorbitale bilden.
In ähnlicher Weise kann sich das Kohlenstoffatom mit sich selbst verknüpfen. Das einfachste Molekül mit einer C-C-Einfachbindung ist das Ethan: $H_3C\text{-}CH_3$.
Auch hier resultiert eine σ-Bindung. Diese Bindung ist derart typisch, daß man sagen kann:

> In einer vorgegebenen Strukturformel kann man das Vorliegen von σ-Bindungen an dem einfachen Bindungsstrich erkennen.

Bei der Bindung zwischen den C-Atomen ist aber neben der Einfachbindung $C-C$ auch eine Doppelbindung $C=C$ oder Dreifachbindung $C\equiv C$ möglich. Bei der Doppelbindung, einfachstes Beispiel Ethylen: $H_2C=CH_2$, existiert neben der σ-Bindung noch eine π-Bindung, die die Drehbarkeit durch die außerhalb der Bindungsachse liegenden Überlappungszonen einschränkt. Eine Dreifachbindung hat 1 σ- und 2 π-Bindungen (s. auch S. 145ff.).

15.1.2 Isomerie

Eine Ursache für die große Zahl organischer Verbindungen liegt in der unbegrenzten Möglichkeit des Kohlenstoffs, mit sich selbst Ketten, verzweigte Ketten und Ringe zu bilden, und darin, daß bei gleicher Anzahl und Art von Atomen, dargestellt durch die Summenformel, die Atome eine völlig unterschiedliche Anordnung in der Struktur oder räumlichen Verteilung haben können.
Entsprechend kennt die Isomerie (isos = gleich, meros = Teilchen) 2 große Gebiete, in denen gleiche Teilchen verschieden angeordnet sein können: Die Konstitutionsisomerie und die Stereoisomerie.

Konstitutionsisomerie

Anordnung und Verknüpfungsweise der Atome und funktionellen Gruppen einer

Verbindung bezeichnet man als *Konstitution*. (Struktur, Sequenz der Atome und Gruppen). Man stellt dies in der Zeichenebene durch ausgeschriebene Strukturformeln dar.

Beispiel:

C_4H_{10} = Butan:

$$H_3C-CH_2-CH_2-CH_3$$

n-Butan

oder

$$\begin{array}{c} CH_3 \\ | \\ H_3C-CH-CH_3 \end{array}$$

iso-Butan

> Liegen gleiche Atome in gleicher Zahl in unterschiedlicher Verknüpfungsweise vor, so spricht man von Konstitutions- oder Strukturisomerie.

Stereoisomerie

Die Beschreibung einer Verbindung durch ihre Strukturformel kann häufig nicht den dreidimensionalen Charakter einer Verbindung zum Ausdruck bringen.
Zum Verständnis vieler biochemischer Reaktionen ist aber gerade die genaue Kenntnis der räumlichen (= Stereo) Anordnung der Atome oder Atomgruppen von Bedeutung. Die räumlichen Modelle der Stereoisomerie unterscheiden dabei zwischen der Konformationsisomerie, der Konfigurationsisomerie und der optischen Isomerie.
Stereoisomere, die sich aus der freien Rotation um Einfachbindungen ineinander überführen lassen, nennt man Konformere. Das einfachste Beispiel dafür ist das Ethan: C_2H_6 oder

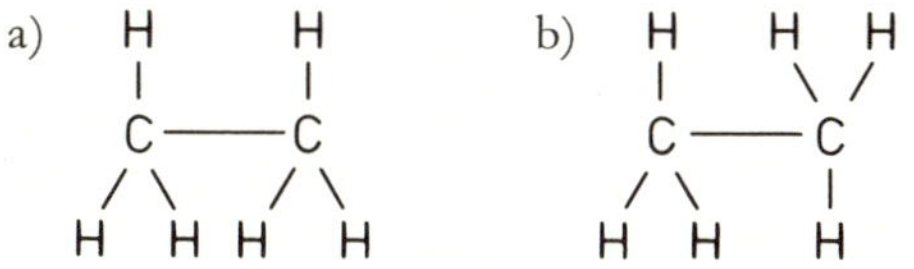

Die *Konformeren* a) und b) wandeln sich stets ineinander um, sind also nicht völlig festgelegt. Eine festgelegte räumliche Anordnung von Atomen einer Verbindung wird als *Konfiguration* dieses Moleküls bezeichnet.

Im Gegensatz zu den Konformeren sind also die Konfigurationsisomere stabile Stereoisomere. Das einfachste Beispiel dafür ist das 1,2 Dichlorethen, das in der cis-bzw. Z-Form oder in der trans- bzw. E-Form vorliegen kann:

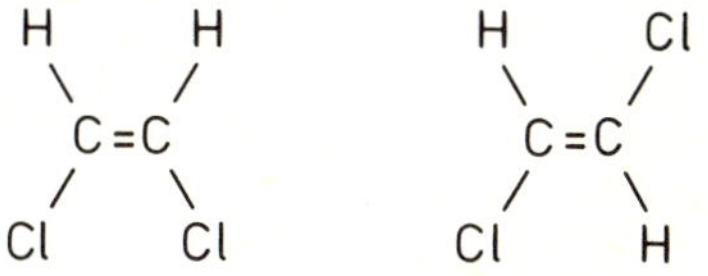

cis, bzw. Z *trans, bzw. E*

Bestimmte räumliche Isomere schließlich drehen die Ebene des polarisierten Lichts um einen charakteristischen Betrag. Als Voraussetzung dafür muß der räumliche Bau solcher Moleküle unsymmetrisch (auch chiral genannt) sein. Solche Moleküle gleichen sich wie die linke Hand der rechten, sie sind im Spiegelbild nicht zur Deckung zu bringen und werden *Enantiomere* genannt.
Ein einfaches Beispiel für die optische Isomerie ist die Mandelsäure, wobei die optischen Antipoden mit D oder L bezeichnet werden:

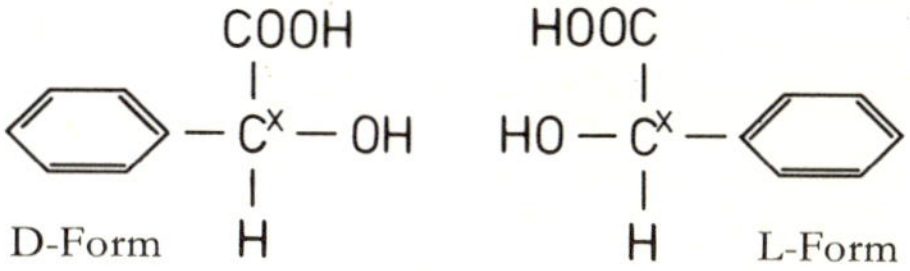

Enantiomere der Mandelsäure

Eine Mischung aus gleichen Teilen der beiden Enantiomeren nennt man ein *Racemat*. Da das C-Atom mit dem kleinen Stern mit 4 verschiedenen Liganden verbunden ist, wird es auch als *asymmetrisches C-Atom* bezeichnet.

> Stereoisomere Verbindungen besitzen bei gleicher Konstitution eine unterschiedliche räumliche Anordnung ihrer Atome.

15.1.3 Reaktionsmechanismen

Anders als bei anorganischen Reaktionen nehmen bei organischen Reaktionen nur gewisse Atome oder Molekülgruppen am

Vorgang der stofflichen Veränderung teil, während die weiteren Bindungsverhältnisse in den Gesamtmolekülen nicht berührt werden. Daher unterteilt man die Moleküle rein formal in die funktionellen Gruppen und den Rest. Wird dieser Rest von einer Molekülkette gebildet, nennt man ihn *Alkyl-Rest,* wird er von Aromaten gebildet, *Aryl-Rest.*
Die Prinzipien organischer Reaktionen beruhen auf komplizierten energetischen und räumlichen Faktoren.
Man kann jedoch in großen Zügen folgende Reaktionstypen unterscheiden:

a) Additionsreaktion

Hierbei werden Moleküle oder Molekülteile an Doppel- oder Dreifachbindungen eines ungesättigten Moleküls angelagert.

Beispiel:
Addition von Wasser an Ethen bei hoher Temperatur unter Druck unter Verwendung eines Katalysators:

$$H_2C=CH_2+H_2O \rightarrow H_3CCH_2(OH)$$

ergibt den Alkohol: Ethanol (früher Aethanol geschrieben).

b) Eliminierungsreaktion

Diese Reaktion kann als Umkehrung der Addition aufgefaßt werden, wobei sich Doppel- oder Dreifachbindungen herausbilden. Der spezielle Fall der Eliminierung von Wasserstoff wird dabei als Dehydrierung bezeichnet.

Beispiel:
Herstellung von Formaldehyd durch Dehydrierung von Methylalkohol:

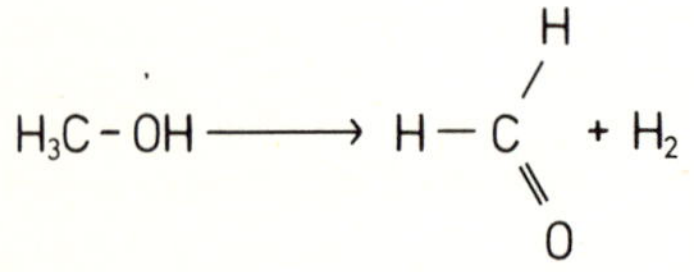

c) Substitutionsreaktion

Darunter versteht man den Ersatz eines Atoms oder einer Atomgruppe durch ein anderes Atom oder eine andere Atomgruppe. Hierbei entstehen jedoch stets 2 Produkte.

Beispiel:
Halogenierung eines Ketons:

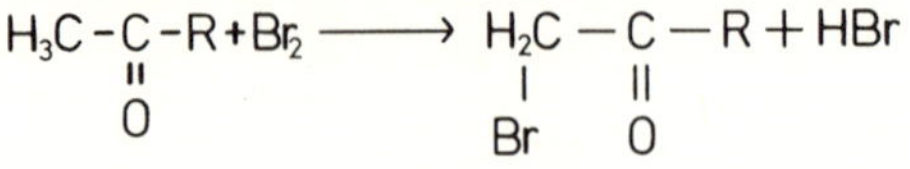

d) Polymerisation

Dies ist ein Vorgang, bei dem sich gleiche Moleküle mit π-Bindungen, also mit Mehrfachbindungen, zu höher molekularen Verbindungen vereinigen.

Beispiel:
Herstellung von Polyethylen:

$$H_2C=CH_2 \times n \longrightarrow [H_2C-CH_2]_n$$

Dabei kann der Polymerisationsgrad n Werte bis zu mehreren tausend annehmen.

> Typische organische Reaktionen sind die Additions-, Eliminierungs-, Substitutionsreaktion sowie die Polymerisation.

15.1.4 Aromatischer Zustand

Bei der Isolierung von aromatischen Naturstoffen, wie Vanillin, Cumarin, Bittermandelöl, Wintergrünöl usw. erkannte man, daß sie sich in ihrem Bindungssystem auf das Benzol zurückführen ließen.
Die Deutung der Benzol-Formel weist einige Eigentümlichkeiten auf, die es rechtfertigen, diesen Bindungszustand besonders herauszustellen, zumal auch die physikalischen und chemischen Eigenschaften abweichen. Deswegen bezeichnet man heute organische Verbindungen mit benzolanalogem Verhalten als aromatisch.
Im Benzol, Summenformel C_6H_6, lassen sich die Bindungsverhältnisse nicht durch die klassischen Strukturformeln darstellen, denn die zuerst von dem deutschen Chemiker Kekulé 1865 aufgestellte Formel mit den 3 Doppelbindungen widerspricht sowohl dem fast gesättigten Charakter der Verbindungen als auch den Isomerieverhältnissen. Kekulé

nahm daher an, daß die Bindungen dauernd ihren Platz wechseln (= oszillieren). Heute weiß man, daß in Wirklichkeit ein sehr stabiler, energiearmer Mesomerie-Zustand herrscht, bei dem die Elektronen delokalisiert sind, das Molekül planar gebaut ist und sich oberhalb und unterhalb der Ringebene eine π-Elektronenwolke befindet. Man deutet dies in der Formel dadurch an, daß man in das Sechseck einen Kreis zeichnet.

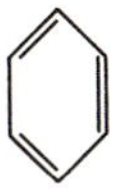

klassische Formel

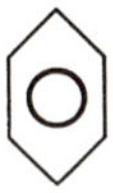

Mesomerie-Formel

Da sich alle H-Atome im Molekül in der gleichen Situation befinden, existiert bei einem Substituenten nur eine Verbindung. Es ist daher gleichgültig, an welche Stelle man den Substituenten zeichnet.

Beispiel:

Chlorbenzol

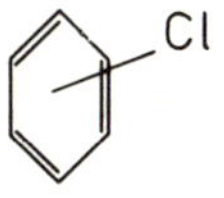

> Aromate sind cyclisch konjugierte π-Doppelbindungssysteme in einem energiearmen planaren Molekül.

15.2 Stoffklassen, Nomenklatur, Funktionen

Vorbemerkungen und Erfahrungen

a) Die Stoffklassen der organischen Chemie zeichnen sich durch charakteristische physikalische und chemische Eigenschaften aus, deren Kenntnis die Orientierung erleichtert (Systematik der Stoffklassen).
b) Die systematische Benennung der Verbindungen hat den Vorteil, daß aus ihnen die chemische Struktur erkannt werden kann (Grundzüge der Nomenklatur).
c) Das chemische Verhalten und bestimmte Eigenschaften von Verbindungen können durch ähnliche Gruppierungen und Funktionen erkannt werden (homologe Reihen und funktionelle Gruppen).

15.2.1 Systematik der Stoffklassen

Bevor man sich mit Einzelheiten der organischen Verbindungen befaßt, ist es sinnvoll, sich einen Überblick über die gewaltige Menge organischer Verbindungen zu verschaffen.

Der Zusammenhang zwischen Struktur und Eigenschaften ist dabei für die organische Chemie besonders typisch. Die folgenden Logogramme sollen daher die Transparenz des Gebiets erleichtern und gleichzeitig einen ersten Einblick in die logische Benennung der Verbindungen ermöglichen.

Die organischen Verbindungen werden zunächst eingeteilt in die *kettenförmigen = acyclischen* und in die *ringförmigen = cyclischen* Atomanordnungen.

Die weitere Einteilung erfolgt dann gemäß folgendem Schema:

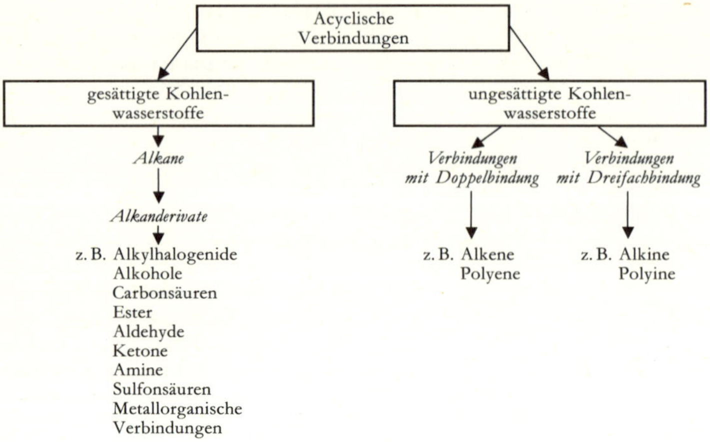

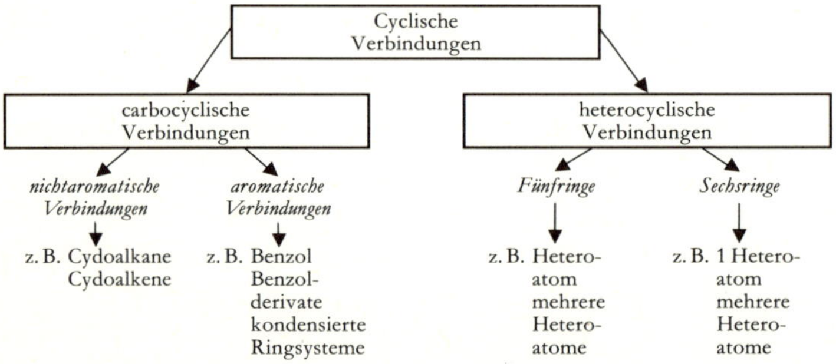

Carbocyclische Verbindung bedeutet, daß die Ringe nur aus C-Atomen bestehen. Heterocyclische Verbindung bedeutet, daß außer den C-Atomen noch andere Atome, wie z. B. N, S, O als Ringglieder vorhanden sind.

Auch die kompliziert gebauten Naturstoffe kann man in Stoffklassen zusammenfassen, wie z. B. die *Kohlenhydrate, Proteine, Lipoide, Nucleinsäuren, Steroide, Alkaloide, Coenzyme, Vitamine,* usw. Sie werden in den nachfolgenden Kapiteln einzeln behandelt.

15.2.2 Grundzüge der Nomenklatur

Trotz der ungeheuren Materialfülle im Gebiet der organischen Chemie, kommt in diesem Sektor, wie kaum in einem anderen, ein einfaches Schema dem menschlichen Bedürfnis entgegen, Ordnungsprinzipien zu entwickeln. Die organische Nomenklatur geht in ökonomischer Weise dabei von der Anordnung der Kohlenstoffatome im Molekül aus und legt so die zu beschreibenden Strukturen fest. Im einfachsten Fall, der Verbindung von Kohlenstoff mit Wasserstoff sind zunächst an die 4 freien Valenzen des Kohlenstoffatoms 4 Wasserstoffatome gebunden. Es entsteht das Molekül CH_4 = Methan. Formal davon abgeleitet, als Abkömmling (= *Derivat*) entsteht durch 2 Kohlenstoffatome mit der C–C-Bindung das Molekül H_3C-CH_3 = Ethan. Die nächste *homologe* (= gleichgesetzlich gebildete) Verbindung hat die Struktur $CH_3-CH_2-CH_3$ = Propan.

> Grundlage der Benennung von Kohlenwasserstoffketten ist der Wortstamm, der angibt, wieviel C-Atome die jeweilige Kette enthält.

Die Wortstämme lauten für:

C_1	meth-	C_7	hept-
C_2	eth-	C_8	oct-
C_3	prop-	C_9	non-
C_4	but-	C_{10}	dec-
C_5	pent	C_{11}	undec-
C_6	hex-	C_{12}	dodec-

Ab 5 Kohlenstoffatomen werden die Wortstämme überwiegend von griechischen Zahlwörtern abgeleitet. Für äth schreibt man heute: eth.

Beispiel:

$$\overset{7}{CH_3}-\overset{6}{CH_2}-\overset{5}{CH_2}-\overset{4}{CH_2}-\overset{3}{CH_2}-\overset{2}{CH_2}-\overset{1}{CH_3}$$

Hept-an

Die Bezifferung einer Kette erfolgt immer vom einen Ende her. Sie beginnt mit der Ziffer 1 und wird fortlaufend durchgeführt. Ein derartiges Bindungsprinzip kann man auch durch die allgemeine Formel: C_nH_{2n+2} ausdrücken. Man nennt derartige Verbindungen *gesättigt,* weil offenbar keine freie Valenz mehr vorhanden ist für die Bindung eines weiteren Atoms. Die Eigentümlichkeit des C-Atoms, 4 freie Valenzen zu haben, läßt jedoch auch eine Doppel- oder gar Dreifachbindung der C-Atome untereinander zu. Die einfachste Verbindung hat dann die Struktur $CH_2=CH_2$ (Ethen), bzw. $CH\equiv CH$ (Ethin).

Solche Verbindungstypen heißen *ungesättigt,* da hier noch freie Valenzen vorhanden sind zur Anlagerung weiterer Atome. Zu diesen kettenförmigen Strukturen treten dann noch die ringförmigen, bei denen von 3 C-Atomen ab räumlich ein Ringschluß der C-Atome untereinander erfolgen kann. Die kettenförmigen Verbindungen nennt man die *acyclischen* oder *aliphatischen* Verbindungen von aleiphar (griech.) = Fett, weil die Fette hierzugehören, die ringförmigen heißen dann die *cyclischen* (cyclus, gr.-lat. = Kreis) Verbindungen.

Faßt man diese Tatsachen der Verbindungsmöglichkeiten von Kohlenstoffatomen und Wasserstoffatomen zu den sog. Kohlenwasserstoffen zusammen, dann kann man folgende Tabelle aufstellen:

Tabelle der Kohlenwasserstoffe

Nomenklatur der Gruppen	Typisches Merkmal	Beispiel
Alkane	kettenförmig gesättigt	H_3C-CH_3 Ethan
Alkene	kettenförmig ungesättigt Doppelbindung	$H_2C=CH_2$ Ethen
Alkine	kettenförmig ungesättigt Dreifachbindung	$HC\equiv CH$ Ethin
Cycloalkane	ringförmig gesättigt	H_2C-CH_2 / C / H_2 Cyclopropan
Cycloalkene	ringförmig ungesättigt	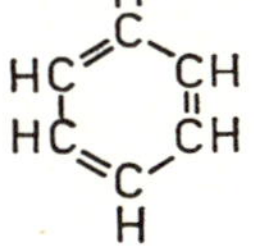 Cyclohexatrien (= Benzol)

Gliedert man die einzelnen Gruppen vorstehender Übersicht etwas auf, kann man folgende Tabelle der jeweilig ersten Vertreter der homologen Reihen darstellen.

Tabelle homologer Reihen

Gruppe	Nomenklatur	Summenformel	Struktur
Alkane	Methan	CH_4	CH_4
	Ethan	C_2H_6	CH_3-CH_3
	Propan	C_3H_8	$CH_3-CH_2-CH_3$
	Butan	C_4H_{10}	$CH_3-CH_2-CH_2-CH_3$
Alkene	Ethen	C_2H_4	$CH_2=CH_2$
	Propen	C_3H_6	$CH_2=CH-CH_3$
	Buten 1	C_4H_8	$CH_2=CH-CH_2-CH_3$
	Buten 2	C_4H_8	$CH_3-CH=CH-CH_3$
Alkine	Ethin	C_2H_2	$CH\equiv CH$
	Propin	C_3H_4	$CH\equiv C-CH_3$
	Butin 1	C_4H_6	$CH\equiv C-CH_2-CH_3$
Cycloalkene	Cyclopropan	C_3H_6	CH_2-CH_2 CH_2
	Cyclobutan	C_4H_8	CH_2-CH_2 CH_2-CH_2
	Cyclopentan	C_5H_{10}	CH_2-CH_2 CH_2-CH_2 CH_2
Cycloalkane	Benzol	C_6H_6	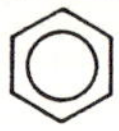

Einige einfache Nomenklaturbeispiele:

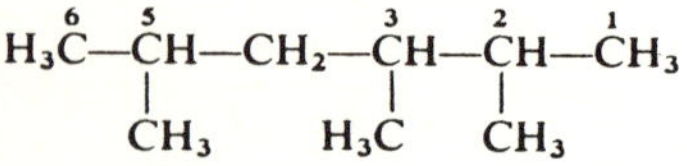

2,3,5-Trimethylhexan

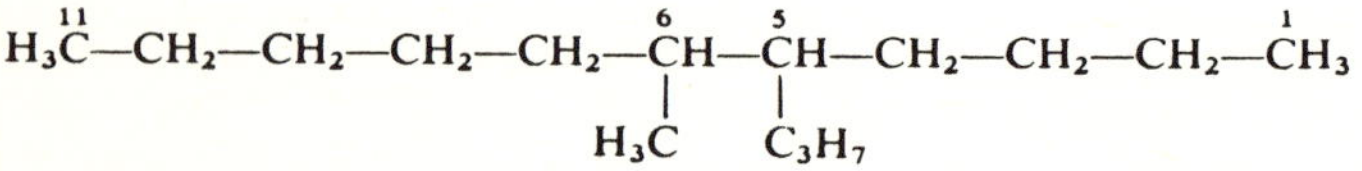

6-Methyl-5-propylundecan

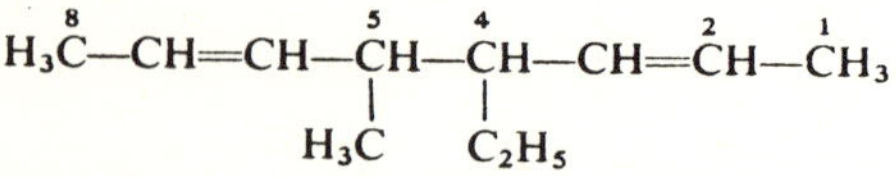

4-Ethyl-5-methyl-2,6-octadien

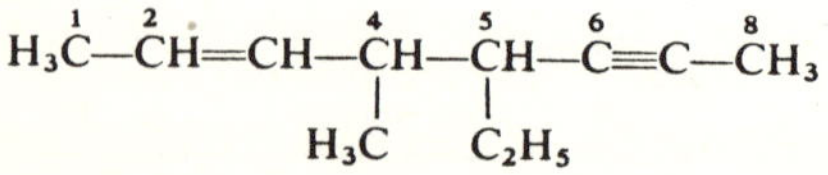

5-Ethyl-4-methyl-2-octen-6-in

Tabelle der Benzol-Derivate

Nomenklatur:	Summenformel:	Strukturform vereinfacht:
Cyclohexatrien = Benzol	C_6H_6	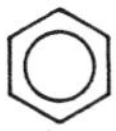
Methylbenzol = Toluol	C_7H_8	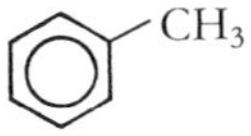
1,2 Dimethylbenzol = o-Xylol	C_8H_{10}	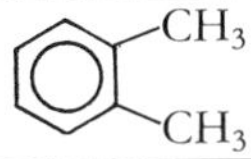
Ethylbenzol	C_8H_{10}	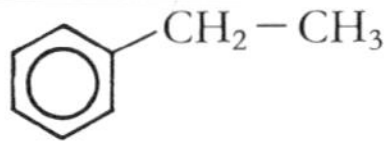
1,3,5 Trimethyl-Benzol	C_9H_{12}	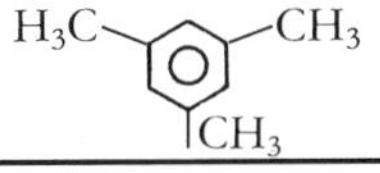
Ethenylbenzol	C_8H_8	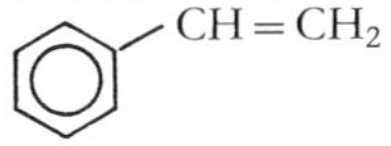
Naphthalin	$C_{10}H_8$	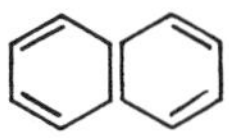
Anthracen	$C_{14}H_{10}$	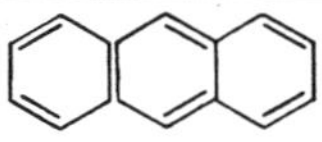

Wie man schon aus vorstehenden einfachen Beispielen erkennen kann, beruht die systematische Nomenklatur auf dem Konzept der Stammsysteme (also z. B. acyclisch, cyclisch oder heterocyclisch usw.), deren Wasserstoff-Atome durch andere Atome und Atomgruppen oder weitere Stammsysteme ersetzt sein können. Weil dabei gelegentlich sehr lange Benennungen entstehen können, werden für gewisse Atomgruppierungen auch Trivialnamen benutzt. Das ganze, bei komplizierten Verbindungen recht schwierige Gebiet der chemischen Nomenklatur wird durch Empfehlungen einer Kommission der IUPAC (= International Union of Pure and Applied Chemistry) geregelt.
Einige elementare Grundzüge der Nomenklatur seien zur Einführung genannt:

a) Der Wortstamm gibt die Anzahl der Kohlenstoffatome im Molekül an, die Endung charakterisiert die Bindung zwischen den C-Atomen, so zum Beispiel:

Wortstamm:	Endungen:
Meth- = 1 C	an = gesättigt
Eth- = 2 C	en = 1 Doppelbindung
Prop- = 3 C	in = 1 Dreifachbindung
usw.	

b) Bei den ringförmigen Verbindungen wird das Präfix Cyclo vorgesetzt.
c) Sind mehrere Atomgruppen zu bezeichnen, die an einem Molekülstamm sitzen, so wird das Stammwort für die Anzahl der Kohlenstoffatome mit der Endung -yl gekennzeichnet. Derartige Atomgruppen werden auch *Radikale* genannt, z. B. Methyl = CH_2-Ethyl = C_2H_5, Propyl = C_3H_7 usw.
d) Sind verschiedene Stellungen an einem Molekül zu bezeichnen, z. B. wenn am Benzolring ein Wasserstoffatom durch

ein Radikal ersetzt wird, so wird die Stellung durch arabische Ziffern bezeichnet.

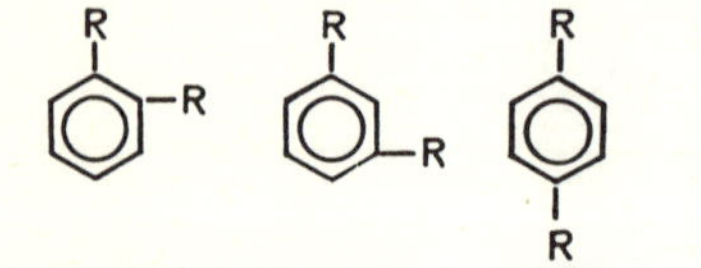

ORTHO-1,2 META-1,3 PARA-1,4

e) Bei den funktionellen Gruppen (siehe folgendes Kapitel) darf im Namen nur eine Funktion als Nachsilbe (Suffix) auftreten, alle übrigen nur als Vorsilben (= Präfix).
f) Bei der Bezifferung erhält die Hauptfunktion die niedrigste Ziffer, bei mehreren Hauptfunktionen werden Prioritäten festgesetzt.

Beispiel:
Adrenalin, ein Hormon aus dem Nebennierenmark, hat die Bezeichnung: L 1 – (3′,4′ – dihydroxy-phenyl) – 2 methylamino-ethan-1-ol, was folgender Formel entspricht:

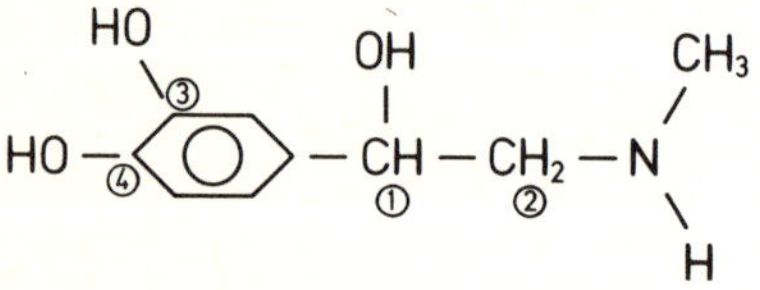

a) c^1 = Ranghöchste Gruppe ist die Funktion -OH, daher das Suffix 1-ol.
b) c^1 = Rangnächste Gruppe Phenylgerüst, daher das Präfix 1 phenyl mit den Stellungen 3′ und 4′ oder OH-Gruppen.
c) c^2 = Rangübernächste Gruppe ist die Methylamino-Gruppe, daher das Präfix 2 Methylamino.
d) Der Stammkörper ist das Ethan.
e) Die optische Aktivität wird durch die Voranstellung des Buchstabens L gekennzeichnet = sterische Bezeichnung.

> Die Nomenklatur einer organischen Verbindung wird durch folgende Wortelemente gebildet: Präfix, Stammverbindung, Suffix, Bezifferungen, Vervielfältigungsangaben und eventuell sterische Angabe.

15.2.3 Funktionelle Gruppen

Von diesen Strukturen der Kohlenwasserstoffe kann man nun formal durch Ersatz von einem oder mehreren Wasserstoffatomen durch andere Atome oder Atomgruppen Derivate ableiten, deren Bindungen stets polarer und damit reaktionsfreudiger sind als die unpolaren C – C- oder C – H-Bindungen. Derartige Gruppen beeinflussen das chemische Verhalten eines organischen Moleküls sehr. Man nennt sie deshalb *funktionelle Gruppen,* von lat. fungere = vollbringen, weil sie typische Reaktionen zeigen und damit die Eigenschaften des jeweiligen Moleküls prägen. In bezug auf die Nomenklatur werden derartige Gruppen entweder durch bestimmte Vorsilben oder durch Endungen klar gekennzeichnet. Nachstehende Tabelle gibt einen Überblick über die wichtigsten Atomgruppen in der organischen Chemie, die eine besondere Funktion haben.

Funktionelle Gruppen

–F, –Cl, –Br, –J	
Fluor-, Chlor-, Brom-, Jod-	
–OH	Hydroxy-
–O–OH	Hydroperoxo-
–O–O–R	Alkylperoxo-
–SH	Mercapto-
–OR	Alkoxy-
–S–R	Alkylthio-
–S–S–R	
$–NH_2$	Amino-
$–NH_3^{\oplus}$	Ammonium
$–NH–NH_2$	Hydrazino-
–N=N–	Azo-

Tabelle der funktionellen Gruppen (Auswahl)

Nomenklatur	Bezeichnung als Vorsilbe	Bezeichnung als Endung	Struktur Beispiel
Hydroxylgruppe	Hydroxy –	– – ol	—OH Alkohole
Aldehydgruppe	Aldo –	– – al	$-C\begin{smallmatrix}\nearrow O \\ \searrow H\end{smallmatrix}$ Aldehyde
Oxogruppe	Keto –	– – on	$>C{=}O$ Ketone
Carboxyl	Carboxy –	– – säure	$-C\begin{smallmatrix}\nearrow O \\ \searrow OH\end{smallmatrix}$ Carbonsäuren
Phenolische Gruppe	Phen –	– – phenol	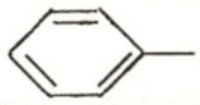—OH Phenole
Aminogruppe	Amino –	– – amin	$-N\begin{smallmatrix}\nearrow H \\ \searrow H\end{smallmatrix}$ Amine
Nitrogruppen	Nitro –	–	$-N\begin{smallmatrix}\nearrow O \\ \searrow O\end{smallmatrix}$ Nitroverbindungen
Estergruppe	–	– at	$-C\begin{smallmatrix}\nearrow O \\ \searrow O-\end{smallmatrix}$ Ester
Aethergruppe	–	– Ether	—O— Ether

Zu dieser Auswahl funktioneller Gruppen gehören auch die Halogenderivate Fluor, Chlor, Brom und Jod, die bei Bezeichnungen nur als Vorsilben, also Präfix gebraucht werden.

Unter einer funktionellen Gruppe versteht man solche Atomgruppen in einem Molekül, die charakteristische Eigenschaften und Reaktionen zeigen und das Verhalten von organischen Verbindungen wesentlich bestimmen.

Merksätze zu den Grundlagen der organischen Chemie

a) Die wissenschaftliche Bezeichnung von organischen Verbindungen (= Nomenklatur) geht von Strukturen, funktionellen Gruppen und Isomerieerscheinungen aus.
b) Bei der Bezeichnung der Strukturen wird jede Verbindung auf den ihr zugrunde liegenden Stammkohlenwasserstoff zurückgeführt.
c) Verbindungen, bei denen Wasserstoff durch andere Elemente oder Atomgruppen ersetzt wird, nennt man Derivate.
d) Die große Übersicht über die organische Chemie folgt der Einteilung in kettenförmige und ringförmige Verbindungen.
e) Eine weitere Unterteilung erfolgt in gesättigte und ungesättigte Verbindungen, wobei letztere Doppel- oder Dreifachbindungen aufweisen können.
f) Die ringförmigen Verbindungen unterteilt man in carbocyclische, wenn ihr Ring nur aus C-Atomen besteht und in heterocyclische, wenn ihr Ring auch noch andere Atome enthält.

g) Verbindungen, die, wie im Benzol, alternierende Doppelbindungen aufweisen, werden wegen der damit in Verbindung stehenden besonderen Eigenschaften aromatische Verbindungen genannt.
h) Isomerie nennt man die Erscheinung, die bei Auftreten der gleichen Summenformel einer Verbindung verschiedene Anordnung von Atomen in der geometrischen oder räumlichen Stellung zuläßt.

Übungen

a) Welche Einteilungsprinzipien kennt die organische Chemie?
b) Wie unterscheiden sich Alkene von Alkinen?
c) Schreiben Sie die Summenformel und Strukturformel von Cyclopentan!
d) Nennen Sie funktionelle Gruppen, und geben Sie an, zu welchen Stoffklassen sie gehören!
e) Beschreiben Sie die 3 stellungsisomeren Möglichkeiten am Benzolkern!
f) Was ist ein asymmetrisches C-Atom und welche Folgerungen sind für eine Verbindung daraus zu ziehen, die ein derartiges C-Atom besitzt?
g) Nennen Sie die 3 Grundtypen der organisch-chemischen Reaktionen!

15.3 Einfache organische Verbindungen

Vorbemerkungen und Erfahrungen

a) Kohlenwasserstoffe, die einfachsten Verbindungen der organischen Chemie, bestehen nur aus Kohlenstoff und Wasserstoff (acyclische Kohlenwasserstoffe).
b) Ihre Stoffeigentümlichkeit bekommen die organischen Moleküle durch die Art ihrer Struktur in ketten- oder ringförmiger Verknüpfung und vor allem durch die Art ihrer funktionellen Gruppen (Verbindungstypen).
c) Neben der linearen Verknüpfung sind auch ringförmige Anordnungen möglich (einfache carbocyclische Verbindungen).
d) Beteiligen sich neben C-, H- und O-Atomen noch weitere Elemente, wie N und S am Ringbau, so werden diese Verbindungen gesondert zusammengefaßt (heterocyclische Verbindungen).

15.3.1 Einfache acyclische Verbindungen

Alkane

Die ersten 4 Glieder der homologen Reihe der geradkettigen und gesättigten Kohlenwasserstoffe, der Alkane, tragen Trivialnamen. Die weiteren Glieder werden mit dem griechischen oder lateinischen Zahlwort und der Endung -an benannt.
Methan = CH_4 ist ein farbloses und geruchloses Gas. Es kommt im Grubengas vor, wo es häufig den Grund für die gefürchteten schlagenden Wetter abgeben kann, weil es mit Sauerstoff oder Luft hochexplosive Gemische gibt. Es ist in den Erdölquellen (Erdgas) enthalten und entsteht bei der trokkenen Destillation der Steinkohle und ist daher ein Bestandteil des Leuchtgases, wel-

ches durch dieses Verfahren gewonnen wird. **Ethan** C_2H_6 ist ebenfalls ein farbloses und brennbares Gas, das namentlich im amerikanischen Erdgas enthalten ist.
Weitere Homologe sind: **Propan** C_3H_8, **Butan** C_4H_{10}, **Pentan** C_5H_{12} usw. Alkane mit mehreren C-Atomen werden als Energiequellen benutzt. So besteht das Benzin aus Alkanen von Pentan bis **Oktan.** Das Petroleum besteht aus Alkanen von 9 bis 20 C-Atomen, und Schmieröle und Paraffine haben etwa 20–40 C-Atome pro Molekül.
Die technische Verwendung der höhergliedrigen Alkane hängt von ihrem Siedepunkt ab. In der medizinischen Praxis wird ein dünnflüssiges Paraffin als Basisstoff für Nasensprays und -tropfen verwandt, ein dickflüssiges zur Verarbeitung in dermatologischen Therapeutika und zum Teil auch als Abführmittel, denn es ist nicht resorbierbar und verleiht dem Darminhalt eine bessere Gleitfähigkeit. In der Technik haben die auch als Mineralöle bezeichneten Alkane den Vorteil sich an der Luft nicht zu verändern und keine Maschinenteile anzugreifen. Da die aus den natürlichen Erdölquellen durch *fraktionierte* (= in Teilen) Destillation gewonnenen Benzinmengen nicht ausreichen, hat man ein Verfahren zur Spaltung höherer Kohlenwasserstoffe erarbeitet. Ein derartiger Prozeß wird cracking genannt.
Bei den Rückständen aus der Erdöl- und Petroleumdestillation fällt ein festes Mineralfett gesättigter Kohlenwasserstoffe mit verzweigten Ketten an. In gereinigter Form wird es *Vaseline* genannt und spielt als Salbengrundlage immer noch eine große Rolle, weil es den Vorteil größter chemischer Stabilität und guter technischer Handhabung besitzt.

> Alkane sind aliphatische Kohlenwasserstoff-Verbindungen der allgemeinen Formel C_nH_{2n+2} mit kettenförmiger Anordnung der C-Atome und außerordentlich ähnlichen chemischen Eigenschaften.

Alkene und Alkine

Die Glieder der homologen Reihe ungesättigter Kohlenwasserstoffe mit einer Doppelbindung werden Alkene genannt. In dieser Reihe ist das Ethen (Ethylen) $CH_2 = CH_2$ interessant. Es kommt stark komprimiert in Stahlbomben in den Handel. Ein weiterer ungesättigter Kohlenwasserstoff, allerdings mit 2 Doppelbindungen, also nomenklaturgemäß ein sog. »Dien« ist das **Methylbutadien,** oder auch **Isopren** genannt.

$$CH_2=\underset{\displaystyle CH_3}{\underset{|}{C}}-CH=CH_2.$$

Es ist die Grundsubstanz des viel verwendeten Kautschuks und vieler anderer natürlicher und synthetischer Stoffe.
Aus der Reihe der dreifach ungesättigten Kohlenwasserstoffe, der Alkine, interessiert nur das **Acetylen,** systematisch auch Ethin genannt $CH\equiv CH$. Es ist ein farbloses Gas, das mit leuchtender Flamme verbrennt, weswegen es früher gelegentlich zu Beleuchtungszwecken benutzt wurde. Mit Luft ist es sehr explosiv und wird, richtig dosiert, in besonderen Brennern zum sog. autogenen Schweißen benutzt.

> Kohlenwasserstoff mit Doppelbindung benennt man mit der Endung: -en, solche mit Dreifachbindung mit der Endung: -in.

Alkohole:

Formal sind Alkohole Verbindungen, in denen Wasserstoff gegen ein Hydroxyl (−OH) ausgetauscht ist. Nach der Anzahl dieser OH-Gruppen unterscheidet man Alkanole mit einer OH-Gruppe, Alkandiole mit 2 und Alkantriole mit 3 OH-Gruppen. Das erste Glied dieser Reihe ist

Methanol CH_3-OH

Da er früher durch Destillation aus Buchenholz gewonnen wurde, nennt man ihn auch *Holzgeist* und Carbinol. Weil der Methylalkohol äußerst giftig ist, sollte man ihn zur Vorbeugung gegen Verwechslungen mit dem Aethylalkohol grundsätzlich nur Methanol nennen. Die Ursache seiner Giftigkeit ist noch nicht ganz geklärt, beruht jedoch wahrscheinlich auf seiner außerordentlich langsa-

men Verbrennung im Organismus und der dabei entstehenden Metabolite Formaldehyd und Ameisensäure. Es treten Sehstörungen ein, die bis zur Erblindung führen können. Da bei der Methanolvergiftung Acidose entsteht, ist eine Therapie mit alkalisierenden Substanzen, wie Natriumhydrogenkarbonatinfusionen sie darstellen, angezeigt.
Auch werden Infusionen von 2%iger Ethanollösung empfohlen, wodurch der Oxidationsprozeß des Methanols gehemmt und damit die Acidose vermieden wird. Der Methanol wird alsdann durch andere Maßnahmen unverändert aus dem Körper entfernt (Hämodialyse, Folsäuregaben, Aderlaß).

Ethanol C_2H_5-OH

wird durch die *alkoholische Gärung* gewonnen. Hierbei wird zunächst aus stärkehaltigen Grundstoffen wie Kartoffeln, Melasse, Reis oder Mais durch fermentative Prozesse Maltose, eine Zuckerart, gewonnen. Der maltosehaltigen Maische setzt man Hefe zu, die wiederum fermentativ daraus Glucose macht, um im Anschluß daraus den Abbau der Glucose zu Aethanol und Kohlendioxid zu bewirken, gemäß der Formel:

$$\mathbf{C_6H_{12}O_6 \rightarrow 2C_2H_5OH + 2CO_2\uparrow}$$

Ethanol, Weingeist, Spiritus oder häufig einfach Alkohol genannt ist brennbar und hygroskopisch. Beim Vermischen mit Wasser tritt eine Volumenkontraktion ein. Sog. absoluter Alkohol ist wasserfrei. Alkohol wird verwandt zur Spirituosen, wohlriechenden Kosmetika, pharmazeutischen Präparaten (Tinkturen usw.), zur Herstellung feiner Lacke, zur Konservierung und zur Desinfektion. Pharmakologisch verhält sich Ethanol wie ein Narkotikum, dessen *Exzitationsstadium* (= Erregung und Rausch) allerdings eine sehr große Spanne aufweist, bis Narkose und anschließend Lähmung des Atemzentrums und damit Tod eintritt. Sekundär kann bei Berauschten leicht der Tod durch Erfrieren eintreten, weil die Hautgefäße erweitert werden, ein Wärmetransport aus dem Körperinnern an die wärmeabgehende Oberfläche erfolgt und ein trügerisches Wärmegefühl über den eigentlichen Wärmeverlust hinwegtäuscht (siehe auch Kapitel Wärmelehre). Die für *forensische* (von lat. forum = Gerichtshof) Zwecke wichtige Bestimmung des Alkoholgehalts im Blut wird nach Methoden von Widmark oder Bücher-Radetzki ausgeführt. Im ersteren Verfahren wird der Alkohol oxidiert und vom Verbrauch des Oxidationsmittels auf die Menge Ethanol geschlossen, während im zweiten Verfahren eine spezifisch-enzymatische Methode angewendet wird. In beiden Fällen gilt die Rückrechnung vom aufgefundenen Blutalkoholwert zum vermeintlichen zur Zeit des Unfalls als nicht unproblematisch. Als Schnellprobe wird der Röhrchentest von der Polizei benutzt. Hierbei reduziert Alkohol aus der Atemluft in einem Röhrchen auf Kieselgur aufgebrachtes Kaliumdichromat unter Grünfärbung.
Zur Entwöhnung chronischer Trinker wird das Präparat Disulfiram empfohlen, bei dessen Gebrauch der oxidative Abbau des Ethanols im Organismus auf der Stufe des Acetaldehyds fixiert wird, dessen höhere Konzentration im Blut zu Übelkeit und Erbrechen führt. Man darf es aber nur Patienten geben, die davon wissen, weil Kombination mit größeren Alkoholmengen bei Unwissenheit zum Tode führen kann.

Propanol C_3H_7-OH

wird als n-Propanol bezeichnet, wenn es die unverzweigte Struktur $CH_3–CH_2–CH_2–OH$ ausweist, als Isopropanol hat es die Struktur $CH_3–CH(OH)–CH_3$. Beide Verbindungen haben grundsätzlich die gleiche Wirkung wie Aethanol, wobei allerdings die berauschende und desinfizierende Wirkung des Isopropylalkohols stärker ist. Da beide Stoffe nicht mit einer Steuer belegt sind, werden sie häufig für technische oder äußerlich therapeutische Zwecke an Stelle von Aethanol angewendet, ferner in kosmetischen Produkten.
Tragen Kohlenwasserstoffe 2 funktionelle $-OH$-Gruppen, so spricht man von zweiwertigen Alkoholen. Ein Beispiel dafür ist das **Ethylenglycol** = Ethan-1,2-diol.

$$\begin{array}{l} CH_2-OH \\ | \\ CH_2-OH \end{array}$$

Es ist ein dickflüssiges Öl von süßlichem Geschmack, das als Gefrierschutzmittel z. B.

dem Kühlwasser der Motoren beigesetzt wird. Aus Ethylenoxid und Ethylenglycol ergeben sich Makromoleküle von **Polyethylenglycol,** das je nach seiner Molekülgröße eine zähe Flüssigkeit oder wachsartige Substanz sein kann. Polyethylenglycole finden Verwendung als Salbengrundlage und Zäpfchengrundmasse in der Pharmazie.

Glycerin $OH-CH_2-CHOH-CH_2-OH$

ist ein dreiwertiger Alkohol, da es 3 funktionelle $-OH$-Gruppen besitzt, man kann es auch rational als Propantriol bezeichnen. Es findet Verwendung in der Kunststoffindustrie, zur Herstellung von Salben, Druckerschwärze, Schuhcreme und als Feuchthaltemittel z. B. in der Tabakindustrie. Ein großer Teil wird auch zum Glycerintrinitrat verarbeitet. Unsystematisch wird diese Verbindung auch **Nitroglycerin** genannt. Medizinisch wird eine 1%ige alkoholische Lösung zur starken Erweiterung der Gefäße verwendet, die damit einen vorübergehenden Blutdruckabfall bewirken. Glycerintrinitrat explodiert durch Schlag oder Stoß sehr heftig, indem es in die gasförmigen Produkte CO_2, N_2, O_2 und Wasserdampf zerfällt. Nach *Alfred Nobel (1832–1896) wurde das Glycerintrinitrat durch Beimischen von 25% Kieselgur handhabungssicherer und als Dynamit* zum Sprengen verwendet. Die im 19. Jahrhundert damit verdienten riesigen Kapitalien dienen verzinst noch heute als Grundstock für die Verleihung der Geldprämien beim Nobelpreis.

> Alkohole sind die einfachsten sauerstoffhaltigen organischen Verbindungen. Sie leiten sich von der Struktur der Kohlenwasserstoffe durch Austausch eines H-Atoms gegen die funktionelle Hydroxylgruppe: $-OH$ ab.

Ether

Die allgemeine Formel der Ether wird durch die Gruppe $R-O-R$ wiedergegeben. In der organischen Chemie bedeutet der Buchstabe R einen Rest einer anderen Atomgruppe oder irgendein Radikal. Im speziellen Fall der Ether handelt es sich um Alkanradikale. Die Verwandtschaft zu den Alkoholen ergibt sich daraus, daß sie als Anhydride derselben aufgefaßt werden können. Formal ergeben 2 Moleküle Alkohol unter Austritt von 1 Molekül Wasser einen Ether.

Diethylether $C_2H_5-O-C_2H_5$

ist der Prototyp dieser Verbindungen und wird daher auch einfach kurz wie die ganze Gruppe derartiger Verbindungen Ether genannt. Er ist eine leichtflüchtige und brennbare Flüssigkeit, deren Dampf allerdings schwerer als Luft ist und sich daher unbemerkt am Boden ansammeln kann. Da andererseits Ether-Luft-Gemische hochexplosiv sind und einen niedrigen Entzündungspunkt besitzen, ist beim Umgang mit Ether allergrößte Vorsicht geboten! Pharmakologisch wirkt Ether narkotisch. Eine Mischung von Ether mit Alkohol und Wasser wird als Belebungsmittel in der Volksmedizin gebraucht *(Hoffmannstropfen)*. Auf der Hand erzeugt er durch schnelle Verdunstung eine Kältewirkung.

> Ether enthalten eine Sauerstoffbrücke: $-O-$ im Molekül und können als Disubstitutionsprodukt des Wassers betrachtet werden.

Aldehyde

Das Charakteristikum der Aldehyde ist die funktionelle Gruppe $-C\lessdot^{O}_{H}$. In der rationalen Nomenklatur wird sie durch die Endung »al« gekennzeichnet.

Methanal HCHO

wird auch nach einer älteren Bezeichnung *Formaldehyd* genannt und ist ein stechend riechendes, farbloses Gas.

Wie häufig anzutreffen, hat auch in diesem Fall Methanal als erstes Glied einer homologen Reihe besondere Eigenschaften. HCHO liegt in wäßriger Lösung meistens als

Hydrat und teilweise als polymeres Produkt vor, im Durchschnitt etwa trimer (= dreifach). Unter *Polymerisation* versteht man allgemein (polys gr. = viel, meros gr. = Teil) das Zusammenlagern von kleineren ungesättigten Molekülen unter Aufrichtung von Doppelbindungen zu größeren Molekülen. Ein derartiges höheres Polymerisat wird *Paraformaldehyd* genannt. Es ist eine feste, weiße Masse, die beim Erhitzen wieder in Formaldehyd übergeht.
Methanal wirkt desinfizierend und wird in Form seines festen Paraformaldehyds zur Desinfektion von Räumen benutzt, bzw. in Mischung mit einer Seifenlösung zum Aufwischen der Böden in Krankenzimmern.
Seine größte Bedeutung hat der Formaldehyd indessen in der Kunststoffherstellung, wobei er unter Kondensation mit Phenol, Melanin oder Anilin unter Bildung der Duroplaste reagiert (siehe auch Kapitel: Chemie und Umwelt).

Ethanal CH_3-CHO,

auch *Acetaldehyd* genannt, ist eine farblose Flüssigkeit, die übrigens auch im Kohlenhydrat- und Fettstoffwechsel des Körpers entstehen kann. Auch hier zeigt sich eine Neigung zur Polymerisation, die im trimeren Zustand zu dem als Schlafmittel immer noch gebräuchlichen *Paraldehyd* führt.

Ketone

Die Ketone zeichnen sich durch die funktionelle Gruppe $\rangle C=O$ aus, die auch die Carbonylgruppe genannt wird. Sie war bereits neben dem am C gebundenen H-Atom in der charakteristischen Aldehydgruppe vorhanden. In beiden Fällen beeinflußt sie die Reaktionsweise der sie auszeichnenden Verbindungen. In Form der Ketone bekommen sie die Endung »-on«.

Propanon $CH_3-\underset{\underset{O}{\|}}{C}-CH_3$

kann auch methodisch Dimethylketon genannt werden, wird aber meistens mit dem Trivialnamen *Aceton* bezeichnet. Es ist eine farblose Flüssigkeit von angenehm erfrischendem Geruch, deren Feuergefährlichkeit wegen ihres niedrigen Entflammungspunktes sehr beachtet werden sollte. Es dient als ein vorzügliches Lösungsmittel für viele organische Stoffe und wird kosmetisch als Nagellackentferner benutzt. Aceton tritt als Endprodukt im Harn nicht behandelter Diabetiker auf und führt in diesen Fällen zu dem typischen Geruch des Urins. Die Tatsache, daß im Aceton-Molekül keine hydrophile Gruppe vorhanden ist, es sich jedoch dennoch leicht und unbegrenzt mit Wasser mischt, ist ein bisher ungeklärtes Phänomen.
Aldehyde und Ketone besitzen gemeinsam die funktionelle Gruppe $>C=O$, die gegenüber einer $>C=C<$ Bindung erheblich polarer ist, weil der Sauerstoff elektronegativer als Kohlenstoff ist. Dadurch hat die Carbonylgruppe am C-Atom ein nucleophiles Zentrum.

Die Carbonylgruppe $>C=O$ bestimmt die chemischen Eigenschaften der Aldehyde und Ketone.

Carbonsäuren

Nach der Anzahl der in einem Molekül vorhandenen funktionellen $-COOH$-Gruppen kann man von Mono- (=1), Di-(=2) und Tri-(=3)Carbonsäuren sprechen.
Die funktionelle Gruppe wird auch *Carboxyl-Gruppe* genannt. Der sauere Charakter ist durch die Kombination einer OH-Gruppe und einer Doppelbindung am gleichen C-Atom bedingt. Viele Carbonsäuren sind seit langem bekannt und werden daher auch durch Trivialnamen gekennzeichnet.

Methansäure HCOOH

auch *Ameisensäure* genannt, ist das erste Glied der Monocarbonsäuren. Sie hat eine beachtliche *Acidität* (= Säurestärke), wirkt bakterizid und wird als Konservierungsmittel gebraucht (in Fruchtsäften, Marmeladen und dgl.).

Ethansäure, $CH_3 - COOH$, oder auch systematisch Methancarbonsäure bezeichnet, wird im allgemeinen *Essigsäure* genannt. Da die farblose Flüssigkeit, die einen stechenden Geruch entwickelt, bei ca. 17° C zu einer eisartigen Masse erstarrt, wird sie auch *Eisessig* genannt. Bei oraler Einnahme von 20 bis 50 g kann Essigsäure tödlich sein, in Form einer 5%igen Verdünnung, als sog. Speiseessig, ist die Säure jedoch völlig harmlos. Erst Konzentrationen über 30% haben ätzende Eigenschaften. Etwa 3% Essigwasser dient zur Anregung der Haut bei Waschungen, die man gern bei einer Neigung zu Schweißbildung vornehmen läßt.

Die sog. »aktivierte Essigsäure« ist eine Verbindung des Fermentes Coenzym A, welches die Essigsäure in Form einer an Schwefel gebundenen Acetylgruppe enthält. Formelmäßig: (Coenzym A) $- S - COCH_3$. Sie spielt bei biochemischen Vorgängen im Citronensäurecyclus eine wichtige Rolle.
Unter den höheren Homologen der gesättigten Carbonsäuren seien als Typ die **Palmitin-** und **Stearinsäure** erwähnt. Sie bilden Bestandteile natürlicher Fette und werden daher auch *Fettsäuren* genannt. Derartige natürliche Fettsäuren sind meist unverzweigt und bestehen fast immer aus einer geraden Anzahl von C-Atomen. Dies ermöglicht einen reibungslosen biologischen Abbau, in dem immer eine um 2 C-Atome verkürzte Carbonsäure entsteht, bis schließlich die Essigsäure gebildet wird. Die Palmitinsäure hat 16 C-Atome und ist charakteristisch für pflanzliche Fette. Die Stearinsäure hat 18 C-Atome und ist in tierischen Fetten weit verbreitet.

Unter den Carbonsäuren mit einer größeren Anzahl von C-Atomen kennt man auch natürlich vorkommende ungesättigte Vertreter. Interessant sind unter diesen ungesättigten Fettsäuren die **Ölsäure,** die **Linolsäure** und die **Linolensäure.** Sie alle weisen 18 C-Atome auf, haben jedoch 1, 2 oder 3 Doppelbindungen. An diesen Doppelbindungen kann aus der Luft sehr leicht Sauerstoff angelagert werden, womit sich die physiologischen Eigenschaften für den Organismus verändern. In ihrer ungesättigten Form sind namentlich die Linol- und Linolensäure für den Stoffwechsel unentbehrlich und werden daher *essentielle Fettsäuren* genannt, zum Teil wird dafür auch der Begriff Vitamin F gebraucht.
Unter den Dicarbonsäuren, die 2 COOH-Gruppen (also 2 Carboxylgruppen) tragen, ist das erste Glied die **Ethandisäure** $(COOH)_2$, deren bekannter Trivialname *Oxalsäure* lautet. Das nächste Homologe ist die **Propandisäure,** auch *Malonsäure* genannt, mit der Formel $COOH - CH_2 - COOH$. Sie ist ein Anfangsglied zahlreicher Synthesen für Arzneimittel.
Ist in der Stuktur einer Carbonsäure noch eine Hydroxylgruppe: —OH vorhanden, so spricht man von den Hydroxycarbonsäuren. Interessante Vertreter sind hier die Milchsäure, die Citronensäure und die Weinsäure.
Die *Milchsäure,* rational **Hydroxypropansäure** genannt, hat die Formel $C_2H_4(OH)COOH$. Sie hat ein asymmetrisches Kohlenstoffatom, das 2 stereoisomere Formen bedingt. Sie entsteht durch Vergärung z. B. des Milchzuckers und ist deshalb in der sauren Milch enthalten. Außerdem entsteht sie aus dem Glykogen im arbeitenden Muskel bei Sauerstoffmangel *(= anaerob)*. In der Erholungsphase des Muskels, in der ihm reichlich Sauerstoff zugeführt wird (= *aerobe* Phase), wird die Milchsäure zum Teil oxydiert und zum anderen Teil wieder in Glykogen zurück überführt.
Die *Zitronensäure,* rational **Hydroxytricarbonsäure** genannt, hat die Formel:

$$CH_2\text{–}COOH\text{–}C(OH)(COOH)\text{–}CH_2\text{–}COOH$$

Sie ist im Saft der Zitronen zu etwa 7% enthalten und außerdem ein wichtiges Glied im Reaktionsablauf des Abbaus der Nahrungsstoffe im Körper. Eiweiß, Kohlenhydrate und Fette werden nach komplizierten Umsetzungen mit Hilfe verschiedener Fermente über die aktivierte Essigsäure als Energielieferant zur einfachen Essigsäure abgebaut. Von hier aus erfolgt im Citronensäurecyclus der Endabbau in einer Reaktionsfolge unter weiterer Mitwirkung zahlreicher Fermente, bis schließlich CO_2 abgegeben wird *(Decarboxylierung)*. Da als die erste Stufe in diesem Abbauprozeß die Citronensäure identifiziert wurde, hat man dem ganzen Vorgang den Namen *Citronensäurecyclus* gegeben.

Die *Weinsäure* schließlich, rational **Dihydroxybutandisäure** genannt, tritt auch in verschiedenen Konfigurationen auf, weil sie 2 asymmetrische C-Atome aufweist. Die Weinsäure findet sich in vielen Früchten, sie wird zur Herstellung von Limonaden und Fruchtsäften benutzt und ist auch ein Bestandteil des Backpulvers.
Zur Gruppe der Carbonsäuren gehören noch die Aminosäuren. Sie werden im Kapitel Eiweiß besprochen.

Die Carbonsäuren enthalten die funktionelle Gruppe:

$$-C\begin{matrix}\nearrow O \\ \searrow OH\end{matrix}$$

gleich Carboxyl-Gruppe. Ihr Säurecharakter ist nicht so ausgeprägt wie bei den anorganischen Säuren.

Ester

Die funktionellen Gruppen aus den Carbonsäuren und Alkoholen setzen sich zu Verbindungen um, die man Ester nennt. Formal gleicht dieser Vorgang der Salzbindung aus Säuren und Basen.
Beispiel:

$$C_2H_5O + H + HO - OC - CH_3 \rightleftarrows C_2H_5O - OC - CH_3 + H_2O$$

Ethanol + Essigsäure ⟷ Essigsäureethylester + Wasser

Wenn alle Reaktionsteilnehmer im Reaktionsgefäß verbleiben, tritt immer ein Gleichgewichtszustand ein. Die Ester der unteren Glieder sind Flüssigkeiten mit charakteristisch fruchtartigem Geruch. Sie werden daher vielfach als Fruchtessenz benutzt.
Zu den natürlich vorkommenden Estern gehören die Fette. Sie sind ausnahmslos Glycerin-Ester der höheren, gradzahligen Fettsäuren. Tierische Fette sind Glycerin-Ester aus Palmitin-, Stearin- und Ölsäure. Das Mischungsverhältnis bestimmt dabei den Aggregatzustand des Fettes bei normaler Temperatur. Die Umkehrung der Veresterung nennt man auch Verseifung, entsprechend der Hydrolyse als Umkehrung der Neutralisation.

Veresterung
Alkohol + Säure ⟷ Ester + Wasser
Verseifung

Halogenderivate (Alkylhalogenide)

In die Struktur der Kohlenwasserstoffe kann durch Substitution eines oder mehrerer H-Atome ein Element aus der Halogenreihe, meistens Chlor, eingeführt werden. Von den so denkbaren Halogenderivaten seien hier angeführt: das Chloroform, Jodoform, Chloralhydrat und der Tetrachlorkohlenstoff.
Chloroform hat mit der Formel $CHCl_3$ den rationalen Namen **Trichlormethan.** Es ist eine farblose Flüssigkeit mit leicht süßlichem Geruch. Es ist wenig haltbar und wird in feuchter Luft unter Lichteinwirkung leicht oxidiert. Es muß daher im dunklen und vollständig gefüllten Flaschen aufbewahrt werden, wenn es zur Narkose benutzt werden soll, wozu man es früher gern gebrauchte. Nachteilig ist allerdings die relativ geringe Dosierungsbreite: 1 Vol.-% Chloroform in der Inhalationsluft führt zur Narkose, 1,5–1,8 Vol.-% sind jedoch schon tödlich.

Deshalb sieht man heute von einer Verwendung ab.

Trijodmethan CHI_3 wird auch *Jodoform* genannt. Es bildet hellgelbe Kristallblättchen von durchdringendem, charakteristischem Geruch. Jodoform ist ein Antiseptikum, das früher im größeren Maße gebraucht wurde als heute. Die desinfizierende Wirkung wird auf die Abspaltung von Jod zurückgeführt. Nach Resorption können jedoch Unruhe, Delirien und Krämpfe auftreten. Auch sind allergische Reaktionen, Jodschnupfen usw. bekanntgeworden.
Auch hier gilt das bei der Jodtinktur Gesagte, nämlich, daß man grundsätzlich wegen der Gefahr unerwünschter Nebenwirkungen von jodhaltigen Desinfizientien Abstand nehmen sollte.

Tetrachlormethan CCl_4 wird auch Tetrachlorkohlenstoff genannt oder auch nur kurz »Tetra«. Es ist eine farblose Flüssigkeit, die ein vorzügliches Fettlösungsvermögen besitzt und daher ein vielgebrauchtes Putzmittel zum Entfetten und Fleckenentfernungsmittel darstellt. Außerdem dient es als Löschmittel für brennbare Flüssigkeiten wie Öl und Benzin. Die Dämpfe besitzen jedoch eine erhebliche Giftigkeit, und 20 bis 30 ml oral eingenommen können zum Tode führen. Wegen dieser Wirkungen sollte die Anwendung als Putzmittel usw. als sehr bedenklich angesehen werden und besser unterbleiben. Als Feuerlöschmittel sollte er nur im Freien verwendet werden wegen der Gefahr der Bildung giftigen Phosgens!

> Alkylhalogenide sind Verbindungen der Halogene mit Kohlenwasserstoffen. Sie sind lipophil und damit wichtige Fettlösungsmittel.

Als Halogenderivat des Acetaldehyds ist *Chloralhydrat* mit der Formel $CCl_3CH(OH)_2$ rational als ein **Trichloracetaldehydhydrat** zu bezeichnen. Es bildet weiße Kristalle von leicht kratzendem Geschmack und ist praktisch das älteste synthetische Schlafmittel. Man hatte es seinerzeit dargestellt in der Annahme, daß daraus im Organismus Chloroform entstehen würde, was jedoch nicht der Fall ist. Wegen seiner schleimhautreizenden Wirkungen wird es am besten in Kapseln oder mit Schleim gegeben.

Stickstoffderivate

Unter den acyclischen Verbindungen, in denen das Element Stickstoff vertreten ist, kann man eine Reihe von Gruppen aufzählen, wie die Amine, die Aminoalkohole, die Aminosäuren, die Säureamide und die Cyanverbindungen. Geht man vom Ammoniak = NH_3 als Stammsubstanz aus, so werden je nach der Anzahl der H-Atome, die durch organische Reste ersetzt werden, primäre (= 1 H-Atome ersetzt), sekundäre (= 2 H-Atome ersetzt) und tertiäre (= 3 H-Atome ersetzt) *Amine* unterschieden. Ein tertiäres Amin wäre so z. B. das **Trimethylamin** $N(CH_3)_3$, das in der Heringslake und Zuckerrübenschlempe vorkommt und den Seefischen den eigentümlichen Geruch verleiht.

Das **Trimethylaethanolamin**

$$[(CH_3)_3\text{–}N^{\oplus}\text{–}CH_2\text{–}CH_2\text{–}OH]\ OH^{\ominus}$$

wird auch nach seinem Vorkommen in Gallensaft *Cholin* genannt und ist ein Aminoalkohol. Es kommt in allen Geweben vor und ist in den Organen als erster Bestandteil des Acetylcholins und des Lecithins. Das Spaltprodukt dieser biologisch so wichtigen Ester führt beim weiteren Abbau und beim Fäulnisprozeß des Fleisches durch Wasserabspaltung zum stark giftigen *Neurin*. Das Cholin bindet die Fettsäuren im Zuge der Verdauung. Durch seine 3 Methylgruppen im Molekül ist es physiologisch ein wichtiger Methyldonator und damit essentiell zum Aufbau der lebensnotwendigen Aminosäure *Methionin*.
Acetylcholin ist der Essigsäureester des Cholins. Er entsteht überall im Körper, wo eine parasympathische Erregung stattfindet (an den cholinergischen Nerven). Die Wirkung im Organismus ergibt eine Blutdrucksenkung und Anregung der glatten Muskulatur sowie der Drüsensekretion (Magensaft usw.).
Im Lecithin ist das Cholin mit Phosphorsäure und diese wieder mit Glycerin verestert. Je nach den verschiedenen Fettsäureresten, die

noch mit den weiteren OH-Gruppen des Glycerins verestert sind, kann das Lecithin aus pflanzlichem (z. B. Sojabohnen) oder tierischem (z. B. Eigelb) Material stammen. Weitere Aminosäuren werden aus didaktischen Gründen im Kapitel Eiweiß aufgeführt. Von den Carbonsäuren abgeleitet kann man sich eine weitere Gruppe von Stickstoff-Derivaten vorstellen. Es sind dies die Säureamide, bei denen die OH-Gruppe aus der Formel R – COOH durch die Aminogruppe NH_2 ersetzt ist.

Das bekannteste Säureamid ist der **Harnstoff** $NH_2 - CO - NH_2$. Er wird in der Leber gebildet und gelangt über das Blut in die Nieren und so in den Harn. Im Durchschnitt scheidet der Mensch auf diese Weise ca. 30 g täglich als letztes Abbauprodukt des Eiweißstoffwechsels aus.
Technisch hat der Harnstoff eine große Bedeutung zur Herstellung von Kunststoffen, als Düngemittel und zur Herstellung von Schlafmitteln (Barbitursäure).

Die einfachste Verknüpfung zwischen Kohlenwasserstoff und Stickstoff bilden die Cyan-Verbindungen. **Cyanwasserstoff** HCN wird auch *Blausäure* genannt, gemäß ihrer ersten Herstllung aus dem Farbstoff Berliner Blau. Sie ist eine farblose Flüssigkeit, deren Dämpfe leichter als Luft sind, wodurch sie bei ihrer nicht ungefährlichen Verwendung als Schädlingsbekämpfungsmittel leicht durch Decken und Wände dringen. Ihr Geruch ist ähnlich dem des Bittermandelöls. Die Blausäure verbindet sich leicht mit Aldehyden und Ketonen, wie sie in Pflanzenstoffen zahlreich vorhanden sind, z. B. in den bitteren Mandeln, den Apfel-, Kirsch-, Pfirsich- und Pflaumenkernen. Auch in den indischen Mondbohnen und im Leinsamen sind Verbindungen (Glykoside) enthalten, aus denen Blausäure freigesetzt werden kann. Der Cyanwasserstoff und seine Salze, wie z. B. das **Kaliumcyanid** KCN, auch *Cyankali* genannt, stellen ein außerordentlich gefährliches Gift dar. 50 mg der Säure, oder die vierfache Menge des Salzes gelten als letale Dosis, wobei der Tod schon in der ersten Minute unter Aufschreien und kurzem Erstickungskrampf erfolgen kann.
Wenn auch wegen der sofort eintretenden Wirkung des Cyanid-Ions, die in einer Blokkade der an der Atmung jeder Zelle beteiligten Fermente beruht, nur in seltenen Fällen Rettungsmaßnahmen zum Erfolg führen, so seien hier als solche genannt: künstliche Atmung, Natriumnitrit- und Natriumthiosulfatapplikation, Amylnitriteinatmung.
Physiologisch interessant ist noch die Tatsache, daß der Cyanwasserstoff auch bei größeren Konzentrationen durch die Haut in den Körper eindringen kann, weshalb Gasmasken nur einen teilweisen Schutz bewirken.

Wichtige Stickstoffderivate organischer Verbindungen sind die Amine. Sie lassen sich formal durch Substitution vom Ammoniak NH_3 ableiten. Die auffallende Eigenschaft ist ihre Basizität. Die $-NH_2$ Gruppe nennt man Aminogruppe. **Nitrosamine** von der Grundstruktur

$$\begin{matrix} R_1 \\ R_2 \end{matrix} > N-NO$$

haben bei der Diskussion um umweltbiologische Themen eine große Bedeutung erlangt.

15.3.2 Einfache cyclische Verbindungen

Die gesättigten Vertreter dieser Art nennt man *Cycloalkane* oder *alicyclische* Verbindungen. Systematisch sind auch hier verschiedene Verknüpfungsmöglichkeiten denkbar, je nach der Anzahl der C-Atome, die sich an der Ringbildung beteiligen. Einen Dreier-Ring würde man Cyclopropan nennen, einen Fünfer-Ring Cyclopentan, einen Sechser-Ring Cyclohexan und so fort.
Die ungesättigten Vertreter heißen den allgemeinen Nomenklaturregeln zufolge dann *Cycloalkene*. Sie können in ihrem Ring eine oder mehrere Doppelbindungen aufweisen. Am interessantesten sind hier zweifellos die Abkömmlinge des Cyclohexatriens, eines Rings aus 6 C-Atomen mit alternierenden Doppelbindungen, die also ein konjugiertungesättigtes Molekülgerüst als Grundstruktur aufweisen. Ein derart gebautes Molekül wird auch mit dem Trivialnamen **Benzol** bezeichnet.

Einfache carbocyclische Kohlenwasserstoffe

Benzol C_6H_6. Es wurde von *Faraday* (1791–1867) im Leuchtgas entdeckt und ist eine farblose Flüssigkeit, die sich leicht mit Alkohol, Aether und Aceton mischt. Sie findet Verwendung als Lösungsmittel und in der Herstellung von Farben, pharmazeutischen Produkten und als Treibstoff. Von großem Interesse ist hier die Deutung der Strukturformel. Eine Verbindung aus 6 C- und 6 H-Atomen kann nur ringförmig sein, wodurch aber das Benzol im chemischen Verhalten ungesättigten Charakter haben müßte durch das Auftreten von 3 Doppelbindungen. Dies war indessen mit den sonst üblichen Nachweismethoden beim Benzol nicht festzustellen (siehe aromatischer Zustand).
Einfache Homologe des Benzols sind das Toluol und das Xylol.

Toluol $C_6H_5-CH_3$ kann methodisch auch als Methylbenzol bezeichnet werden. Es ist eine klare Flüssigkeit, die als Ausgangsstoff für die Fabrikation von Farben und Sprengstoffen (Trinitrotoluol) gebraucht wird.

Xylol $C_6H_4-(CH_3)_2$, methodisch Dimethylbenzol, kann durch die Tatsache zweier Substituenten am Benzolkern in 3 isomeren Formen vorliegen (ortho-, meta- und para-Stellung der CH_3-Gruppen).
Es dient zur Reinigung optischer Geräte und zum Mikroskopieren. Ferner findet es Verwendung in der Lackindustrie.
Lagern sich mehrere Ringe zusammen, so ergeben sich mehrkernige Kohlenwasserstoffe. Als Überblick über ihre jeweiligen Bezeichnungen dient nachstehende Tabelle die eine Auswahl wiedergibt:

Tabelle mehrkerniger Kohlenwasserstoffe

Bezeichnung	Grundgerüst	Bezeichnung	Grundgerüst
Naphthalin	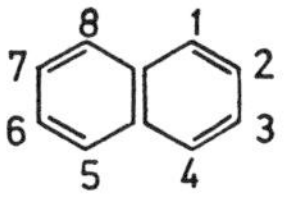	Anthracen	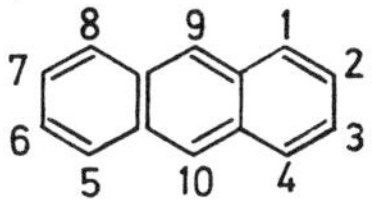
Inden	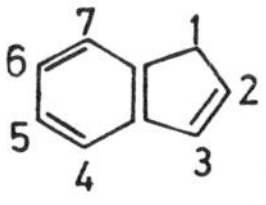	Azulen	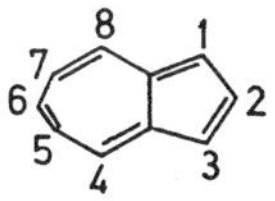
Phenanthren	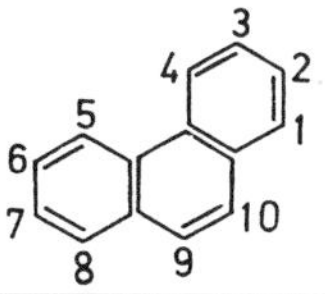	Steroide Cyclopentano-perhydro-phenanthren	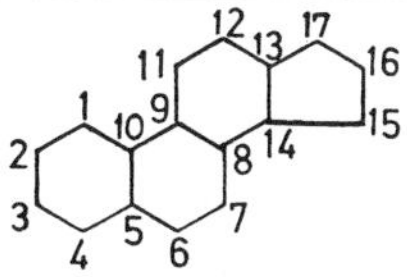

Zur Bezeichnung der Abkömmlinge vorstehender mehrkerniger Kohlenwasserstoffe wird auf die unterschiedliche Bezifferung der Steroide im Gegensatz zu den vorstehenden Grundgerüsten hingewiesen.
Wie am Beispiel des Grundgerüstes der Steroide gezeigt ist, wird durch das Präfix »perhydro« der gesättigte Charakter der Verbindung ausgedrückt, bei der also keine Doppelbindungen mehr vorhanden sind.
Die Ziffern deuten die Zählweise an, mit der die Reihenfolge Substituenten am Grundgerüst bezeichnet wird.
Werden durch Seitenketten diese Grundgerüste ergänzt, ergeben sich häufig wichtige Vertreter aus dem Gebiet der Naturstoffe

und Arzneimittel (siehe Kapitel 17). Auch an carbocyclischen Verbindungen können funktionelle Gruppen die Stoffeigenschaften prägen. Einige typische Vertreter seien deshalb auch hier angeführt.

Phenol C_6H_5OH. Monohydroxybenzol wurde früher auch *Carbolsäure* genannt, womit die gewissen sauren Eigenschaften herausgestellt waren, die einer derartigen Verbindung zu eigen sind. Zwar deutet die Hydroxy-Gruppe auf einen alkoholischen Charakter hin, sie sitzt jedoch an dem durch seine besonderen Eigenschaften ausgezeichneten Benzolkern, der hier die wesentlich leichtere Abspaltung von Protonen ermöglicht und damit die Säurenatur bestimmt. Phenol ist eine kristalline Substanz, die früher als äußerst kräftiges Antiseptikum benutzt wurde und noch heute bei der Konfektionierung von Serumampullen gebräuchlich ist. In starker Konzentration zerstört es Gewebe unter Weißfärbung (siehe auch Desinfektionsmittel). Eine große technische Bedeutung hat es zur Herstellung von Kunststoffen wie Phenoplaste, Bakelit usw. Zwei Hydroxygruppen am Benzolkern führen wieder zu 3 isomeren Zuständen. Die denkbaren Dihydroxybenzole sind in Stellung 1,2 das **Brenzkatechin** in Stellung 1,3 das **Resorcin** und in Stellung 1,4 das **Hydrochinon.** Sie wirken ebenfalls antiseptisch; namentlich das Resorcin wird in der Dermatologie in Salben und Haarwässern verwendet, weil es eine gute *keratolytische* Wirkung besitzt. Wegen der reduzierenden Wirkung dieser Gruppe wird besonders das Hydrochinon als fotografischer Entwickler eingesetzt, weil hier im alkalischen Bereich die Wirkung am besten ist. Hydrochinon geht dabei in **Chinon** über: 1,4 Dioxybenzol

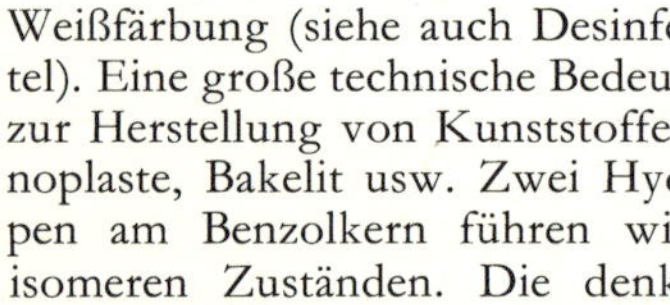

Durch die Verschiebung einer Doppelbindung aus dem Ring geht auch der aromatische Charakter des Moleküls verloren. Man spricht jetzt von einem *chinoiden System.*

Kresole sind Verbindungen, bei denen ein H durch die CH_3-Gruppe und 1 H durch die OH-Gruppe ersetzt sind. Sie spielen als Grundlage für Desinfektionsmittel eine große Rolle.
Unter den mit der funktionellen $-COOH$-Gruppe, der Säuregruppen, ausgezeichneten carbocyclischen Verbindungen seien hier folgende pulverförmigen Substanzen genannt.

Benzoesäure C_6H_5-COOH, die zwar auf Mikroorganismen giftig wirkt, für den Menschen aber praktisch unschädlich ist. Sie wird daher in der Lebensmittelindustrie als Konservierungsmittel in Konzentrationen bis zu 0,25% benutzt.

Salicylsäure $C_6H_4(OH)-COOH$: also ortho-Hydroxybenzoesäure. Sie hat analgetische, antipyretische und antiphlogistische Eigenschaften. Bei hohen Dosierungen (6–8 g/Tag) kann es zum Salicylrausch mit Ohrensausen und Schweißausbrüchen kommen. Wegen ihrer keratolytischen und bakteriziden Wirkung wird die Salicylsäure in dermatologischen Präparaten viel verwendet.

Acetylsalicylsäure

$$C_6H_4(O\overset{\overset{\displaystyle O}{\|}}{C}CH_3)COOH$$

stellt das Produkt der Veresterung der $-OH$-Gruppe der Salicylsäure mit der Essigsäure dar. Neuere Erkenntnisse führen die allgemeine und weltweite Anwendung unter anderem darauf zurück, daß die Acetylsalicylsäure die Freisetzung schmerzerzeugender vasoaktiver Kinine verhindert.

Benzaldehyd C_6H_5CHO ist eine cycloaromatische Verbindung mit der funktionellen Aldehydgruppe. Es kommt im Amygdalin, einem Glykosid der bitteren Mandeln vor, aus dem es über die giftige Zwischenstufe Benzaldehydcyanhydrin entsteht. Der Genuß von bitteren Mandeln ist daher namentlich für Kinder nicht ungefährlich. Das reine Benzaldehyd ist der Aromastoff des Marzipans. Ein weiterer aromatischer Aldehyd ist in diesem Zusammenhang auch das *Vanillin,* das in der Lebensmittelindustrie viel verwendet wird.

Wie in den acyclischen Verbindungen kann auch bei den cyclischen Aromaten der Stickstoff in 2 funktionellen Gruppen auftreten, als Nitro-Gruppe NO_2 und als Amino-Gruppe NH_2.

Das **Mononitrobenzol** $C_6H_5-NO_2$ ist eine Flüssigkeit, die ebenfalls nach bitteren Mandeln riecht und als Duftstoff für einfache Seifen verwendet wird. Es ist giftig und spielt in der Technik eine große Rolle unter anderm deshalb, weil sich durch Reduktion daraus die andere wichtige Gruppe, die aromatischen Amine, herstellen lassen.

Monoaminobenzol $C_6H_5-NH_2$, auch *Anilin* genannt, ist eine Flüssigkeit, die als technischer Rohstoff zur Herstellung von Farben und Arzneimitteln eine große Bedeutung hat (siehe Kapitel Farbstoffe und Arzneimittelchemie).

Carbocyclische Verbindungen enthalten einen oder mehrere Ringe im Molekül. Die aromatischen Moleküle besitzen das besondere Bindungssystem des Benzols, die alicyclischen Moleküle (Cycloalkane) nicht. Das Kohlenstoffskelett des Benzols bezeichnet man als Benzolkern, die davon abzweigenden C-Ketten als Seitenketten. Kondensierte Ringe haben mehrere C-Atome gemeinsam.

Einfache heterocyclische Verbindungen

Wie bereits im Kapitel Stoffklassen vermerkt, zählt man zu derartigen Molekülstrukturen Ringsysteme, die neben den Atomen Kohlenstoff und Wasserstoff noch die Elemente Stickstoff, Sauerstoff oder Schwe-

Tabelle heterocyclischer Verbindungen

Bezeichnung	Grundgerüst	Bezeichnung	Grundgerüst
Pyrrol	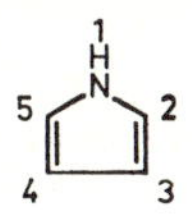	Furan	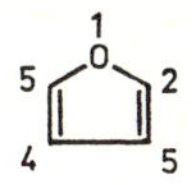
Pyridin	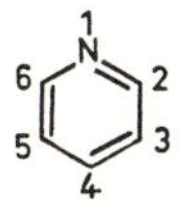	Pyridazin	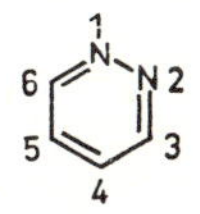
Pyrazin	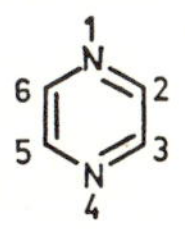	Pyrazol	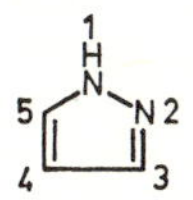
Thiophen	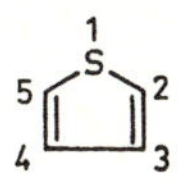	Imidazol	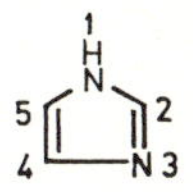
Purin	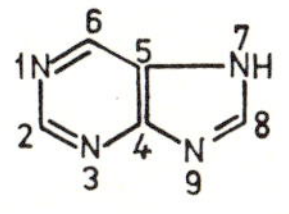	Piperidin	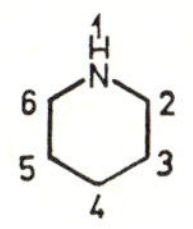

fel *in* ihrem Ringgebilde aufweisen. Bevorzugte Strukturen sind Fünfer- und Sechserringe. Da eine ganze Reihe dieser Stoffe seit längerer Zeit bekannt sind, tragen sie Trivialnamen. Wichtige biochemische Verbindungen fallen unter diese Gruppe, wie z. B. das Vitamin B_1 und das Coenzym Cocarboxylase. Außerordentlich bedeutende Arzneimittel gehen von dem 5gliedrigen Thiazol aus, wie das Sulfothiazol und das Penicillin G. Schließlich sei noch darauf verwiesen, daß die Nucleinsäuren als makromolekulare Bestandteile aller lebenden Zellen und Viren aus Heterocyclen aufgebaut sind (Erbträger). In vorstehender Übersicht sei eine Tabelle wichtiger heterocyclischer Verbindungen zusammengestellt.

Die angegebenen Zahlen deuten auch hier die Bezeichnung an, mit der die Lage der Substituenten am Grundgerüst beziffert werden. Der aromatische Charakter heterocyclischer Verbindungen wird durch den Einschluß des Heteroatoms gemindert.

Bei der systematischen Benennung der Ringsysteme setzt man vor den Namen der entsprechenden carbocyclischen Verbindung für jedes Hetero-Atom eine bestimmte Vorsilbe, und zwar für N = AzA, für S = Thia und für O = Oxa. Pyridin ist demnach Azabenzol oder Furan = Oxacyklopentadien (2,4).

Unter den vielen Verbindungen seien hier nur genannt:

Pyridin C_5H_5N, besitzt aromatischen Charakter und dient wegen seiner großen Reaktionsfreudigkeit vielen Syntheseverfahren. Es ist eine stark riechende Flüssigkeit mit basischem Charakter die unter anderem auch zum Vergällen von Spiritus benutzt wird *(Brennspiritus)*. Eine ganze Reihe von synthetischen Arzneimitteln sind Pyridin-Derivate. Es ist in jedem Verhältnis mit Wasser mischbar.

Piperidin $C_5H_{11}N$, ist ein hydriertes Pyridin und tritt als Baustein vieler Naturstoffe (z. B. Alkaloide) auf.

Vom **Imidazol**grundgerüst leiten sich Derivate ab, wie *Histidin, Histamin* (siehe Kapitel Eiweiße) und der Wuchsstoff *Biotin.*

Die **Purin-**$C_5N_4H_4$-Struktur schließlich ist in Verbindungen wie Harnsäure, Theophyllin und Coffein enthalten (siehe Kapitel Purine).

Pyrazolon, hat als fünfgliedriger Heterocyclus eine Ketonstruktur:

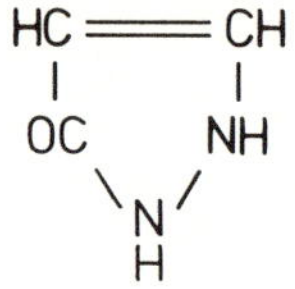

und stellt das Grundgerüst einer Reihe von Arzneimitteln dar, wie Antipyrin, Aminophenazon, Phenylbutazon.

> Heterocyclische Verbindungen enthalten neben C-Atomen noch ein oder mehrere andere Elemente als Ringglieder. Ringe aus 5 oder 6 Atomen sind am beständigsten. Die meisten tragen Trivialnamen. Viele Verbindungen besitzen auch in dieser Stoffklasse aromatischen Charakter.

Makromoleküle sind sehr große Moleküle aus mindestens 1000 Atomen und Molekularmassen von etwa 5000 ohne Begrenzung nach oben. Sie können aus linearen Fadenmolekülen, verzweigten oder vernetzten Ketten bestehen. Dazu zählen: Polysaccharide, Polypeptide, Nucleinsäuren und synthetisch hergestellte Kunststoffe.

Formel von Naturkautschuk

Merksätze zu den einfachen organischen Verbindungen

a) Je nach der Länge ihrer Kette und ihrem Siedepunkt werden die natürlichen Alkane als Energielieferanten technisch eingesetzt, z. B. als Leuchtgas, Benzin, Heizöl oder als Schmierstoffe und Vaseline.
b) Homologe Reihen sind Verbindungen, deren höhere Glieder sich nach der gleichen Gesetzmäßigkeit aufbauen wie die Anfangsglieder.
c) Wegen einer ähnlichen Struktur mit dem Wassermolekül haben niedrige Alkohole (Ethanol, Propanol, Glycol, Glycerin) ein gutes Mischungsvermögen mit Wasser.
d) Die höheren Glieder der Carbonsäuren sind feste Substanzen und werden, weil sie wichtige Bestandteile der Fette sind, auch Fettsäuren genannt.
e) Ester bilden sich aus einer Säure und einem Alkohol unter Wasserabspaltung.
f) Polymerisation ist die Zusammenlagerung kleinerer Moleküle mit Doppelbindungen, unter Aufrichtung derselben, zu größeren Aggregaten.
g) Harnstoff ist ein Diamid der Kohlensäure und das Endprodukt des Eiweißstoffwechsels im Körper.
h) Harnsäure ist ein Purin-Derivat und das Endprodukt des Purinstoffwechsels, bzw. Endprodukt des Abbaus der Nucleinsäuren im Körper.
i) Carbocyclische Verbindungen enthalten in ihrer ringförmigen Struktur nur die Elemente Kohlenstoff und Wasserstoff. Heterocyclische Verbindungen besitzen darüber hinaus die Elemente Sauerstoff, Stickstoff oder Schwefel.

Übungen

a) Nennen Sie die Stoffe, die bei der Erdöl- oder Petroleumdestillation anfallen!
b) Durch welche Eigenschaften ist das Ethen ausgezeichnet?
c) Nennen Sie verschiedene Arten von Alkoholen, und beschreiben Sie ihre Eigenschaften!
d) Worauf ist bei der Anwendung von Ether besonders zu achten?
e) Nennen Sie die Formel von Methanal, und erklären Sie seine Eigenschaften!
f) Welche Gruppe chemischer Stoffe wird mit der Endsilbe -on bezeichnet?
g) Wie heißt der Trivialname der Ethansäure?
h) Welche physiologische Bedeutung hat die Milchsäure im Körper?
i) Was versteht man unter dem Citronensäurecyclus?
j) Nennen Sie Halogen-Derivate der Kohlenwasserstoffe!
k) Nennen Sie Naturstoffe, aus denen Blausäure freigesetzt werden kann!
l) Erläutern Sie die Systematik der organischen Stoffklassen!
m) Auf welchem Konzept beruht die Nomenklatur organischer Verbindungen?
n) Was versteht man unter einem Radikal?
o) Wie bezeichnet man die Substitutionsstellungen am Benzolkern?
p) Was versteht man unter funktionellen Gruppen?
q) Was ist Glycerin?
r) Was ist ein Ester?
s) Von welcher Verbindung kann man sich formal die Amine abgeleitet denken?
t) Beschreiben Sie den aromatischen Zustand!
u) Was versteht man unter Cycloalkanen?
v) Welche organischen Reaktionen kennen Sie?
w) Nennen Sie die verschiedenen Isomerie-Möglichkeiten!
x) Beschreiben Sie die Bindungsarten organischer Verbindungen!
y) Welche carbocyclische Verbindungen sind Ihnen bekannt?
z) Welche Elemente beteiligen sich an heterocyclischen Verbindungen?

16.0 Physiologische Chemie

Dieser Abschnitt befaßt sich in einer kurzen Übersicht mit jenen Stoffen, aus denen Lebewesen bestehen und einigen Vorgängen, die dem Leben und seiner Erhaltung zugrundeliegen.

Die physiologische Chemie entstand aus der Humanphysiologie, als man erkannte, daß Analysen der Körperflüssigkeiten auch zur Diagnose von Krankheiten herangezogen werden konnten. Sie erwuchs also aus einem Grenzgebiet zwischen der Chemie und Physiologie und nahm sich daher in der Folgezeit besonders der chemischen Funktionen der Lebensvorgänge an, wie z. B. der Assimilation, der Atmung, dem Stoffwechsel usw., wie sie auch häufig unter dem Begriff der **Biochemie** abgehandelt werden.

Finden sich in der unbelebten Natur nur eine beschränkte Anzahl von anorganischen Verbindungen mit einem relativ einfachen Aufbau, so zeichnen sich die Grundstoffe des Lebendigen in ihren organischen Molekülen durch größte Vielfalt und erhebliche Komplexibilität aus. Dennoch ist erstaunlich, daß die Naturstoffe zum Aufbau der ungeheueren Anzahl von Makromolekülen mit Molekularmassen von 10^3–10^9 nur eine beschränkte Zahl von Bauteilen nötig haben, deren Molekularmassen nur zwischen 100–400 g liegen.

Zu den wichtigsten Stoffklassen der physiologischen Chemie zählen u. a. die Kohlenhydrate, die Fette, die Aminosäuren, die Nucleinsäuren, die Hormone, die Enzyme usw. Da über die Hälfte des organisch gebundenen Kohlenstoffs auf unserer Erde in den Kohlenhydraten Cellulose und Stärke auftritt, diese beiden Verbindungen aber aus Glukose-Molekülen bestehen, mag der folgende Überblick mit diesen Stoffen beginnen.

16.1 Kohlenhydrate

Bei der Analyse von Zucker ausgangs des 18. Jahrhunderts ergab sich eine Zusammensetzung aus den Elementen Kohlenstoff, Wasserstoff und Sauerstoff der allgemeinen Formel $C_x(H_2O)_y$. Damit war erkannt, daß es sich um Verbindungen handeln mußte, die französische Chemiker »Hydrate de Carbone« nannten. Aus dieser Bezeichnung ist der deutsche Begriff »Kohlenhydrate« entstanden. Aus der Ableitung des griechischen Wortes für Zucker ist auch die Bezeichnung *Saccharide* geworden, die als Wortstamm für die nomenklaturmäßige Einteilung dient. Man unterscheidet in einer Übersicht über die Kohlenhydrate:

a) **Monosaccharide**, die einfache Kohlenhydrate darstellen,
b) **Oligosaccharide**, die mehrere, derartige Bausteine enthalten, und
c) **Polysaccharide**, die aus einigen tausend Bausteinen pro Molekül bestehen.

In weiteren Differenzierungen dieser Einteilung kann festgestellt werden, daß die Kohlenhydrate durch die funktionellen Gruppen der Aldehyde oder Ketone ausgezeichnet sind. Da man mit dem Anhängen der Endsilbe -osen die Saccharide allgemein kennzeichnet, ist z. B. durch die Silbenverknüpfung von Aldehyd und -osen zu Aldosen bereits eine erste, klare Kennzeichnung in der Vielfalt der Kohlenhydrate möglich.

Zur weiteren Unterscheidung benutzt man das allgemein verbindliche Schema in der Bezeichnung organischer Strukturen, die Anzahl der C-Atome. Unter **Pentosen** sind dann Kohlenhydrate mit 5 C-Atomen, unter **Hexosen** solche mit 6 C-Atomen zu verstehen. Eine Aldohexose ist endgültig festgelegt als ein Monosaccharid mit 6 C-Atomen und der funktionellen Aldehydgruppe.

a) Monosaccharide

Aus der allgemeinen Summenformel für eine **Hexose** $C_6H_{12}O_6$ können sowohl formal lineare Gebilde abgeleitet werden wie auch sechsgliedrige Ringe, die in ihrer räumlichen Konfiguration darüber hinaus noch Besonderheiten aufweisen. Tatsächlich ist die Entwicklung in der Aufklärung der Struktur der Kohlenhydrate auch diesen Weg gegangen. Man hat jedoch nachgewiesen, daß in Wirklichkeit derartige Monosaccharide überwiegend in der cyclischen Form vorliegen, die mit einem kleinen Rest, der den Ringschluß noch nicht vollzogen hat, im Gleichgewicht stehen. Symbolisch kann man diese Zustände zeichnerisch wiedergeben, wie es später bei der Glucose erfolgt. Im übrigen weisen die Kohlenhydrate durch ihre verschiedenen Hydroxy-Gruppen auch alkoholischen Charakter auf, der sie befähigt, durch Wasserabspaltung mit Säuren zu verestern, oder mit anderen Alkoholen oder mit sich selbst zu verethern. Die letzte Darstellung, gekennzeichnet durch eine Sauerstoffbrücke –O–, ist die Basis für die sich überwiegend bildende Ringstruktur. Da ein sechsgliedriger Ring mit einem Sauerstoffatom **Pyran** genannt wird, ist die systematische Bezeichnung als *Pyranose* ebenfalls gebräuchlich.

Zum allgemeinen ist noch zu erwähnen, daß eine derartige Struktur mehrere asymmetrische C-Atome aufweisen muß. Verbindungen mit asymmetrischen C-Atomen, das sind solche mit vier verschiedenen *Liganden*, drehen in Lösung den polarisierten Lichstrahl. Aus diesem Grunde kann Glucose, z. B. im Harn eines Diabetikers, durch die Größe des Drehungswinkels eines polarisierten Lichtstrahls mengenmäßig festgestellt werden. Ob ein polarisierter Lichtstrahl durch Monosaccharide nach links oder rechts gedreht wird, wird durch (+)- oder (–)Zeichen zur Angabe der Formel symbolisiert. In der Ableitung der homologen Reihen kann man derartige Verbindungen auf das erste Glied zurückführen, welches die optische Aktivität besitzt. Die sich darauf aufbauenden Homologen werden dann entweder noch mit dem Zeichen (D) versehen, wenn sie eine rechts substituierte Konfiguration = Gestaltung aufweisen, oder (L), wenn sie eine links substituierte Konfiguration besitzen.

Als Beispiel für eine **Pentose** $C_5H_{10}O_5$ diene hier die *Ribose*. Sie findet sich im Tierreich als D(–)-Ribose und als ihr Reduktionsprodukt die D(–)-2-Desoxyribose als wichtiger Bestandteil der *Nucleinsäuren*. Im Hinblick auf diese beiden Formen der Ribose unterteilt man die Nucleinsäuren in die *Ribonucleinsäuren* = RNS und *Desoxyribonucleinsäuren* = DNS (identisch mit DNA = internat. Bezeichnung). Namentlich die letztere ist nach heutigen Erkenntnissen durch die Mannigfaltigkeit ihrer Strukturmöglichkeiten, die durch die Nucleinsäure-Komponente bedingt ist, der Träger genetischer Information.

Als Beispiel für eine **Aldohexose** $C_6H_{12}O_6$ sei die *Glucose* angeführt. Formelmäßig stehen nachfolgende Formen in wäßriger Lösung stets miteinander im Gleichgewicht:

α-Form β-Form

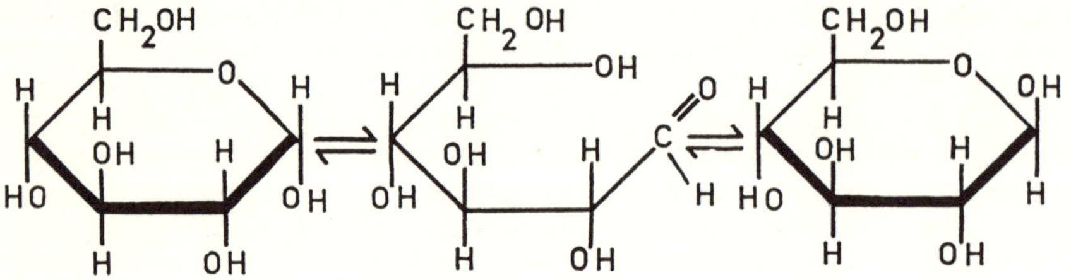

Gleichgewicht der Glucose-Strukturen in wäßriger Lösung.

Durch die Tatsache, daß dieser Zucker den polarisierten Lichtstrahl nach rechts dreht, wird er auch *Dextrose* genannt. Das Vorkommen in Trauben führt zur Bezeichnung *Traubenzucker*. Er besteht aus weißen Kristallen, die sich leicht in Wasser lösen und süß schmecken. Die Glucose ist gut vergärbar (Spiritus-Herstellung). Therapeutisch dient die Glucose als Energiespender, zur Beseitigung hypoglykämischer Zustände, zur Entquellung von Geweben, Ernährungsstörungen am Herzmuskel und als Mittel zum Leberschutz. Die normale Glucose-Konzentration im Blut beträgt 80–120 mg/100 ml.

Als Beispiel für eine **Ketohexose** $C_6H_{12}O_6$ steht die *Fructose*. Die konfigurativen Verhältnisse sind ähnlich wie bei der Glucose, nur bildet sich hier durch die Keto-Gruppe auch eine furanoide Form aus (Fünfer-Ring mit einem O). Da sie den Lichtstrahl nach links dreht, heißt die Fructose auch *Laevulose* und nach dem Vorkommen in Früchten Fruchtzucker. Die Fructose ist chemisch weniger stabil als die Glucose und wird daher in der Leber noch schneller umgesetzt als die Glucose, weshalb sie vornehmlich zur Leberschutztherapie benutzt wird. Offenbar ist dieser Abbau unabhängig von der Anwesenheit von Insulin; deshalb können Diabetiker Fructose als Nahrungs- und Süßungsmittel benutzen. Der Fruchtzucker ist auch im Ejakulat der Samenblase enthalten, und die Aktivität der Spermien hängt wesentlich vom Fructosestoffwechsel ab. Wie Traubenzucker ist auch Fruchtzucker zu Spiritus vergärbar.

b) Oligosaccharide

Im einfachsten Fall können 2 Monosaccharide zusammentreten durch Kondensation unter Wasserabspaltung. Über die dabei entstehenden Disaccharide seien nachfolgende Verknüpfungsmöglichkeiten angeführt:

Fructose + Glucose
\ /
Saccharose

Glucose + Glucose
\ /
Maltose

Glucose + Galaktose
\ /
Lactose

Die *Saccharose*, Rohr- oder Rübenzucker genannt, besteht also aus Fructose und Glucose zu gleichen Teilen, die auch durch Hydrolyse daraus gewonnen werden.

Ein solches Hydrolysat wird *Invertzucker* genannt, weil sich durch die Spaltung der Saccharose die Richtung der optischen Drehung des polarisierten Lichtstrahls umdreht *(Inversion)*. Der Invertzucker liegt z. B. im Honig der Bienen vor. Neben der Herstellung aus dem Zuckerrohr wird die Saccharose aus Zuckerrüben gewonnen. Im Laufe der Herstellung wird der erhaltene Dicksaft im Vakuum bis zur Kristallisation eingeengt. Neben dem Zucker bleibt dabei ein dunkler Sirup zurück, den man Melasse nennt, die als Viehfutter und zur Spiritusvergärung gebraucht wird. Der Rohzucker wird durch Raffination entfärbt und gereinigt, wobei der Reinheitsgrad heute bis zu 99,95% beträgt, was für einen großtechnischen Prozeß als sehr gut gilt.

Während die *Maltose* medizinisch nicht interessant ist, ist die *Lactose*, nach ihrem Vorkommen in Milch auch Milchzucker genannt, in größeren Dosen als mildes Abführmittel im Gebrauch. Darüber hinaus ist die Lactose ein häufig verwendeter Arzneistoffträger. Durch Milchsäurebakterien wird der Milchzucker zur Milchsäure vergoren, worauf das Sauerwerden der Milch wie auch die Joghurtproduktion beruhen. Milchzucker ist ein beliebter, indifferenter Arzneistoffträger.

c) Polysaccharide

Makromoleküle aus Hunderten oder Tausenden von Monosacchariden bilden die Polysaccharide, die nicht mehr kristallisierbar sind und keinen süßen Geschmack aufweisen. Ihr Molekulargewicht kann bis zu 1 000 000 ansteigen.

Sie bilden vor allem die wichtigen Reservestoffe im Pflanzen- und Tierreich. So speichern z. B. die Wurzeln, Knollen oder Samen von Pflanzen als Polysaccharid die Stärke, während in der Leber tierischer Organismen als Reservekohlenhydrat Glykogen gespeichert wird.

Die *Stärke* ist keine chemisch einheitliche Verbindung. Man kann in ihr 2 Bestandteile ermitteln, die *Amylose* und das *Amylopektin*. Während das erste unverzweigte Ketten aufweist, die schraubenförmig gewunden sind, sich in Wasser kolloidal lösen und mit Jod blau gefärbt werden, ist das Amylopektin von verzweigter Struktur, bildet mit Wasser einen Kleister und wird durch Jod rötlich gefärbt.

Der Abbau der Stärke erfolgt fermentativ durch das Enzym *Diastase* bis zur Stufe des Disaccharids Maltose. Will man bis zum monomeren Produkt der Glucose gelangen, muß ein weiteres Ferment, die *Maltase*, die Spaltung fortführen. Bricht man jedoch den fermentativen Abbau ab, noch ehe die Stärke restlos in Glucose verwandelt wurde, so erhält man eine Mischung aus Glucose, Maltose und restlichen Polysacchariden, die *Dextrin* genannt wird.

Die Stärke ist als Bestandteil der Kartoffel und des Mehls ein wichtiges Nahrungsmittel, das auch große technische Anwendung z. B. zum Appretieren von Lein- und Baumwollwaren und zum Steifen der Wäsche findet. Die Stärke der Gerste wird zur Bierbereitung und die Stärke der Kartoffel zur Spiritusherstellung benutzt.

Das *Glykogen* kann man auch als tierische Stärke bezeichnen, zumal es in seinem chemischen Bau der Stärke nahezu entspricht. Es ist jedoch noch weiter verzweigt als diese und erreicht Molekulargewichte bis zu mehreren Millionen. Es wird vor allem in den Muskeln

Tabelle biologisch wichtiger Polysaccharide

Polysaccharid	Molekularmasse	Einheit	Vorkommen	Bedeutung
Glykogen	$5\times10^6 - 10^7$	D-Glucose	Tierische Zellen Leber bis zu 20% Muskeln	Reservekohlenhydrat, Blutzuckerregulation
Stärke	bis 10^6	D-Glucose	Pflanzen	Reservekohlenhydrat der Pflanzen, Nahrungsmittel
Cellulose	$1{,}5\times10^6$	D-Glucose	Pflanzen, Bakterien	Stütz- und Gerüstsubstanz für Zellmembranen, Fasern
Pektin	5×10^4	D-Galaktusonsäure	Pflanzen (bzw. in Früchten)	Wasserbildung, Gelbildung
Inulin	5×10^3	D-Fructose	Inulaknollen	Reservekohlenhydrat, (zur Nierenfunktionsprüfung beim Menschen)
Dextran	bis 4×10^6	D-Glucose	Bakterienmembran	Gerüstsubstanz, Blutplasmaersatz

und in der Leber gespeichert. Jod färbt das Glykogen rotbraun.
Niedermolekulare *Dextranlösungen* (Mol.-Gewicht ~ 40 000) finden heute bei ischämischen cerebralen Insulten sowie bei Mangeldurchblutungen infolge allgemeiner Gefäßveränderungen in Form der Infusion weit verbreitete Anwendung. Der therapeutische Nutzen dieses Pharmakons besteht in der Senkung der Blutviskosität und damit in der Verbesserung der rheologischen Eigenschaften des Blutes. Die Adhäsivität von Thrombozyten und Erythrozyten wird verringert, um die Gerinnungseigenschaften des Blutes zu verändern. Die für menschliche Enzyme nur schwer angreifbare α-1-6-glykosische Verknüpfung der Dextranmoleküle verhindert den sofortigen Abbau, und dadurch läßt sich ein Volumeneffekt (Flüssigkeitsersatz) zwischen vier und acht Stunden erzielen.
Die *Cellulose* ist der Gerüstbaustoff des Pflanzenreiches als Baumaterial der Zellwände. Das Holz besteht etwa zu 50% daraus. In Wasser ist die Cellulose unlöslich, bei der Hydrolyse wird aber ebenfalls als Endprodukt die Glucose erhalten. Die unterschiedlichen Eigenschaften der Stärke und Cellulose erklären sich aus der Art der Verknüpfung der einzelnen Glucoseanteile untereinander. Bei der Cellulose handelt es sich um ein kettenförmiges Makromolekül, in dem jede Einheit Glucose gegenüber

der Nachbareinheit um 180° verdreht angeschlossen ist. Bei mehreren tausend solcher Bestandteile entsteht ein nahezu gerades Makromolekül, das sich dann in parallelen Bündeln zusammenlagert, wobei der Zusammenhalt durch zwischenmolekulare Wasserstoffbrückenbindung erfolgt. Derartig geordnete Bereiche werden auch *Micellen* genannt. Die so geartete Struktur der Cellulose macht sie besonders geeignet für die Papierherstellung. Im menschlichen Verdauungstrakt ist allerdings kein Ferment enthalten, das eine Spaltung der Bindungen in das Endglied Glucose ermöglichen könnte, wie es z. B. Wiederkäuer durch ihren Besitz an β-Cellulasen und durch Mikroorganismen vermögen. Dadurch stellt im Gegensatz zu den Stärkearten die Cellulose ernährungsmäßig einen Ballaststoff dar, der allerdings für den Mechanismus der Verdauung, z. B. für die Konsistenz des Stuhlgangs unverzichtbar ist.

Auf der Basis der Cellulose haben sich einige Industriezweige entwickelt, die Zellstoff, Textilfasern, Kunstseide und Papier herstellen. Cellulosenitrate bilden als Schießbaumwolle die Treibladungen für Schußwaffen.

Photosynthese

Die Bildung der Glucose und damit allgemein der Kohlenhydrate in der Pflanze erfolgt durch einen Prozeß, der *Photosynthese* genannt wird. Dabei wird aus dem Kohlendioxid der Luft und dem vorhandenen Wasser unter Einwirkung von Licht und in Gegenwart des grünen Blattfarbstoffes, des Chlorophylls, Glucose gebildet, wie man es mit der Bruttogleichung

$$6\,CO_2 + 6\,H_2O \xrightarrow[\text{Energie}]{\text{Licht}} C_6\,H_{12}\,O_6 + 6\,O_2$$

beschreiben kann. Dabei werden 2 Phasen unterschieden. In der ersten, der Lichtreaktion, wird das Chlorophyll durch die aufgenommene Lichtenergie aktiviert und in die Lage versetzt, aus dem vorliegenden Wasser Sauerstoff, Wasserstoff und freie Elektronen freizusetzen. In einer sehr verwickelt verlaufenden zweiten Phase, der Dunkelreaktion, wird mit Hilfe der aus dem atomaren Wasserstoff stammenden Energie und der Aufnahme des Kohlendioxids die Glucose gebildet. Der Vorgang wird auch *Assimilation* genannt und ist nur im Pflanzenreich denkbar (Blattgrün). Der tierische Organismus ist zu dieser Synthese nicht befähigt, jedoch kommt diesem Vorgang im Energiehaushalt der Natur eine vorrangige Bedeutung zu.

Im Jahre 1968 gelang es diesen natürlichen Vorgang der ersten Phase der Photosynthese der Spaltung des Wassers in seine Bestandteile Sauerstoff und Wasserstoff ebenfalls nur mit Hilfe der Energie des Sonnenlichts experimentell nachzuvollziehen.

16.2 Die Fettstoffe

Diese Gruppe chemischer Stoffe, die zu den Lipiden gerechnet werden, umfaßt sehr unterschiedlich gebaute Körper, die aber sämtlich in Wasser unlöslich und in organischen Lösungsmitteln wie Chloroform, Benzin, Tetrachlorkohlenstoff gut löslich sind.

Es gehören hierher:

Die *Neutralfette*, die *Wachse* und die *Lipoide*.

Die Neutralfette sind Ester aus höheren Fettsäuren und dem dreiwertigen Alkohol Glycerin. Da alle 3 OH-Gruppen des Glycerins verestert sind, nennt man sie auch *Triglyceride,* wobei durchaus verschiedene Fettsäuren die Veresterung vorgenommen haben können. Die wichtigsten Vertreter aus der Reihe der an der Öl- und Fettbildung beteiligten Säuren sind die **Palmitinsäure**, ein 16 C-Körper, und die **Stearinsäure**, eine gesättigte Säure mit 18 C-Atomen. Daneben treten noch eine Reihe anderer, z. T. ungesättigter Säuren bei der Fettbildung in Erscheinung, wobei man die ungesättigten auch *essentielle Fettsäuren* nennt. Damit ist ausgedrückt, daß sie vom Körper zur Aufrechterhaltung seiner Lebensfunktionen mit der Nahrung aufgenommen werden müssen, da er sie nicht herzustellen vermag. Als Beispiel ist ein mit Stearin-, Öl- und Linolsäure verestertes Glycerin aufgeführt.

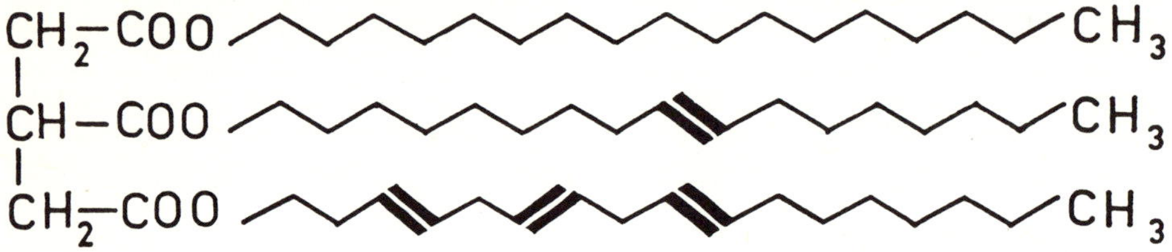

Schema eines Fettes (aus Triglycerid mit Stearin-, Öl- u. Linolensäure).

Die schwarz betonten Doppelbindungen sollen die Bedeutung der Doppelbindungen in sogenannten essentiellen Fettsäuren für eine Reihe von physiologischen Vorgängen im Organismus unterstreichen.

Die praktisch in allen Organismen vorkommenden Öl- und Fettsubstanzen sind ein wichtiger Faktor unserer Nahrung. Von tierischen Fetten werden Butter, Schweinefett, Rinder- und Hammeltalg und Fischöle verwendet.
Zur Gewinnung pflanzlicher Fette und Öle preßt man Früchte und Samen (Oliven, Leinsamen, Mohnsamen, Palmkerne) maschinell aus.
Im Körper erfahren die Fettsäuren mannigfaltige chemische Umstrukturierungen, von denen die Bildung des Acetyl-Coenzym -A, eines energiereichen Zwischenprodukts des Stoffwechsels, besonders erwähnt sei. Es wird auch *aktivierte Essigsäure* genannt, die weiterhin zum Aufbau körpereigener Substanzen oder zur Energiegewinnung dient.
Im Organismus finden wir das Fett als

a) Depot-Fett (besonders im Unterhautgewebe)
b) Zell-Fett (als das es in jeder Zelle in kleinen Mengen vorliegt).

Die physiologische Bedeutung der Fette kann man wie folgt darstellen:
1.) Sie sind wichtige Energielieferanten bzw. -puffer im energetischen Gesamtstoffwechsel. 1 g Fett liefert 39 kJ, etwa doppelt soviel wie die gleiche Menge Kohlenhydrat oder Eiweiß. Das Depot-Fett unterliegt einem ständigen Auf- und Abbau.
2.) Sie erfüllen eine Schutzfunktion, indem sie als schlechte Wärmeleiter den Organismus vor allzu großen Temperaturschwankungen bewahren. Zusätzlich bilden sie einen Schutz vor traumatischen Verletzungen der inneren Organe (Nierenfett!).

Fett (Öl) hat die Eigenschaft, zusammen mit Wasser unter bestimmten Bedingungen **Emulsionen** zu bilden. Das sind feinste Mischungen beider Flüssigkeiten, wobei die Tröpfchengröße so gering ist, daß die Trennung der beiden Phasen Öl/Wasser nicht mehr erfolgt. Nahrungsmittelchemisch liegt die Bedeutung darin, daß infolge der enormen Vergrößerung der Öloberflächen, die bei der Emulgierung des Fettes entsteht, *Lipasen* eine ausreichend große Angriffsfläche haben, um ihre Verdauungstätigkeit vollziehen zu können. Milch ist eine solche natürliche Emulsion.

Werden Fette mit Laugen behandelt, entstehen durch Verseifung der Ester Seifen nach folgendem Schema:

$$\begin{matrix} CH_2-O-CO-C_{17}H_{35} \\ | \\ CH-O-CO-C_{17}H_{35} \\ | \\ CH_2-O-CO-C_{17}H_{35} \end{matrix} + 3\,NaOH \longrightarrow \begin{matrix} CH_2-OH \\ | \\ CH-OH \\ | \\ CH_2-OH \end{matrix} + 3\,C_{17}H_{35}-COONa$$

Schema der Seifenbildung: Tristearin + Natronlauge = Glycerin + Natriumstearat.

Fette und Öle unterliegen der Gefahr, ranzig zu werden. Es laufen dabei mannigfaltige chemische Prozesse ab, die die Qualität des Fettes als Nahrungsmittel verändern. Man hat heute die Möglichkeit, Fette und Öle durch Zusatz von *Antioxydantien*, z. B. Tocopherol oder Benzoesäure, zu konservieren.

Bei den Ölen ist noch eine Eigenschaft erwähnenswert: es gibt *trocknende* und *nicht trocknende* Öle. Die ersten werden als Maler- und Anstrichfarben benutzt, weil sie an der Luft irreversibel fest werden.

Zu den *Lipiden*, d. h. den Fettstoffen, zählt man auch noch die *Wachse*. Sie sind schwerer schmelzbar als Fette, was darauf beruht, daß sie die Ester höherer Alkohole, also nicht die des Glycerins, darstellen.

Wachse sind als Schutzstoffe der Pflanzen außerordentlich verbreitet, auch in der Tierwelt finden wir sie (Bienenwachs). Manche Bakterien haben in ihrer Zellhülle einen Wachsanteil, der die Stabilität gegenüber chemischen Agentien (z. B. Desinfektionsmittel) steigert.

Künstliche Wachse finden technische Anwendung zur Herstellung von Kerzen, Bohnerwachs usw. Zusammengesetzte lipide Fettstoffe heißen Lipoide.

Definitionsgemäß gehören zu den Fettstoffen noch die *Phosphatide*, *Lecithine*, *Cerebroside und Sterine.*

Sterine

Verestert mit Fettsäuren oder in freier Form kommen Sterine in allen tierischen Zellen vor.

Das Sterin der Wirbeltiere ist das Cholesterin. Zusammen mit Phospholipoiden nimmt es am Aufbau von Membranen teil.

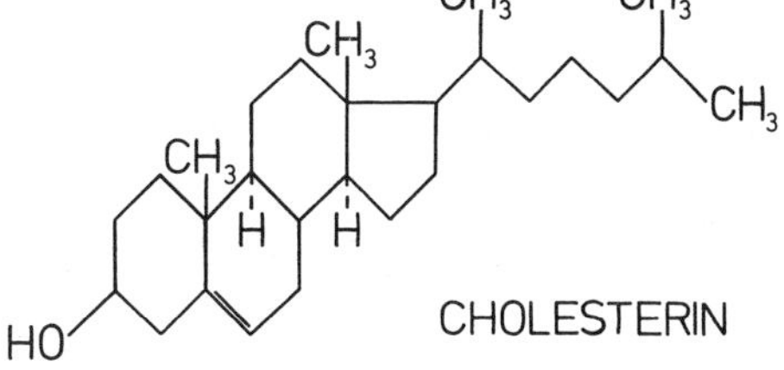

Im Nervengewebe ist es am Aufbau der Myelinscheide beteiligt. Daneben dient das Cholesterin im Organismus als Ausgangsmaterial für zahlreiche andere Steroide: Für die Gallensäure, die Steroidhormone der Nebennierenrinde und der Keimdrüsen und für das Vitamin D.
Im Blutplasma findet sich das Cholesterin als Bestandteil der Lipoproteine. Ein erhöhter Cholesterinspiegel deutet auf die erhöhte Gefahr für Arteriosklerose und Herzinfarkt. Von den etwa 200 mg/100 ml Serum-Gesamtcholesterin liegen ⅔ als Ester mit höheren, meist ungesättigten Fettsäuren vor. Die Ausscheidung des Cholesterins erfolgt vorwiegend durch die Leber. Dort werden 80% zu Gallensäuren oxidiert; ein Teil des Cholesterins gelangt unverändert in die Galle und kann dort Gallensteine bilden.

16.3 Aminosäuren und Eiweißstoffe

Die Bezeichnung Eiweißstoffe leitet sich ab vom Eiklar des Hühnereies, weil es beim Kochen gerinnt und weiß wird.
Folgende chemische Elemente sind in der Regel am Aufbau von Eiweißkörpern beteiligt:

C zu ca. 50%
O zu ca. 20%
N zu ca. 16%
H zu ca. 7%
S + P zu je unter 2%

Charakteristisch für sämtliche Eiweißkörper ist der Aufbau aus **Aminosäuren**. Diese enthalten 2 funktionelle Gruppen: die NH_2-Gruppe, die die basische Funktion mitbringt und die COOH-Gruppe, die den Säurecharakter bedingt. Dabei ist interessant, daß die NH_2-Gruppe in Alpha-Stellung, d. h. unmittelbar benachbart zur COOH-Gruppe, steht, und sämtliche natürlich vorkommenden Proteine ausschließlich aus L-Aminosäuren aufgebaut sind, d. h. in der optisch aktiven, linksdrehenden Form vorliegen.
In folgender Tabelle finden wir die Aufstellung der biologisch wichtigsten Aminosäuren und deren im Schrifttum dafür gebräuchlichen Abkürzungen.

Tabelle der Aminosäurenamen und ihrer Abkürzungen

Glycin	Gly	Tyrosin	Tyr
Alanin	Ala	Serin	Ser
Valin	Val	Threonin	Thr
Leucin	Leu	Cystein	Cys
Isoleucin	Ileu	Methionin	Met
Phenylalanin	Phe	Tryptophan	Try

Zwei Aminosäuren können sich nun durch ihre funktionellen Gruppen gemäß nachfolgendem Schema verbinden:

$$H_2N-CH_2-COOH + H_2N-CH_2-COOH \longrightarrow H_2N-CH_2-\boxed{CO-NH}-CH_2-COOH + H_2O$$

Schema einer Peptidbindung (-CO-NH-).

Dieser Vorgang kann in den Zellen beliebig oft mit nahezu allen Aminosäuren wiederholt werden. Auf diese Weise ergeben sich die als *Di-, Tri-, Tetra-* bis *Polypeptide* bezeichneten Körper, die *Eiweißstoffe*. Die Reihenfolge mehrerer Aminosäuren wird *Sequenz* genannt. Die Vielfalt der Bindungsmöglichkeiten, die sich aus der Anzahl der in obiger Tabelle angeführten Aminosäuren und in der Tatsache, daß praktisch jede Aminosäure mit jeder anderen Aminosäure eine Reaktion eingehen kann, bedingt eine unvorstellbar große Variationsbreite der Sequenzen. Darauf beruht u. a. die großartige Differenzierung der Bausteine aller Lebewesen *(Individualspezifität des Eiweißes)*. Das Molekulargewicht solcher Aminosäureketten kann eine Größe bis zu 1 Million erreichen. Die so gebildeten Eiweißkörper (= EWK) werden in

Proteine = einfache und

Proteide = zusammengesetzte

eingeteilt.

Übersicht über die Eiweißstoffe	
Proteine	
Protamine	einfachste EWK, z. B. im Sperma der Fische
Prolamine	höher molekulare EWK, z. B. im pflanzlichen Eiweiß
Globuline	höher molekulare EWK, z. B. im Blutplasma
Albumine	höher molekulare EWK im Serum, Hühnereiweiß und Milch
Skleroproteine	Gerüsteiweißstoffe in Knochen, Knorpel, Haaren, Fingernägeln, Hufen, Federn

Proteide

Gemeinsam ist allen Proteiden das Vorhandensein einer weiteren charakteristischen Gruppe.

Glucoproteide	enthalten Zuckeranteile, z. B. in Heparin und in blutgruppenspezifischen Substanzen
Phosphorproteide	enthalten Phosphorsäure, z. B. im Kasein der Milch
Nucleoproteide	enthalten Nucleinsäure, z. B. in den Genen der Chromosomen (Erbträger)
Chromoproteide	enthalten Farbkomplexe, z. B. im Hämoglobin des Blutes

Die menschliche Ernährung besteht zu einem wesentlichen Teil aus Eiweiß, welches durch die Verdauungssäfte des Magens in seine Bestandteile, die Aminosäuren, zerlegt wird. Dieser Vorgang wird *Proteolyse* genannt. Vom Darm aus erfolgt die Resorption der Aminosäuren, die über das Pfortadersystem der Leber zugeführt werden. Hier werden in einem Syntheseprozeß körpereigene Eiweißstoffe aufgebaut und den Zellen zugeführt. Dort unterliegen sie einem natürlichen Verschleiß, der den Körper zum Ersatz von täglich etwa 50 bis 80 g Eiweiß zwingt.

Man spricht in dem Zusammenhang vom *sog. funktionellen Eiweißminimum*, das ist jene Menge, die den Körper erst überhaupt in den Zustand seiner Leistungsfähigkeit versetzt. Sie liegt bei etwa 1 g/kg Körpergewicht in 24 Stunden. Verbrauchtes Eiweiß wird in Form des Stoffwechselendproduktes Harnstoff über die Nieren ausgeschieden. Der in allen Eiweißkörpern vorhandene Stickstoff tritt im Harnstoff wieder auf. Wird ein Defizit an Stickstoff nicht durch die Ernährung ausgeglichen, geht der Körper daran schließlich zugrunde.

9 von den obengenannten Aminosäuren können von unserem Körper nicht synthetisiert werden; sie müssen also mit der Nahrung aufgenommen werden, weswegen man sie auch als *essentielle* oder unentbehrliche Aminosäuren bezeichnet. Man unterscheidet deshalb zwischen

biologisch hochwertigem Eiweiß = z. B. Casein der Milch und

biologisch nicht vollwertigem Eiweiß = z. B. Gelatine.

Die 8 lebenswichtigen Aminosäuren sind *(Histidin)*, *Tryptophan*, *Phenylalanin*, *Leucin*, *Isoleucin*, *Threonin*, *Methionin* und *Valin*. Näheres darüber wird in der Ernährungslehre ausgeführt (Kohlhammer Studienbuch).

Findet sich Eiweiß im Harn eines Patienten, so deutet dies auf einen krankhaften Zustand hin (extremer Zustand = Eiweißstein im ableitenden Harnsystem). Da sich Eiweiß kolloidal löst und beim Kochen koaguliert, d. h. irreversibel denaturiert wird, ist diese Methode ein einfacher Nachweis von Eiweiß im Harn. Andere Methoden beruhen auf dem Ausflocken durch einen Überschuß von Säuren (pH-Wert-Verschiebung).

Eiweiß wird durch Kochen oder durch Kontakt mit bestimmten Chemikalien irreversibel denaturiert, worauf das Prinzip der Desinfektion beruht. Hierbei werden durch chemisch aktive Substanzen (z. B. Formalin und Phenol) die Eiweißkörper von Mikroben zerstört und diese damit getötet.

Die Gesamtheit der Lebensvorgänge ist eng an das Vorhandensein von *Biokatalysatoren* gebunden, die *Hormone* und *Enzyme* genannt werden. Die Fermente und eine Reihe von Hormonen sind ebenfalls Eiweißkörper, wodurch die Bedeutung des Eiweißes für das Lebendige noch unterstrichen wird (siehe Kapitel 16.5, 16.6).

Wie schon erwähnt, erfüllen die Eiweiße in den *Nukleoproteide* als Erbträger eine zentrale, biologische Funktion. Neuere Forschungen beschäftigen sich daher mit der Aufklärung der Genstruktur und mit dem Ziel, Erbkrankheiten durch Gen-Manipulationen vorzubeugen.

So lebenswichtig die Eiweißkörper sind, so können sie gelegentlich infolge ihrer biologischen Aktivität in normale Lebensläufe dergestalt eingreifen, daß das Bild einer Vergiftung entsteht. Schlangengifte z. B. enthalten Eiweiß von Fermentcharakter, die die körpereigenen Aminosäuren *desaminieren* (Abspaltung von NH_2) und somit neurotoxische Erscheinungen auslösen. Man nennt derartige Eiweiße *Toxalbumine*. Dies gilt auch für die Vergiftungserscheinungen durch Fremdorgane, Giftspinnen, Skorpione, Knollenblätterpilze und Hornissenstiche. Die Wissenschaft, die u. a. dieses Phänomen und eine Therapie studiert, nennt man die *Immunologie*, in diesen Jahren sehr aktuell durch die Organtransplantationen.

Die zur Zeit am meisten favorisierten Theorien über die Ätiologie von Psychosen stehen in engem Zusammenhang mit *körpereigenen Aminen*, die als sog. Neurotransmitter für die Hemmung bzw. Aktivierung von Nervenimpulsen verantwortlich sind. Die bisher als bedeutungsvoll erkannten

Amine sind Dopamin, γ-Aminobuttersäure, Adrenalin, Noradrenalin und Serotonin. Die Therapie mit Psychopharmaka beruht auf dem gezielten chemischen Eingriff in diese komplexen Systeme mit dem Ziel, überschießende Reaktionen (agitierte Psychosen) oder defizitäre Erkrankungen (Depressionen) stoffwechselchemisch zu regulieren.

16.4 Nukleinsäuren

Ebenso wie die Proteine durch die Verkettung einer großen Zahl von Aminosäuren aufgebaut werden und sich voneinander durch die Wahl der Aminosäuren und deren Reihenfolge im Molekül unterscheiden, sind die Nukleinsäuren aus Bauelementen zusammengesetzt, die ebenfalls entsprechend charakteristisch sind. Wie sich aus nachfolgendem Schema ergibt, sind die Nukleinsäuren Makromoleküle, die sich aus typischen Nukleotiden und Nukleosiden zusammensetzen.

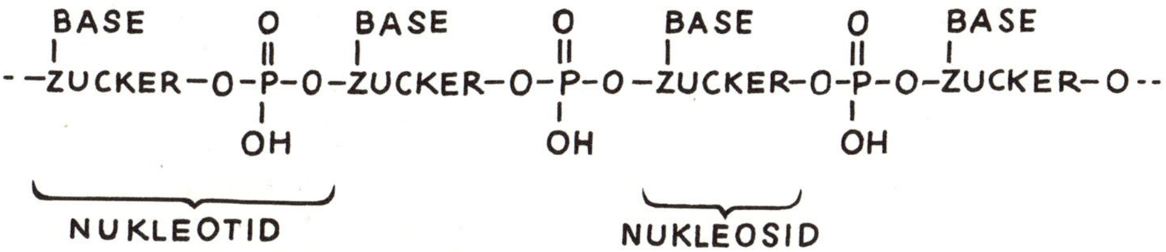

Nukleotide bestehen aus Base, Zucker und Phosphorsäure
Nukleoside bestehen aus Base und Zucker.

Schema des Aufbaus von Nukleinsäuren

Dabei können die an der Zusammensetzung teilnehmenden heterocyclischen Basen aus der Pyrimidin-Reihe stammen, wie: Cytosin, Thymin und Urazil, (abgekürzt C, T, oder U) – und aus der Purin-Reihe, wie: Adenosin und Guanin (abgekürzt A und G), während die Zucker, als Pentosen, entweder D-Ribosen oder sog. Desoxiribosen (= gleiches Molekül aber ohne eine OH-Gruppe in Position 2) darstellen. Handelt es sich um eine D-Ribose, nennt man die Nukleinsäure: **Ribonukleinsäure,** abgekürzt = **RNA,** handelt es sich um die Desoxiribose, nennt man die Nukleinsäure: **Desoxyribonukleinsäure,** abgekürzt = **DNA.** Die Nukleinsäuren kommen teils frei, teils an Eiweiß gebunden = **Nukleoproteide** genannt in allen Zellen vor, wobei die Zellkerne die DNA – und das Zellplasma hauptsächlich die RNA enthält. Die **Gene** der **Chromosomen** der Zellkerne, also die Stellen, wo die Erbanlagen der Organismen gespeichert sind, sind derartige Nukleoproteide. Analytische Untersuchungen der DNA haben ergeben, daß das Molekül aus zwei parallelen Ketten besteht, die in einer sog. rechtgän-

gigen Doppelhelix-Struktur ineinander verschlungen sind. In beiden Ketten sind oben genannte Basen unterschiedlich eingelagert und durch Wasserstoffbrückenbindung miteinander verknüpft.
Hierbei kann die eine Kette quasi eine Art Matrize für die andere Kette darstellen. Die jeweilige Basensequenz der DNA, die überaus unterschiedlich sein kann, stellt den »genetischen Kode« dar. Mit solchen Sequenzen kann ein DNA-Abschnitt eine bestimmte Protein-Produktion programmieren und festlegen, welche Aminosäuren miteinander verknüpft werden sollen.

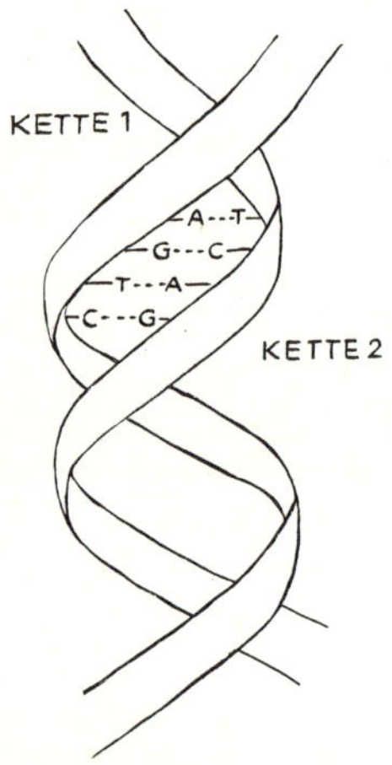

Schema der Doppelhelix der Desoxyribonucleinsäure (DNA)

In der **Gentechnologie** wird das Wissen um derartige Produktionsanweisungen dazu benutzt, um künstlich hergestellte, gewünschte Produktionsprogramme z. B. in Bakterienzellen einzuschleusen, damit diese dann dort einen geänderten Produktionsvorgang in Gang setzen. Auf diese Weise kann man heute schon Insulin und Interferon herstellen. Ein solcher Mechanismus ist dadurch denkbar, weil in der Zellkern-Teilung eine Entkopplung der beiden Nukleinsäurestränge mit anschließender Verdopplung der beiden einzelnen fadenförmigen Ketten erfolgt, wodurch nach der Teilung zwei identische Doppelspiralen vorliegen, die die neue Information zur Herstellung bestimmter Moleküle immer weitergeben. Normalerweise reproduzieren sich die Chromosomen übrigens mit 100%iger Genauigkeit. Doch gelegentlich können z. B. als Folge einer Strahleneinwirkung Fehler entstehen (= Mutationen). Dadurch haben dann die Nachkommen zwangsläufig ein wenig andere Eigenschaften als die Eltern. In der Regel sind dies schlechtere Eigenschaften. Sehr selten können sich allerdings auch bessere Eigenschaften ergeben, wodurch der Organismus beispielsweise der Umwelt besser angepaßt ist. Solche vorteilhaften neuen DNA-Stränge stellen die Basisüberlegungen in der Evolutionstheorie dar. Beispiele für negative Veränderungen durch Mutationen sind beim Menschen z. B. der Albinismus, die Hämophilie, die Phenylketonurie usw. Beispiele für eine positive, d. h. i. S. der Überlebenschancen bessere Mutante ist die rasante Entwicklung des menschlichen Großhirns während weniger Millionen Jahre.
Mononukleotide dienen aber nicht nur als Bausteine für die Biosynthese der Nukleinsäuren, sondern bilden auch durch Bindungen an Phosphorsäureanhydride energiereiche Verbindungen, wie z. B. das **ATP = Adenosin-Triphosphat,** das im Organismus unter anderem dazu benutzt wird, Synthesen und Aufbauprozesse zu ermöglichen, als auch umgekehrt, z. B. in der Glykolyse, es dazu dient, dem Abbau von Glukose durch Abgabe von Energie an diese Reaktion zu ermöglichen. Unabhängig davon, wie irgend ein

Organismus seine Energie erzeugt und welche Verbindungen er für die Speicherung dieser chemischen Energie benutzt, wandelt jeder Organismus die chemische Energie zuerst in ATP-Moleküle um – und benutzt dann dieses ATP für weitere Reaktionen.

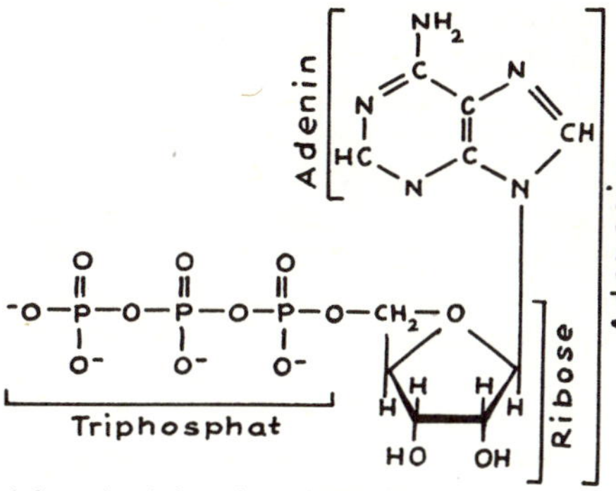

Adenosintriphosphat (ATP)

Das Adenosintriphosphat ist somit als universeller Energielieferant eine Art biologisches Schlüsselmolekül, das für zahlreiche Reaktionen auch im menschlichen Körper zur Verfügung steht. Das Molekül besteht aus der Base Adenin, der Pentose Ribose und dreier Phosphat-Einheiten. Phosphorylisierte Verbindungen mit derartigen Energie-Potentialen werden daher in der physiologischen Chemie als **aktivierte Verbindungen** bezeichnet (siehe auch Kapitel Stoffwechsel).

16.5 Hormone

Der Begriff »innere Sekretion« kennzeichnet einen Mechanismus, durch den bei höheren Organismen die Zellfunktionen von entfernt liegenden Drüsenzellen vermittels eines Überträgerstoffes gesteuert werden. Die Überträgerstoffe werden Hormone genannt, ihr Transport vom Bildungsorgan zum Erfolgsorgan geschieht durch das Blut. Unter- oder Überfunktion der hormonproduzierenden Drüsen führt zu vielfältigen, oft dramatisch verlaufenden Störungen des Organismus.

Die Hormonforschung nennt bezüglich der Wirkung dieser Bioregulatoren folgende Aspekte:

a) Stoffwechsel
b) Morphogenese (d. h. Wachstum und Reife eines Individuums)
c) Geschlechtsentwicklung und Reproduktion
d) Funktionen des Nervensystems intellektuelle, psychische und motorische Funktionen.
e) Abwehr und Anpassung des Organismus an die Umwelt.

Im wesentlichen stellen alle bisher bekannten Hormone chemisch entweder Aminosäure- bzw. Eiweißderivate oder Substanzen aus der Steroidreihe dar. Im ersten Falle spricht man auch von *Proteohormonen*, deren Isolierung und Synthese weitaus größere Schwierigkeiten bereitet als die chemisch leichter zugänglichen *Steroide*.

Im Mittelpunkt des Interesses steht für jedes einzelne Hormon der Wirkmechanismus, seine chemische Struktur und die Möglichkeit des Einsatzes in der Therapie.

Im folgenden wird, ausgehend von den Organen der Hormonproduktion, ein Überblick über die bisher bekannten Hormone gegeben.

Schilddrüsenhormone

Thyroxin und **Trijodthyronin** sind Jodderivate des Thyronins.

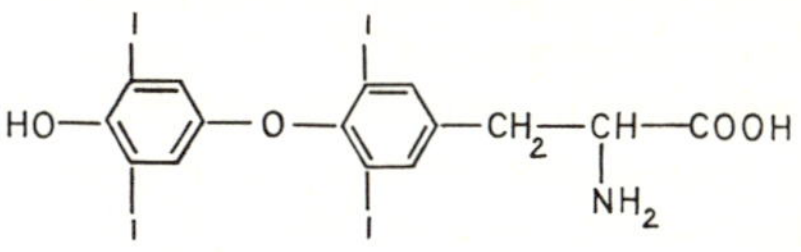

Thyroxin.

Das jodreichste Organ des menschlichen Körpers ist die Schilddrüse, in der das Jod als Bestandteil organischen Eiweißes (Thyreoglobulin), hormonal zunächst nicht wirksam, in gespeicherter Form vorliegt. Erst nach erfolgter enzymatischer Proteolyse wird das Hormon in die Blutbahn ausgeschüttet.
Die Schilddrüsenhormone haben eine stoffwechselregulierende Funktion im weitesten Sinne zu erfüllen. Die Grundumsatzhöhe, die Stickstoffbilanz, der Fettstoffwechsel, der Kohlenhydratstoffwechsel werden signifikant von Hormonen der Schilddrüse gesteuert.
Störungen der Schilddrüsenfunktion gehören zu den wichtigen Gebieten der klinischen *Endokrinologie*. *Hypothyreose* ist gekennzeichnet durch Wachstumsstillstand und Hemmung der geistigen Entwicklung. Hyperthyreose manifestiert sich in Störungen des allgemeinen Stoffwechsels und des Nerven-, Herz- und Gefäßsystems. Das gemeinsame Kennzeichen aller Störungen ist die Beeinträchtigung des Regelkreises, durch den jeder hormonale Prozeß gesteuert wird und indem quasi in einem Rückkopplungsmechanismus der physiologische Bedarf und die Produktion von Hormonen aufeinander abgestimmt werden.

Nebennierenmarkhormone

Das erste aus Organen isolierte Hormon war das **Adrenalin** (1901) aus dem Nebennierenmark. In funktioneller Hinsicht besteht die Nebenniere aus der Rinde und dem Mark. Beide Teile produzieren Hormone, die Nebennierenhormone. Im Mark werden das Adrenalin und das Noradrenalin gebildet, zusammengefaßt als *Catecholamine* bezeichnet.

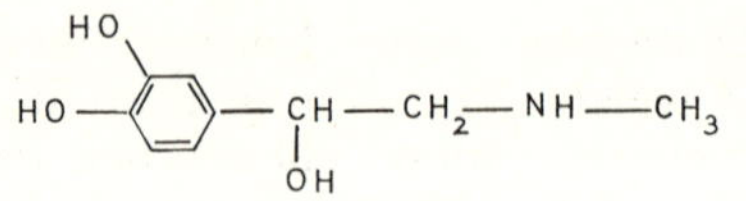

Adrenalin (vergleiche S. 214).

Beide Hormone verursachen Blutdruckerhöhung, Gefäßverengung und Erhöhung der Herzfrequenz unter gleichzeitiger Erweiterung der Coronargefäße. Ferner aktivieren sie den Glykogenstoffwechsel, indem sie den Blutzuckerspiegel erhöhen. Und drittens regen sie die Sympathicuswirkung bei ihren mannigfaltigen Erfolgsorganen an. Stoffwechselveränderungen und Kreislaufwirkung bilden die komplexe Anpassungsreaktion, die den Körper in Streßsituationen zu erhöhten Leistungen befähigt.

Nebennierenrindenhormone

In der Nebennierenrinde entstehen über mehrere bekannte Zwischenstufen die **Corticosteroide** (Cortex = Rinde). Diese Hormone sind durchweg Steroide, d. h. *Cyklopentanoperhydrophenanthrenkörper*, wie es folgende Strukturformel für Desoxycorticosteron zeigt.

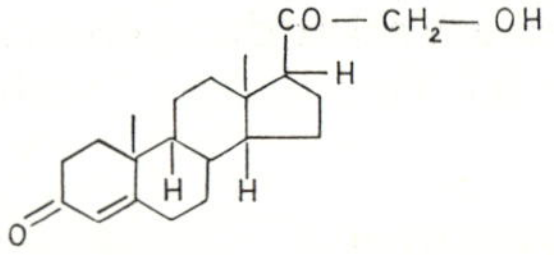

Desoxycorticosteron.

Nur geringfügige Änderungen an den Formeln führen häufig zu bedeutsamen Veränderungen in der biochemischen Wirkung. In dieser Hinsicht unterscheidet man nach ihrer Wirkung auf den Mineralhaushalt die *Mineralocorticoide* von den *Glucocorticoiden*, die den

Kohlenhydrat- und Eiweißstoffwechsel beeinflussen.
Die Chemie hat in konsequenter Weiterentwicklung diese Stoffklasse um eine Anzahl halbsynthetischer Präparate bereichert, die mit bemerkenswertem Erfolg in der Therapie bei unterschiedlichsten Krankheiten eingesetzt werden, wobei der Sinn letzten Endes der ist, den Körper an veränderte Gegebenheiten anzupassen.

Pankreashormone

Die Hormone dieses Organs, das **Insulin** und das **Glucagon**, haben Eiweißstruktur. Nach dem Entdecker werden die produzierenden Drüsen »Langerhanssche Inseln« genannt, von denen sich ca. 1 Million in einer normalen Pankreasdrüse befinden. Das Insulin ist das einzige Hormon, das eine Blutzuckersenkung hervorruft, indem es die Bildung und Abgabe von Glykogen an das Blut hemmt und in den Muskeln die Steigerung der Glucosewirkung verursacht, wodurch abermals ein Glucoseabfall verursacht wird. Glucagen ist praktisch der Gegenspieler dieses Hormons, vergleichbar mit dem Adrenalin, und beide stehen stets in einem ausgewogenen, der derzeitigen Stoffwechsellage eines Organismus entsprechenden Gleichgewicht. Ausfallserscheinungen von Insulin führen zur Zuckerkrankheit (= *Diabetes*). Da Insulin ein Eiweißkörper mit einer äußerst komplizierten Struktur und die Totalsynthese dieses Hormons für die industrielle Fabrikation noch zu teuer ist, ist man nach wie vor auf die Gewinnung des Präparats aus tierischen Drüsen angewiesen. Derartige Eiweißpräparate sind gegenüber Wärme und anderen grobchemischen Eingriffen äußerst empfindlich. Es versteht sich von selbst, daß die Peptidstruktur eine orale Aufnahme der Proteohormone nicht gestattet, weil sie sofort von den eiweißverdauenden Substanzen des Magens »verdaut« würden (siehe auch S. 249).

Hormone der Keimdrüsen und Gonaden (Die endokrine Regulation der Reproduktion)

Die männlichen und weiblichen Sexualhormone, in deren Steroidstruktur sich nur geringfügige Abweichungen finden, konnten systematisch nach der Isolierung des **Androsterons** durch *Butenandt* 1931 aufgeklärt und gezielt chemisch verändert werden. Die Gegenüberstellung eines männlichen Sexualhormons, des **Testosterons**, mit dem weiblichen Sexualhormon, dem **Östron**, soll die minimalen chemischen Unterschiede bei völlig anders gerichteten Wirkungen verdeutlichen (biochemisches Ökonomieprinzip).

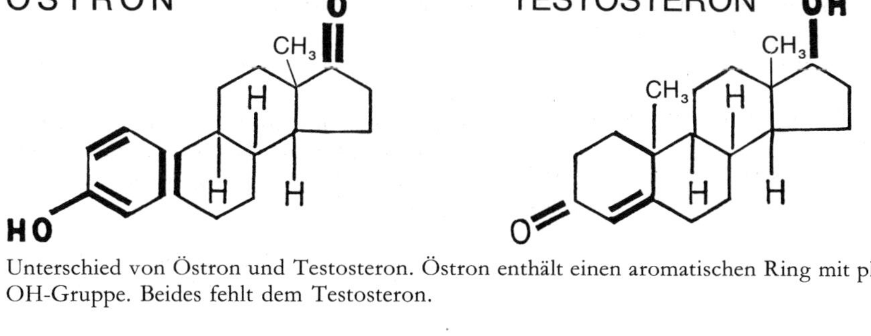

Unterschied von Östron und Testosteron. Östron enthält einen aromatischen Ring mit phenolischer OH-Gruppe. Beides fehlt dem Testosteron.

Beide Hormonklassen verursachen die Ausbildung der sekundären Geschlechtsmerkmale sowohl auf psychischem wie somatischem Gebiet im Laufe der Entwicklung.
Gestagen-Oestrogen-Kombinationen bilden die Basis der hormonalen Konzeptionsverhütung. Die oralen Kontrazeptiva unterdrücken die Ovulation und verhindern, wenn dennoch eine Ovulation stattfinden sollte, die Einnistung des Eies. Ferner erhöhen sie die Viskosität des Cervixschleims und hemmen dadurch das Penetrationsvermögen der Spermien.

Hypophysenhormone

Gleichsam als oberste Kommandostelle für alle hormonproduzierenden Drüsen ist die Hypophyse anzusehen. Sie steuert mit Hormonen die mengenmäßige Ausscheidung der einzelnen Hormone. Ein fein aufeinander abgestimmter, kybernetischer Regelkreis ist die Gewähr für die Aufrechterhaltung des biochemischen Gleichgewichts. Entsprechend der Anatomie der Hypophyse spricht man von

Vorderlappenhormonen
Mittellappenhormonen
Hinterlappenhormonen

Im Vorderlappen werden u. a. folgende Hormone gebildet:

Tabelle der Vorderlappen-Hormone

ACTH =	**Adrenocorticotropes Hormon** mit Wirkung auf die Nebennierenrinde	
TSH =	**Thyreotropes Hormon** mit Wirkung auf die Schilddrüse	
STH =	**Somatotropin** (Wachstumshormon)	
HCG =	**Choriongonadotropin**	(mit Wirkung auf die Keimdrüsen)
FSH =	**Follikelstimmulierendes Hormon**	
LH =	**Luteinisierendes Hormon**	

Die drei letztgenannten Hormone werden auch unter dem Sammelbegriff *gonadotrope Hormone* zusammengefaßt.

Im Mittellappen wird folgendes Hormon gebildet:
MSH = **Melanotropin,** mit Wirkung auf die Pigmente der Haut.

Im Hinterlappen werden folgende Hormone gebildet:
ADH = **Antidiuretin = Vasopressin**, mit Wirkung auf die Diurese.
Oxytocin, mit Wirkung auf den Uterus.

Sämtliche Hormone der Hypothese sind Proteohormone. Ein Teil von ihnen konnte bereits synthetisch dargestellt werden.

Gewebshormone

Neben den Hormonen, die in Drüsen entstehen, kennt man noch Gewebshormone, die am Ort ihrer Wirkung aus Vorstufen bei Bedarf gebildet werden. Ihrer Funktion nach teilt man sie ein in

a) Überträgerstoffe an den Synapsen und Nervenenden (**Acetylcholin**),

b) Kreislaufaktive Gewebshormone (**Histamin, Kallikrein**),
c) Gewebshormone des Verdauungstraktes (**Progastrin** und **Prosekretin**).

Acetylcholin,
$CH_3–CO–O–CH_2–CH_2–N–(CH_3)_3– OH$

wirkt an sämtlichen Synapsen, d. h. an den Übergängen von einer prae- auf die postganglionäre Faser, ferner an den motorischen Endplatten der Nerven im quergestreiften Muskel und an den parasympathischen Nervenendungen. Es wird durch ein allgegenwertiges Enzym, *Cholinesterase*, schnell abgebaut. Cholinesterasehemmer, z. B. *E 605*-Parathion, sind Gifte, die deshalb so schnell und stark wirken, weil sie praktisch eine Vergiftung des Körpers durch eigenes Acetylcholin infolge ausbleibenden Abbaus verursachen.
Die äußerst komplizierten, hormonellen Abläufe, die durch das Ineinandergreifen verschiedener, endogener und exogener Noxen gesteuert werden und deren normale Funktionen in hohem Maße von dem gesunden Zustand vieler Drüsen abhängen, lassen ahnen, welche körperlichen oder/und psychischen Folgen der Ausfall oder die Disregulation des Systems haben können. Der Wissenschaftszweig, der sich der Erforschung dieser Mechanismen widmet und die Ergebnisse therapeutisch nutzt, ist die *Endokrinologie*.

16.6 Enzyme

Die Enzyme, früher wurden sie Fermente genannt, fanden bereits mehrfach Erwähnung, z. B. bei der Darstellung enzymatischer Spaltungsprozesse bei den Depotneuroleptika. Sie verdienen jedoch wegen ihres gehäuften Vorkommens in den Zellen aller Organismen an dieser Stelle nochmals behandelt zu werden. Enzymatische Vorgänge, wie die Fäulnis oder die Gärung, waren den Menschen von jeher bekannt. Die Natur der Fermentwirkung wurde 1836, von dem Chemiker Berzelius (1779–1841) beschrieben, als er die Ingangsetzung vieler chemischer Prozesse durch Stoffe beobachtete, die sich stöchiometrisch nicht an den Umsetzungen beteiligen. Er sprach den Enzymen eine führende Rolle im zellulären Geschehen zu, eine Voraussage, die durch die Ergebnisse der enzymologischen Erforschung biochemischer Vorgänge im vollen Umfange bestätigt wurde.
Die *Biotransformation* von Arzneistoffen erfolgt in den allermeisten Fällen unter Mitwirkung von Enzymen, wobei der Organismus stets bemüht ist, Substanzen aus den Arzneistoffen herzustellen, die besser wasserlöslich sind als die Ausgangsstoffe, damit deren Ausscheidung über die Niere in Form sogenannter Metabolite besser und schneller erfolgen kann.
Auf den Begriff **Enzyminduktion** soll wegen seiner Bedeutung bei stoffwechselchemischen Entgiftungsmechanismen kurz hingewiesen werden. Aus ökonomischen Gründen können Zellen nicht ständig alle irgendwann benötigten Enzyme vorrätig halten, dies gilt besonders für Leberzellen mit ihren vielseitigen Detoxikationsaufgaben. Die Biosynthese vieler Enzyme wird jedoch in den Zellen dann induziert, sobald das von dem betreffenden Enzym umzusetzende Substrat in die Zelle gelangt. Diese Enzyminduktion ist der erste Schritt zur Entgiftung des Körpers, wobei die Fremdstoffe hydroxyliert oder anderweitig metabolisiert werden. Die gegenseitige Beeinflussung des Abbaus bestimmter Stoffe auf dem Wege über die Enzyminduktion

ist Gegenstand jüngster enzymologischer Forschungen, die sich u. a. mit der Wechselwirkung von Alkohol und bestimmten Arzneistoffen befassen. Die enzyminduktorische Wirkung hält interessanterweise auch dann noch an, wenn die induzierende Substanz den Körper bereits verlassen hat. Die Beobachtung, daß ein Pharmakon seinen eigenen, im Sinne eines Sukzessionseffekts, oder den Stoffwechsel eines anderen Arzneistoffs beschleunigen kann, hat weitreichende Konsequenzen auf Studien der chronischen Applikation (Langzeittherapie) und auf Studien der Gewöhnung und der Sucht. Die dem Bedarf entsprechende Größe der Enzymaktivität stellt einen Teil der Schutzfunktion des Körpers gegenüber Fremdstoffen dar. Bei der somatischen Abhängigkeit – diese stellt definitionsgemäß einen Teil einer echten Sucht dar – wird beim Abklingen der letzten Dosis ein physischer Zwang in Form eines echten Hungers (Morphinhunger!) so wie beim Fehlen bestimmter Nahrungsmittel infolge Überschießens der Abbaufermente ausgelöst.

Der *Imperativ zur Reapplikation* von Suchtstoffen und deren Dosissteigerung wird also somatisch damit erklärt, daß die Enzymkonzentration der Abbauenzyme ansteigt infolge Fehlens des dazugehörigen Substrats (Suchtstoff). Dieser Anstieg, der weiterhin begleitet ist mit einem Anstieg der Enzyme, die ihrerseits Entgiftungsenzyme synthetisieren, bewirkt das unwiderstehliche Hungergefühl nach dem Suchtstoff!

Der Eingriff der Enzyme in einen chemischen Reaktionsablauf beschleunigt diesen in einer Richtung, wirkt also auf die Reaktionsgeschwindigkeit, oder setzt ihn überhaupt erst in Gang. Dadurch werden manche Prozesse erst biologisch relevant, indem sie quantitativ den Stoffwechsel gestalten. Über die chemische Struktur von Enzymen ist folgendes zu sagen:

> Enzyme (= Fermente) sind komplizierte Eiweißkörper, an denen eine *prosthetische* Gruppe sitzt, die häufig ein Metall oder ein Teil eines Vitamins ist.

Es gilt heute die Formulierung, daß aus dem

Apoferment (Fermentprotein) und dem
Co-ferment (prosthetische Gruppe) das
Holoferment (aktives Ferment)

gebildet wird.

Allen Enzymen ist eigen, daß sie eine äußerst ausgeprägte *Substrat- oder Reaktionsspezifität* haben, d. h. nur ganz bestimmte Reaktionsmechanismen definierter, chemischer Substanzen oder Gruppen beeinflussen, indem sie Reaktionen katalysieren, die dadurch mit weit weniger Energieaufwand ablaufen oder überhaupt erst zustande kommen können.

Schematisch kann man eine fermentative Reaktion wie folgt darstellen:

I	$A + B \rightarrow A + B$	(es erfolgt keine Reaktion)
	$A + B + E \rightarrow AE + B$	(Enzymsubstratkomplex wird gebildet)
	$AE + B \rightarrow AB + E$	(Reaktion ist erfolgt. Das Enzym liegt wieder frei vor)

oder

II	AB → AB	(Verbindung bleibt komplett)
	AB + E → ABE	(Enzymsubstratkomplex wird gebildet)
	ABE → A + B + E	(fermentative Spaltung ist erfolgt. Das Enzym liegt wieder frei vor).

Die Aktivität eines Enzyms ist äußerst groß. Ein Enzym kann in einer Minute bis zu 10 000 und mehr solcher Spaltungen nach Beispiel II vornehmen, da es ja stets unverändert aus der Reaktion hervorgeht.
Ihre Eiweißstruktur macht sie zu empfindlichen Substanzen, die durch Denaturierung infolge Erhitzung oder durch Zusatz von *Enzyminhibitoren* (Alkohol, SO_2, Laugen u. v. a.) ihre Aktivität einbüßen. Über die Bedeutung der Temperatur für katalytische und enzymatische Prozesse gilt das bei der Besprechung der RGT-Regel Gesagte.
Am Beispiel der Fettverdauung soll die biochemische Wirkung von Enzymen hier der *Lipasen*, demonstriert werden, ehe abschließend eine schematische Einteilung der Fermente erfolgt.
Die Fette und Öle aus Glycerinester höherer Fettsäuren gelangen mit der Nahrung in den Magen und im Anschluß daran in den Darm, wo sie nach erfolgter Emulgierung durch das Pankreasferment Lipase in die Fettsäuren und den Glycerinanteil gespalten werden. Nunmehr können die beiden Bausteine absorptiv vom Darm aufgenommen werden. Im Prinzip geschieht es mit den Eiweißkörpern durch die *Proteasen* und den Kohlenhydraten durch die *Carboanhydrasen* ebenso.

Glycerinfettsäureester + Lipase → Glycerin und Fettsäure
Eiweiß + Proteinase (Pepsin) → Aminosäuren
Kohlenhydrate (Stärke) + Carboanhydrase → einfache Zucker.

Aus den jeweiligen Spaltprodukten wird dann über mehrere Zwischenstufen das entsprechende körpereigene Substrat gebildet.

Jüngste Forschungen haben neben der *Absorption* der durch enzymatische Prozesse entstandenen Spaltprodukte die Aufnahme noch nicht zerlegter Moleküle durch *Persorption* bewiesen. Hierbei gelangen feinste Fettröpfchen oder Stärkekörner durch interzelluläre Kanäle durch den Darm in die Versorgungsbahnen. Inwieweit sie hier auf ihrem Wege durch den Körper kleinste Gefäße verstopfen können (*Silting-Effekt*) und somit zu einer schlechten Versorgung des betreffenden Gewebes beitragen, ist u. a. Gegenstand gerontologischer Forschungen (= Erforschung von Alterskrankheiten).

Die *Radioimmunoassays* (RIA) haben vor etwa 10 Jahren die Labordiagnostik dahingehend revolutioniert, daß die Nachweisgrenzen für biologisch aktive Substanzen weit nach unten verschoben wurden, etwa in den Nanogramm-Bereich. Heute verwendet man in einem analogen Verfahren, dem **Enzymimmunassay** statt radioaktiver Substanzen Enzyme als **Bestimmungssubstrate.** Das Enzym wird hierbei entweder an das Antigen oder den Antikörper gebunden und nachfolgend quantitativ bestimmt. Der Test eignet sich für die Bestimmung von Medikamenten, Hormonen und Proteinen und ist ebenso genau wie der RIA. Der Vorteil dieses Verfahrens gegenüber RIA liegt darin, daß man den Umgang mit radioaktivem Material vermeidet.

Klassifizierung der Enzyme nach der von der Internationalen Union für Biochemie festgelegten Einteilung von Enzymen (zu bemerken ist hierbei, daß Enzyme grundsätzlich durch Anhängen des Suffix: **ase** gekennzeichnet werden).

a) *Oxydoreduktasen* sind wasserstoff- und elektronenübertragende Enzyme, die die Vorgänge der biologischen Oxydation und Reduktion katalysieren (Fermentationsprozesse, Braunwerden von Obst).
b) *Transferasen* vermitteln die Übertragung ganzer Atomgruppen, z. B. Methylgrupppen oder Aminogruppen.
c) *Hydrolasen* katalysieren hydrolytische Spaltungen, z. B. diese von Estern, wie wir es bei den Fetten gesehen haben durch Esterasen, Lipasen, Phosphaten oder die Spaltung von Peptidbindungen durch Pepsin.
d) *Lyasen* werden eine Gruppe von Enzymen genannt, die ebenfalls Atomgruppen abspalten können, jedoch nicht auf hydrolytischem Wege, sondern unter Ausbildung von Doppelbindungen.
e) *Isomerasen* wandeln isomere Formen ineinander um.
f) *Ligasen* katalysieren die Vereinigung zweier Moleküle unter Lösung einer Pyrophosphatbindung; so entsteht z. B. die für viele biologischen Abläufe wichtige aktivierte Essigsäure.

16.7 Stoffwechsel

Unter dem Begriff **Stoffwechsel = Metabolismus** versteht man in der physiologischen Chemie oder Biochemie die Gesamtheit chemischer Umsetzungen im Körper von Lebewesen. Er kann nach seiner Funktion unterteilt werden in einen: Bau-, Energie- und Betriebs-Stoffwechsel. Hierbei werden Aufbauprozesse **Anabolismus** und Abbauprozesse **Katabolismus** genannt. Die wichtigsten Endprodukte des menschlichen Stoffwechsels sind: Kohlendioxid, das überwiegend ausgeatmet wird, überschüssiges Wasser und Harnstoff, der über die Nieren ausgeschieden wird. Im gesamten Metabolismus ermöglichen Coenzyme als Transportvehikel und Enzyme als Biokatalysatoren den schrittweisen Abbau und verbinden diesen gleichzeitig mit der Synthese körpereigener Aufbauprodukte.

Kurzfassung des Zusammenhangs

Während der Abbau der Glukose zunächst im Cytoplasma der Zellen beginnt, wird anschließend dann in den dort eingeschlossenen Mitrochondrien quasi die »Verbrennung« der Stoffwechselprodukte vollzogen. Die **Glykolyse,** der enzymatische Abbau der Glukose, der übrigens interessanterweise bei allen Lebewesen praktisch gleichartig verläuft, zerlegt zuerst in einem anaeroben Prozeß (= ohne Sauerstoff) die Speicherform der Glukose, das Glykogen, bis zur Stufe der Brenztraubensäure. Dieses metabolische Zwischenprodukt wird dann in Gegenwart von Sauerstoff (= aerob) oxidativ vollständig abgebaut. Gewissermaßen als Drehscheibe des Stoffwechsels dient hierzu der sog. **Citronensäurecyclus,** der als Reaktionsfolge dieses Abbaus der vorher im Darm zerlegten Nahrungsstoffe auf zellulärer Ebene in einem komplizierten Kreisprozeß die Rolle des Sammelbeckens im Metabolismus einnimmt.

Eine zentrale Funktion ist hierbei der **aktivierten Essigsäure** zuzuweisen, worunter man ein reaktionsfreudiges Gesamtmolekül aus Coenzym A plus einem Essigsäurerest versteht, der aus dem Fettabbau stammt. Die Essigsäure wird in den Citronensäurecyclus eingeschleust, dessen Prinzip praktisch in einer wiederholten Decarboxilierung (= Abspaltung von Kohlendioxid) in Verbindung mit einer ebenfalls wiederholten Dehydrierung (= Abspaltung von Wasserstoff) besteht. Dabei entsteht zu Anfang Citronensäure, die dem Vorgang den Namen gab. Während der schrittweisen Eliminierung von Kohlendioxid wird der im Cyclus entstehende Wasserstoff seinerseits schrittweise an eine **Atmungskette** genannte Reaktionsfolge weitergegeben.

Zusammen mit dem aus der Luft stammenden Sauerstoff wird schließlich in dieser Stoffwechselkette im Endeffekt Wasser gebildet. Die durch den Citratcyclus und die Atmungskette gewonnene Energie wird als chemische Energie im großen Maße in dem biologischen Schlüsselmolekül ATP gespeichert **(ATP = Adenosintriphosphat).** Energie verzehrende Reaktionen verändern dann wieder das Triphosphat in ein Diphosphat, das andererseits durch die beiden oben genannten Cyclen zu Triphosphat regeneriert wird. Nachfolgende Zeichnung mag diesen so typischen biologischen Energiekreislauf verdeutlichen:

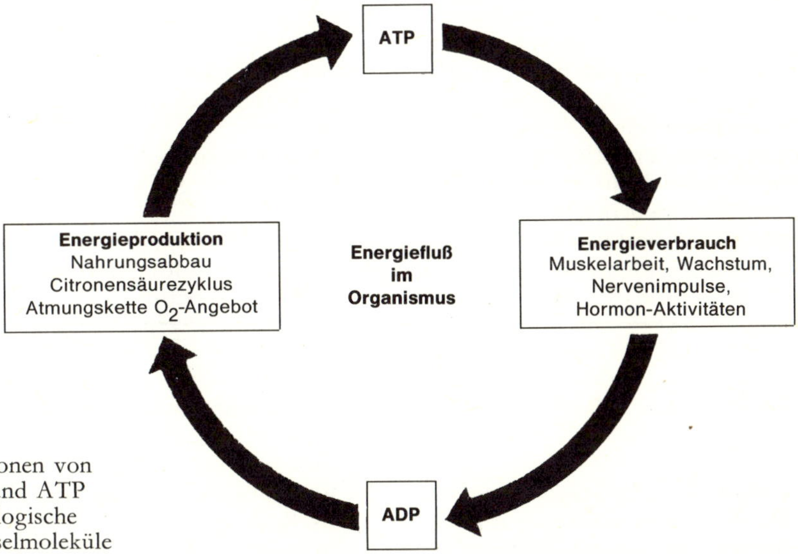

Funktionen von ADP und ATP als biologische Schlüsselmoleküle

Der Citronensäurecyclus ist außer mit der Atmungskette noch mit weiteren Stoffwechselwegen verbunden. Dadurch können zahlreiche Stoffe, die an mehreren Cyclen teilnehmen ausgetauscht und hin- und her transportiert werden. Die Stoffwechselwege sind also alle miteinander vernetzt, weswegen sich z. B. der Diabetes, der primär eine Störung des Kohlenhydratstoffwechsels darstellt, sich auch auf den Fettstoffwechsel auswirken wird. So ist schließlich auch der Abbau der Proteine über die Zwischenstufen der Aminosäuren mit seinem Harnstoffcyclus an den Citronensäurecyclus angeschlossen, ehe im Endeffekt Harnstoff ausgeschieden wird.

Merksätze zur physiologischen Chemie

a) Zu den Kohlenhydraten gehören nicht nur die verschiedenen Zuckerarten, sondern auch Stärke, Glykogen, Cellulose und ihre jeweiligen Derivate.
b) Fettstoffe sind Ester mit gesättigten oder ungesättigten (Doppelbindungen) Fettsäuren.
c) Je größer der Anteil an ungesättigten Fettsäuren in einem Fett, desto niedriger ist sein Schmelzpunkt.
d) In der wichtigen biologischen Reaktion der Glykolyse werden Zucker im Stoffwechsel unter Energiegewinn enzymatisch abgebaut.
e) Der biologisch universelle Energieüberträger im Stoffwechsel ist die Adenosintriphosphorsäure = ATP.
f) Der Fettstoffwechsel beginnt im Darm mit der Aufspaltung der Triglyceride in Glycerin und die dazugehörigen Fettsäuren.
g) Ein Proteinmolekül enthält im Durchschnitt etwa 500 Aminosäure-Einheiten, die in jeder nur denkbaren Anordnung auftreten können, wodurch sie die Spezifität des menschlichen Eiweißes bedingen.
h) Der gesamte intermediäre Stoffwechsel ist in seinen Abbauwegen untereinander vernetzt.
i) Wichtige Begriffe in der Stoffwechseltheorie sind: ATP, die aktivierte Essigsäure, die Atmungskette, der Citronensäurecyclus und der Harnstoffcyclus.
j) Die »aktivierte Essigsäure«, das Acetyl-Co A ist als Schlüsselsubstanz im Citronensäurecyclus sowohl am Aufbau wie am Abbau von Stoffgruppen beteiligt.
k) Hormone sind Wirkstoffe innersekretorischer Drüsen, die im wesentlichen folgenden chemischen Gruppen zugehörig sind: Steroide, Aminosäurenderivate und andere Amine, sowie Polypetide.

Übungen

a) Was bedeutet der Hinweis »essentiell« im Zusammenhang mit den Fettsäuren in unserer Nahrung?
b) Warum ist Rindertalg und Hammelfett fest, während Olivenöl flüssig ist?
c) Was versteht man unter Polypetiden?
d) Erklären Sie die Bedeutung der Eiweißstoffe für den menschlichen Organismus!
e) Was versteht man unter dem Metabolismus?
f) Wie könnte man in aller Kürze das Wesentliche des Citronensäurecyclus zusammenfassen?
g) Wieso bezeichnet man die Enzyme als Biokatalysatoren?
h) In welcher Form wird der Stickstoff aus unserer Nahrung im Organismus ausgeschieden?
i) Welche Rolle spielen die Nucleinsäuren in der physiologischen Chemie?
j) Wie nennt man den Speicherstoff der Glukose im Organismus?
k) Zu welcher Gruppe gehören die Geschlechtshormone in der Chemie?

17.0 Arzneimittelchemie

Die moderne Entwicklung auf dem Sektor der Arzneimittelchemie geht parallel mit der Erforschung des Wirkmechanismus. Heute ist gewiß, daß Stoffe nur dann in einem Organismus wirken können, wenn sie:

a) gelöst bzw. in molekular-dispersem Zustand sind
b) mit körpereigenen Strukturen (z. B. Zellmembrane, Zellproteine) mehr oder weniger feste chemische oder physikochemische Verbindungen eingehen.

Die Löslichkeit eines Wirkstoffs ist die Voraussetzung für seine Transportfähigkeit durch Membranen, und die Reaktion mit den sogenannten Rezeptorarealen ist die Voraussetzung für die Auslösung eines Impulses, dem die gewünschte Wirkung folgt.

Beispiele:

a) Blockade bestimmter sympathikotoner Abläufe → Beruhigung, Schlaf
b) Stimulation aktivierender Zentren oder Areale → Erregung, Muskelkontraktion, Adrenalinausschüttung o. ä.

Die Kenntnisse derartiger biochemischer Abläufe ermöglicht eine gezielte Arzneimittelforschung und verleiht der Therapie ein erhebliches Maß an Sicherheit, da die Wirkungen und Nebenwirkungen besser vorhersehbar und dadurch kalkulierbar werden.
In den folgenden Kapiteln sollen exemplarisch einige Bereiche aus der Arzneimittelchemie beschrieben werden, um damit die Vielfalt und die therapeutische Potenz moderner Arzneimittel deutlich zu machen.

Zur Vertiefung in dieses Sachgebiet sei die Befassung mit Spezialliteratur empfohlen.

17.1 Alkaloide

Dem deutschen Apotheker *Friedrich Wilhelm Sertürner* (1783–1841) gelang als erstem, aus einem pflanzlichen Produkt, dem Mohnsaft, das wirksame Prinzip rein darzustellen – d. h. die Isolierung eines Alkaloids aus seiner Stammpflanze. Hiermit war in zweierlei Hinsicht eine epochemachende, wissenschaftliche Tat vollbracht. Dem Arzt stand nunmehr – es folgte innerhalb weniger Jahre die Isolierung vieler weiterer Alkaloide – der *reine Wirkstoff* aus Pflanzen zur Verfügung und mit ihm die Möglichkeit der exakten Dosierung. Darüber hinaus hatte diese Entdeckung einen bis heute nachhaltigen Impuls auf die pflanzenanalytische Chemie *(Phytochemie)* und ihre Grenzgebiete.
Die aus dem Mittelalter stammende, empirische, oft mythologisch unterlegte Therapie mit Abkochungen von Pflanzen usw. erfuhr durch Sertürners Entdeckung einen Fortschritt dahingehend, daß das wirksame Agens zum Gegenstand der Analyse und der Synthese werden konnte. Damit nahm die Epoche der synthetischen Arzneimittel ihren Anfang.

Die **Alkaloide** sind heute zu einem festen Begriff in der Chemie geworden. Man versteht darunter **basische, stickstoffhaltige Pflanzenstoffe**, die eine ausgeprägte spezifische Wirkung auf verschiedene Bereiche des Nervensystems besitzen.

Die Alkaloide führen meist die Namen, die sich aus der Pflanze herleiten, in der sie hauptsächlich vorkommen.

Beispiel:

Atropin in Atropa =	Tollkirsche
Papaverin in Papaver =	Mohn
Nicotin in Nicotiana =	Tabak
Berberin in Berberis =	Berberitze

Im folgenden werden die wichtigsten Alkaloide besprochen, wobei am Beispiel des Cocains gezeigt werden soll, wie ein synthetisches Mittel gefunden wurde, das den Naturstoff in einer bedeutenden Eigenschaft übertrifft.

Cocain, ein dem Cocastrauch Süd- und Mittelamerikas entstammendes Alkaloid, dient den Bewohnern dieser Gebiete in Form der gekauten Blätter als Stimulans, welches sie instand setzt, Strapazen und Hunger besser zu überstehen. Sucht und körperlich-seelischer Verfall sind allzu häufig die Begleiterscheinungen. Die hungerstillende Wirkung beruht auf der Eigenschaft des Cocains, Schleimhäute empfindungslos zu machen, ein Stoff also, der sich z. B. für Eingriffe in der Augenchirurgie oder im Rachenraum als Lokalanaestheticum anbot. Die Medizin machte auch jahrelang davon Gebrauch, jedoch stets mit dem Risiko der Suchtgefährdung des Patienten. Es lag nahe, einen Stoff zu synthetisieren, der zwar die lokalanaesthetische Eigenschaft des Cocains, jedoch nicht seine suchtmachende besaß.

Als Modell für die Synthese diente das Cocain-Molekül.

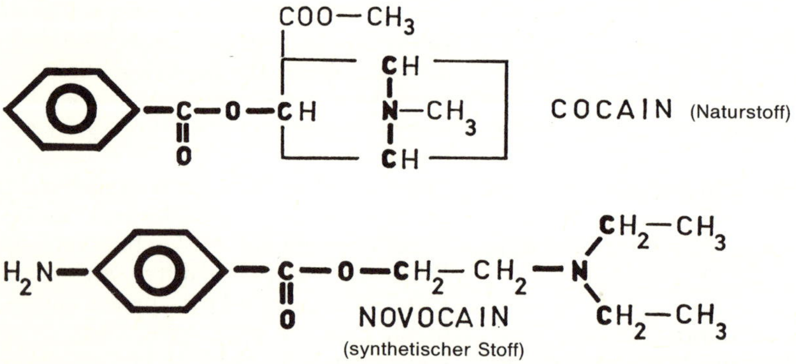

Schema einer Arzneimittelsynthese nach einem Naturmodell (Novocain).

Diese formelmäßige Darstellung soll lediglich verdeutlichen, daß hier ein Naturstoff bei der Entwicklung eines heute unentbehrlichen Arzneistoffs Pate gestanden hat.
Wie bereits angedeutet, ist für alle Alkaloide ihre hohe spezifische Wirksamkeit auf das Nervensystem typisch, eine Eigenschaft, die sie ohne Ausnahme zu stark toxischen Substanzen macht. Folgende Tabelle nennt die wichtigsten Alkaloide, ihre Wirkungsart bzw. -ort und enthält Hinweise auf ihre Giftigkeit.

Tabelle wichtiger Alkaloide

Alkaloid	Herkunft	Anwendung, pharmakologische Eigenschaften	Giftigkeit
Chinin	aus der Rinde des Chinabaums	Malariabekämpfung fiebersenkend, Antipyreticum bei Grippe	relativ gering giftig
Chinidin	des Chinabaums, Cinchona Succirubra	bei gewissen Herzarrhythmien	giftig
Scopolamin	australische Duboisia-Arten	zentrales Dämpfungsmittel	starkes Gift
Strychnin	Tropische Holzpflanze, Loganiazee Strychnos nux vomica	in therapeutischen Dosen als Tonikum, erhöht Reflex-intensität	starkes Krampfgift, Rattengift
Curare	Sammelbegriff für südamerikanische Pfeilgifte, hauptsächlich aus Chondrodendron-arten	Gegengift bei Tetanus, hemmt die neuromuskuläre Erregungsüber-tragung	in toxischen Dosen schnell wirkendes Lähmungsgift
Opium	Milchsaft der Mohnpflanze Papaver somniferum	schmerzstillend, stopfend, einschläfernd	Suchtgefahr
Morphium	Alkaloid des Milchsafts von Mohn	stark analgetisch	Suchtgefahr, Vorsicht bei Säuglingen, da diese besonders empfindlich reagieren
Heroin	halbsynthetisch aus Morphium	als Arznei verboten, 6mal stärker analgetisch als Morphium	starke Suchtgefahr
Codein	halbsynthetisch aus Morphium	als Hustenblocker	Suchtgefahr
Cocain	Blätter des Cocastrauchs, Erythroxylon coca	Schleimhaut-anästhesierend, heute noch in der Ophthal-mologie gebräuch-lich	starke Suchtgefahr

Fortsetzung der Tabelle wichtiger Alkaloide

Alkaloid	Herkunft	Anwendung	Giftigkeit
Atropin	Tollkirsche, Atropa belladonna	spasmolytisch, pupillenerweiternd	starkes Krampfgift, zentrale Erregung bis zur akuten Psychose
Nikotin	Tabakpflanze, Nicotiana tabacum	Adrenalinausschüttung, Blutdrucksteigerung, Koronarkonstriktion	äußerst stark giftige Flüssigkeit, 40–60 mg sind bei Nichtgewöhnten tödlich. Genuß des Teeaufgusses einer Zigarre oder von 4–6 Zigaretten ist lebensgefährlich!
Ergotamin	Mutterkorn	Spasmolytikum	Ergotismus
Ergotoxin	Mutterkorn, Claviceps purpurea	bei Störungen des vegetativen Nervensystems	Ergotismus
Ergobasin	Mutterkorn	wehenerregend	Ergotismus

LSD = *Lysergsäurediaethylamid*, eine halbsynthetische Verbindung der Mutterkornreihe hat als *Halluzinogen* von sich reden gemacht.
Die außerordentliche Vielfaltigkeit der chemischen Bauweisen der uns bekannten Alkaloide läßt allgemein gehaltene Formulierungen über ihre Wirkungsweise allein nicht zu. Folgende Übersicht versucht die in der Therapie heute gebräuchlichen Anwendungsgebiete für Alkaloide gegeneinander abzugrenzen.

Tabelle der hauptsächlichen Alkaloidwirkungen

Analgetika	(schmerzstillendes Mittel)	z. B. Opium, Morphium
Spasmolytika	(krampfstillend und muskelrelaxierend)	z. B. Curare
Herzwirksame Alkaloide		z. B. Chinidin, Spartein
Kreislauf und Atmung beeinflussende Alkaloide		z. B. Veratrin, Rauwolfia-Alkaloide, Lobelin Ephedrin
Uterine Stimulantien		z. B. Mutterkornalkaloide, Berberin, Hydrastin
Lokalanaesthetika		z. B. Cocain
Mydriatica (pupillenerweiternde Stoffe)		z. B. Belladonna-Alkaloide

Hiermit ist allerdings nur ein Teil der bis heute noch nicht vollständig erforschten *Pharmakologie* (d. h. Wirkung von Arzneimitteln) der Alkaloide skizziert. Erst das weitere Studium in entsprechenden Lehrbüchern kann das Gesichtsfeld hinreichend erweitern (Kohlhammer Studienbuch »Arzneimittellehre«).
Chemie, Wirkung und sonstige häufig interessante Details von weiteren Alkaloiden sind in einschlägiger Literatur nachzulesen. Hier soll und kann nur ein kleiner Ausschnitt aus der großen Palette der Naturstoffe gezeigt werden. Der Mensch, von ihnen auf seinem Entwicklungsgang ständig begleitet, hat ihre Kräfte zu nutzen verstanden zum Segen in der Therapie oder zum Schaden, wenn, wie die Geschichte berichtet, z. B. im früheren Griechenland Schierlingsabkochungen wegen ihres Gehaltes an dem hochgiftigen Alkaloid *Coniin* als »Gottesurteil« in Strafprozessen von Angeklagten getrunken werden mußten.
Sokrates starb 399 v. Chr. durch den Schierlingsbecher.

An dieser Stelle sei wegen der Wichtigkeit und ihrer zunehmenden Bedeutung noch einmal zusammenfassend auf die Begriffe *Gift* und *Rauschgift* eingegangen. Unter *Gift* versteht man jeden Stoff, der durch Wirksamwerden seiner chemischen, physikalisch-chemischen oder physikalischen Kräfte, unter Ausschluß grob mechanischer Kraft, auf die Lebensvorgänge eines Individuums schädigend einwirkt. Im vorliegenden Buche finden sich für alle drei genannten Giftarten genügend Beispiele. Der Begriff *Rauschgift* dagegen erfüllt ebenfalls diese Definition, darüber hinaus ist den Rauschgiften eine Wirkung zu eigen, die den Giften nicht zukommt: sie verändern in relativ kleinen Mengen in bestimmter Art mehr oder minder lange die **Funktion des Nervensystems** in angenehmer Weise, die entweder erregender oder betäubender Natur sein kann. Ihre Einnahme hat tiefgreifende psychische Veränderungen des Individuums zur Folge, u. a. die Sucht, d. h. das krankhafte Verlangen nach ihnen. Hierin unterscheiden sie sich signifikant von den Giften. Beiden Stoffklassen hat sich ein spezielles Teilgebiet der Medizin zugewandt, die *Toxikologie*.
Wegen der weltweiten Verbreitung der Rauschgifte und ihrer Einnahme existieren in allen Kulturstaaten Gesetze, die den Umgang mit den Stoffen reglementieren und deren strengste Beachtung gefordert wird. Insbesondere Berufsstände (Ärzte, Apotheker, Krankenpflegepersonal), die ständig mit diesen Stoffen in Kontakt kommen, sind gefährdet, wie statistisch einwandfrei nachgewiesen wurde. War früher der Mißbrauch eines Rauschgiftes regional fixiert, hat sich durch weltweiten Schmuggel in den letzten Jahren das Bild dergestalt verschoben, daß man heute praktisch überall an jedes gebräuchliche Rauschgift kommen kann.
Dieser alarmierende Umstand läßt es notwendig erscheinen, auch an dieser Stelle nochmals eindringlich auf die nicht zu übersehenden Folgen des Rauschgiftmißbrauches hinzuweisen. Die Schädigungen der einzelnen sind von ebenso verheerendem Ausmaß wie die der Gesellschaft, die ökonomisch und kriminologisch einen großen Aufwand leisten muß, um diesen Mißbräuchen und ihren Folgen zu begegnen.
Ebenso drastisch zugenommen hat das Vordringen von reinen **Giften in unseren Lebensbereich**. Die Probleme der Fluß- und Grundwasserverseuchung, der Abgase in der Luft und anderer technisch bedingten Intoxikatio-

nen der Bevölkerung sind zunehmend Gegenstand medizinischer und gesundheitspolitischer Erörterungen. Rechnet man hierzu noch die sog. Zivilisationsgifte (Genußgifte) wie Nikotin, und mögliche unerwünschte Nebenwirkungen durch Arzneimittelmißbrauch, so erscheint uns der Komplex »Gift« weit gefächert und verdient unsere dauernde Beachtung. Weiß man darüber hinaus von der Tatsache, daß vielerorts auf dieser Welt an der Entwicklung und Herstellung von Nervengasen, also chemischen Kampfstoffen gearbeitet wird, so ist es wohl nicht übertrieben von einem gefährlich hohen Grad chemischer Vergiftungsmöglichkeiten für die Menschen zu sprechen.

Allein das Wissen um die vielschichtigen Probleme, die sich in dem Begriff »Gift« auftun, ist die beste Gewähr dafür, daß dem mißbräuchlichen Umgang mit Giften zum Schaden des Menschen bereits in seinen Anfängen Einhalt geboten werden kann.

17.2 Glykoside

Hier haben wir es mit einer Stoffklasse zu tun, die sich durch ihre weite Verbreitung im Pflanzenbereich und durch die hohe physiologische Wirksamkeit ihrer Vertreter auszeichnet. Der Name deutet darauf hin, daß diese Stoffe eine **Verbindung mit Beteiligung von Zuckern** darstellen. Jedes Glykosid besteht aus einem Zuckeranteil und einem »Nicht«-Zuckeranteil, dem *Genin* oder *Aglykon*. Dieser kann die manigfaltigste chemische Struktur haben. Grundsätzlich gilt für die Glykoside noch, daß sie durch ein spezifisch wirkendes Ferment, die Glykosidasen, leicht in ihre beiden Bestandteile gespalten werden können, wodurch sich oft eine signifikante Verschiebung der physiologischen Wirkung ergibt. In der Pflanze liegen Glykosid und Glykosidase räumlich getrennt vor, erst nach der Zerstörung der Zellstrukturen tritt dann die fermentative Spaltung ein.

Herzaktive Drogen sind schon in den ersten medizinischen Aufzeichnungen (Papyrus Ebers 1500 v. Chr.) Bestandteile ärztlicher Rezepte. Wegen der dominanten Stellung des Fingerhuts unter den herzwirksamen Drogen werden häufig alle Drogen mit herzaktiven Glykosiden *Digitaloide* genannt, denn neben Digitalis finden wir ähnlich gebaute Drogeninhaltsstoffe im Strophanthussamen, Meerzwiebel, Maiglöckchen und Adonis. Wegen ihrer medizinischen Bedeutung soll hier am Beispiel der herzwirksamen Glykoside des Fingerhuts stellvertretend für viele andere Glykoside der chemische Auf-

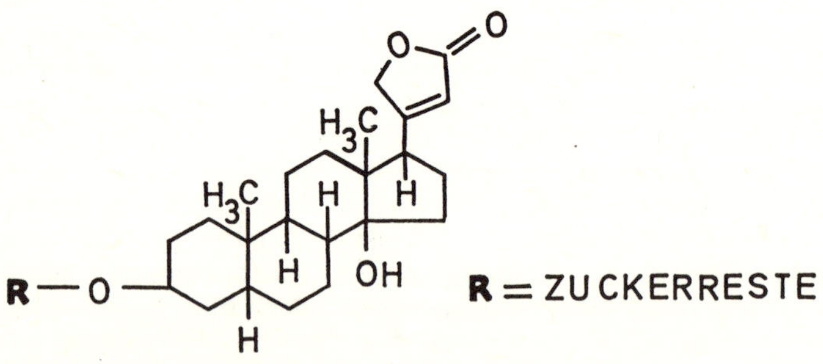

Schema von herzwirksamen Stereoiden.

bau und die Bedeutung der Spaltung mit ihren Auswirkungen auf die therapeutische Potenz gezeigt werden.
Genuin, d. h. ursprünglich in der Pflanze, liegt ein Steroidgrundgerüst vor, an welches 4 Zucker geknüpft sind.

Man spricht von Purpureaglykosid A, wenn die 4 Zuckerreste aus 3mal Digitoxose und 1mal Glucose bestehen. Wird das endständige Glucosemolekül abgespalten, bleibt das Digitoxin (mit 3mal Digitoxose) übrig. Als solches, Halbglykosid genannt, wird es wegen seiner relativen Beständigkeit und guten Wirkung hauptsächlich therapeutisch eingesetzt, aber auch nach der Abspaltung der restlichen Zucker haben wir noch eine hochwirksame Substanz vorliegen, in der Wirkung jedoch unterscheiden sich die 3 Stoffe erheblich. Der totale Zuckerabbau geht mit einem Verlust an therapeutischer Wirksamkeit bei gleichzeitigem Anstieg der Toxizität einher.

Digitalispräparationen, die Flüssigkeit enthalten, sollten nicht lange aufbewahrt werden, da auch nichtfermentativ eine hydrolytische Abspaltung des Zuckers stattfindet, und damit, wie soeben beschrieben, die therapeutische Potenz abnimmt.

Tabelle wichtiger Glykoside

Glykosid	Herkunft	Anwendung
Digitoxin Lanatosid	Fingerhut (Digitalis)	Herzmittel bei Insuffizienz, Dauertherapie
Strophanthin	Strophanthus	akute Herzinsuffizienz rascher Wirkungseintritt
Convallatoxin	Maiglöckchen (Convallaria)	ähnlich dem Strophanthin
Saponine-Seifenstoffe	Seifenwurz, Seifenrinde u. v. a. (Saponaria)	gewebereizend, expectorierend, diuretisch, resorptionsfördernd, technisch als Ausgangsstoff für Steroidsynthesen
Glycyrrhizin	Süßholz (Glycyrrhiza)	Beeinflussung des Elektrolyt- und Wasserhaushalts des Körpers
Aescin	Roßkastanien (Aesculus)	Mittel gegen Hämorrhoiden und Varizen

17.3 Aetherische Öle

Eine nicht nur im medizinischen Bereich, sondern im Alltagsleben des Menschen seit jeher hochgeschätzte Stoffklasse stellen die wegen ihres markanten Geruchs jedermann geläufigen aetherischen Öle dar. Diese aus Pflanzen der unterschiedlichsten Arten und Herkunftsländer durch Pressen oder Abdestillieren gewonnenen Substanzen sind gekennzeichnet durch ihren aromatischen Duft und durch ihre Leichtflüchtigkeit insbesondere mit Wasserdampf. *Terpene* mit dem Bauprinzip

$$\begin{array}{l} C = C - C - C \\ \qquad\quad \Vert \\ \qquad\quad C \end{array}$$

oder *Phenylpropan*körper mit dem Gerüst

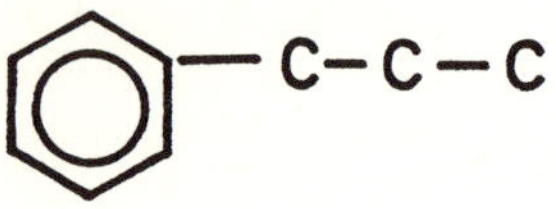

stellen für die überwiegende Mehrzahl die Grundkörper dar, die dann jeweils durch Kondensation oder andere Restgruppen zum eigentlichen aetherischen Öl wird. Die weltwirtschaftliche Bedeutung der aetherischen Öle und deren Drogen beruht auf der Verwendung in der Parfümerie und Kosmetik sowie in der Lebensmittelfabrikation als Essenzen und Gewürze. Ihre Anwendung in der Heilkunst beruht auf einer Reihe von Heilwirkungen, worin sie sich für uns in erster Linie unterscheiden.

a) Anwendung als Hautreizmittel für Einreibungen und Bäder, indem sie die Durchblutung der Haut, verbunden mit einem Wärmegefühl, fördern (Terpentinöl, Kampher, Gaultherin, Thymol).
b) Anwendung als Expectorans bei Bronchitiden in Inhalationen, Hustensäften, -tropfen oder -bonbons (Latschenkiefernöl, Eukalyptus-, Pfefferminz-, Thymian-, Fenchel- und Anisöl.
c) Anwendung als Gewürz und Magenmittel. Hier fördern die aetherischen Öle die Magensaftsekretion durch lokale Reizung und rein reflektorisch (Duft von Speisen) (Pfeffer, Thymian, Majoran u. a.).
d) Anwendung als Karminativa. Manche Öle üben eine ausgesprochene Reizwirkung auf den Darm aus, indem sie Peristaltik und Flatulenz fördern (Kümmel, Koriander, Kamille, Pfeffer, Ingwer).
e) Ihre Anwendung gegen Infektionserreger aller Art beruht auf der Eigenschaft der aetherischen Öle, Parasiten entweder zu töten oder an der Vermehrung zu hindern. Hiervon wurde schon sehr früh in der Menschheitsgeschichte Gebrauch gemacht, z. B. bei der Einbalsamierung von Leichen (Mumien), ferner zur Bekämpfung von Epidemien, wobei duftendes Räucherwerk abgebrannt wurde. Heute findet man aetherische Öle in Mundwässern, Zahnpasten, ferner in raumdesinfizierenden Sprays.

Wie bei den Alkaloiden gilt auch hier, daß mit der Aufzählung der Anwendungsgebiete und dem kurzen Hinweis auf den chemischen Bau lediglich eine Anregung gegeben werden sollte, sich bei Interesse weiterhin damit zu befassen.

17.4 Gerbstoffe

Dieser der chemischen Technik entlehnte Begriff für eine Gruppe von Verbindungen, kennzeichnet deren Eigenschaften, tierische Häute in Leder überzuführen, zu gerben. Die Gerbstoffe verbinden sich dabei mit den Eiweißkörpern der Haut zu unlöslichen widerstandsfähigen, biegsamen Lederarten. Unter den Begriff »Gerbstoff« fallen eine Reihe anorganischer Salze (z. B. Alaun), einige synthetische organische Verbindungen, in der Hauptsache jedoch die natürlichen in den Pflanzen vorkommenden Pflanzengerbstoffe, die sich alle durch den Besitz einer oder meist mehrerer phenolischer OH-Gruppen oder daraus entstandener chinoider Verbindungen auszeichnen.

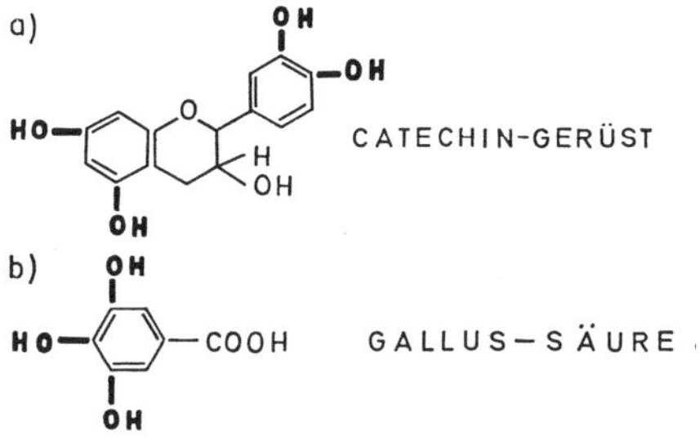

Schema von Gerbstoffstrukturen.

Diese Gruppen sind für die geringe Beständigkeit gegenüber dem Luftsauerstoff verantwortlich. Gerbstofflösungen färben sich alsbald durch Chinonbildung und Kondensation rot-braun und nehmen dabei an physiologischer Wirkung ab. Ihre pharmakochemische Bedeutung liegt in der leicht antiseptischen und adstringierenden Eigenschaft, die man sich bei der Verwendung zu Bädern, Mundwässern usw. zunutze macht. Bei Wunden bildet sich nach der Behandlung mit Gerbstoffen durch die eiweißdenaturierende Fähigkeit eine *Koagulationsmembran*.
Ähnlich ist die Verminderung von Drüsensekretion und die Stillung kleinerer Blutungen zu erklären. Der Einsatz von Gerbstoffen und chemisch ähnlichen Substanzen geschieht überall dort, wo Schleimhäute koaguliert, abgestoßen und im Anschluß daran die Bildung neuen Ephitelgewebes bewirkt werden soll.
Eine weitere wichtige, therapeutisch nutzbare Eigenschaft der Gerbstoffe besteht in ihrer Fähigkeit, mit Alkaloiden einen schwer löslichen Komplex zu bilden. Liegt eine Vergiftung mit oral applizierten Alkaloiden vor, so besteht in der Verabreichung gerbstoffhaltiger Präparate die Chance, die im Gastrointestinaltrakt befindlichen Alkaloide zu binden und sie somit der Absorption zu entziehen.
Der gleiche chemische Vorgang jedoch hat nachteilige Wirkungen dann, wenn Alkaloide therapeutisch genutzt werden sollen und Patienten gleichzeitig mit der Einnahme ihrer Medikamente gerbstoffhaltige Getränke (Kaffee, schwarzer Tee, Kamillentee) zu sich nehmen. Dadurch kann die beabsichtigte Wirkung der Medikamente reduziert und damit in Frage gestellt werden. **Psychopharmaka stellen vielfach wegen ihres basischen Stickstoffatoms im Molekül alkaloidähnliche Substanzen dar, reagieren also ebenso mit Gerbstoffen.** Der vielfach beobachtete relativ große Verbrauch von Tee und Kaffee durch die Patienten in psychiatrischen Kliniken war Anlaß zu Untersuchungen, inwieweit dadurch die Wirkungen oral applizierter Psychopharmaka beeinflußt wurden. Die Untersuchungsergebnisse bestätigen den Zusammenhang zwischen Tee-(Kaffee-)konsum und Wirkungsbeeinträchtigung von Psychopharmaka. (siehe Abschnitt Interaktionen und Psychopharmaka).

17.5 Synthetische Makromoleküle

Es vergeht kein Tag in der beruflichen Praxis, an dem uns nicht Geräte aus Kunststoff begegnen.
Wir kennen natürlich vorkommende langkettige organische Verbindungen, aus denen z. B. Seide, Wolle, Leinen, Kautschuk u. v. a. bestehen. Chemische Forschungsergebnisse führten etwa ab 1910 zu der Möglichkeit, solche langen Kohlenstoffketten zu synthetisieren

und nunmehr das schier unbegrenzte Gebiet der **Makromoleküle** dem Menschen nutzbar zu machen. Die Chemiker *Hoffmann* (1866–1956) und *Staudinger* (1881–1965) leiteten eine Entwicklung ein, deren Ende noch nicht absehbar ist, aber deren Ergebnisse bereits heute nicht mehr aus unserem Leben wegdenkbar sind. Es ist gelungen, durch Synthese langkettiger Moleküle künstliche Fasern herzustellen *(Nylon)*. In ihm liegen nahezu parallel angeordnet Kondensate aus Adipinsäure und Hexamethylendiamin in langen Reihen vor.

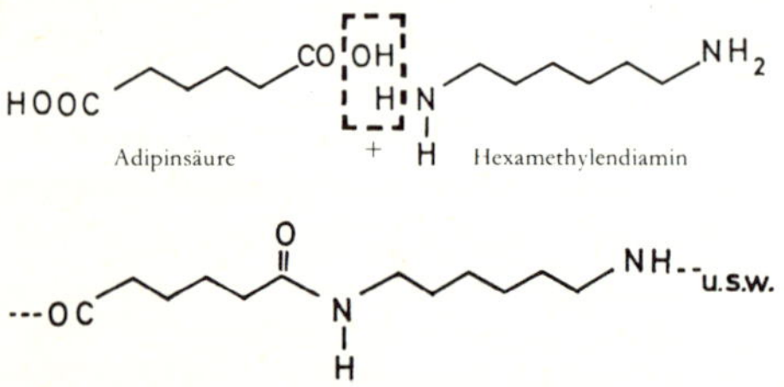

Kondensationsschema eines Kunststoffes (Nylon).

In ähnlicher Weise ist das Perlonmolekül gebaut

$$-NH-(CH_2)_5-CO-.$$

Es existieren inzwischen noch viele andere Kondensationsarten sowie Polymerisationen und Additionen, die zu Kunststoffen führen. Technisch unterscheidet man die *thermoplastischen*, d. h. solche, die stets bei Erwärmen formbar sind, und die *härtbaren* Kunststoffe. Letztere gehen nach Einbringen in gewisse Formen und nach anschließender Erhitzung eine weitere, nicht mehr rückgängig zu machende Kondensation ein, wobei nach dem Erkalten die Form erhalten bleibt. Dabei hat sich ein großes, **räumliches Netzwerk** gebildet. Die Zukunft wird den Kunststoff zu einem bedeutenden Werkstoff auf allen Gebieten der Technik machen. Schon heute ist er in Form von Einmalspritzen, Trans- und Infusionsgeräten, Kathetern, Nylon-Netzen zum Verschluß von Nabelhernien und in einer Unzahl Laborgeräten im klinischen Betrieb unentbehrlich geworden. Dieser Umstand könnte in Zukunft zu einem erheblichen Problem werden, wenn weiterhin durch überwiegende Nutzung des Ausgangsproduktes Erdöl zur Energiegewinnung die Weltreserven schneller als sinnvoll verbraucht werden sollten.

Bei der Herstellung von *Injektionsspritzen* aus Kunststoff wird gelegentlich dem Rohmaterial ein Gleitmittel zugesetzt, welches den Reibungswiderstand zwischen Spritzenstempel und Zylinderwand herabsetzen soll. Handelt es sich dabei um Ölsäureamid, so darf dieses mit Genehmigung des Bundesgesundheitsamtes in einer Konzentration von 0,2% zugesetzt werden. In diesem Fall ist bei der Verwendung der Spritzen darauf zu achten, daß mit dem Ampulleninhalt keine Reaktion erfolgt, was man an der Bildung »seifenartiger« Ausscheidungen erkennen kann.

17.6 Desinfektions- und Waschmittel

Das empirische Vorgehen *Listers* (1827–1912), der in Operationsräumen Phenole versprühte (Carbolspray), weil er danach weniger Wundinfektionen sah, – ohne im einzelnen von der mikrobiellen Natur der Erreger Kenntnis zu haben –, stand am Beginn einer gezielten Desinfektionstechnik in der Medizin.

Die Entdeckung lebender Organismen als Krankheitserreger durch *R. Koch* (1843–1910), *Semmelweis* (1818–1865) und *Pasteur* (1822–1895) hat die *Hygiene*, d. h. die Beseitigung, Abtötung oder Vernichtung von pathogenen Keimen, zu einer Wissenschaft gemacht, deren Erkenntnisse zu einer Vielzahl von Waschmitteln, Desinfektionsmitteln und prophylaktischen Maßnahmen in größerem Umfange wie Abwässerreinigung usw. führten. Man benutzte bereits im Altertum Wein als Antisepticum und räucherte mit Schwefeldämpfen Räume zum Zwecke der Entkeimung aus. Seifen gewann man aus alkalischen Aschen und aus saponinhaltigen Pflanzen. Erst die Begründung der Mikrobiologie als exakte Naturwissenschaft und die gleichzeitige Möglichkeit, synthetische Chemikalien herzustellen, die bakterizide oder bakteriostatische Eigenschaften besitzen, gaben uns die Möglichkeit an die Hand, systematisch und wirksam Hygiene im weitesten Sinne des Wortes zu betreiben. Neben physikalischen Hygienemaßnahmen sind es vor allem solche mit chemischen Hilfsmitteln, die eine ausreichende Bekämpfung von pathogenen Keimen ermöglichen.

Die Desinfektionsmittel teilt man nach ihrer Verwendungsart ein in:
a) Fein-Desinfektionsmittel (Hände, Körper, Gynäkologie und Geburtshilfe)
b) Flächen-Desinfektionsmittel (Räume, Inventar)
c) Wäsche-Desinfektionsmittel
d) Spezial-Desinfektionsmittel (Haut, Wunden, Instrumente, Abortgruben, Luftentseuchung).

Alle Desinfektionsmittel sollen folgende Forderungen erfüllen:
a) Kurzfristige Keimabtötung
b) Breites Wirkungsspektrum
c) Wirtschaftlichkeit
d) Kein Umfärben oder Zerstören des Desinfektionsgutes
e) Lagebeständigkeit bei Hitze und Kälte.

Chemisch läßt sich folgende **Einteilung von Desinfektionsmitteln** vornehmen:

1. Säuren
Salzsäure als Grobdesinfektionsmittel. Fluorsäureverbindungen bei Holzschutzmaßnahmen. Schweflige Säure als Gas in der Gärungsmittelbranche. Organische Säuren, Weinsäure, Citronensäure in der Lebensmittelchemie.

2. Laugen
In hohen Konzentrationen finden sie noch im veterinärmedizinischen Bereich (Schweinepest) und zur Abortdesinfektion Verwendung.

3. Sauerstoffentwickelnde Verbindungen
Hier ist vor allem Wasserstoffperoxid = H_2O_2 in 1,5–6%iger Konzentration zu nennen, der zur Wunddesinfektion und zur allgemeinen Desinfektion *(Viruzidie!)* Verwendung findet.
Ferner sind die bereits erwähnte Verbindung Kaliumpermanganat = $KMnO_4$ und eine Sauerstoffsäure des Chlors = $HClO_3$ gebräuchlich.
Neuerdings verwendet man Ozon = O_3 zur Desinfektion von Schwimmbädern, da er gemäß $O_3 \rightarrow O_2 + O$ atomaren Sauerstoff abspaltet, der seinerseits eine kräftige Desinfektionswirkung entfaltet.

4. Verbindungen, die Chlor abspalten
Chloramin, Chlorkalk und Calcium-Hypochlorit wirken über eine Reaktion des abgespaltenen Chlors mit den Ionen des Wassers, wobei schließlich auch elementarer Sauerstoff entsteht.

5. Jodtinktur
hat in ihrer Bedeutung in dem Maße verloren wie wegen der bekannten Jodabsorption weniger gefährliche Verbindungen als gleichartiger Ersatz entwickelt wurden.

6. Metalle
vor allem Silber, zeigen eine sog. *oligodynamische* Wirkung, d. h. durch Einbringung des Metalls in eine neutrale Flüssigkeit findet eine Ionisierung von Spuren des Metalls statt, wodurch eine Reihe von vegetativen Keimen äußerst kurzfristig abgetötet werden. Das gleiche gilt für Silbersalzlösungen und Silbereiweißverbindungen.

8. Alkohole
Von den Kohlenwasserstoffen verdienen 4 Alkohole als Desinfektionsmittel Erwähnung:

Tabelle desinfizierender Alkohole

Methanol	= CH_3OH	entfalten	60–90%ig
Ethanol	= C_2H_5OH	ihre stärkste	50–90%ig
Propylalkohol	= C_3H_7OH	Desinfektions-	20–90%ig
Isopropylalkohol	= C_3H_7OH	wirkung	30–80%ig

Der Keimtötungserfolg ist vom mehr oder weniger großen Wassergehalt abhängig. Reiner Propylalkohol ist praktisch völlig wirkungslos. Die obigen Zahlen geben grob den Konzentrationsbereich für den optimalen Desinfektionseffekt an. Das Keimtötungsvermögen von Alkohol ist auf die entwässernde und eiweißkörperlösende Wirkung zurückzuführen. Alkohol kann, da er nicht sporocid wirkt, Sporen enthalten. Sind sterile Lösungen gefordert, muß keimfrei filtriert werden!

7. Formaldehyd
wird als 35%ige Lösung gehandelt. Erhitzt man Formalinlösung, so entsteht der Formaldehyd als Gas, welches sich zur Desinfektion von Räumen noch immer als ausgezeichnetes Mittel bewährt. Als Aldehyd reagiert es mit den freien Aminogruppen des Eiweißes und wirkt so denaturierend, ≙ giftig!
Folglich sollte man beim Arbeiten mit Formaldehyd stets diese Wirkungen sorgfältig bedenken.

9. Quartäre Ammoniumverbindungen
auch Invertseifen oder *Quats* genannt, spielen als Fein-Desinfektionsmittel auf Grund ihrer anwendungstechnischen Eigenschaft eine Rolle. Sie haben die allgemeine Formel:

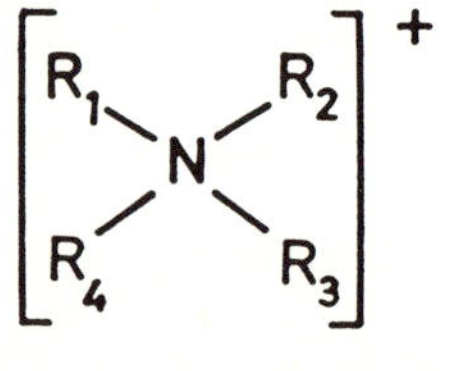

$R_1 - R_4$ steht für Substituenten, wobei mindestens ein Substituent höhermolekularer Natur sein muß. Ähnlich wie bei den Neutralseifen wirkt hier die hydrophobe Kohlenwasserstoffkette. Sie reagiert mit lebenswichtigen Zellproteinen, indem sie gelöstes Eiweiß ausfällt.

10. Phenole
Lister (1827–1912) führte Mitte des vergangenen Jahrhunderts die Phenole zur Keimbekämpfung in die chirurgische

Praxis ein, indem er Phenole vernebelte. Phenolwassermischungen werden noch heute *Listerine* genannt. Phenole weisen eine OH-Gruppe als charakteristische Gruppe auf und haben in der Desinfektion erstrangige Bedeutung. Es gibt eine Reihe von Phenol-Derivaten, das sind solche, an denen noch zusätzlich Gruppen am Ring eingebaut worden sind, z. B. die *Kresole*. Ihre Stärke liegt in der kurzfristigen *Bakterizidie* und der wirtschaftlichen Wirkkonzentration. Auf Grund ihrer lipophilen Eigenschaften dringen die Phenole in das Keiminnere und denaturieren die Eiweißkörper durch Verbindung der leicht sauren Hydroxylgruppe mit den basischen Aminogruppen der Proteine.

Sind Phenolderivate in Seifen gelöst, so haben wir den Prototyp des Fein-Desinfektionsmittels.

11. Seifen

Seife ist der Gattungsbegriff für eine Stoffklasse. Na- oder K-Seifen sind Salze höherer Fettsäuren, z. B. $C_{17}H_{35}COONa$. Sie werden gewonnen aus Fischtran, Leinöl, Hanföl oder aus anderen für Speisezwecke nicht so geeigneten Ölen. Kaliumseifen sind auch als sog. Schmierseifen bekannt. Den eigentlichen Waschvorgang kann man sich vereinfacht wie folgt vorstellen:

Infolge seiner chemischen Struktur hat ein Seifenmolekül einen *lipophoben,* d. h. fett-»feindlichen« und einen *lipophilen,* d. h. fett-»freundlichen« Teil.

Mit seinem lipophilen Teil ragt das Seifenmolekül in den angenommenen Fetttropfen, während der lipophobe Teil herausragt und von den umliegenden Wassermolekülen infolge der Wasserstoffbrückenbildung festgehalten wird.

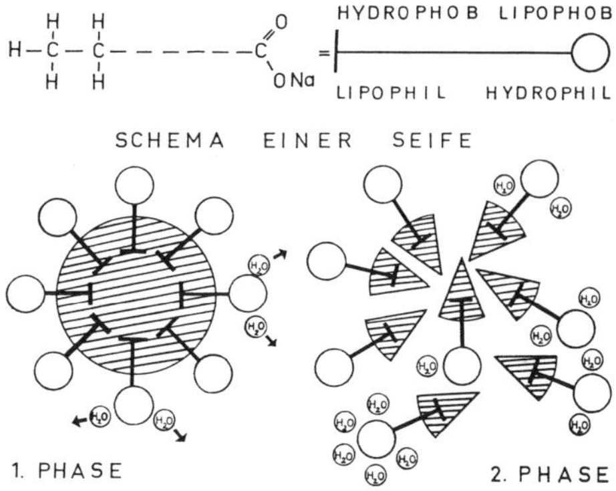

Abbildung 92 Schema des Waschvorganges.

Durch die Waschbewegung wird der Fetttropfen auseinandergerissen und kann fortgespült werden. Die Abbildung 92 veranschaulicht schematisch diesen Vorgang. Schaumbildung ist das Charakteristikum für jede Seife, sei sie nun pflanzlicher oder synthetischer Herkunft. Die neuen Waschmittel, *Tenside* oder *Detergentien* genannt, sind alle im Prinzip auf dem gleichen Wirkungsmechanismus aufgebaut. Als hydrophilen Rest haben sie vielfach eine Sulfongruppe $R{-}SO_2O\ Na$.

Der Vorteil dieser Seifen liegt darin, daß sie auch in hartem Wasser schäumen und reinigen. Als weiterhin vorteilhaft ist zu bemerken, daß die Sulfonseifen neutral reagieren, während Kali- und Natronseifen alkalisch sind. Nachteilig jedoch wirkt sich aus, daß sie chemisch wie biologisch relativ schwer abbaubar sind und wegen ihrer allseitigen Verwendung und großen Schaumkraft eine Gefahr für die Reinheit des Grund- und Flußwassers darstellen.

Abschließend sei zu dem Kapitel Desinfektionsmittel und Seifen gesagt, daß allein durch die regelmäßigen und gründlichen Waschungen und die damit bewirkte mechanische Beseitigung der Keime ein hoher Reinheitsgrad erreicht werden kann, wodurch sich die Anwendung schärferer Desinfizientien vielfach erübrigt oder aber später einschränken läßt. Ferner sei allgemein zur Giftigkeit von Desinfizientien bemerkt, daß sie infolge ihrer eiweißdenaturierenden Eigenschaft auch für Menschen ein Gift darstellen, weshalb sie mit Umsicht und Genauigkeit gehandhabt werden müssen.

17.7 Psychopharmaka

Als *Psychopharmaka* im engeren Sinne bezeichnet man die *Neuroleptika*, die *Antidepressiva* und die *Tranquilizer*. Die Einführung dieser drei Wirkgruppen in die Therapie in den 50er Jahren unseres Jahrhunderts kam einem medizinischen Ereignis ersten Ranges gleich, vergleichbar der Entdeckung des Tuberkuloseerregers oder der Einführung der Antibiotika durch *Fleming*.
Am Beispiel der Neuroleptika soll auf einige chemische Aspekte der Psychopharmaka und der Therapie mit ihnen hingewiesen werden.
P. Janssen fand auf der Suche nach einem nebenwirkungsfreien Analgetikum in Abwandlung des Dolantinmoleküls das heute unentbehrliche Neuroleptikum Haloperidol.
Man war bemüht, ein Analgetikum zu finden, welches keine Sucht induziert, jedoch eine hohe analgetische Potenz besitzt. Deshalb wandelte man das Dolantinmolekül vielfältig um und erhielt das Haloperidol als Ausgangsstoff für weitere Vertreter dieser Klasse der Butyrophenone, die zu den sehr stark wirksamen Neuroleptika gezählt werden.

Haldol:

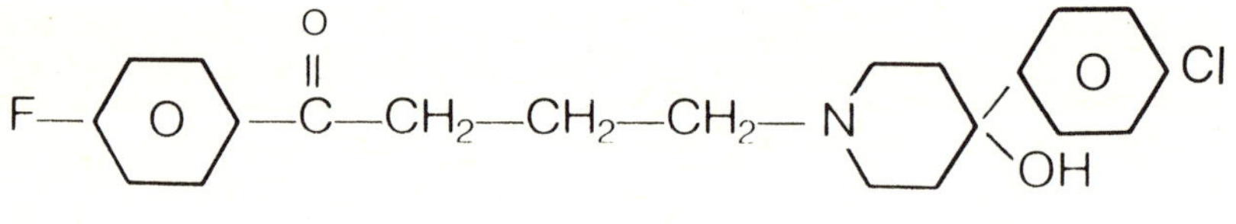

Dolantin:

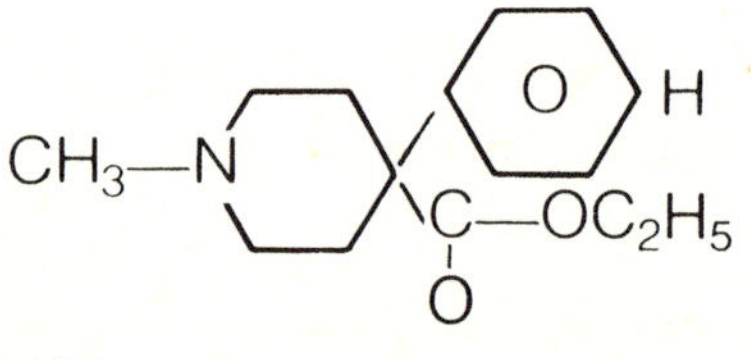

Strukturverwandtschaft Dolantin-Haldol.

Wie häufig bei epochalen Entdeckungen spielten auch hier der Zufall und eine scharfe Beobachtungsgabe der Entdecker eine entscheidende Rolle.
Die Weiterentwicklung der Neuroleptika, zu denen auch noch die Klasse der Phenothiazine gehört, führte zu den Depot-Neuroleptika, mit deren Hilfe man die Dauertherapie durch 14tägige bis vierwöchige Injektionen durchführt.
Das chemische Prinzip einer Depotform liegt in der Veresterung des Wirkstoffs mit einer langkettigen aliphati-

schen Säure und der Applikation in öliger Form. Die Spaltung des Esters und damit die Wirkstofffreisetzung erfolgt dann in einem Zeitraum von ca. 14–21 Tagen.

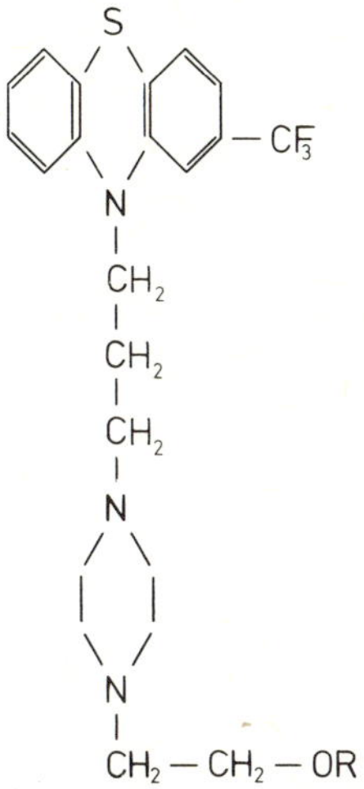

Beispiel eines neuroleptisch wirkenden Depot-Präparates (Fluphenazin)

R = Decansäure.

Die Freisetzung des Wirkstoffs gehorcht ferment-chemischen Gesetzen, da die Esterspaltung durch Esterasen erfolgt.
Je nach Aktivität des Ferments und weiteren äußeren Umständen (Temperatur, Injektionsart, Bewegung, Viskosität des Öls) hält das Depot über einen gewissen Zeitraum den Wirkstoffspiegel im Patienten ausreichend konstant.
Nach Einstellung des Patienten auf seine individuelle Dosis kann dieser nun im Gegensatz zu früheren Behandlungsformen entlassen und auf diese Weise einer Reintegration in sein soziales Umfeld zugeführt werden. Diesen bedeutenden humanitären Aspekt sollte man bei den oft stark emotional geführten Diskussionen über Psychopharmaka nicht übersehen.

17.8 Sulfonamide

Die Suche nach einem Farbstoff hat durch Zufall zur Entdeckung einer Stoffklasse geführt, die unter den chemotherapeutischen Mitteln eine führende Rolle spielen sollte: die Sulfonamide. Der Name *Chemotherapie* geht noch auf *Paul Ehrlich* zurück, der darunter die spezifische Behandlung von Infektionskrankheiten mittels chemisch reiner, synthetischer Substanzen verstand. Die Sulfonamide, deren Entdecker der Nobelpreisträger Domagk war, sind chemisch alle abgeleitet von Sulfanilamid, einem Körper, der folgende Formel hat:

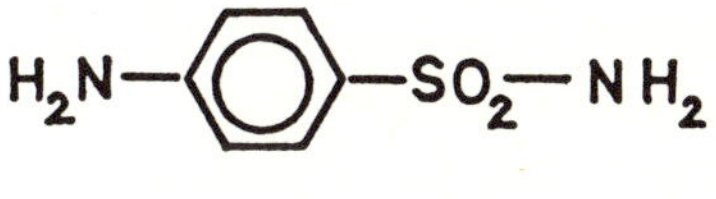

Diese Grundstruktur liegt allen Sulfonamiden zugrunde, die nach Domagk von Chemikern der ganzen Welt zu Hunderten synthetisiert wurden und von denen heute die wirksamsten medizinische Verwendung finden.
Für die im folgenden Abschnitt aufgeführten Antibiotika sowie für die Sulfonamide gilt gleichermaßen, daß man über die Beziehungen ihrer molekularen Struktur und ihrer physiologischen Wirksamkeit noch keine ausreichende Erklärung hat. Man vermutet, daß die Chemotherapeutika in irgendeiner Weise mit gewissen Fermenten des Erregers Verbindungen eingehen, die ihrerseits das physiologische Gleichgewicht durch Beeinflussung der fermentativen Lebensprozesse stören.

17.9 Antibiotika

Die epochemachende Beobachtung des Engländers *Fleming*, daß Ausscheidungen gewisser Pilzarten das Wachstum von Bakterien zu hemmen vermögen, leitete in der Bekämpfung von Infektionskrankheiten eine neue Ära in der Medizin ein.
Es steht nach heutiger Kenntnis fest, daß der Angriffspunkt der Antibiotika entweder auf einer Hemmung der Bakterienzellwandsynthese, auf einer Schädigung der Zytoplasmamembran oder auf einer Stoffwechselstörung des Bakteriums beruht.
Die Verschiedenartigkeit des Wirkungsmechanismus macht auch gelegentlich eine Kombinationstherapie erforderlich.
Die Antibiotika sind chemisch sehr unterschiedlich und kompliziert gebaute Verbindungen, die ihre pflanzliche Herkunft jedoch gemeinsam haben. Es lassen sich bei nahezu allen bisher bekannten Antibiotika gewisse biologische Verwandtschaften

zu Eiweißen durch Aminogruppen
zu Ölen durch C–C-Einheiten und
zu Kohlenhydraten durch Zuckeranteile

ermitteln. Noch hat die Einteilung der Antibiotika in folgende Gruppen ihre Berechtigung
a) *Penicilline und Cephalosporine*
b) Streptomycine und Aminoglykoside
c) *Tetracycline*
d) Chloramphenicol
e) Makrolide
f) Gyrasehemmer

Diese Aufstellung kann durch Hinzunahme antibiotisch wirkender *Polypeptide* (z. B. *Tyrothricin, Bacitracin*) und durch die in letzter Zeit bekannt gewordenen *Interferone*, die sich durch ihre virustatischen Eigenschaften auszeichnen, erweitert werden. Wesentlicher erscheint uns jedoch der Umstand, daß die Reihe der rein natürlichen Antibiotika mehr und mehr ergänzt wird durch halbsynthetische Mittel. Wir werden Zeuge eines Wettlaufs zwischen der natürlichen *Resistenzbildung* der Erreger und der Patienten, die zu immer stärkerem Einsatz von Antibiotika zwingt, und der chemischen Synthesetechnik, die durch ständige Umformung der bisher bekannten Antibiotika die natürlichen Abwehrmechanismen zu kompensieren trachtet. Der anfängliche Optimismus nach Entdeckung des Penicillins im Hinblick auf die Beherrschung der Infektionskrankheiten ist in den letzten Jahren einer objektiven Einschätzung unter Berücksichtigung des Resistenzproblems gewichen.

17.10 Vitamine

Schon im 18. Jahrhundert war bekannt, daß die gefürchtete Seefahrerkrankheit *Skorbut* durch Zitronensaft und frisches Gemüse heilbar ist. Jedoch hatte man keine Vorstellungen über den Zusammenhang zwischen Nahrung und Heilung. Erst um die Jahrhundertwende gelang mehreren Forschern der Nachweis, daß gewisse Krankheiten die Folge vom Fehlen kleinster – aber lebenswichtiger – Stoffe waren. Unter dem Einfluß der glänzenden Erfolge der Infektionslehre fiel es schwer anzunehmen, daß nicht nur die Gegenwart pathogener Keime, sondern auch das Fehlen von Vitalstoffen zu Krankheiten führen kann. Heute spricht man von *Hypo-* oder gar *Avitaminosen*, wenn es sich um solche defizitären Zustandsbilder handelt. Durch ausgedehnte Ernährungsversuche konnten Symptome und Therapie von Vitaminmangelkrankheiten genau

studiert werden. Seit Beginn des 20. Jahrhunderts ist es der chemischen und physiologischen Forschung gelungen, praktisch die Konstitutionen aller Vitamine zu ermitteln und über deren Bedeutung im Organismus gültige Aussagen zu machen.
Die Vitamine gehören keiner bestimmten chemischen Stoffklasse an, sondern bilden eine **biologisch definierte Stoffgruppe!** Es handelt sich bei allem um organische Substanzen, die vom menschlichen Körper nicht voll synthetisiert werden können und demzufolge mit der Nahrung aufgenommen werden müssen, also ebenso essentiellen Charakter wie die höheren Fettsäuren und die in 16.3 erwähnten 8 Aminosäuren haben. Häufig werden Vitamine auch in nicht wirksamen Vorstufen *(Provitamine)* aufgenommen und erfahren erst im Körper die endgültige Umwandlung zur wirksamen Form. Gemeinsam allen Vitaminen ist ferner die Wirkung in relativ kleinen Mengen, worauf bei der Besprechung der einzelnen Vitamine hingewiesen werden wird.
Die Bezeichnung der Vitamine erfolgt nach Buchstaben, gegebenenfalls mit Zahlenindex, und hat sich in ihrer eigentümlichen, nicht völlig rationellen Weise historisch entwickelt. Rein physikalisch teilt man sie nach ihren Löslichkeitsverhältnissen in fett- und wasserlösliche ein, ein Umstand, der bei der Applikation und in der galenischen Verarbeitung beachtet werden muß. Da die chemische Struktur aller Vitamine nahezu bekannt ist und ihre Synthese ebenfalls gelang, sind neben biologischen Standardisierungsmethoden die Angaben in µg, mg, g oder Internationalen Einheiten – IE – möglich und üblich. Hierfür gelten dann wieder exakte Umrechnungsfaktoren.
Die folgende Einzeldarstellung der Vitamine soll keinesfalls beim Leser den Eindruck vermitteln, daß diese Stoffgruppen in der Therapie einen relativ hohen Stellenwert genießt. Sie ist vielmehr erfolgt unter chemisch-didaktischen Gesichtspunkten. Es soll an Hand einer solchen Darstellung die **Vielfalt chemischer Naturprodukte am Beispiel der Vitamine gezeigt werden,** da diese im Bewußtsein des Verbrauchers, nicht zuletzt durch die Werbung der Industrie, offenbar im Vordergrund stehen.

Übersicht über die wichtigsten Vitamine

Fettlösliche Vitamine

Vitamin A

Synonyma: Axerophthol
Retinol
Antiinfektiöses Vitamin
Ephitelschutz-Vitamin
Wachstumsvitamin

Chemisch gehört Vitamin A zu den *Carotinoiden*, aus denen es im Körper durch Spaltung entsteht. Aus diesem Grunde werden die mit der Nahrung aufgenommenen Carotine *Provitamin A* genannt.
Die Umwandlung aus dem Carotin erfolgt im Darm und in der Leber durch das Ferment *Carotinase* unter Mitwirkung des Schilddrüsenhormons *Thyroxin.* Wie viele organische Substanzen entsteht das Carotin in den Pflanzen aus der aktivierten Essigsäure.
Carotin kommt in allen Gemüsen (Karotten, Spinat, Salat) und Früchten (Paprika, Aprikosen, Apfelsinen) vor. Ferner wird es von Tieren in bestimmten Organen gespeichert und gelangt auf diesem Weg in unsere Nahrung (Leber, Milch, Butter, Milz, Niere, Eigelb, Lebertran).

Die Angaben über die in der Nahrung enthaltenen Vitamin-A-Mengen erfolgen in IE, wobei 1 IE Vitamin A = 0,3 µg Vitamin A ist. So enthalten beispielsweise:

Tabelle des Vitamin-A-Gehalts

100 g Heilbutt-Lebertran zwischen	2 Mill. und 36 Mill. IE
100 g Medizinal-Lebertran	85 000 IE
100 g menschliche Leber	15 000 IE
100 g Kuhmilch	zwischen 100–200 IE
100 g Gehirn	50 IE

Die Leber als wichtigstes Depot versorgt den gesamten Organismus mit Vitamin A, welches als fettlösliches Vitamin nur in Anwesenheit von Fett oder Öl unter Vermittlung durch die Gallenflüssigkeit resorbiert werden kann. Dieser Umstand muß stets bei der Applikation von Vitamin-A-Präparaten beachtet werden. Der durchschnittliche Tagesbedarf liegt bei 5000 IE. Als Wachstumsvitamin hat es besonders im Kindesalter stets in ausreichender Menge zur Verfügung zu stehen. Ferner dient es als Epithelschutzmittel für den Aufbau und den Schutz des epithelialen Gewebes, indem es die Verhornung, Verschuppung und Verfärbung verhindert. Sehr eingehend wurde die Beteiligung des Vitamins A an der Bildung des Sehpurpurs untersucht. Vitamin A bildet über eine Zwischenstufe das »Sehgelb«, den Eiweißkörper *Rhodopsin*, der für die Lichtempfindlichkeit der Stäbchen im Auge verantwortlich ist. Diese *Photosensibilität* ermöglicht uns das Dämmerungssehen.

Vitamin-A-Mangelerscheinungen sind:

Wachstumsstillstand
Nachtblindheit
Xerophthalmie (Trockenheit des Auges)
Pigmentierung der Haut

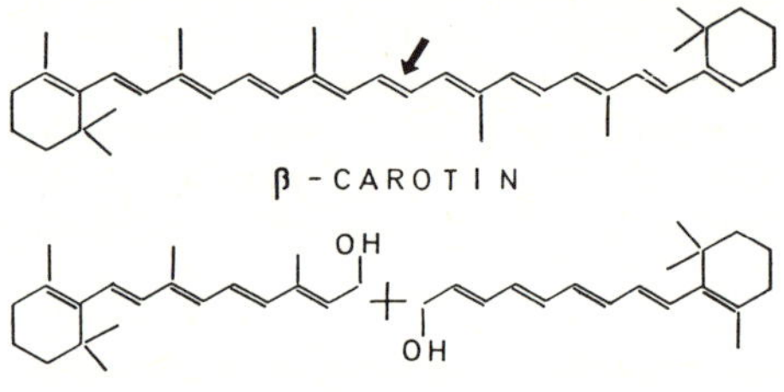

Entstehung des Vitamin A aus β-Carotin.

Eine Vitamin-A-Überdosierung (A-Hypervitaminose) kann zu Übererregbarkeit, Schlafstörung, Hautschuppung und gelegentlich Haarausfall führen.

Vitamin D

Synonyma: Calciferol
Antirachitisches Vitamin

Man erkennt verschiedene D-Vitamine (D_2, D_3, D_4), die sich jedoch alle vom Ergosterin ableiten. *Ergosterin* seinerseits ist von *Cholesterin* abgeleitet und stellt demnach ein *Steroid* dar.

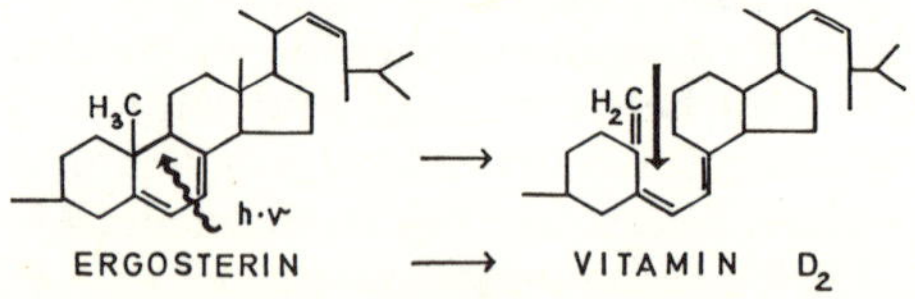

Entstehung des Vitamin D_2 durch UV-Bestrahlung von Ergosterin.

Aus dieser Substanz erfolgt die Überführung in das eigentliche Vitamin durch Einwirkung ultravioletter Strahlen. Ergosterin findet sich neben bereits gebildetem Vitamin D in der Milch, in Lebertran, in Butter und in Hefe. Der Tagesbedarf wird für Kinder und Erwachsene in etwa 400 IE angegeben. Seine biologische Funktion ist die Steuerung und Förderung der Absorption von Calcium aus dem Darm und der selektive Einbau des Calcium- und Phosphat-Ions in die organische Matrix der Knochen. Es ist daher für das Wachstum von größter Bedeutung. Seine besondere medizinische Bedeutung hat es in der Therapie der *Rachitis* (d. h. Knochenweiche) mit ihren vielfachen Erscheinungsformen. Die Rachitis ist in sonnenarmen, nördlichen Ländern stärker verbreitet (Bestrahlung!). Allein der regelmäßige Aufenthalt im Sonnenschein stellt eine wirksame Rachitisprophylaxe dar.

Überdosierungen, besonders im Rahmen einer unwissenschaftlich durchgeführten Rachitisprophylaxe, führen zu starken *Hypercalcämien* mit nachfolgenden heterotropen Verkalkungen, der Gefahr der Verlegung der Nierenkanälchen und sog. *Kalkmetastasen* in der Lunge.

Vitamin E

Synonyma: Tocopherol
Antidystrophisches Vitamin
Antisterilitäts-Vitamin
Fertilitäts-Vitamin

Der Gruppenname Vitamin E steht für alle *Tocopherole*, die sich durch Anzahl und Stellung von Seitengruppen und Doppelbindungen unterscheiden. Chemisch stellt Tocopherol ein Chromanderivat dar.

Hauptsächlich kommt Vitamin E im Weizenkeimöl, Sojabohnen, Maisöl und Erdnußöl vor. Der tägliche Bedarf liegt bei etwa 25 mg, was 25 IE entspricht.

An Tieren wurde die Wirkung von Vitamin E auf die Bildung von Spermien und die Ausbildung der Foeten untersucht und dabei infolge Vitamin-E-Mangels starke Schädigungen und Abnormitäten festgestellt. Darüber hinaus hat Vitamin E für jede Zelle als ein Glied der Atmungskette lebenswichtige Bedeutung. Ihm kommt also eine allgemeine biologische Funktion im Rahmen des Stoffwechsels zu (Ökonomisierung des Sauerstoffhaushaltes). Seine chemische Struktur macht es zu einem *Antioxydans*, d. h., diese Substanz ist imstande, andere vor Oxydationsprozessen zu schützen, indem sie selbst den Sauerstoff bindet. Als ein solches Antioxydans greift es im Stoffwechselablauf ein und verleiht anderen Vitaminen und Hormonen einen Oxydationsschutz. Auch auf Nahrungsmittel übt es den gleichen Effekt aus. Vitamin-E-Mangel führt bei Tieren zur Degeneration von Arteriolen, vermehrte Durchlässigkeit der Gefäßwände, Einengung des Gefäßlumens und verursacht dadurch Beeinträchtigung der Blutzirkulation, ferner äußert sich Vitamin-E-Mangel durch pathologische Veränderungen der Kollagensystems.

Beim Menschen ist eine typische Vitamin-E-Avitaminose mit signifikanten Ausfallserscheinungen noch nicht beschrieben.

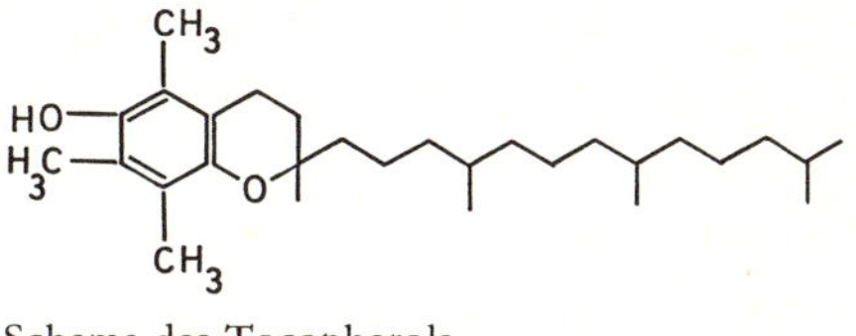

Schema des Tocopherols.

Vitamin K

Synonyma: Koagulationsvitamin
Antihämorrhagisches Vitamin

Das chemische Charakteristikum dieser Verbindung ist seine chinoide Struktur, d. h. das durch eine Doppelbindung am Kern fixierte O-Atom. Vitamin K ist die Bezeichnung für eine Reihe von Naphthochinonen, als deren Vertreter das Vitamin K_3 gleichsam als Grundkörper aufgezeichnet ist.

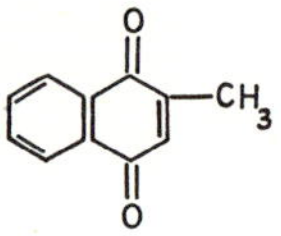

Grundkörper des Vitamin K.

Als Bestandteil unserer Nahrung kommt es in grünem Gemüse, Kartoffeln, Früchten (Tomaten, Erdbeeren, Hagebutten), Blutplasma und Leberfett vor. Ferner sind die Kolibakterien imstande, K-Vitamine zu produzieren, deren Aufnahme im Darm unter Beteiligung der Gallensäuren erfolgt.
Der Tagesbedarf für Erwachsene liegt bei 0,5–1 mg.
Als wichtigste physiologische Funktion muß hier seine Beteiligung an dem äußerst komplizierten *Gerinnungsmechanismus* des Blutes genannt werden. Cumarinderivate, die die Gerinnungsfähigkeit des Blutes herabsetzen, stellen gewissermaßen den Gegenspieler *(Antagonisten)* des Vitamin K dar. Bei Blutungen verschiedener Genese und zur Prophylaxe ist der Einsatz von Vitamin K indiziert.

Vitamin F

verdient deshalb in diese Reihe aufgenommen zu werden, weil die darunter verstandenen mehrfach ungesättigten Fettsäuren biologisch den Charakter von Vitaminen haben. Ihr Mangel in der Nahrung führt zu ausgesprochenen Mangelsymptomen (Verlangsamung des Wachstums, Veränderung der Haut), die durch Ausgleich des Defizits beseitigt werden können. Man spricht dann von essentiellen Fettsäuren, wenn man die Linolsäure, Linolensäure und die Arachidonsäure meint. Ihre Struktur ist bei den Fetten beschrieben (siehe Kap. 16.2).

Wasserlösliche Vitamine

Vitamin B_1

Synonyma: Thiamin
Aneurin
Antineuritisches Vitamin
Anti-Beri--Beri-Vitamin
Beri-Beri-Schutzstoff
Torulin

Es ist chemisch ein kompliziert gebautes Molekül, an welchem im Vergleich mit all den übrigen Vitaminen die strukturelle Mannigfaltigkeit der Vitamine abermals deutlich wird und gleichzeitig die Erklärung dafür verständlich wird, daß eine Einteilung nach chemischen Prinzipien nicht vorgenommen werden kann.

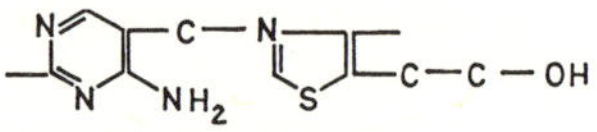

Schema des Vitamin B_1.

Hierbei, wie für viele Vitamine, gilt, daß sie besonders reichlich in Hefe vorkommen. Ferner finden wir Vitamin B_1 in Reiskleie, Getreidekeimlingen, Hülsenfrüchten, Vollkornbrot, Milch und

Eiern. Der Organismus speichert Vitamin B_1 in der Leber, im Herzen und in der Niere. Der tägliche Bedarf liegt je nach Zusammensetzung der Nahrung bei 0,75–2,5 mg. Kohlehydratreiche Nahrung erfordert mehr Vitamin B_1 als fettreiche. Das erklärt sich aus der Funktion des Vitamin B_1, die es als sog. *Co-Faktor* von Fermenten ausübt. Als Teil der Cocarboxylase (siehe 16.6) liegt seine Bedeutung in der Regelung des Kohlehydratstoffwechsels, ferner tonisiert es den Magen-Darm-Trakt. Die Fettsäuresynthese aus aktivierter Essigsäure wird durch Vitamin B_1 dadurch eingeleitet, daß es die Bildung aktivierter Essigsäure induziert. Das Vitamin B_1 stellt für das Nervengewebe eine Art Aktionssubstanz dar, welche die Acetylcholinwirkung verstärkt.

Die Vitamin-B_1-Mangelkrankheit, Beri-Beri, ist neben Skorbut eine der längst bekannten Hypo- und Avitaminosen, die nach Genuß von poliertem Reis auftrat und an der zuerst Studien über Vitaminmangelerscheinungen getrieben wurden.

Die Symptome erklären sich aus der Funktion des Vitamins als Fermentbestandteil. In unseren Breiten spielen *Avitaminosen* (= totaler Mangel) heute keine Rolle, wohl aber Vitamin-B-*Hypovitaminosen*, die sich in einer Reihe zunächst unbeachteter Symptome wie Trägheit, herabgesetzte Vitalität, Müdigkeit, später jedoch in Störungen der Herztätigkeit, Polyneuritiden u. a. äußert.

Vitamin B_2

Synonyma: Riboflavin
Lactoflavin

Hier liegt chemisch ein Isoalloxazin vor, dessen Struktur folgende Formel wiedergibt.

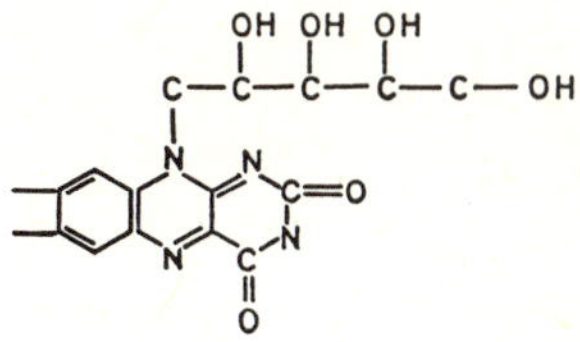

Schema des Vitamin B_2.

Auch hier gelten Hefe und die Gemüsearten als die natürlichen Stoffe mit dem häufigsten Vorkommen des Vitamin B_2. Der Organismus speichert es in der Leber, Niere, Herz, ferner finden wir es in Hühnereiern und Fischen. Der tägliche Bedarf von 2 bis 3 mg wird durch normale Kost gedeckt. Seine biologische Bedeutung liegt in der Beteiligung an verschiedenen Enzymen (Atmungsferment). Als Regulator der Blutfarbstoffbildung nimmt es Einfluß auf den Eisenstoffwechsel und das Wachstum überhaupt. Vitamin-B_2-Mangel führt zu Wachstumsstillstand, zu Veränderung der Haut und Störungen der Fettresorption, ferner zu Beeinträchtigung der Sehschärfe.

Nikotinsäureamid

Synonyma: Nikotinamid
Nicotylamid
Vitamin PP
PP-Faktor

Dieses Vitamin ist durch seinen relativ einfachen chemischen Bau gekennzeichnet.

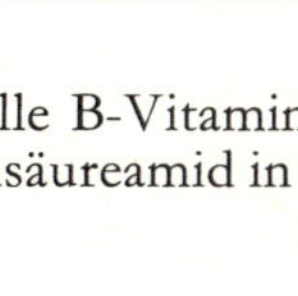

Nikotinsäureamid.

Wie bisher alle B-Vitamine findet sich auch Nikotinsäureamid in Hefe, Früch-

ten, Gemüse, Pfifferlingen, Kleie und wird gespeichert in der Leber und in den Muskeln. Der tägliche Bedarf wird durch die Nahrung gedeckt und beträgt ca. 15–20 mg.
Seine physiologische Aufgabe erfüllt das Vitamin als Bestandteil bestimmter Co-Enzyme, z. B. der *Codehydrase*, die ihrerseits den Kohlenhydratstoffwechsel steuern. Ferner nimmt das Nikotinsäureamid an der Bildung der Magensäure teil. Hierzu kommt noch, daß es als unentbehrlicher Wachstumsstoff für viele Mikroorganismen bekannt ist und auf diesem Wege an der Aufrechterhaltung der lebensnotwendigen Darmflora beteiligt ist. Nikotinsäureamidmangel äußert sich in Störungen der Verdauungsorgane, entzündlichen Veränderungen der Mundschleimhaut, ferner in Darmstörungen und pellagröser Dermatitis mit nachteiliger Pigmentierung der Haut. Nikotinsäureamid wird auch bei Arzneimittelexanthemen, Blei-, Arsen-Vergiftungen und Alkoholismus erfolgreich angewandt.

Vitamin B_6

Synonyma: Pyridoxin
Adermin
Anti-Dermatitis-Faktor
Rattenpellagra-Schutzstoff

Unter Pyridoxin versteht man 3 Pyridinderivate, die sich geringfügig unterscheiden. Stellvertretend sei hier das Formelbild des Pyridoxols wiedergegeben.

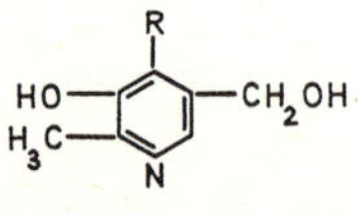

Grundstruktur des Vitamin B_6.

Hefen, Körnerfrüchte, Gemüsearten, Milch, Eigelb, Gehirn sind die Fundstätten für dieses Vitamin. Es hat, wie auch eine Reihe anderer Vitamine, die biologische Funktion als Co-Enzym für verschiedene Fermente zu erfüllen, insbesondere der *Transaminasen*, die im Aminostoffwechsel eine bedeutende Rolle spielen. Im Normalfall beträgt der Tagesbedarf ca. 1–2 mg.
In der Therapie bilden neurologische Erkrankungen den Indikationsbereich für Vitamin B_6. Erwähnenswert ist die Tatsache, daß durch Vitamin-B_6-Mangel der menschliche Körper besonders strahlenempfindlich wird – oder umgekehrt, daß bei Strahlenerkrankungen durch Einsatz von B_6 gute Heilungserfolge erzielt werden. Als Mittel gegen Erbrechen (Reisekrankheit) hat es sich ebenfalls bewährt.

Pantothensäure

Synonyma: Bios IIa
Bios III
Antidermatitis-Faktor
Antigrauhaar-Faktor

Die chemische Formel zeigt, daß Pantothensäure ein Derivat der Aminosäure Alanin ist.

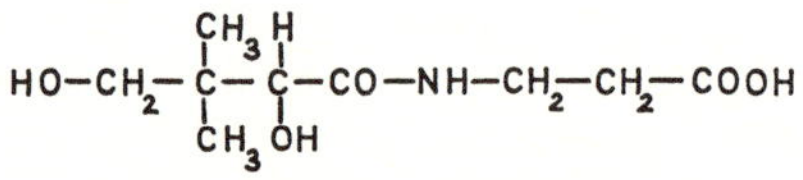

Pantothensäure.

Der Name deutet auf die weite Verbreitung dieser Substanz im biologischen Bereich hin. Praktisch ist sie in den meisten pflanzlichen und tierischen Zellen vorhanden, weshalb Unterfunktionen bei normaler Ernährung kaum zu er-

warten sind, der Tagesbedarf wird auf 10 mg geschätzt. Die Bedeutung liegt wohl vor allem darin, daß sie als Bestandteil des *Coenzyms A* und damit als unentbehrlicher Faktor im Gesamtstoffwechsel angesehen werden muß (siehe Enzyme).
Kausal ist bei Stoffwechselstörungen an das Fehlen von Pantothensäure zu denken. Bemerkenswert ist der Abfall der γ-Globuline, welcher bei Pantothensäuremangel zur Steigerung der Anfälligkeit gegenüber Infektionen in gewisser Beziehung stehen kann.
Unter den Namen *Biotin*, *Folsäure*, *Inosit* und B_{15} sind 4 weitere chemische Substanzen in der Reihe der Vitamine zu nennen, deren chemische Struktur zwar bekannt, aber von denen die biologische Funktion noch nicht in all ihren Einzelheiten geklärt ist. Der Organismus bezieht seinen Biotinbedarf, 0,1 mg pro Tag, aus der Synthesetätigkeit der Darmbakterien, worauf bei massiver Antibiotikatherapie geachtet werden muß, da orale Applikation die Darmflora schädigt und damit die Biotinversorgung unterbinden kann. Das gleiche gilt für die Folsäure.

Vitamin B_{12}

Synonyma: Cyanocobalamin
Antiperniciosa-Faktor
Extrinsic-Faktor

Für die Chemie des Vitamin B_{12} ist bedeutsam, daß es sich um ein sehr großes Molekül handelt, als dessen Zentralatom ein Cobaltatom fungiert. Das Vitamin ist wasserlöslich und wurde früher aus tierischer Leber isoliert. Es wird von Bakterien gebildet und im Dünndarm resorbiert. Dazu ist ein sogn. »intrinsic factor« notwendig, der in der Magenschleimhaut gebildet wird und sich mit dem Vitamin zu einem Komplex verbindet. Als Koenzym ist das Vitamin B_{12} am Fett-, Kohlenhydrat- und Nukleinsäure-Stoffwechsel beteiligt. Gespeichert wird es vor allem in der Leber. Ein Mangel bedingt das Krankheitsbild der perniziösen Anämie und eine degenerative Veränderung des Nervensystems, vor allem im Bereich des Rükkenmarks. Eine glatte rote Zunge kann dazu ein Hinweis sein.

Vitamin C

Synonyma: Ascorbinsäure
antiskorbutives Vitamin
Antiskorbutin
Hexuronsäure

Chemisch liegt hier ein *Lacton* vor, das sich stets durch die benachbarte Stellung eines O-Atoms zu einer Ketogruppe im Ring darstellt.

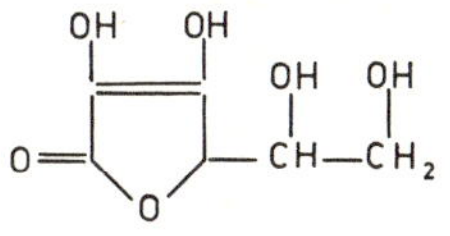

Vitamin C.

Die Substanz ist maßgeblich am Zellstoffwechsel im lebenden Gewebe beteiligt und ist ubiquitär anzutreffen. Die wissenschaftliche These, daß der tägliche Bedarf an Vitamin C weit höher als 75–100 mg pro Tag liege, etwa bei 2000–4000 mg, ist begründet auf der Tatsache, daß entwicklungsgeschichtlich unsere Vorfahren wegen ihrer vegetarischen Kost weit mehr Vitamin C aufnahmen und daß lediglich 75 mg die Menge sei, bei deren Unterschreitung Skorbut auftritt. Seine physiologische Bedeutung hat dieses Vitamin auf Grund der Fähigkeit, als *Redoxkörper* zu wirken. Es vermag in einem reversiblen Prozeß Wasserstoff zu übertragen, wobei es in die *Dihydroascorbinsäure* übergeht. Diese Substanz kann wieder Wasserstoff aufnehmen und somit regulierend in die Redoxprozesse der Zellen eingreifen. Ferner dient Ascorbinsäure als Oxydationsschutz für andere oxydierbare Substanzen.

Die wesentlichen Aufgaben der Ascorbinsäure lassen sich wie folgt zusammenfassen:

a) Förderung der Synthese von Aufbaustoffen der Stützgewebe (Reticulumgewebe, Bindegewebe, Dentin, Knorpel, Knochen). Aufrechterhalten der normalen Funktion der bindegewebigen Grundsubstanz und der Kittsubstanzen.
b) Beteiligung an der Synthese der Steroidhormone in der Nebennierenrinde (Hydroxylierungsreaktionen).
c) Aktivierung der Abwehrfunktionen des retikuloendothelialen Systems sowie des phagocytären Potentials der Leukozyten.
d) Regulierung des Stoffwechsels aromatischer Aminosäuren (z. B. Tyrosin, Phenylalanin).
e) Beteiligung an der Reifung der Erythrozyten, an der Resorption und Verwertung von Eisen sowie an der Aufrechterhaltung normaler Hämoglobinwerte.
f) Inaktivierung von Toxinen; Herabsetzung der Toxizität von Giftstoffen.
g) Aktivierung des Thrombins (Gerinnungsbeschleunigung).
h) Abdichtung der Kapillaren.

Die Anwendung von Vitamin C ergibt sich aus seinen physiologischen Funktionen. Während die meisten Tiere zur Eigensynthese der Ascorbinsäure befähigt sind, sind der Mensch, Affen, Meerschweinchen und Rehe auf die exogene Zufuhr angewiesen. Bei Vitamin-C-Mangel zeigt sich das Bild des Skorbut in Form von Zahnfleischblutungen, kleinere Blutungen in Haut und Muskulatur. Skorbut spielt heute so gut wie keine Rolle mehr, jedoch führen latente Mangelzustände zu einer Reihe von Erscheinungen, die als praeskorbutische Formen bekannt sind (Frühjahrsmüdigkeit, Herzbeschwerden, Trägheit der Magen-Darm-Funktion, Blutungsneigung, Kopfschmerzen usw.). Während der Normalbedarf des Erwachsenen an Vitamin C 75 mg täglich beträgt, besteht ein gesteigerter Vitamin-C-Verbrauch bei

a) schweren körperlichen Anstrengungen
b) malignen Tumoren
c) Röntgenbestrahlungen
d) Akuten und chronischen Infektionskrankheiten
e) Stoffwechselerkrankungen und
f) während der Schwangerschaft einschl. Stillperiode.

Der Bedarf übersteigt jedoch auch hier 300 mg nicht. Die Einnahme von 1 g Vitamin C einmal oder gar mehrmals am Tage ist daher sinnlos. Das überschüssige Vitamin C wird ohne biologischen Effekt schnell mit dem Urin ausgeschieden. Die therapeutische Bedeutung von Vitamin C ist – abgesehen von der Behandlung nachgewiesener Hypo- oder Avitaminosen – deshalb gering, weil wir durch unsere Nahrung ausreichend mit diesem Vitamin versorgt werden. Im Prinzip gilt das für alle Vitamine.

Abschließend sei zu dem Kapitel Vitamine gesagt, daß je intensiver der Stoffwechsel vor sich geht, um so mehr Vitamine als Biokatalysatoren benötigt werden.

Heute stellen nicht extreme Vitaminmangelsymptome die Problematik der Vitamintherapie dar, sondern die suboptimale Vitaminversorgung, deren Diagnostik wesentlich schwerer ist. Hier beginnt das Feld der Ernährungslehre (Kohlhammer Studienbuch).

17.11 Farbstoffe

Die Namen bedeutender, chemischer Unternehmen erinnern daran, daß in ihnen ein jahrtausendealter Wunsch der Menschheit realisiert wurde, nämlich Farbstoffe zur Färbung von Geweben und anderen Materialien künstlich herzustellen. Ihre enge Verbindung mit der Textilindustrie versetzte die chemische Industrie in die Lage, aus der unansehnlich grauen Baumwolle den gefärbten Kattun herzustellen. Am Anfang der chemischen Großindustrie stand gewissermaßen die Farbe, die man aus dem Steinkohlenteer synthetisierte. Es ist faszinierend, wie aus der wissenschaftlichen Beschäftigung mit der Farbstoffchemie gleichsam als »Neben«-Produkte Medikamente, Pflanzenschutzmittel u. v. a. hervorgingen. Nüchtern gilt für das Farbensehen die Erklärung, die uns in der Optik bekannt wurde, nämlich, daß nur durch selektive Lichtabsorption die jeweils komplementäre Farbe als Farbe sichtbar wird. Im Rahmen der Chemie haben wir festzuhalten, daß als Farbstoff lediglich ein Molekül anzusehen ist, bei dem eine Reihe von **konjugierten Doppelbindungen** = *chromophore* Gruppen vorliegt, wobei mit steigender Anzahl der Doppelbindungen die Farbintensität zunimmt und eine Verschiebung des Farbtons nach Violett hin erfolgt.

Der rote Blutfarbstoff besteht aus 2 Anteilen, einem Protein-Anteil, dem Globin, und einem niedermolekularen Teil, der Träger der Sauerstofftransporteigenschaften ist, dem Häm. Das Häm ist ein kompliziert gebautes System aus 4 Komplex-Liganden-liefernden Partnern, die gemeinsam in ihrer Mitte ein 2wertiges Eisen-Ion in chelat-komplexer Bindung halten. Einzelheiten kann man dem Schema unten entnehmen. Das Eisen ist mit einer Komplexbindung an einen weiteren Elektronendonator aus dem Globinmolekül fixiert. Die letzte freie Bindungsstelle oder Valenz steht nun zur Bindung mit O_2 zur Verfügung. Es läuft dabei die Reaktion

$$O_2 + Hb = HbO_2$$

ab, in der Hb abgekürzt für *Hämoglobin* stehen soll. Sauerstoff ist durch vier freie Elektronenpaare im Molekül gekennzeichnet. Er ist demnach ein geeigneter Partner für die Reaktion mit dem Nebengruppenelement Eisen. Die O_2-Bindung erfolgt sehr leicht und schnell, wenn ein genügender O_2-Überschuß zur Verfügung steht – also etwa in den Alveolen der Lungen. An Stellen mit niedrigem O_2-Gehalt – etwa im Gewebe – kann der Sauerstoff leicht wieder vom »oxygenierten Hämoglobin« HbO_2 abgegeben werden. Bei dem ganzen Prozeß wird an der 2-Wertigkeit des Eisens nichts geändert!

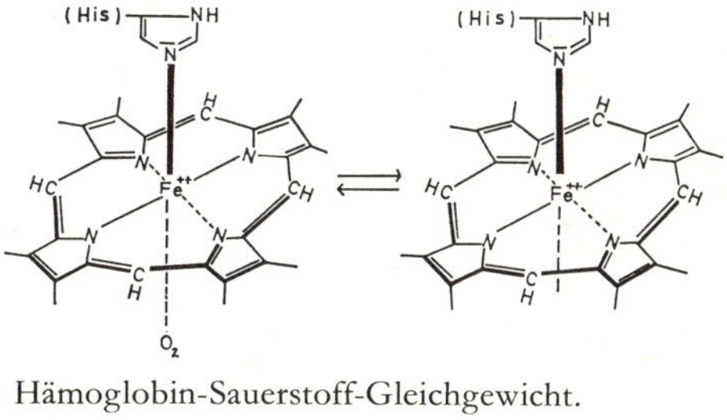

Hämoglobin-Sauerstoff-Gleichgewicht.

Die Zufuhr von Licht hebt die locker gebundenen Valenzelektronen auf ein höheres Energieniveau und versetzt dadurch die Farbstoffmoleküle in einen angeregten Zustand. Die Kunst des Chemikers verstand es, trotz der durch die relativ instabile Elektronenkonfiguration zunächst bedingten Instabilität der Farbstoffe solche mit einem hohen Stabilitätsgrad zu synthetisieren. Die Zahl der inzwischen künstlich geschaffenen Farbstoffe und ihrer möglichen Kombinationsmischungen ist schier unbegrenzt. Es ist ein unzweifelhafter Verdienst der chemischen Synthesetechnik, dem Menschen die Farben in Mengen und zu Preisen in die Hand gegeben zu haben, die es ihm gestatten, auch in bescheidenem Rahmen seine Umwelt froher – eben durch Farben – gestalten zu können. Früher benutzten die Menschen Indigo, Sumach, Farbhölzer, den Purpur aus der Purpurschnecke oder das Scharlachrot aus der Cochenillelaus, aus der noch heute Lippenstiftfarben fabriziert werden. Die Kosten für derartige Farben lagen jedoch naturgemäß so hoch, daß sich nur wenige den Luxus »Farbe« leisten konnten. Die Sehnsucht der Menschen nach farblicher Gestaltung ihrer Umwelt gab offenbar der Chemie entscheidende Impulse.

17.12 Arzneimittelinteraktionen

Während noch vor etwa 30 Jahren dem medizinischen Schrifttum im wesentlichen Angaben über die zu erwartenden Hauptwirkungen der Medikamente zu entnehmen waren, gewann seit den frühen 60er Jahren die Erforschung unerwünschter Nebenwirkungen zunehmend an Bedeutung. In diesem Zusammenhang wurde das Interesse auch auf Arzneimittelinteraktionen gelenkt, die sich therapeutisch negativ auswirken. Um jeder Fehldeutung des Begriffes Interaktion etwa im Sinne eines ausschließlich negativen Effekts vorzubeugen, sei hier ausdrücklich betont, daß die therapeutischen Möglichkeiten durch Kombination mehrerer Arzneistoffe beachtlich erweitert werden können, indem die gewünschten Wirkungen schneller oder bereits mit niedrigen Dosen eintreten.

Inzwischen hat aber auch die Literatur über unerwünschte Therapiezwischenfälle, die auf Arzneimittelinteraktionen zurückzuführen sind, einen beachtlichen Umfang angenommen, so daß es nur möglich erscheint, mit Hilfe der EDV diese Fakten den mit Arzneimitteln verantwortlich Umgehenden verfügbar zu machen.

Hier sei auf die chemischen Abläufe solcher Interaktionsreaktionen hingewiesen.

Man unterscheidet zwischen solchen Interaktionen, die sich außerhalb des Körpers abspielen, (extrakorporal), z. B. beim Mischen von Infusionscoctails, Mischspritzen, und solchen, die sich innerhalb des Körpers vollziehen (intrakorporal). Bedingung hierfür ist in jedem Fall die gleichzeitige Anwesenheit zweier oder mehrerer Moleküle verschiedener Arzneistoffe.

Grundsätzlich kann eine Verstärkung (bis hin zur Toxizität) oder eine Abschwächung (bis hin zur Wirkungslosigkeit) der Arzneimittel die Folge von Interaktionen sein. Man spricht im ersten Fall von Wirkungssummation (-addition) oder von *synergistischer* Wirkung.

Schema einer Summation von 2 Arzneimittelwirkungen

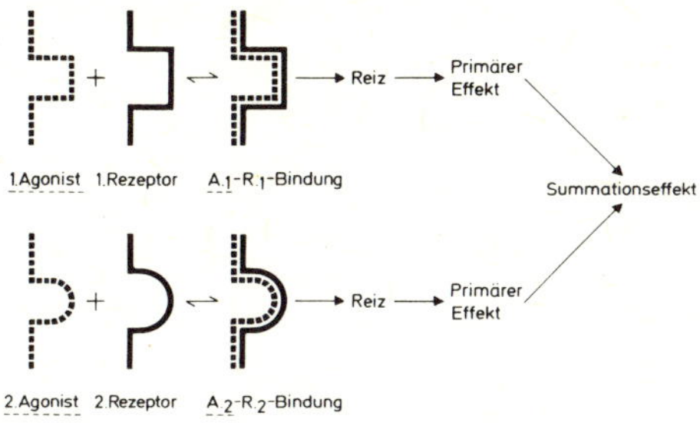

Homergische Summation.

Im zweiten Fall spricht man von Antagonismen, wie sie in der folgenden Skizze schematisch dargestellt sind.

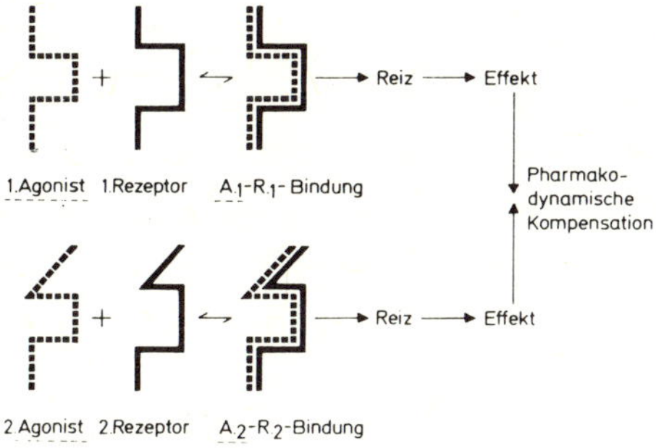

Funktioneller Antagonismus.

Hierher gehören im Prinzip alle Therapien mit Antidota bei Vergiftungen, womit noch einmal die positive Seite der Interaktionen unterstrichen werden soll. Andererseits laufen derartige Antagonismen dann ab, wenn sich beide Arzneimittel chemisch oder physiologisch kompensieren, wie es z. B. bei der Gerbstoffreaktion mit Alkaloiden beschrieben wurde.

Die Interaktionspharmakologie ist inzwischen zu einem eigenen Forschungsbereich der Pharmakologie geworden, dessen Arbeit und Methoden zu einem großen Teil auf chemischen Reaktionsabläufen beruhen.

Die einschlägige Literatur nennt heute etwa 10 000 Interaktionsreaktionen, woraus ersichtlich ist, welche Bedeutung dieser Seite der Pharmakotherapie im Rahmen der Gesamttherapie zukommt.

Vielfach ist es in der pflegerischen Praxis der Aufmerksamkeit von Pflegekräften zu verdanken, daß eine bis dahin unbekannte Interaktion erkannt wurde und dementsprechend dokumentiert und beachtet wird.

Abschließender Hinweis

Die vorstehenden Abschnitte 16 bis 17.12 stellen die fragmentarische Darstellung einer Auswahl von organischen Stoffgruppen und einiger biochemischer Reaktionsschemata dar, die ihrerseits den Formenreichtum der organischen Chemie beleuchten und anderseits dem Leser die Anregung zur Weiterbeschäftigung mit den für ihn besonders interessanten Fragen vermitteln soll.

Fest steht, daß die Biochemie in den kommenden Jahren und Jahrzehnten zu der zentralen Naturwissenschaft überhaupt werden wird, von deren Ergebnissen möglicherweise die Existenz weiterer Generationen nachhaltig beeinflußt wird.

Merksätze zur Arzneimittelchemie

a) Rezeptoren sind körpereigene Areale (in Zellmembranen), mit denen Arzneimittelmoleküle reagieren müssen, damit eine Wirkung zustande kommt. »Corpora non agunt nisi fixata«.
b) Therapie mit Arzneimitteln beruht auf der Stimulation bzw. Blockade von Rezeptoren.
c) Nur in gelöstem oder molekulardispersem Zustand können Wirkstoffe im Körper transportiert und damit gezielt wirksam eingesetzt werden. »Corpora non agunt nisi fluida«.
d) Alkaloide sind Wirkstoffe aus dem Pflanzenreich.
e) Glykoside sind Wirkstoffe, die immer einen Zuckerrest im Molekül enthalten.
f) Aetherische Öle besitzen einen charakteristischen Geruch.
g) Catechine und Gallussäure sind die Grundstrukturen der Gerbstoffe.
h) Kunststoffe sind makromolekulare Polykondensate oder Polymerisate.
i) Das Phänomen Farbe geht chemisch auf besondere Struktur- und Bindungsverhältnisse im Farbstoffmolekül zurück.
j) Desinfektionsmittel vermögen auf Grund ihres chemischen Aufbaus Mikroorganismen zu töten oder am weiteren Wachstum zu hemmen.
k) Arzneimittelchemie, auch pharmazeutische Chemie genannt, bildet die Grundlage für die Tätigkeit der Apotheker.
l) Vitamine, Hormone und Fermente sind Stoffwechselregulatoren, die in relativ kleinen Mengen große Wirkungen zeigen.
m) Vitamine müssen mit der Nahrung aufgenommen werden, Hormone werden im Organismus selbst gebildet.
n) Das entwicklungsgeschichtliche Phänomen zentralwirksamer Substanzen, i. w. Sinne also Psychopharmaka, besteht darin, daß deren Synthese das Arbeitsergebnis eines Organs, des Großhirns (!!) ist, mit deren Hilfe sich dieses selbst manipulieren kann.
o) Psychopharmaka werden als Stoffwechselregulatoren bei Psychosen erfolgreich eingesetzt.
p) Mehr als gemeinhin angenommen spielen Interaktionen von Arzneimitteln mit weiteren Arzneimitteln und Nahrungsmitteln eine Rolle im Hinblick auf die Wirkintensität und Wirkdauer von Wirkstoffen.
q) Mit der synthetischen bzw. halbsynthetischen Herstellung von Sulfonamiden und Antibiotika gelang es, bisher therapieresistente Infektionskrankheiten wirksam zu behandeln – ein ungeahnter Umbruch für das medizinische Handeln, mit auch heute noch quantitativ nicht abschätzbaren wirtschaftlichen und bevölkerungspolitischen Konsequenzen.

Übungen

a) Was ist Stoffwechsel?
b) Was bedeutet der Hinweis »essentiell« im Zusammenhang mit Fettsäuren in der Nahrung?
c) Erklären Sie die Bedeutung der Eiweißstoffe für den menschlichen Körper.
d) Nennen Sie interessante Verbindungen, die ein Puringrundgerüst in ihrer Struktur aufweisen!
e) Welches ist das physiologische Charakteristikum der Alkaloide im Hinblick auf ihre Toxizität?
f) Welche Konsequenz hat die leichte Spaltbarkeit von Glykosiden hinsichtlich ihrer therapeutischen Wirkung?
g) Schildern Sie Wirkungen aetherischer Öle!
h) Welche Bedeutung haben die Gerbstoffe in der Therapie?
i) Nennen sie Kunststoffe aus Ihrer täglichen Umgebung!
j) Was sind chromophore Gruppen?
k) Erklären Sie den Waschvorgang an Hand der chemisch-physikalischen Wirkung der Seifen!
l) Nennen Sie synthetische und natürliche Arzneimittel!
m) Nennen Sie die Vitamine und ihre Bedeutung für den Organismus!
n) Geben Sie eine Übersicht über Arten der Enzyme und ihre Wirkung!
o) Nennen Sie Wirkungsantagonisten bei Arzneistoffen!
p) Welcher grundlegende chemische Mechanismus liegt einer Arzneistoffwirkung zugrunde?
q) Psychopharmaka im engeren Sinne sind Neuroleptika, Antidepressiva und Tranquilizer.
Nennen Sie jeweils ein Arzneimittel aus jeder Gruppe!
r) Nennen Sie zwei von den drei als gesichert geltenden Wirkmechanismen von Antibiotika.
s) Nennen Sie zwei Beispiele für eine Wirkstoffinteraktion mit Nahrungsmitteln!

Einige Jahreszahlen zu interessanten medizinisch-chemischen Entwicklungen seit 200 Jahren

1783	Scheele isoliert Glycerin aus Oliven
1806	Sertürner entdeckt das Morphin im Opium
1818	Pelletier isoliert das Chlorophyll aus Blättern
1831	Wackenroder isoliert das Carotin aus Möhren
1886	Ladenburg synthetisiert die ersten Alkaloide
1890	Fischer synthetisiert die Glukose
1901	Aldrich isoliert das erste Hormon (Adrenalin)
1918	Stoll gewinnt das erste reine Mutterkornalkaloid (Ergotamin)
1921	Banting und Best isolieren das Insulin
1933	Reichenstein synthetisiert das Vitamin C
1940	Fleming isoliert das Penicillin
1944	Waksman isoliert Streptomycin
1953	Schlittler entdeckt das Reserpin
1960	Woodward synthetisiert das Chlorophyll
1972	Woodward synthetisiert das Vitamin B_{12}
1975	Hughes entdeckt die Enkephaline
1981	Goeddel differenziert das Interferon

18.0 Chemie und Umwelt

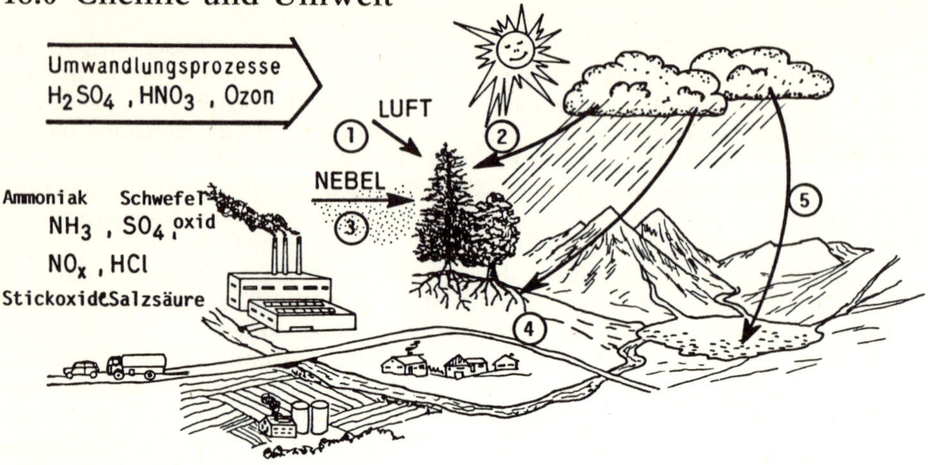

Abbildung 93 Chemische Umweltfaktoren.

Die Auswirkung der Luftschadstoffe auf terrestrische und aquatische Ökosysteme kann über verschiedene Mechanismen erfolgen. 1. Direkte Aufnahme und Absorption von gasförmigen Verunreinigungssubstanzen durch Nadeln und Blätter der Bäume. Die Anwesenheit von Ozon und von Sonnenlicht kann synergistisch wirken. 2. Regen transportiert im Wasser gelöste Gase und suspendierte Aerosole an die Vegetationsoberflächen. 3. Langsam absetzender oder durch Wind driftender Nebel bringt die Nebeltröpfchen an die Baumkronen; dort werden sie durch Nadeln und Blätter eingefangen, und größere Tropfen werden gebildet. 4. Die sauren Depositionen können vor allem in kalkarmen Böden den Boden versauern und die Auswaschung der Basenkationen (Ca^2, K) bewirken. Das bei tiefem pH freiwerdende Aluminium kann die Baumwurzeln schädigen. 5. Atmosphärische Depositionen bringen größere Mengen von Schadstoffen, insbesondere Schwermetalle und organische Verunreinigungen, in die Gewässer.

Seit Anbeginn seiner Entwicklung war der Mensch schädlichen Umwelteinflüssen ausgesetzt und hat seinerseits die Umwelt geschädigt. Mit Hilfe seines Verstandes, d.h. seines Großhirns, hat der Mensch stets Überlebensstrategien sowohl für das Individuum als auch für die gesamte Gattung entwickelt und damit eine Expansion seiner Gattung erreicht, die nun ihrerseits sich selbst zum Überlebensproblem wird – durch ihr oekologisches Übergewicht. Die überexponentielle Expansion der Weltbevölkerung (siehe Graphik) und durch den sich zwingend daraus ergebenden oekologischen Druck auf die Umwelt droht die biologische Basis unserer Existenz auf dem Planeten Erde zerstört zu werden. Was als Überlebensstrategie von den jeweils Lebenden vergangener Zeiten technisch, medizinisch, biologisch erdacht und in die Realität umgesetzt wurde, schuf die Voraussetzung für weiteres Bevölkerungswachstum, von zeitweisen degenerativen Erscheinungen **regionaler** Dimension abgesehen. Hieraus ergab sich wiederum der Zwang, neue Tech-

nologien zu entwickeln. Dieser circulus vitiosus ist nunmehr an seine Grenzen gestoßen, dort nämlich, wo biologische Gleichgewichte **global** in Ungleichgewichte umzukippen drohen. Hierbei handelt es sich um ein Faktorenbündel, dessen Gesamtheit noch nicht erkannt worden ist. Politische Gegensätze mit all ihren Erscheinungsformen sowie die Priorität oekonomischen Denkens beherrschen das Handeln, währenddessen sich die geobiologische Situation zuspitzt.
Die bewußte Auseinandersetzung mit den als schädlich für die Umwelt und damit für den Menschen erkannten Stoffen und Prozessen ist im Grunde prinzipiell nichts Neues: wieder setzt der Mensch seinen Verstand ein und beginnt Vorkehrungen zu treffen, um sich gegen eine weitere Schädigung zu schützen. Nur – jetzt werden wir Zeugen bzw. Teilnehmer eines Wettlaufs zwischen Bevölkerungszunahme einerseits und der umweltbelastenden Aktivitäten andererseits, die den bald 5 Mrd. Menschen eine Existenzgrundlage schaffen sollen (z. B. Energieversorgung, Verkehrs- und Verteilungstechnologie, Wasserhaushalt).
In der nachstehenden Graphik ist deutlich gemacht, mit welcher Brisanz das Problem der Bevölkerungszunahme auf unserer Erde in den kommenden Jahren zum Existenzproblem überhaupt wird.

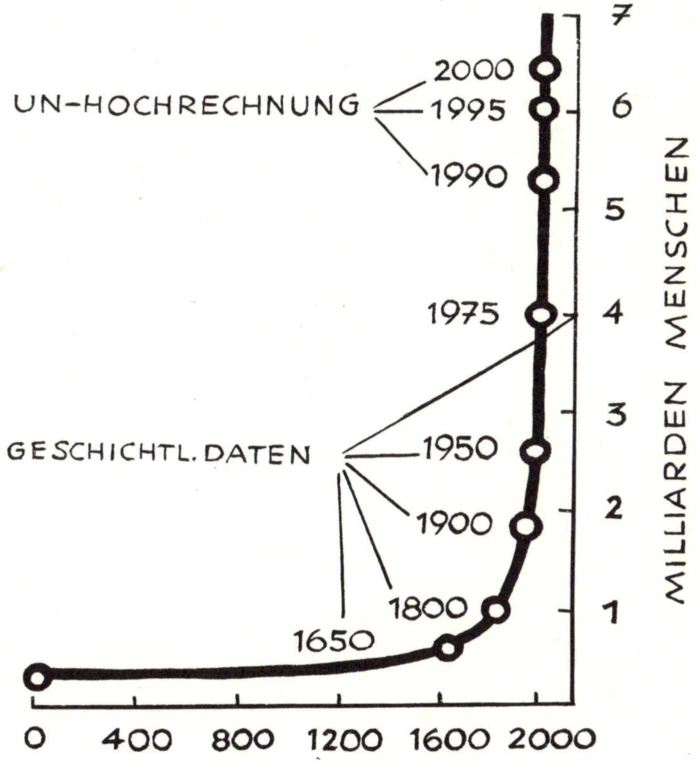

Wachstum der Erdbevölkerung
(nach: Menschheit am Wendepunkt, 2. Bericht an den Club of Rome)

Bei allen Umweltschutzmaßnahmen muß man sich jedoch stets deren relativer Wirkung bewußt sein, um nicht in einen dilettantischen Aktionismus zu verfallen. Während Stickoxide und Nitrosamine natürlicherweise im Stickstoffkreislauf (u.a. bei Fäulnisprozessen, Eiweißzersetzung und -verdauung, Stickstoffoxidation durch Blitze u.v.a.), wenn auch in relativ geringen Mengen auftreten, ist Bleitetraaethyl eine synthetische Verbindung, die dem Benzin zur Verbesserung der Klopffestigkeit zugegeben wird. Hiermit wird die Natur i. S. eines Detoxikationsprozesses praktisch nicht fertig, der Bleigehalt in Pflanzen und damit auch in höheren Lebewesen akkumuliert bis zu einer biologisch bedenklichen Größe. Eine viel beachtete Hypothese stellt daher nicht die Stickstoffoxide oder das CO in den Abgasen an die Spitze der umweltschädigenden Faktoren, sondern mißt dem Blei diesbezüglich die Hauptrolle zu.

Das Ereignis Technik, von dem Menschen mittels seines Großhirns als gattungsspezifische Überlebensstrategie trainiert und praktiziert, läßt sich auch in Zukunft nicht aufhalten.

Wird es gelingen, dem Wagnis Technik ein Äquivalent rationaler Abwägung gegenüberzustellen, mit der allein die existentiellen Probleme der Menschheit begriffen und gelebt werden können? Maschinales Denken wird auch weiterhin die Technologie in Forschung und Therapie prägen. Allein genügt dies jedoch heute sicher nicht mehr.

Wie sich aus vorstehendem Kapitel ergibt, war die Intension der Autoren für die Gestaltung des vorliegenden Buches auch geprägt von der Überzeugung, daß im Rahmen der Umweltdiskussionen ein solides Basiswissen geeignet ist, die Ursachen und Folgen biologischer Phänomene möglichst objektiv verstehen zu lernen.

Es bleibt zu hoffen, daß irrationale Vorbehalte gegenüber neuen Technologien abgebaut werden können und daß neben einem angemessenen Problembewußtsein in Zukunft auch noch ein weiteres Prinzip zum Tragen kommt: Gelassenheit.

Literaturverzeichnis

Physik

Baliff, J. R., Dibble, W. E.: Anschauliche Physik
Walter de Gruyter 1973

Breuer, U.: Physik für Mediziner und Naturwissenschaftler
Georg Thieme 1978

Gillmann, H.: Physikalische Therapie
Georg Thieme 1981

Haas, N., Koch, W.: Physik-Lehrbuch für Pharmazeuten und Mediziner
Wissenschaftliche Verlagsgesellschaft, 1977

Hellenthal, W.: Physik für Pharmazeuten
Georg Thieme 1980

Lischer, E.: Pipers Buch der modernen Physik
Piper-Verlag 1980

Ulrichs, H. Ch.: Physik
Herder Verlag 1976

Strahlenkunde

Becker, Kuhn, Wenz, Willich: Kursus: Radiologie und Strahlenschutz
Springer-Verlag 1981

Bröcker, B.: dtv-Atlas zur Atomphysik
DTV-Verlag 1976

Gillmann, H.: Physikalische Therapie
Georg Thieme 1981

Lippert, H.: SI-Einheiten in der Medizin
Urban und Schwarzenberg 1977

Scherer, E.: Strahlentherapie
Georg Thieme 1981

Zerlett, G.: Röntgenverordnung
W. Kohlhammer 1973

Chemie

Baldwin, E.: Das Wesen der Biochemie
Georg Thieme 1982

Auterhoff, H.: Lehrbuch der pharmazeutischen Chemie
Wissenschaftliche Verlagsanstalt 1980

Beyermann, K.: Chemie für Mediziner
Georg Thieme 1983

Christen, H. R.: Grundlagen der organischen Chemie
Sauerländer 1970

Eberson, L.: Organische Chemie I und II
Verlag Chemie 1974

Dickerson/Geis: Chemie
Verlag Chemie 1981

Lienert, R.: Grundlagen der Chemie
Urban und Schwarzenberg 1972

Hammend, Osteryoung, Crawford, Gray: Modellvorstellungen in der Chemie
Walter de Gruyter 1976

Sachverzeichnis

Abschirmung 139
Absorption 249
Abstandsgesetz 139
Acetylcholin 223, 246, 247
Acetylen 217
Acetylsalicylsäure 226
Acidose 178
Additionsreaktion 208
Adenosin-Triphosphat 242
Adhäsionskraft 54
Adhäsion 53
Äquivalentdosis 130, 137
aetherisches Öl 259
Aggregatzustände 29
Akkomodation 85
aktivierte Essigsäure 236, 250
Aktivität 130
Akustik 89
Aldehyd 219
Algorithmus 111
Alkaloid 253, 255
Alkalose 178
Alkane 216
Alkene 217
Alkine 217
Alkohol 217, 264
alpha-Strahlen 127
Aluminium 191
Ameisensäure 220
Aminosäure 238, 240
Ammoniak 193
Ampere 101
Amplitude 76
Anabolismus 250
analoge Darstellungsweise 111
Analyse 144
Androsteron 245
Anilin 227
Anode 100
Antibiotika 268
Antioxydantien 237
Apoferment 248
Arbeit 38
Arbeitseinheit 39
aromatischer Zustand 208
Arsen 196
Arzneimittelchemie 253
Arzneimittelinteraktion 278
Atmungskette 251
Atom 99
Atomgesetz 142
Atomhülle 99
Atomkern 99
Atommasse 147
Atommodell 126
ATP 251
Atropin 256
Audiometrie 95
Aufbau der Materie 28
Auftrieb 48
Autoxidation 174
Avogadrosche Zahl 157

Balkenwaage 20
Barbitursäure 224
Barium 188
Base 171
Benzaldehyd 226
Benzoesäure 226
Benzol 224
Bernoullisches Paradoxon 51
beta-Strahlen 127
Betatron 131
Beugung 88
Bewegungen 32
Bindungsart 206
Bindung, van der Waalssche 164
Biochemie 230
Biotransformation 247
Blausäure 224
Blei 193
Blutdruck 52

Bor 190
Brechkraft 80, 85
Brechung 88
Brennpunkt 78
Brennweite 80
Bunsenbrenner 51

Calcium 187
Candela 83
Carbonsäure 220
Carrier-Transport 57
Cellulose 234
Celsius 67
Cerebrosid 237
chemische Bindung 159
Chinon 226
Chloroform 222
Chloralhydrat 223
Chlorkalk 200, 263
Cholin 223
chromophore Gruppe 227
Chromosom 241
Citronensäurecyclus 250
Cocain 255
Codein 255
Co-ferment 248
Computer 111
Computertomographie 124
Corticosteroid 244
Coulombsches Gesetz 101
Cyankali 224
Cyanocobalamin 204
Cystoskop 81

Derivat 210
Desinfektionsmittel 263
Desoxyribonucleinsäure 231, 241
Detergentien 265
Dextran 234
Dextrin 233
Dezibel 91
Dialyse 57
Diastase 233
Diathermie 119
Dichte 49
Diffusion 55, 63, 166
digitale Darstellungsweise 111
Digitaloid 258
Dimension 25
Dioptrie 80, 85
Dipol 180
Dispersion 86
Doppelbrechung 82
Doppler-Effekt 93
Dosimetrie 129
Druck 36
Druckgasbehälter 64
Dualismus des Lichtes 83
Dynamik 33

Echo 92
Edelgas 204
Einheit 14, 25
Einheitszeichen 15
Einwirkungszeit 140
Eisen 202
Eiweißstoff 238
elektrischer Strom 99
elektrisches Feld 101
Elektrochirurgie 110
Elektroenzephalographie 108
Elektrokardiographie 108
Elektrolyse 105
elektrolytische Dissoziation 166
elektromagnetisches Spektrum 117
Elektronen 99, 125
Elektronenmikroskop 80
Elektronennegativität 150
Elektronenzahl 150
Elektrophorese 105
Element 150
Elementarladung 100
Elementarteilchen 99, 125, 148
Eliminierungsreaktion 208
Emulsion 237
Endoskop 81
Energie 38
Energiedosis 129
Enzym 247, 250
Enzyminduktion 247
Enzyminhibitor 249
essentielle Fettsäure 236
Essigsäure 221
Ester 222
Ethan 217
Ethanol 218, 220
Ether 219
Ethylenglycol 218
Euratom-Vorschriften 142

Fahrenheit 67
Farbsehen 88
Farbstoff 277
Faseroptik 81
Federwaage 35
Festkörper 30

Fettstoff 235
Fieber 72
Fluor 198
Flüssigkeit 30
Föhn 60
Formaldehyd 219, 264
Formelart 155
Formelzeichen 15
Frequenz 76
Fructose 232
funktionelle Gruppe 214

Galvanisierung 105
Gamma-Strahlen 127
Ganzkörperdosis 141
Gase 59
Geiger-Müller-Zählrohr 130
Gen 241
generative Schäden 136
Generator 106
Gentechnologie 242
Geräusch 94
Gerbstoff 260
Gewebshormon 246
Gewichtskraft 35
Gewitter 106
Glasdosimeter 131
Gleichgewicht 37
Gleichspannung 101
Gleichstrom 107
Glucose 231
Glycerin 219
Glykogen 233, 234
Glykolyse 250
Glykosid 258
Gold 187
goldene Regel der Mechanik 39
Gravitation 34
Gray 129

Hämoglobin 277
Hämometer 83
Harnstoff 224
Halbleiter 102
Halbleiterdetektor 131
Halogenderivate 222
Halbwertszeit 129, 133
Hardware 112
Hauptsätze der Wärmelehre 71
Hebel 42
heterocyclische Verbindung 228
heteropolare Bindung 160
Hexose 231
Hintergrundstrahlung 137
Histamin 247
Höhensonnen-Gerät 120
Hörapparat 96
Hormon 243
Hörorgan 95
Holoferment 248
hydraulische Presse 47
hydrophil 181
Hydrostatik 46
hydrostatische Waage 50
Hypophysenhormon 246
hypotonisch 57

Immunologie 240
Impuls 25
Induktion 106
Infrarotbestrahlung 119
Infraschallbereich 96
Inulin 234
Invertzucker 233
Ion 166
Ionendosis 129
Isolatoren 100
Isomerie 206
Isotope 126, 147

Jod 201
Jodoform 223
Jodtinktur 264
Joule 70

Kalium 185
Kalorie 69
Kaloriemeter 70
Kaltstrahler 75
Kapillarität 54
Katabolismus 250
Katalyse 169
Kathode 100
Kernladungszahl 150
Kernreaktion 125
Kernspin-Computertomographie 125
Ketone 220
Kinematik 32
Knall 94
Knallgas 177
Kobalt 203
Kochsalz 200
kohärente Einheiten 26
Kohäsion 30, 53
Kohlenhydrat 230
Kohlenstoff 191

Kolorimetrie 87
kommunizierende Röhren 47
komplexe Bindung 162
Konstitutionsisomerie 206
Konzentrationsangabe 158
Korpuskularstrahlen 116
Korpuskulartheorie 76
kovalente Bindung 160
Kräfte 13, 33, 34
Kräfte, van der Waalschen 53
Kresol 226
Kupfer 186
Kybernetik 179
Lactose 233
Länge 18
Laser-Strahlen 133
Lauge 263
Lautstärke 91
Lecithin 237
Leistung 41
Licht 75
Lichtgeschwindigkeit 88
Lichtquant 116
Lichtstärke 83
Linse 79
Lipide 237
Lipase 237, 249
Lithium 183
Löslichkeitsprodukt 172
Lösung 165
Longitudinalwellen 76, 89
Loschmidtsche Zahl 157
LSD 256
Lux 84

Magnesium 187
MAK 199
Makromolekül 228, 233, 261
Maltose 233
Mangan 202
Maschine 38
Masse 19
Massenwirkungsgesetz 167
Mechanik 31
Messen 14
Meßfehler 24
Meßgröße 25
Meßwert 25
Metabolismus 250
Metall 264
metallische Bindung 162
metallische Charakter 150
Methan 216
Methanol 217, 219
Milchsäure 221
Mol 157
Molekül 155
monochromatisch 86
Monosaccharide 231
Morphium 255
Musik 97
Mutation 136

Narkosegeräte 61
Natrium 184
Natriumchlorid 184
Nebennierenrindenhormon 244
Neutralisationsreaktion 171
Neutronen 126
Neutronenstrahlen 127, 129
nichtkohärente Einheiten 26
Nikolsche Prismen 82
Nikotin 256
Nikotinsäureamid 273
Nitroglycerin 219
Nitrosamin 224
Nomenklatur 154, 210
Nucleinsäure 231, 241
Nuklearmedizin 132
Nukleonen 125, 147
Nylon 262

Oberflächenerscheinung 53
Oberflächenspannung 53
Öl 237
Ölsäure 221
Östron 245
Ohmsches Gesetz 102
Oligosaccharide 232
Opium 255
Optik 75, 87
Orbital 146
Ordnungszahl 150
Osmose 55
Osmotherapie 56
Oszillator 76
Oxidation 174

Palmitinsäure 221, 236
Pankreashormon 245
Pantothensäure 275
Parallaxe 77
Pektin 234
Pentose 231
Periodensystem 149
Perpetuum mobile 44

Persorption 249
Pferdestärke 41
Pharmakologie 257
Phenol 226, 264
Phosphatid 237
Phosphor 195
Photoeffekt 128
Photographie 81
Photon 116
Photosynthese 235
pH-Wert 178
Phytochemie 253
Polarimeter 82
Polarisation 88
polychromatisch 86
Polymerisation 208
Polysaccharide 233, 234
Positronen 125
Propanol 218
Proteid 239
Proteolyse 239
Protonen 99
Protonenzahl 150
Psychopharmaka 266
Pufferlösung 172

Quantentheorie 116
Quat 264
Quecksilber 190

Rad 129
radioaktive Arzneimittel 132
Radioaktivität 127
Radiodiagnostika 130
Radioimmunoassays 249
Radium 189
Reaktion 167
Reaktionsmechanismen 207
Redox-Reaktion 173, 174
Reduktion 174
Reflexion 77, 87
Regelkreis 179
Reibungskräfte 37
Reizstromdiagnostik 108
Rem 137
Resonanz 92
RGT-Regel 169
Ribonucleinsäure 231, 241
Röntgen 129
Röntgendiagnostik 127
Röntgenkontrastmittel 201
Röntgenstrahlen 121
Röntgenverordnung 142
Rolle 43

Saccharose 232
Säure 170, 263
Salicylsäure 226
Salzbildung 172
Salzsäure 199
Sauerstoff 176
Schall 89
Schallausbreitung 91
Schichtverfahren 122
schiefe Ebene 43
Schilddrüsenhormon 243
Schwefel 197
Schwingungsdauer 76
Seife 265
SI-Einheiten 15
Sequenz 239
Silber 186
Silicium 192
skalare Größe 25
Software 112
Solvatation 165
somatische Schäden 136
Sonographie 96
Spannung 101
Stärke 233, 234
Statik 44
Stearinsäure 221, 236
Stereoisomerie 207
Sterin 237
Stickstoff 193
Stickstoffderivat 223
Stimme 93
Stimmorgan 94
stochastische Wirkung 138
stöchiometrische Berechnung 157
Stoffklasse 209
Stoffwechsel 144, 250
Stoßwellentherapie 97
Strahlenkunde 115
Strahlenschutz 138
Strahlenschutzverordnung 142
Strahlenwirkung 135
Streuung 88
Stromarbeit 103
Stromleistung 103
Stromstärke 101
Strontium 188
Substitutionsreaktion 208
Sulfonamid 267
supraleitend 102

Synthese 144
Szintillationen 132
Szintillationszähler 131

Telegammagerät 132
Temperatur 66
Tenside 265
Testosteron 245
Tetra 223
Thallium 191
Thermometer 66
Totalreflexion 79
Toxalbumin 240
Toxikologie 257
Trägheit 34
Transformator 107
Transistor 112
Transversalwellen 76
Traubenzucker 232
Triglycerid 236

Ultraschallbereich 96

Valenzelektron 148
Vasopressin 246
Vektor-Größe 25
Verbindung 155
Viskosität 51
Vitamin A 269
Vitamin B_1 272
Vitamin B_2 273
Vitamin B_6 275
Vitamin B_{12} 275
Vitamin C 275
Vitamin D 270
Vitamine 268
Vitamin E 271
Vitamin F 272
Vitamin K 272
Volt 101

Wachs 237
Wärmelehre 65
Wärmeleitung 71
Wärmemenge 69
Wärmemessung 66
Wärmestrahlung 71, 119
Wärmeströmung 71
Wasser 177
Wasserhaushalt 181
Wassermolekül 180
Wasserreinigung 179
Wasserstoff 177
Wasserstoffbrücke 180
Wasserstoffbrückenbindung 163
Wasserstoffperoxid 182
Wasserstrahlpumpe 51
Watt 103
Wechselspannung 101
Wechselstrom 107
Weinsäure 222
Wellen 87
Wellenbewegung 76
Wellenlänge 76
Wellenoptik 83
Wellenspektrum,
elektromagnetisch 117
Wellentheorie 76
Widerstand 102, 104
Wismut 196

Xylol 225

Zeit 22
Zerstäuber 51
Zink 189
Zitronensäure 221
Zustand, thermisch 66